高惜春 —— 著

透析的故事

中国中医药出版社
· 北 京 ·

图书在版编目（CIP）数据

透析的故事 / 高惜春著 . —北京：中国中医药出
版社，2019.11
ISBN 978 - 7 - 5132 - 5818 - 0

Ⅰ . ①透… Ⅱ . ①高… Ⅲ . ①血液透析—医疗保健事
业—发展—中国 Ⅳ . ① R199.2 ② R459.5

中国版本图书馆 CIP 数据核字（2019）第 228197 号

中国中医药出版社出版

北京经济技术开发区科创十三街 31 号院二区 8 号楼
邮政编码 100176
传真 010-64405750
三河市同力彩印有限公司印刷
各地新华书店经销

开本 787×1092 1/16 印张 29 彩插 1 字数 548 千字
2019 年 11 月第 1 版 2019 年 11 月第 1 次印刷
书号 ISBN 978 - 7 - 5132 - 5818 - 0

定价 80.00 元
网址 www.cptcm.com

社 长 热 线 010-64405720
购 书 热 线 010-89535836
维 权 打 假 010-64405753

微信服务号 zgzyycbs
微商城网址 https://kdt.im/LIdUGr
官 方 微 博 http://e.weibo.com/cptcm
天猫旗舰店网址 https://zgzyycbs.tmall.com

如有印装质量问题请与本社出版部联系（010-64405510）

序言

日 文

　中国の血液浄化事業の急速な発展を目の当たりにすることができました。この分野の大きな成果は中国の改革開放の急速な発展の縮図です。医学には国境がない。この本の出版に当たって、日中両国の医療関係者が共に努力し、相互に学習を支持し、透析患者のためにより良いサービスを提供することをお祈りします。日中両国人民が子々孫々にわたる友好、友情が永遠に存在することを祈ります。中国の国運が盛んで、国民の健康と幸福を祈ります。

中 文

　我有幸见证了中国血液净化事业的飞速发展，这一领域的巨大成就是中国改革开放快速发展的缩影。医学无国界。值此书出版之时，祝愿日中两国的医务人员共同努力，相互支持学习，更好地为透析患者服务！祝愿日中两国人民世代友好，友谊永存！祝愿中国国运昌盛，人民健康幸福！

後藤泌尿器科皮膚科医院
院長．後藤　康文
2019．9．2

前言

三十年，弹指一挥间！

三十年前，一位日本院长决定免费为胶东半岛一家医院赠送血液透析设备，培训血透技术医护人员，为当地肾病患者带来一丝生的希望。

三十年前，透析治疗费用高昂，医护人员看着无力支付的患者在死亡线上苦苦挣扎，无奈、迷茫、无所适从。

三十年前，中国大地医疗改革和医疗保险制度尚在萌芽。

三十年来，中国血液透析发展历程经历了停滞、彷徨、进步与光明。

今天，随着我们国家医疗改革和医疗保险政策的推进，血液透析行业越来越标准化、规范化，越来越多的医护人员热爱和从事血液透析工作，越来越多的透析患者能够得到救治，回归社会。中国的血液透析领域进入了一个崭新的历程，回首往日的点点滴滴，就好像昨天刚刚发生一样鲜明。

我一直工作在血液透析临床一线，萌发写这本书的念头最早是在2008年，作为我国血液透析发展历程的一位小小的见证者，我无时无刻不提醒自己，要写下来，让更多的人了解这段历史。这本书不仅是为了描绘血液透析这个特殊的群体（医患），更重要的则是提供一个视角：在血透这个群体中，每天都有故事发生，人性在血透这块试金石上展示善恶，医患在血透室里扮演着各自的角色。这里有至圣至洁的人性光辉，有血泪斑斑的人生苦难；有坚韧不拔的孤独守候，有见难而下的退缩逃避；有共享生命快乐的豁达，也有贪生怕死的懦怯。尤其值得敬佩的是一位日本院长——后藤康文先生（本文中保持其日文原名"後藤康文"以及所有带有"後藤"的日文，以示尊敬），三十年来默默无闻地支持和帮助中国的血液透析事业的发展。总而言之，血透这个群体的悲欢离合就像一朵小小的浪花，而推动它的则是中国三十多年来医改、医保变化发展的巨涛。

历经两年时间，在前辈和同行们的帮助下，这本书终于和大家见面了。本书中援引的日方院长、市长、理事长与原北京中日友好医院、中医研究院广安门医院院长等均采用了真名，其他医患等人都采用化名，如有雷同，纯属巧合。

高惜春

2019 年 4 月

生きるとはなあ
いのちを
わけあって
いく
こと
なん
だよ
だから
いたわりあって
いくんだよ

To live, I should say, means to
share life with all others.
It should be kindly taking a good
care of everything each other.

荒了寛书画

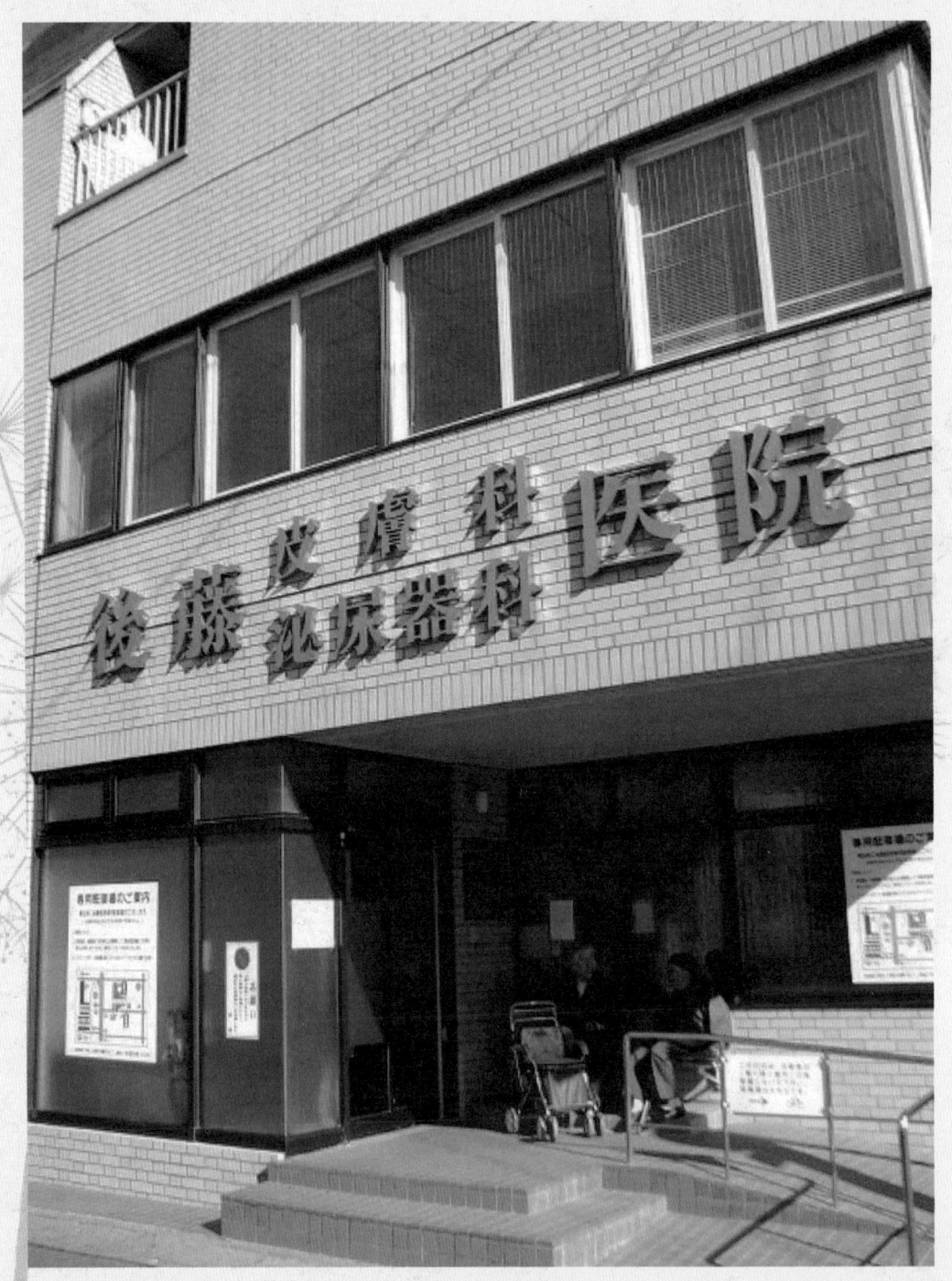

後藤医院（原址）

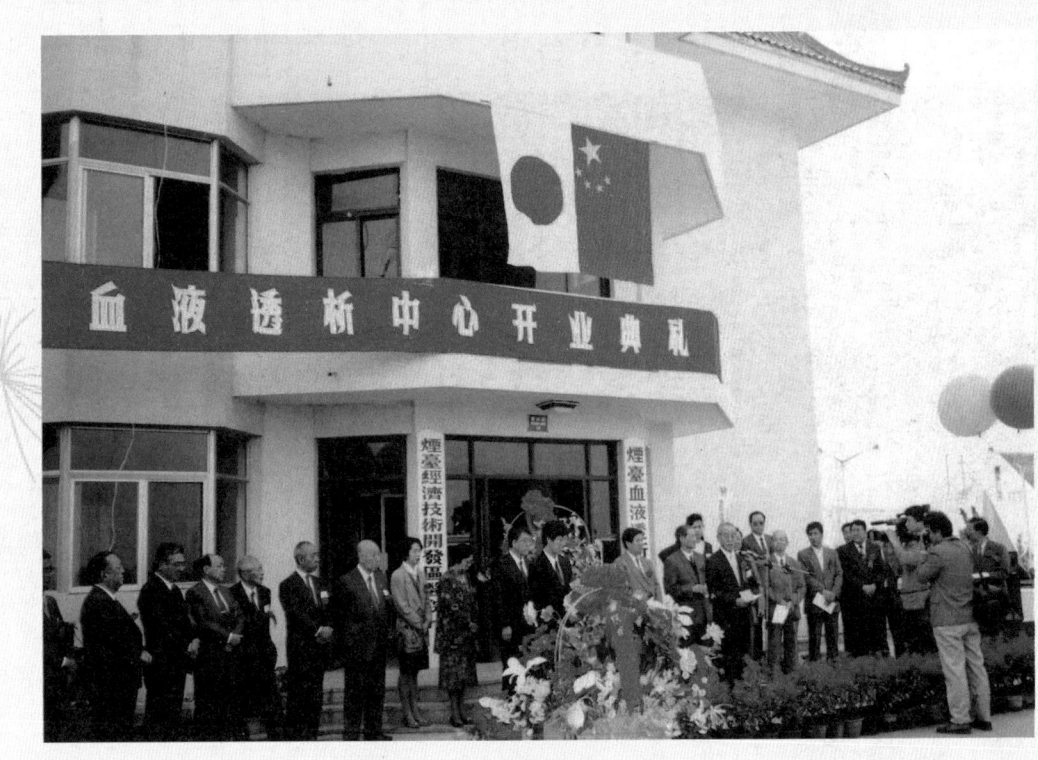

开业仪式

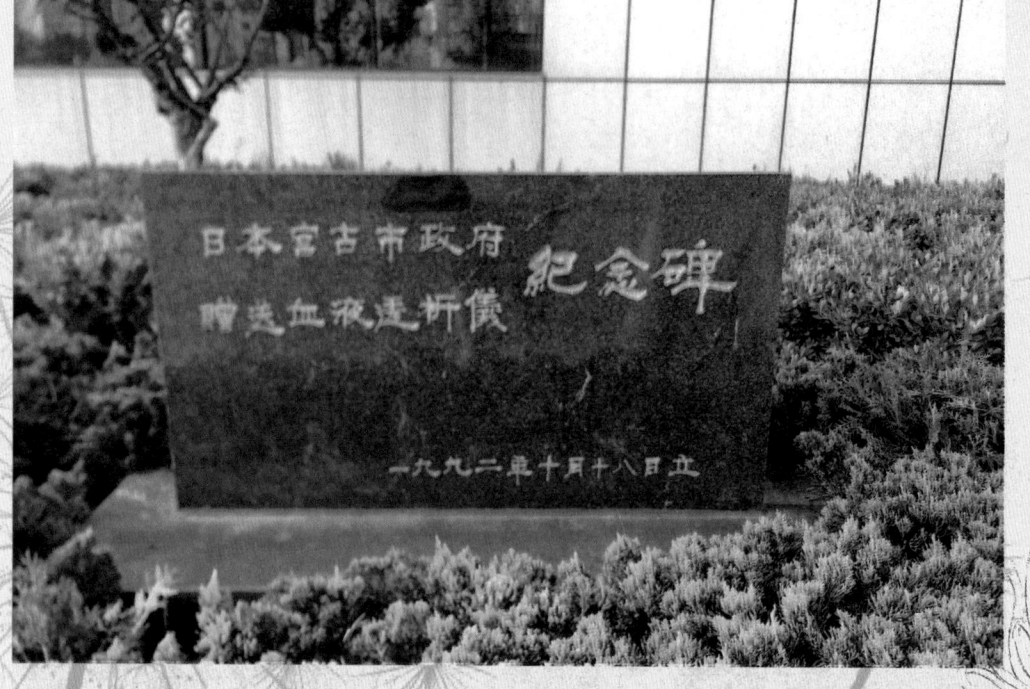

纪念碑

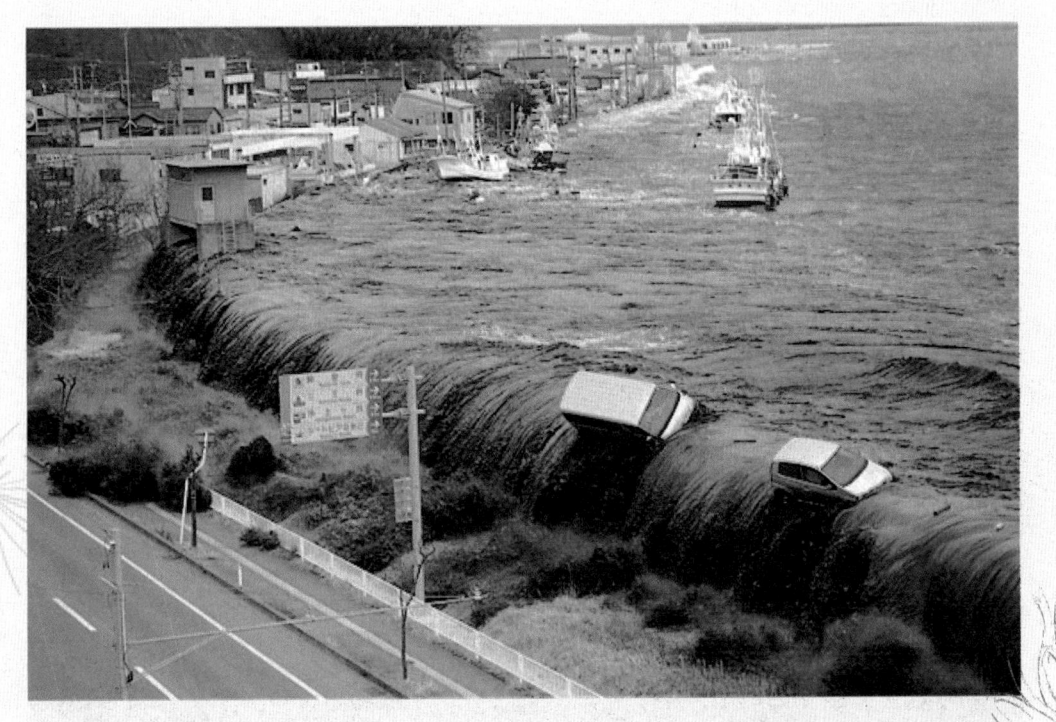

3·11 东日本大地震

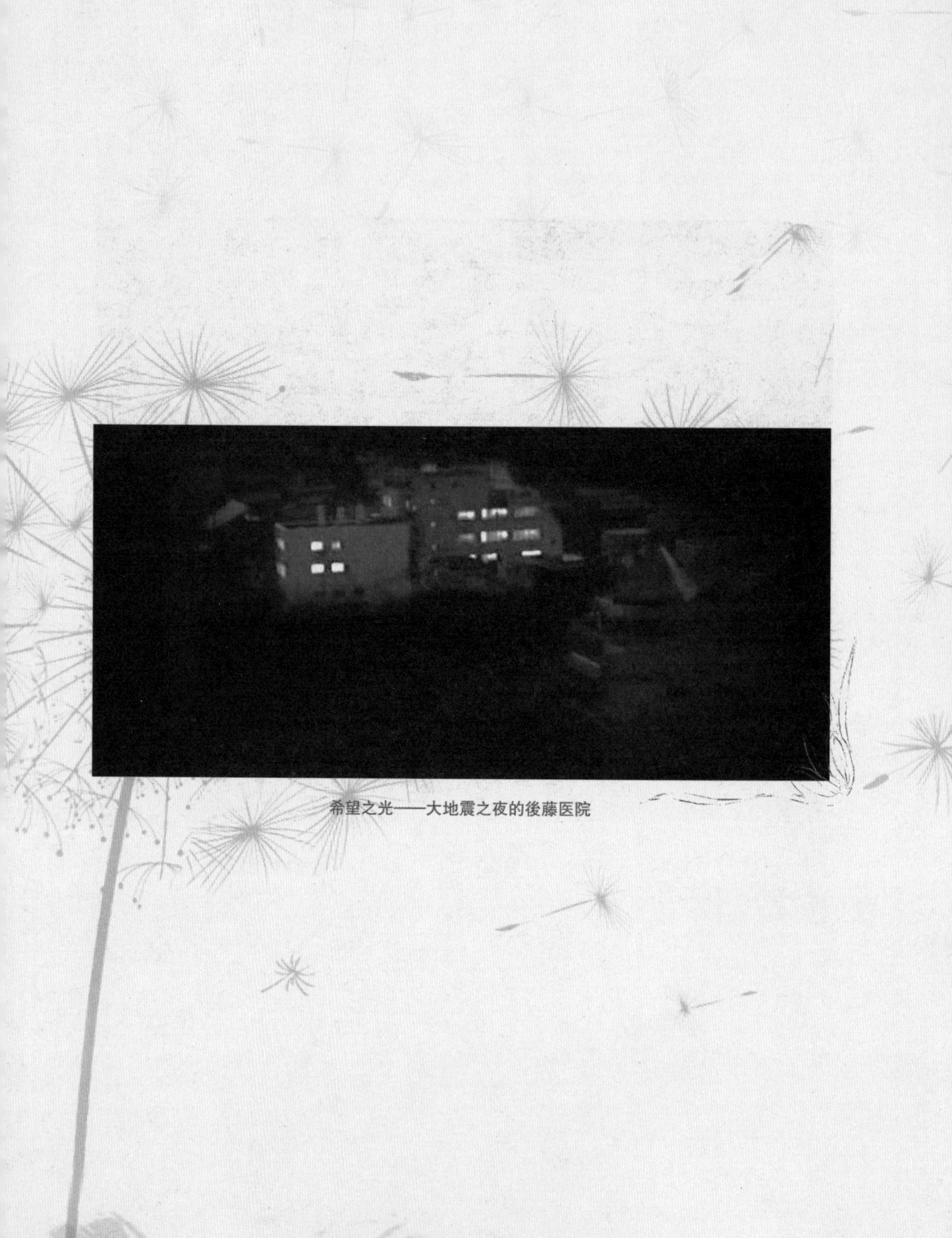

希望之光——大地震之夜的後藤医院

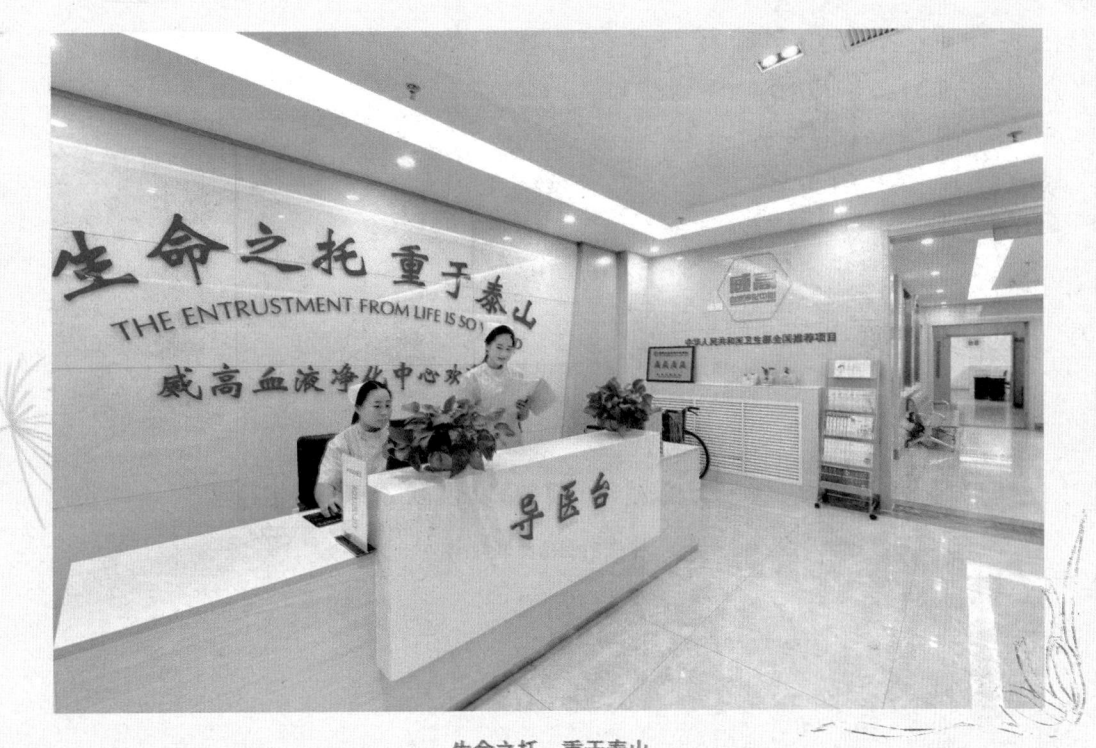

生命之托，重于泰山

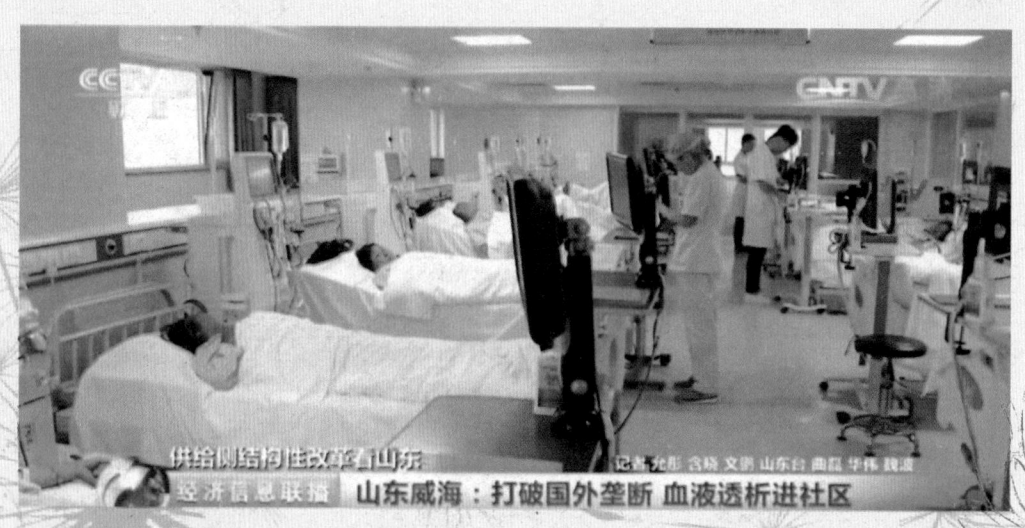

供给侧结构性改革看山东

经济信息联播　山东威海：打破国外垄断 血液透析进社区

记者 光彤 含晓 文静 山东台 曲磊 华伟 魏波

中央电视台新闻截图

目录

上 篇

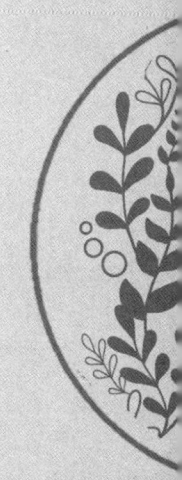

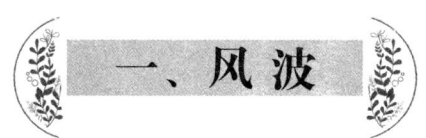

一、风波

一九九六年冬天。

胶东半岛，十二月理应是北风凌厉、雪花飘舞的季节；但现已是中旬，天气依然温乎乎，懒洋洋。这是北方少有的"倒秋暖"，高大上的说法是"厄尔尼诺现象"。周一，苏杭按往常一样一早来到医院。"魔鬼的周一！"透析病人周一最多，并发症也多。大部分病人隔一个周末，体内就会潴留超负荷的水和废物；还有些不规律透析的病人，实在熬不住了，也会集中在周一透析。她重重地叹了口气："希望今天是太平的一天！"

早上医院还没到上班时间，四周冷冷清清，急诊室外已掉漆的白色木质长椅上仰坐着一个年轻人，白色的绷带裹着头，灰色的棉服衣袖上挂着一片发暗的血迹，两脚八字外展前伸，两手无力地搭在椅子上，仰着脑袋，闭着眼睛，时而发出哼哼唧唧的声音。保洁员在清洁地面，身旁塑料桶边上搭着几条白里透乌的抹布。收款处窗口有一位身着皮衣皮靴的时髦姑娘在缴费，药房窗口前，排着稀稀拉拉几个人。

血透中心和医院行政办公区共享门诊五楼。以楼梯和电梯为界，左一半是血透中心，右一半是医院行政办公区。苏杭推开血透中心大门，和保洁杨大姐碰了个正着。

"杨大姐早。"

"哦，是苏杭啊，来得挺早。"杨大姐正打扫门口地面，看到苏杭她直起腰。

"今儿没病号，早早拾掇（方言：收拾），完了好歇歇。"杨大姐是本地人，个子一般，圆脸圆身子，说话快动作也快。

"啊！病人呢？"苏杭问。

"病人？"杨大姐看着发愣的苏杭，拎着扫帚说："夜来（昨天）都下了通知，你哪么（怎么）不知道？"

"那病人呢？"苏杭不知道什么通知，她焦急为什么没病人。她看着杨大姐，周六发生的事情在脑海里翻转，病人刘云峰砸坏了一台透析机，护士长受伤……

"护士长出事了？"

"没没，护士长没事，还在脑外科住院，夜来我去看她，已经醒了。"杨大姐放慢了语速。"是那个病号刘云峰自杀了，夜来傍晌眏儿把火地来了一帮人，砸了大门玻璃，拿走了刘云峰的病历。"

刘云峰自杀，拿病历——苏杭这才发现杨大姐的簸箕里夹杂着很多碎玻璃。她回头看了一眼血透中心大门，玻璃是新换的，玻璃上粉笔画的痕迹还没擦掉。

"保安没拦住，砸大门玻璃进来的，在医生诊室里找到刘云峰的透析病历。复用室的复用机也砸了，亏得透析治疗室的门是锁的。医院的保安都来了，我还看到有几个警察。"

杨大姐说完，看着仍没回过神的苏杭，继续说：

"荆院长也来了，说为了安全，血透中心暂时关门，病号都已经转院。我今儿拾掇干净，歇两天。哎，这哪是扎古（治疗）病的医院啊。"说完她没好气地抖动几下扫帚，哗啦啦几块黏在扫帚上的玻璃撒落在铝铁皮簸箕上。

"哦，这样啊，刘云峰自杀了。"苏杭呆呆地站着。

门开了，是许若。许若穿着时尚的雪花毛呢短大衣，围着一条深红色的真丝纱巾，她中等个儿，梳着马尾辫，一张带着婴儿肥的娃娃脸，架着一副圆眼镜。苏杭和她在同一所护校读书，比她早几级毕业。

"嘿，苏杭姐，昨天去哪里了？去你家没人。王瑞昨天值班，下班回家要我马上告诉你，是医院办公室的通知。刘云峰自杀，已把病人转走，你知道吗，刘云峰一根绳子就这么没了。"许若一口气说了一大堆。王瑞是许若的老公，外科医生，他们结婚半年有余。

"昨天带丫丫去我妈家。"苏杭想起昨天的事情心里就郁闷，上周六血透中心发生这么大的事情，她回到家惊恐未定，晚饭时一股脑地和老公建宁诉说，建宁却不温不火地扔给她几句："别干了，护士的工作本来就不适合你，我找行长把你调出来。你看你家里也顾不上，丫丫现在已经上幼儿园，再有几年就该上小学，需要人照顾。"

建宁不体谅，不安慰，让本想找个倾诉对象的苏杭顿时感觉不快。闷了一晚，第二天星期天，她赌气带着丫丫去了妈妈家。建宁是国家改革开放后统招大学生，财经学院毕业，去年刚被提拔为投资银行行长助理，正踌躇满志地描绘着他的仕途。自从他坐上这个职位，态度和以前就不太一样，时不时话里透话，意思是苏杭顾好家就行了。

"护士长受伤，刘云峰自杀，太可怕了，瞧我们这都什么工作啊？"许若说着推了一下苏杭。"唉唉，别发呆，换鞋，我们去里面等着，八点医院会议室开会。"

血透中心换鞋柜紧挨着大门，许若麻利地弯腰去解开靴子扣，手表坠到了手腕上，金闪闪，亮晃晃。她瞟了一眼表。"得，换什么鞋，七点半了，去办公室吧。"

医院会议室和血透中心相隔不到五十米，走过楼梯和电梯，紧挨着一个卫生间的便是。这个会议室是医院中层领导开会或者接待客人用的，不够宽敞，但干净整齐，房间墙面正中至天花板有一条腰带似的凸起，很明显是两间房打通改建的。一张有两个乒乓球案大小的长方形桌子，摆在房屋中央，桌子蒙着墨绿色的金丝绒布，中间放了一盆君子兰。桌子周围摆着红色木椅，门边放着一个红色的玻璃矮柜，上面有一把暖瓶和几个带盖的白茶杯。进门的墙上挂着一条横幅"医疗改革，利国利民"。与之对面的墙上挂着红色的锦旗和医院在各种活动中得到的奖状。

血透中心的医生、护士、技术员一共八个人陆续到齐。大家围桌而坐，互相打了招呼，就沉默不语地等待。

"护士长怎么样？"苏杭低声问坐在旁边的许若。

没等许若说话，老护士刘芳对苏杭扯开了嗓门："什么护士长怎么样？苏杭我就是对你有意见，护士长受伤，你却不管不顾，忙着抢救刘云峰，你救活他，他却死给你看，现在又阴魂不散，派家人来血透中心捣乱，以后还不知会发生什么鬼事呢。"

苏杭看看她，没说话。刘芳年近五十，东北人，个子不高，比较胖，浓眉大眼，曾是上山下乡老知青，说话冲，外号叫"刘大炮"。

"护士长没什么事，荆院长担心咱们医院诊断有误，昨天请市人民医院脑外科主任会诊，诊断结果和我们一样，现在常规治疗：降颅内压，止血，预防感染。"许若说完，扶了扶眼镜腿，用余光瞟了一下刘芳，小声补了一句："甭搭理她。"

刘芳也许听到了后一句话，她瞪着一对微鼓的眼睛，瞅瞅苏杭和许若，然后看向别处。"这叫什么事啊！损害公共财产，反而倒打一耙，应当是畏罪自杀吧。"刘大炮声音低了许多，像是自言自语。

"刘姐说的对，应当是畏罪自杀。"说话的是唐艺潼，刚毕业分配进医院，是医院第一个本科毕业的护士，护理部的宝贝。唐艺潼不到一米六的个头，皮肤黝黑，配上一对会说话似的圆眼睛，一看就是机灵鬼。

"要我说啊，我们国家经济实力没达到，就不应当有透析设备。有设备没钱治疗，真是活遭罪。就是能透析的，这么懒里吧唧地活着，也没有价值啊，这样一了百了，也利索了。其实刘云峰早就不想活了，他说了很多次。"技师陈强，二十出头，一米八的大个，说话也是北方人典型的嘎嘣响。

"陈强，你要是他，你会就这么不活了？活命是人的本能嘛。"血透中心主任赵远航是恢复高考后第一届大学生，毕业后分配在东北一家医学院附属医院工作，为了照顾母亲，去年应聘进金沙滩医院。赵远航虽是无名小辈，但他的父亲是省城医院著名的"一把刀"，人称"赵一刀"。医疗界的人只要提起"赵一刀"都是赞不绝口，他超强的医技，至今在省内无人能替代。但就是这样的人在"文革"中含冤而去。赵远航的脾气和他父亲很像，都很倔，刚正不阿，藐视权威。他的话不多，常常点到为止。

苏杭低头搬弄着手指头，听着大家议论。活得好好的人，谁会乐意去自杀呢？不是有这么一句话："世上没有绝望的处境，只有对处境绝望的人。"刘云峰是对处境绝望的人。

"是啊，有句话说道：好死还不如赖活着嘛。"刘芳迎合赵主任说。

苏杭斜对面坐着两个四十岁出头的护士，一直没有说话。张淑琴是医务科长的小姨子，肖丽云是市长专职司机的妻子，都是为了不上夜班被照顾进血透中心。张淑琴是个沉默寡言的女人，不多事，而肖丽云外号是"小灵通"，谁家大事小事、家长里短都知道。不过周六那天肖丽云休息，所以她不清楚当天发生了什么，不然这种消息不用过夜就会在整个高新区炸锅。现在的肖丽云也不甘寂寞：

"这日本人干嘛要送这些破透析机啊？什么目的？哼，整天守着这些半死不活的病人，够死了。"

大家一阵沉默。这时院长荆志、副院长王克明、医务科长章先廊和护理部主任方晓琴几个前后脚进来，院务会领导就差刘洋没参加。刘洋是一个年轻的行政后勤副院长，几个月前去中央党校学习。领导们自然坐在面朝门的那一端。

这个会议一开始就注定充满灰色的气氛。荆院长没说话，示意了一下医务科长章先廊。也有人背后叫他蟑螂，他是那种有权不用过期无效的类型，履历表的家底有点薄：工农兵大学生，当过赤脚医生，老爹是村支书，老婆是宾馆服务员。他是靠村支部书记的老父亲上了大学，又进了金沙滩医院。章先廊是一个很要面子的人，他就是想出人头地，光宗耀祖，而不是像他父亲那样，当一辈子芝麻官。医疗科是抓医疗质量，他工作倒努力，但每次去科室检查，他越用力，越是被年轻的医生弄得下不了台。改革开放后国家统招医学院毕业生都是天之骄子，骨子里就看不起工农兵牌。章先廊四十多岁，个头适中，消瘦，长脸细眼，上眼皮略肿泛红，戴着一副金属边的眼镜，看起来颇有学者风范。他清了一下嗓子，说起了一口胶东地瓜味的普通话，先是当前形势一片大好，要跟党中央保持一致，医疗改革正风起云涌，如火如荼……这些话是开会时的保留节目。接着又提起周六的事情很严重，市、区、局三级领导很重视，一定要妥善处理，对社会和医院不要造成坏影响，不要因为这件事阻碍改革的步伐……又是一堆套话。荆院长似乎对章科长裹脚布似的发言有些不耐烦，他倾了倾身子，特意把椅子弄出声来，脸上却没有任何表情。

"刘云峰家属昨天把病历拿走了，这是个比较麻烦的事情，病历没有什么漏洞吧？"王副院长切入正题。王克明是医院的业务院长，部队转业军人，因为年底退休，在医院基本不怎么管事，相当于退居二线。他这个位置一直被章先廊死盯着，他本人也就睁一眼闭一眼，只抓大方向，其他的事情都由章先廊负责。

沉思的赵远航听到问话，立即回答："没问题，王副院长，一切按照标准书写，没有漏洞。"

老天爷保佑，那天抢救刘云峰，医嘱是后补的，多亏许若提醒。苏杭看了一眼许若，许若正好也看着她，两人互相挤了挤眼。

章先廊继续说，苏杭继续摆弄手指头，听进去的只是片言只语。一连几天没休息好，加上今天突发的消息，使她的脑袋混混沌沌：护士长、刘云峰、自杀、日本人、透析、费用、医改……在脑子里乒乒乓乓地炒成一锅烂菜。她双手不自觉地捂上脑袋，胳膊肘撑在桌子上，把桌布挤出两摊皱纹。

"苏杭，写一份事件经过。"荆院长发话。

苏杭被许若拽了一下。

"写一份详细报告，交给保卫科长"，他补充道。荆志中等偏瘦身材，一米七五左右，南方人，四方脸，军人出身，参加过自卫反击战，说话干脆利落。此刻他说着话也低着头，谁都不看，左手食指和中指夹着烟。

"什么时候交？"苏杭问。

"今天，现在就写，在办公室里写，今天保卫科要提交给区公安局。"他猛吸一口烟，接着麻利地在烟灰缸里捻了一下烟头。"我要去局里开会，先走了。"荆院长起身对王副院长低声叨了几句，又朝章科长和方主任点了点头，拿起包就往外走。

"对了赵主任，开完会你们血透人员清点一下物品，损坏的器材和设备清单报保卫科，一起交公安局。"走到门口他又回身说了一句，关上了门。

会议由王克明副院长接着开了一会儿，方主任便开始分配工作。

"为了病人和大家安全，血透中心停业整顿，大家暂时去其他科室工作，苏杭、许若去急诊科，唐艺潼去妇产科，刘芳去门诊处置室，张淑琴去普外科，肖丽云去肾内科，陈强去设备科。赵主任，你还是回泌尿外科。今天的会就先到这里。"

苏杭留下来写报告；烟灰缸还冒着袅袅余烟。她盯着淡淡的烟云，思绪又回到了上周六。

周六，血透中心透析病人 10 人，护士 5 人，医生 1 人，技师 1 人。那天早上苏杭起得有些晚，因为女儿丫丫前一天晚上有点发烧。她急急忙忙给女儿蒸上鸡蛋糕，嘱咐建宁给女儿吃药，又叮嘱他上班前把女儿送到母亲家，等她赶到医院时有几个病人已经到了，还好没迟到。血透中心要比医院其他科室早上班一个小时左右，不是规定，是因为病人来得早，大家也自觉地早上班。苏杭分管四个病人、四台透析机。换拖鞋，换衣服，进透析治疗室，洗手，戴上白纱布制作的口罩；开机，调温，安装血路管和透析器，房间里充满淡淡的福尔马林味道。为了减少成本，每次透析结束，透析用的血路管和透析器都要冲洗一遍，灌满福尔马林溶液消毒，下次使用时再用生理盐水冲洗干净，这个过程叫作"复用"。她用止血钳的柄轻轻地敲打着复用的透析器，让透析器内的福尔马林溶液和气泡一并去除干净。哒–哒–哒，哒–哒–哒，房间里充满着哒哒哒的声音，一切紧张有序。

"苏杭，先不给刘云峰冲管，他要是不来了会浪费盐水。"申护士长在护士台前写着什么，抬头冲着苏杭说。"管"是指血路管和透析器，是血透人的"行话"。

"嗯嗯。"苏杭一边答应着一边敲打，福尔马林刺鼻的味道，透过口罩，呛得她喉咙一阵发痒。

刘云峰已经一周没来透析，也不知道怎么样了。血透中心的病人几乎都是门诊"走透"，"走透"这个词是透析病人专用词，因为他们不需要住院，每次透析时从家到医院，透析结束再从医院回家，来回走，叫作"走透"。最后看见刘云峰还是上周六，那天他还是苏杭的病人，没见他有什么异常，就是话不似平时多。平时刘云峰讨厌用止血带，做穿刺的时候他会转过身来，右手握住左侧上臂，让血管充盈起来，但那次他却没动作，眼神有点游离。

"刘云峰，最近怎么样？壮壮转学顺利不？"苏杭左手绷紧他的血管，右手准备穿刺。

"能怎么样？苏护士，人啊，没什么都可以就是不能没钱。"

这钱自然是透析费用，这是个敏感问题。上个月全院大会下发了文件"关于加强医院经济管理试点工作的通知"，院长让每一个医护人员写感想，而感想就是打破大锅饭，医院推向市场，医改医改，自负盈亏，建设靠国家，吃饭靠自己。

"儿子嘛，已经转学，有我这样的父亲也苦了他。"说起儿子，刘云峰脸上又是愧疚，又是自豪。"啊哟——"

穿刺针是 16 号针头，像毛衣针那样粗，不痛是假的。为了减少成本，穿刺针也要复用，几次下来锐利的针头就变钝。刘云峰转过头看到针梗里红红的血，咧了咧嘴。"唉，还不知能再扎几次，被扎针的感觉真好。"他像是开玩笑地说。苏杭忙着接血，引血，眼睛和手正忙着，没有接话。

"苏护士，你说像我这样的人活着有意思吗？愧对孩子和老爹老妈啊。"他说到"老爹老妈"声音拔高，眼角开始泛光。刘云峰不怎么提他的老婆。据说他老婆挺漂亮，但好像是那种耍泼又喜欢占便宜的女人。她来过血透中心一次，为了给刘云峰申请低保补助，许若见过。

"不是流行这么说嘛，'活着浪费空气，死了浪费土地，半死不活浪费人民币'。哎——这就是我吧？"刘云峰自顾自地说着。

"可别这样说，你儿子希望有个完完整整的家，你爸妈也需要你，再说了，也许哪天发明了新的治疗方法，会治好你的病的。"这样安慰病人已是苏杭的常规。她也清楚这种话根本不管用，但还是重复着。

刘云峰躺在床上，盯着引出来的血液，经过动脉管路、透析器、静脉管路，然后进了身体。看着缓缓转动的血泵，他舒了口气，右手垫着后脑勺，眼睛转向天花板出神。四十岁刚出头的他，灰白的脸色有些浮肿，头发像枯草一样又黄又暗，一米七六的个头躺在床上显得那么瘦小。

"今非昔比啊，人不走运，喝凉水也塞牙。"似乎是说给他自己听的。

刘云峰是第一批改革开放后的厂长，两年间把原本濒临倒闭的塑料三厂起死回生，那时候报纸新闻铺天盖地宣传他，开拓者呀，有魄力呀，实干家呀，一时间在滨海市成了名人。可惜两年前不幸患了肾功能衰竭，得病后市政府和单位领导很重视，送他到北京透析治疗，去年做的肾移植手术，原以为这一关就会过去，他又可以回到塑料三厂带领大伙一起干。"刘厂长特别能干，如果不是这场病，他的事业非得惊天动地不可！"——这是他厂里的工会主席送他来透析时说的话。老天爷就是这样捉弄人，半年后，移植肾发生排异反应，失去功能，刘云峰只得又开始透析，老婆、孩子一直在北京陪着。他亲戚告诉他老家滨海市高新区有一个全省最大的血透中心，是日本人帮助建的，设备和设施都是一流的，医护人员在日本接受过培训，透析技术没得说。心身疲惫的他也厌烦了在外地的生活，反正是透析，还不如回家透析。回来后，心情果然好了不少，生活也基本安定下来。但是好景不长，塑料三厂经营管理不善，经济效益直线下滑，工人的工资都成问题，他的透析治疗费自然成了大问题，这真是应了那句话"屋漏偏逢连阴雨，船破又遇顶头风"。他只能减少透析次数，本来常规是一周三次透析治疗，现在改为一周两次。但就是这样，他的透析治疗费已经一个月没结账，医院收款处一天三遍地催款，护士长为他的透析治疗费焦虑、焦心、焦躁，合起来一个"三焦症"。

一周没来，刘云峰怎么样了？苏杭心里嘀咕着。

病人陆续到血透中心。血透中心是一个复杂的大家庭，病人、家属、医生、护士、技术员常年在一起，特殊的治疗加特殊的环境，久而久之令他们建立起一种像亲属又不是亲属、是朋友又超于朋友的关系。在这里接受治疗的病人几乎都是同一种病——肾功能衰竭，这病还有一个狠毒的名字"尿毒症"，顾名思义，与尿与毒大有联系。肾脏是人体五大重要脏器之一，它是一个"肾斗士"，坚定不移地守卫着人体的大后方，每时每刻不知疲倦地劳作，排出人体内新陈代谢产生的毒物和多余的水分，又回吸养分供给人体。若是由于种种原因，它倒下了，衰竭了，再也不能恪守职责，人的躯体就会浸泡在有毒液体中，在死亡线上哭泣挣扎。至今能够替代肾脏维持生命的就是血液透析和肾移植，后者高昂的费用让许多人望洋兴叹，只有血液透析是维持生命的捷径。

血液透析还有一个很好听的名字——洗肾。尿毒症的病人必须定期将混合于血液中的毒和多余水分清理清理，每一次将身体的血液洗数遍，每周几次，每次几小时。血液透析中心是一个维持生命的地方，也是一个最接近天堂的地方；透析就能维持生命，停止透析就离天堂近了。到了这种地步，病人们只有在血透中心才看到希望，只有在血透中心说话才有了底气。所以这个大家庭的人见了面就像久违的亲戚朋友，时而热闹，时而沉默。他们的交流是轻松的：家里家外的闲话、邻居街坊的杂谈，什么事高兴，什么事不高兴，什么囧事、好玩的事讲出来大家一起乐。他们的交流也是沉重的：透析的费用，谁没来透析，谁走了。他们的交流是直接的：尿了多少？喝了多少？哪个中医能治好？什么偏方？也有顾忌的：老人、孩子，老婆、老公。有时候也会聊一些社会现象：贪污、腐败，电影、音乐。那一天，大家没兴趣聊天，进门时看到刘云峰用的透析机仍旧空着，有几个人关切地问道：刘云峰今天来吗？刘云峰会来吗？老刘怎么样了？

苏杭那时正给王建国穿刺上机，王建国五十多岁，透析龄八年，个头中等偏矮，四方脸，眼睛不大，鼻子嘴巴适中，放在人堆里没有特殊之处，唯一特殊的是一张"透析脸"。长期透析病人的脸色在自然界很难找出相近的颜色来匹配，污里吧唧，黄里糊涂，灰不溜秋。医学上归纳为"透析貌"，俗称"透析脸"。透析龄，顾名思义，就是透析的年龄，对维持性血液透析病人，医学上用"透析龄"来计算治疗时间。虽然王建国的透析龄在所有病人里算最长的，但精神倒还不错，他在这里透析是最稳定的。王建国是全国"五一劳动奖章"获得者，扇贝人工养殖发明者之一，生病前在海洋生物研究所工作，他的医疗费由政府支付，应当说是这个透析大家庭里最幸福的人。

"苏护士，听说刘云峰前天去单位要求上班，被新厂长赶了出来。"

"要求上班？"

"是啊，要钱不给，他就要求上班。唉，现在还真不如往年，以前农村合作医疗，城镇职工医疗，生个病国家还负担，现在——"

王建国在血透中心的另一个名字是"王工"。不知从谁开始的，也许大家不知怎么称呼这位知名人士，但又不能直呼其名，所以带有尊重的心态称其为"王工"。工程师嘛，海洋生物工程师也是工程师，高于老百姓，久而久之，"王工"就代替了他的名字。

"嗯，王工，测个血压。"提到费用苏杭就保持沉默，这是最揪心的事。王建国伸出右手，血压计袖带刚绑上去，突然坐了起来。

"哎哎，王工，别动啊。"苏杭本能地扶着他扎针的胳膊。

"嘿，刘老弟，刘云峰！"王建国惊喜地叫着，大家顺着声音朝门口望去。

"是老刘，老刘怎么样？"里面的几个病人也喊着。

刘云峰几天不见，整个人脱了形，眼睛微红外凸，嘴唇苍白厚肿，浮肿的脸上勉强挤出一丝笑容。"挺好挺好，你们都挺好的？"说话声音也是像挤出来的。他倚着门框，咳嗽了几声。

"护士长，我今天要透析，我的机器怎么还没装管？"

"是老刘啊，一周没见，挺好的？透析费带了没？"申护士长从护士站那边走了过来。

"带他妈的，没钱啊。"刘云峰有些激动，说话呼吸急促。

"老刘，来坐会儿，医院有规定的，我也没办法。"护士长还在不紧不慢地说。

催病人缴费是最难最头痛的事情，这样的事情也只能是护士长去做。医院规定治疗费不能拖欠，谁拖欠，谁负责要回。刘云峰已经一个月没缴费，收费处的催款单一张一张就挂在白板上，每天都提醒：缴费！缴费！缴费！

苏杭心里沉沉的。钱啊！她戴上听诊器，"扑哧——扑哧——"一松一握皮球，眼睛盯着血压计的水银柱，周围的声音变得模糊。"血压有点高，吃药了没？"王建国没作声，眼神一直在前面。苏杭取下听诊器，突然听到"我他妈的不活了！"抬头望去，谁都没想到刘云峰从棉衣里摸出一把斧头，朝着透析机砍去。"哐——嚓"一声，透析机血泵盖崩裂。

"刘云峰住手！"申护士长失声喊着。

"我他妈的不活了！"刘云峰又举起斧头，申护士长一步上前想用手托起，没站稳，头被刘云峰落下的胳膊拐了一下，撞在了透析机角上，然后又重重地摔在地上。

咣当——哗啦啦，护士长倒了，她旁边治疗车上的物品也撒落在地上。

"护士长！护士长！"大家喊着，刘云峰突然像木头一样站着，握着斧头的手软塌塌地松开，哐－当，斧头落在地上。

"快叫保卫科！"不知谁喊道。

苏杭被眼前的情景吓呆了，听到有人叫保卫科，迅速地拿起靠窗的电话机。"保卫科吗？快来人，血透中心出事了。"她放下话筒，准备跑过去看护士长，却见刘云峰踉踉跄跄地走过来，瞪着发红的眼睛，张着嘴，呼哧呼哧地喘着，像一头中了弹的野兽。突然，他倒在地上，嘴角冒着粉红色泡沫，两只手拼命地抓着前胸，痛苦得想叫又叫不出来。

"护士长，护士长，快扶起护士长！"一行人朝护士长倒地的方向涌了过去。

刘云峰有些绝望地躺在地上，拼命地抓着前胸，求生的眼睛直直地盯着苏杭。苏杭转过身来一步走过去，右手搭在他的手腕上，动脉跳动速度就像野马在狂奔，跳得她也心慌。苏杭想把刘云峰扶起，但是太重，她使劲地拽，刘云峰纹丝不动。

"许若，快来帮忙！"许若正准备扶着担架车送护士长出去，她听到声音回头看着苏杭。

苏杭一眼看到保卫科的人，对着保卫科的人喊：

"快来人，快帮忙扶起他！"保卫科一个小伙子三步两步过来，两手插在刘云峰胳肢窝里，一用劲把他拖在床上，苏杭顺势把他两脚垂在床下。刘云峰整个人像面条一样往下出溜，根本坐不住。

"小伙，你扶着他，让他就这样坐着，两条腿耷拉着。"这样才能减少血液回流，减轻心脏的负担。

"怎么回事？是老刘？"长期透析，刘云峰和保卫科的人都熟悉。

"急性左心衰，先治疗，等会儿再说。"

急性左心衰，是血透中心常见的并发症，由透析不充分造成的。苏杭扭头看着血透中心门口，大家正用担架抬着护士长出门。

"留个人保证其他透析病人安全。"苏杭冲着他们喊，张淑琴犹豫了一下，转身回来。刘芳大姐好像没听见似的，头也没回就往外走。

护士长对不起，眼下顾不上你。苏杭心里在说。

刘云峰张着大嘴喘着，眼睛一闭一睁，粉红色泡沫从嘴角和鼻子外溢，血压高得可怕，腕部动脉疯狂地跳动。许若推来氧气筒，氧气经酒精湿化，吸氧，快快！

苏杭冲到治疗室，一眼瞅见带着红线绳的钥匙明晃晃地挂在医用耗材柜子上，一定是护士长早上清点物品留下的，这可是她的宝贝，平时少了一个针管都要追来问去。不管了，她迅速拿出一套新血路管和透析器，快、快、快！复用的透析器和血路管准备需要时间，快！快！快！！装血路管、透析器，预冲，穿刺，开泵引血……有许若搭档，一切忙而不慌。

"医生呢？没有医嘱，怎么透析啊？"许若问。

苏杭这才想起赵主任一早去病房会诊。她急忙拿起窗台上的电话，电话那头传来："赵主任在抢救室抢救病人，嗯，我给你转达。"

不能再耽搁。"目标除水四千克，前三十分钟单超"，苏杭果断地说着。单超就是单纯脱水，除水速度要快。刘云峰的心脏和肺都在毒水里泡着，这两个最重要的脏器面对着不速之客却束手无策，只能加快速度，跳动，呼出，吸入，苟延残喘，垂死挣扎。必须把多余的水除去，减轻它们的负担，让它们能够有回天之能。

血泵转动了，暗红色的血液随着血泵匀速地往外涌，经由透析器过滤除水，渗透除毒，又返回体内。氧气连接管搭在他的耳朵上。刘云峰鼻孔、嘴角上依旧有粉红泡沫，苏杭用纱布轻轻地擦拭，他那蜡黄的脸就像一张薄纸，真担心一不留神擦破，然后渗出水来。刘云峰眼睛一直睁着，那眼睛里烁烁地透出求生的欲望，混杂着惊恐、感激和深深的内疚。一个小时后他的呼吸逐渐平稳，两个小时后他能够平躺，三个小时后他疲倦地闭上眼。即使睡着了也是不安稳，时而警醒，时而嘴里咕噜咕噜，想说什么但又没出声音。也许他害怕闭上眼睛再也不能睁开。

血透中心里静得出奇，透析治疗还在进行，只听到血泵的吧嗒—吧嗒旋转的声音，那是生命的声音，那是求生的希望。

赵主任急匆匆赶回来。

陈强技师不知什么时候移走了那台砸坏的透析机。

护士长的诊断结果：脑挫裂伤，脑震荡。

……

刘云峰终于放弃了，他走了，他解脱了，希望那个世界阳光普照，泉水叮咚，绿草茵茵。希望在那个世界上没有疾病，没有透析。

二、急诊科

苏杭一大早来到急诊科，四周的冷清让她意识到来早了，不禁感叹——毕竟习惯了血透上班时间啊！她不想打扰夜间值班的人员，便在更衣室外的长椅上坐下来。急诊科对苏杭来说不是陌生的地方。她护校一毕业就分到这家医院，进医院第一天参加院里新入职护士基础理论和业务操作考试，拿到综合分数第一的好成绩。原急诊科老护士长是部队转业干部，坚决要把成绩最好长得最漂亮的三个护士挑到急诊科，理由也很漂亮：急诊科是医院的前沿阵地，坚守好前沿才能把守住后方。当时全院哄传一阵"急诊科老护士长太霸道，不光选技能而且也选美"。三位护士们也得了一个外号，叫作"急诊三朵花"，这可不是调侃，是真的金字招牌。八十年代初应招的护生个个都很优秀，这三朵花更是强中之强。那时候高考刚刚恢复，年轻人心里充满着对知识的渴望，充满对未来美好前景的向往。"攻城不怕坚，攻书莫为难，科学有险阻，苦战能过关"——学校喇叭、收音机里到处都是这样的口号，大家感觉"四个现代化"马上就能实现；在校的姑娘们不太了解护士的工作性质，只感觉身穿白大褂，真的就像白衣天使，所以对护士职业充满热情。当时护校的招生门槛特别高，生源都从中学尖子里挑，面试要五官端庄，体检时要全裸，非常严苛。

急诊"三朵花"没辜负老护士长的期望，三人吃喝睡都在一起，像是组成了三头六臂，工作学习、值班打饭都互相照应，无菌操作、心肺复苏互相切磋，吸氧洗胃、鼻饲采血等护理基本技能更是练习得一点也没落下。她们一起报考护理本科的自学考试，一起去参加市区卫生局举行的护理大赛，每次都给医院拿名次，争荣誉，很快"三朵花"变成了"三大将"。那时候陆续有医学院毕业的小伙子分到医院，有的千方百计找理由进急诊科，有事没事来急诊看病的年轻小伙子也很多，所以医院老医生经常敲打年轻医生："'肥水不流外人田'，抓紧嘞。"但"三朵花"却私下约定，绝不在本院找，天天一起上班，视觉和精神都会疲劳，况且以后夜班多，家里也顾不上来。说到做到，三人的老公两个在企业，一个在市政府团委。

"三大将"后来成了医院护理工作的顶梁柱，曲丽萍任妇产科护士长，王岩留在了急诊科接替老护士长的职位，苏杭虽没有带"长"，但进了血透中心。医院成立血透中心的时候她被选送到日本进修血液透析技术，从而成为血透中心技术骨干。结婚后三人有了家庭，有了孩子，见面的时间就少了，但忙里偷闲，彼此之间的牵挂从未淡过。

还别说，刚进急诊科的时候忙得脚打后脑勺，但初出茅庐的年轻人忙得欢乐，忙得满足，累也不足挂齿。真的好怀念啊。

再有十分钟交班。苏杭看了看手表，起身顺着走廊溜达。这里比以前陈旧了许多。走廊大理石地面的中间部分明显比靠墙部分灰暗，顺光看去，地上呈现一道道不规则的划痕。观察室白色大门底边已经露出黄色的木渣，一看就知道是长年累月被脚招呼出来的。门半开着，里面床上躺着五六个病人，有的头上缠着绷带，有的蜷着身子捂着肚子。靠门的床上，一位年轻妈妈疲倦地垂着头，怀里抱着一个熟睡的孩子，那孩子的头上白色的胶带特别扎眼，顺着软管能清楚地看到药液一滴接着一滴落在滴壶液面上，高高挂起的液体瓶针头处不时翻转出串串气泡。观察室对着诊室，诊桌旁坐着一个十五六岁的女孩，散着头发靠在一个中年女性胸前，那女人一手摸着女孩前额，一手掀开她后背的衣服。一个男医生身体向前倾六十度正认真地听诊，从门口看去他五十岁左右，头顶光亮的一圈特别显眼。

"大口喘气，嗯，就这样，再喘气，好了。"声音很响亮。

医生直起身来，在病历上写东西。女孩的妈妈向他问了些什么，他抬起手腕看了看表。

"七点半去放射科拍个片子，再去化验室验血。"医院早晨上班时间是八点，七点三十分是早交接班时间。

这位医生是谁啊？怎么没见过。苏杭心里思量着。女孩发出一阵剧烈的咳嗽。

急诊科大门口出现了许若的身影。她今天穿了一件黑色裙式大衣，流行的青果领，卷边袖口，金色双排扣子，脖子上严丝合缝围着一条白围巾，一进门眼镜就哈上了一层雾，她摘下眼镜，圆圆的杏核眼眯成缝，看到了苏杭。

"早，苏杭姐。"许若解开围巾搭在前胸，用围巾一角擦完眼镜又戴上。

"嗯，你也早啊，今天穿得挺厚实的，咱们去护士办公室吧。"

护士办公室在走廊工作区的最里端，紧挨着医生办公室。这个三十平方米左右的房间功能很多：办公、写交班报告、医护交班、病情讨论、开会、学习，捎带着喝水休息。办公室有两个大窗户，将门诊前院的风景尽收眼底，只是冬天颜色单调，入眼不过是秃枝的黑、救护车的白，加上松树的绿树尖，在寒风里摇来晃去。

其中靠里的窗户挨着护士长的办公桌，桌上堆着书籍和文件夹，办公桌后面书柜上养着一盆绿萝，繁茂缠绕，飘飘地向下垂着。窗对面是两张对放着的白色写字台，一位年轻的护士正在写交班报告，她低着头，燕尾帽斜压着有些凌乱的头发。

"如果打针就在门口等会儿，马上交班。"像命令又像独白。

过了一会儿她抬起头来，"你们是？"

"不好意思，我们是血透中心来这上班的，我叫许若，她是……"

"苏杭？我听护士长说你们要来。苏杭你不认识我，但我认识你，上次在全院大会上我见过你，你从日本回来做的专题汇报，好像题目是'日本医院一瞥'对吧？"

小护士没等许若说完，把笔一放，疲倦苍白的脸上浮现出精神头。这种黄里透白的脸色是医院最常见的，有人管这叫"来苏脸"，是长期值夜班休息不充分、不见太阳所致。

正说着，王岩一步跨进来。

"哈哈——是我的苏妹妹，来得这么早。"她高兴地握着苏杭的手，一只胳膊搂着苏杭的脖子，像是怕她跑了。"三大将"之一的王岩一米七〇的个头，身材苗条，丹凤眼，鼻头略翘，齐肩的自然卷发。她性格开朗，笑声颇有传染力。

"建宁怎么样？我的干女儿怎么样？"

王岩结婚五年没有孩子，去过许多大医院找大专家看过，看来看去双方身体都没问题，但孩子就是不见有。她喜欢丫丫，每次见面就是干女儿、干女儿地叫，她自然也就成了丫丫的干妈。

"都好都好，你也好吗？还有团书记也好吗？"

"哎呀，我们还是老样子。真是的苏杭，我们在一个医院上班都不怎么见面。"

"忙嘛，再说我们那个地方谁爱去啊，太闭塞。"

"得了，去了一趟日本敢情是把老朋友忘了吧？你们那里太先进，我们不敢去，进门换鞋，出门换衣服。"

"这是许若，我们中心的护士。"苏杭差点忘记旁边还有一个人。

"哦，是王医生的漂亮媳妇吧？"王岩放下搂在苏杭脖子上的胳膊，侧过身来。"王医生经常在急诊值班，说起他媳妇在血透中心上班。欢迎欢迎，走，我带你们去更衣室。"说着就领头进了走廊。

"苏杭，我听说你们血透发生的事情，我们科也是不安宁，哎——现在医患关系真不如以前，连起码的信任都没有了。"医院内把血液透析中心简称为血透，说起来省事。

"是啊，有时候感觉选择护士这个行业是错误的，越做越没意思。"

更衣室和护士办公室隔着一个走廊，说着话就到。

"不好意思苏杭，我们这条件比较差，不比你们血透，医院最好的地方，又大又敞亮。你都看见了，这个更衣室还是以前的更衣室。现在科里人多，进修、实习的人员都没地方换衣服，你们来也就是几天，将就合用这一个柜子吧？"

"没问题，不过王岩，嗳，你别总拿着血透过不去好吧？"

"说着玩呢，你还急了。"王岩的打趣不是没有根据的。血透中心原先是医院行政人员办公区，是医院最好的地方，宽敞明亮。因为血透这个项目比较特殊，它是卫生部和中日友好协会牵线，由日本後藤医院无偿帮助组建，透析设备都是日方赠送的，当时市、区两级政府非常重视，院长就把行政办公区腾出一半作血透中心。

"还有，苏杭，我马上去市卫生局开会，急救相关知识培训，一共三天，本来早上就走的，知道你来就过来安排一下。"王岩翻腾着柜子。

"哦，你放心吧，大忙人，你忙你的。"苏杭麻利地将外衣脱下，穿上白大褂。

"我不参加早交班，有事你找郝大姐，她会给你们排班的，回来我们再好好聊聊。"王岩拿起包边往外走边说道。

"放心吧，回来见。"

王岩还是老样子，三朵花的老大，会照顾人，做事滴水不漏。

急诊科早交班，除了要交当班急诊病人的人数、性别、年龄、病情及转归，还要清点器械药品耗材。交班时苏杭发现急诊科有很多陌生面孔，她惊讶地知道那位值班医生是护理部方晓琴主任的老公杨应辉。听说杨医生原本在新疆建设兵团工作，方晓琴为了解决两地分居的问题给医院写过报告，请求医院将她老公调回内地，但一直悬而未决。她找过肖丽云，请她的司机老公帮忙，也许这回找对人了，肖丽云的老公是给市长开车的。有言道：给市政府领导开车的都是师级（司机）干部。看来真应了这句话。

苏杭和许若都是治疗班，主要负责输液，她们俩简单地分了工，许若在治疗室配液体，苏杭做静脉输液。这些操作对苏杭来说是轻车熟路，当年业务顶呱呱不说，她还拿过全市静脉输液操作技能比赛的冠军。观察室里那个被妈妈抱在怀里的孩子已输完液，苏杭拿出他腘肢窝里的体温计，轻声告诉年轻的妈妈："退烧了。"年轻妈妈疲倦的脸上总算浮现出一丝轻松。苏杭看着她怀里熟睡的孩子，想起自己的女儿，昨晚依旧发烧，早上建宁又把她送到母亲家，不知怎么样？她小心翼翼地撕开粘在孩子头皮上的胶布，捏着针翼快速一拔。孩子突然睁开眼，抬头看看，咧咧嘴，头拱在妈妈怀里哇地哭了起来。

"哦，宝宝，阿姨拔针弄痛你了。"

"宝宝不哭，我们回家喽，回家喽！看看这个漂亮的阿姨。"年轻的妈妈晃着孩子，孩子哭声小了，抬起头来又看看苏杭，瘪了瘪嘴又想哭。

"不哭不哭，宝宝，看——"苏杭拿下空液体瓶，一边逗着宝宝，一边对妈妈说："再去医生那里看看，如果还需输液，明天再来。"

"好的，谢谢你护士。"年轻的妈妈朝苏杭一笑，又低头哄孩子。"宝宝，和漂亮的阿姨拜拜。"说着举起孩子圆乎乎的小手朝苏杭摇晃。

"宝宝，拜拜。"苏杭笑着朝孩子晃手。

孩子咧着嘴笑了。

早上急诊室里的中年女人搂着女孩推门进来，手里费力地攥着一堆药和液体，苏杭忙把女孩安排在邻近的床上。女孩刚坐下，又是一阵咳嗽，脸和脖子涨得通红，咳完又把头靠在女人怀里。那中年女人一边拍着她的背一边说："护士能快点给我们挂上水吗？"挂水是本地的方言。

"好的，我看一下病历和药……急性支气管肺炎，怎么不住院呢？"

"不能住院，她还想上学，明年就要考高中。"女孩侧着身子躺下，中年女人顺势把她的鞋子脱下来，拉过被子。

"您女儿？"

"嗯，初三，学习还不错，这几天感冒，落下好几堂课。"听得出妈妈对女儿很满意，又心痛落下的课程。"如果退了烧，我们以后可以放学来打针。"

"哦，是青霉素，做皮试了吗？"苏杭问。

"没，在哪里做皮试？"

"隔壁的注射室。"

"从早上到现在两个多小时没打上针，一会儿化验，一会儿拍片，一会儿拿药，怎么这么麻烦！"女孩妈妈又是为难，又是厌烦。苏杭走出门，踮着脚朝旁边的注射室里瞅。注射室已经被几个人围得水泄不通，只能看到护士的燕尾帽顶在晃动，门口还排着一排人。

"这样吧，你孩子以前有青霉素过敏史吗？"

"没有，以前打过青霉素。"

"好的稍等。"

苏杭麻利地把药交给许若，配过敏皮试液，做皮试，在等结果的空当给女孩倒水吃口服药，接着肌肉注射退烧针。过敏皮试阴性，许若的液体也配好了。三查七对，准备静脉注射。女孩握着拳头，青色的血管暴露出来，苏杭拿着六号半头皮针，感到手上不太适应，就像一个要大刀的人突然掂起绣花针。血透病人是用十六号针头，现在仅仅是六号半针头，确实"小儿科"。她镇静地先进皮，后进血管，一针见血，然后松夹子，调滴速，固定头皮针，干净利落。苏杭找到了那种感觉，心里说不出来的舒畅，血透的不快也暂时抛在脑后。

"我一会儿回来，还有其他病人，您有事一定找我。"苏杭笑着和女孩妈妈说。

"好的，谢谢你。"中年妇女终于露出笑容，斜坐在床边看着女孩。

来急诊科输液的病人越来越多，大部分是感冒发烧。正是流感高发季，可能今天要翻天，该死的天气。

许若忙着配液体，苏杭一溜小跑奔波在治疗室和观察室。中午接班的护士到了，苏杭完成交班，舒了口气，连忙给母亲打电话，电话那头女儿咯咯的笑声让她放了心。母亲告诉她，丫丫吃上药已经退烧，又嘱咐苏杭不要太辛苦，等等。许若回家吃午饭，苏杭考虑了一下，反正建宁也不在家，决定去食堂。

风大了。寒风毫无顾忌地卷起残留的树叶、纸屑吹打在地面，翻卷、旋转、毫无目的。食堂在门诊大楼后面、病房大楼右侧的平房，穿过一片斑驳发黄像瘌痢头似的草地，再走十几步就到。

苏杭买了两个包子，她看到赵远航主任坐在最靠里的桌子边，低头咀嚼着，两眼盯着前方，脸上没任何表情。赵远航颇有老态，刚四十岁两鬓都见明显的白发。他夫人上个月做了乳腺癌根治手术，刚出院，在家病休。父亲早逝，母亲患有老年痴呆，常常出了门不知回家，还有一个上中学的儿子。他想让农村的表妹来帮忙几天照顾母亲，这样患病的妻子也可休养，但六十多平米的房子根本无法挤进这么多人。苏杭本想坐过去，但又不知怎么安慰他，她知道赵远航讨厌别人同情。转了一圈，没找到合适的位子。

去血透中心看看吧，吃完再去病房看看申护士长，她心里想着脚也跟着大脑移动着。

苏杭抱着饭盒顶着风往回跑，进了门诊楼刚好电梯门开了，里面空无一人；她一边感叹运气真不错，一边踏了进去——医院有规定，电梯如果有病人，工作人员必须让开。到了五楼，这里显得比平日空旷安静，出了电梯左拐，保安大老刘站在血透门口，苏杭诧异地问道：

"怎么了？"

"苏护士来这做什么？快回去吧！"

苏杭举起手中的饭盒，正要说，突然行政办公室侧传来一阵吵闹声，有女人喊声夹杂着男人骂声。她转身循声望去，走廊光线有些暗，办公室门前站着一个高大的男人，是保安杨军，那天帮她扶起刘云峰的小伙子。

"怎么回事？"

"嘿，刘云峰老婆带几个壮汉，在这已经闹腾半天了，把荆院长和章科长围在里面。"大老刘悄声说。

"荆院长他们没事吧？"

"没事，我们在呢。保卫科赵科长已经报案，警察马上到。"

"那，为什么事？"

"为什么事？为这个。"大老刘伸出右手，拇指和食指捻搓着，意思是钱。

"你快回去吧，别和其他人说，荆院长担心事情闹大，职工情绪不稳定。"大老刘接着加了一句。

苏杭看着电梯已经离开五楼，只能走楼梯。她的心思翻腾着，荆院长他们会不会有事？刘云峰老婆到底想做什么？刚下到五楼半层，楼梯拐角处坐着一个男孩，背对着楼梯，穿着咖啡色带帽棉服，袖子上戴着白色"孝"字的黑袖带，很扎眼。身体斜靠着扶手铁栏杆，看样子已经在这里坐了好一会儿。转过弯苏杭才看清楚，这是刘云峰的儿子。

"壮壮你怎么坐在这里？"苏杭在他身边蹲下。

男孩抬起头，"苏阿姨，爸爸没了，妈妈在楼上。"说着眼泪就在红红的眼圈里打转，转了一圈流了下来。

"壮壮不哭。"苏杭翻找到白大褂口袋里的纸巾，轻轻地擦拭着壮壮流下的泪珠。

男孩的头发直立着，有些长，发梢一缕一缕地打着卷和灰尘沾在一起，消瘦苍白又发黄的脸上留着几道泪痕。他正经受着失去父亲的悲哀，但这种悲哀还没散去又要和母亲一起到医院讨钱。老天知道对这个孩子的成长会有什么样的影响。壮壮跟着父亲透析治疗三年了，他成了在血透中心长大的孩子，放假或者放学，他的课余时间就是陪爸爸。

"壮壮来了好一会儿了？还没吃饭吧？"

男孩低着头抽泣着没吱声。

"看阿姨这儿有包子，还是热的。"

壮壮瞥了一眼饭盒，又马上别开眼盯着两只手。

"不用了苏阿姨，妈妈一会儿就出来，我们回家吃。"他用手背擦着眼泪。

"壮壮，阿姨吃饱了，这是剩余的，你先垫垫肚子，妈妈出来再回家吃。"刘云峰透析时苏杭看到壮壮也时常多打点饭给他。她翻开饭盒盖，包子已经凉了，但还是软和的，拿起一个放到壮壮手上。

孩子迟疑了一下，就放到嘴里："谢谢阿姨。"

白色的包子和那双皲裂的小手，但稚气的脸上却失去了童真，看着壮壮茫然不知所措的样子，苏杭心里一阵堵。

壮壮是真饿了，他拿起包子狼吞虎咽，吃得太急被噎着，他使劲往下咽，脸都憋红。

"慢点吃，我去拿水"，苏杭两步跑上五楼，对保安大老刘耳语一番，然后开血透门，拿出自己的杯子，一提塑料暖瓶竟然是满的，一定是保洁大姐打的开水。她倒了一杯，关上门和两个保安打了招呼便下楼。

壮壮很快就吃完，喝了几口热水，脸色也有些泛红，看上去精神好了许多。苏杭轻轻拍打他衣服前襟上的食物残渣，咖啡色棉袄衣领处，隐隐约约能看到红领巾。

壮壮赶紧捂着领口："妈妈不让戴。"

"嗯，爸爸会看到，他会高兴的。"

壮壮又流下眼泪，苏杭意识到说错话了。

时间很快，又到下午上班时间，苏杭带着壮壮来到五楼，交给保安大老刘和杨军，嘱咐几句就匆忙离开。

下午急诊科的病人依旧很多，抢救室里中午值班的人员正在抢救一个吃安眠药自杀的女孩。头发湿着，嘴里插着胃管正在洗胃催吐。不知她为何要遭这个罪，死的勇气都有，为何不能好好活着？她眼前又浮现出刘云峰。

苏杭和许若的工作仍然是输液。上午的病人差不多输完，那个肺炎女孩用上药暂时退烧。下午除了急诊还会有 Bit 输液的病人，就是一日两次治疗的病人。现在要在病人来之前准备好药品、输液器、注射器，等等。

"苏杭姐你没去病房看申护士长？"许若问。

"哦，"苏杭这才想起此事。"本想去的，有别的事又忘记了。"

"护士长怎么样？"苏杭在准备药品。

"好多了，王瑞说：能够起来吃饭，下床活动，不过她家里人不希望看望的人太多。"

"嗯嗯，如果是我也希望安静休息，等过几天再去吧。"

苏杭想告诉许若中午五楼发生的事，但话到嘴边又咽下去；毕竟不是什么好事，省得大家猜摸。

这一天多漫长，荆院长他们怎么样了？壮壮失去了父亲，跟着这样的妈妈以后怎么生活？後藤院长知道中国的国情吗？苏杭想起在日本进修的情景，老院长在进修结束时叮咛的话又在耳边：一切为了病人满意。病人怎么才能满意？我们该怎么做？

刮了一夜的风，第二天风小了，但突然降温，急诊科的流感病人急剧增加，新闻报道是乙型流感病毒，这种病毒在前些日子温和的培养基里肆无忌惮地繁殖，憋足了劲等着这一天。一个上午忙碌着，苏杭和许若没喝一口水，没去过卫生间。下午两点的时候是急诊工作时间最轻松的空当，苏杭去卫生间，刚出门就被许若拉着跑到护士办公室窗口，这里已经聚集了一群"白大褂"。窗外大约十多个人身穿白色孝服，在医院门诊大楼的前院跪着哭号，他们的面前有一个黑色泥盆，最前面的一个女人号啕着向泥盆里添加着黄色烧纸，盆里没见火苗但是一缕缕青烟冒出来，女人另一只手拿着黑色的铁棍压着黄色的纸，不让风卷走。旁边跪着一个男孩，是壮壮。苏杭心里一沉。那个女人一定是刘云峰的老婆。她要搞什么？

"是刘云峰老婆"，许若说。

院子里很快围观很多看热闹的人，听着刘云峰老婆的哭诉，有人愤愤不平，有人也随着落下泪，大部分人只是静静地站着，看事态怎么发展。不远处是保安和公安警察。急诊科张主任抱着双手站在窗前，眼睛盯着窗外，"昨天晚上医院中层领导开会，因为血透问题，这个病人家属要医院赔偿十万元人民币，医院请示了上级领导，领导指示，要冷处理，不要和家属冲突。"

"十万，天哪，我工作到退休能挣到十万？"惊讶的是一个年轻的医生。

"这家人想钱是想疯了。"

"切，这种处理方法，领导就知道推卸责任。"不知谁又说了一句。

"大家工作吧，自己别出问题，要不谁也保不了你。"张主任招呼大家。

"是啊是啊，泥菩萨过河，小心点吧。"窗前的白大褂一一散去。

苏杭盯着壮壮，心里想：老天爷真不公平，这么小的年纪要承受这么多事。

过了半个小时，突然窗外人群骚动，哭号声接着高起，跪着的一个老太太晕倒地上。保安迅速上前用担架抬起她朝急诊科走来，老太太被抬起时手被壮壮拉着，刘云峰老婆断然推开。

急诊科抢救室里，张主任快速来到病人面前，望、触、叩、听、体温、呼吸正常，血压偏低。他对身旁医生说：50% 葡萄糖 60 毫升静推，观察吧。

"主任，怎么开药？写谁的名字？谁去缴费？"

"先从科里拿，以后再说"，张主任不耐烦地离开。

苏杭快速给老太太用上药，一会儿老人清醒了，看到周围的人。

"不是我们想来，是壮壮妈妈，呃——我这可怜的儿子……"说着，眼泪流了下来。

"大妈您安静下来，好好休息，人走了就不能回来，您自己要保重哦。"苏杭安抚说。

老太太还是不住地流泪，鼻涕一把泪一把，苏杭也不由自主地流下泪来。老太太哭了一会儿，疲乏地睡着了。

起风了，泥盆里烧焦的纸被刮得四处飘落。壮壮还在妈妈身边，低着头，听着大人们一声接一声地干号。

苏杭站在窗前，思绪在翻腾，刘云峰嘴角的粉红色泡沫痰、壮壮的红领巾、透析机的血泵在转着，暗红色的血流经透析器……突然她一转身跑了出去，许若在后面惊叫着："苏杭你干什么去？"

苏杭一口气跑到泥盆前，哭号的人瞥见她一时停住。

说什么呢？苏杭心里不知如何是好，她呆呆地站着，眼睛里只有壮壮。

"大姨大叔，哥哥姐姐，我是血透中心的护士苏杭，刘云峰最后的透析治疗是我做的。"

周围静下来，正要离开的人们又折了回来。

"我知道你们是刘云峰的亲人、朋友，但你们是否了解刘云峰。刘云峰在我们血透中心治疗时一直是挺快乐的，他是个善良的人，他最常说的一句话就是：病了这么长时间最对不住家人。"

泥盆的烧纸又被风刮起，窜起一串火星星。苏杭被烟呛得捂住嘴咳嗽起来。

"刘云峰最大的希望是什么？你们知道吗？他曾说过，希望安静地离去，希望孩子能够快乐地生活，希望不再拖累家庭。你们现在这样做，刘云峰会安息吗？对孩子又是怎样的影响？"苏杭声音有些沙哑，她的心在哭。

许若跑出来，给她披上棉衣，张主任和急诊科几个医生护士也跑了过来。

"家里遇到这样的事，我们都能体谅也很同情，但不能影响公共秩序，不能影响其他人看病。过去的人已经过去了，活着的人要往前看，日子总会出头的。你看这么冷的天，老人孩子都在外面，如果再病了，既遭罪又要费钱。快起来吧。"张主任一边说一边搀扶起前面的一个老头，苏杭向前一把拉起壮壮，壮壮抬起头，鼻涕眼泪挂在脸颊上，沾着点点灰黑色的纸灰。

"是啊是啊，大冷的天，孩子别冻感冒了。"周围人也劝着。

"哎——哎——"刘云峰老婆站起来，她踉跄地后退了一步，弯腰敲打着小腿，也许是长久跪麻了。她本想阻止人们离去，壮壮过去拉着她的手晃着，那女人低头看着孩子冻得发紫的脸，又看了看苏杭，叹了口气也跟着离开。

人群逐渐散去。

风越来越大，飘起了雪——不，是霰，圆圆的不规则的小颗粒伴着寒风斜扫着滚打在地上，一会儿地面就白晃晃的一片。

晚上回到家，女儿看到苏杭回来，半抱半拖着一个毛茸茸鸭子跑了过来，"妈妈，妈妈，看！爸爸买的。"鸭子和她差不多大，蛋黄色躯体，嘴巴和两只脚蹼是红色的，实在可爱。苏杭不由自主地蹲下来，脸蹭了蹭毛绒鸭子。

"妈妈别弄脏小鸭子。"女儿有点吃味。

苏杭看到女儿已经康复，满心欢喜，暂且忘掉白天的事情，她把女儿搂在怀里，在她的脸颊使劲地亲了一口。

"吃饭了，吃饭了。"建宁从厨房里出来，端着热腾腾的汤碗。

晚餐很丰盛，桌子上一汤碗热腾腾的排骨炖萝卜，一盘酸溜白菜，一条红烧黑鱼。建宁在围裙上擦了擦手，坐了过来。

"吃饭，丫丫吃米饭排骨汤？"建宁说着给丫丫盛了一碗。

"嗯，丫丫还想吃黑老婆。"黑老婆是黑鱼的俗称。看着女儿天真无邪的面孔，苏杭的脑袋里瞬间出现壮壮那张布满灰尘毫无生机的小脸。她给丫丫剔了鱼刺，夹了一块放在她的小碗里，抬头看着正在盛饭的建宁，张了张嘴想说今天在医院发生的事情，但又闭上。说了又有什么用？别自找没趣，她想起上次和建宁的谈话。

建宁递给苏杭一碗米饭，突然想起什么，转过身去，从身后的矮柜里拿出两瓶啤酒，顺手启开一瓶，刹那间白色的泡沫溢出来，他赶紧用嘴吸，咂巴咂巴嘴好像有什么高兴的事。

"苏杭"，建宁擦了擦嘴，啤酒沫沾在他的嘴角。苏杭正往嘴里送饭，盯着建宁。

"我上次和行长一起去省城开会，路上谈起你的工作调动，行长当时答应帮忙，没想到，嘿，这老头真是办事，今天告诉我办成了，你猜什么单位？"建宁给自己倒了一杯啤酒，又给苏杭倒了一杯。

"什么单位？"苏杭咽下嘴里的饭问。

"防疫站。怎么样？"建宁掩饰不住的兴奋。

"来来，先喝一杯，祝贺一下。"他一口闷进去，接着说，"行长说，市防疫站站长是他的战友，前些日子找他办过事，欠他一个人情，所以正好把你调到防疫站工作，站长已经答应了。"

"妈妈，防疫站是做什么的？"丫丫突然抬起头问。

"就是你们班王晓阳妈妈那样的工作。"丫丫和幼儿园小朋友王晓阳特别能玩得来。

"哦，就是那个穿警察服的阿姨？"

"对，但不是警察服，是防疫站工作人员的制服。"

"哦，太好了，妈妈，你穿上那样的衣服，比王晓阳妈妈更漂亮。"丫丫竟然高兴地拍起手来。

苏杭低头吃饭，心里不禁涌起一阵波动。防疫站，是负责食品卫生及预防疾病的机构，工作又轻松又体面。但她很快冷静下来，医院工作怎么办？怎么和後藤院长交代？临阵脱逃是不是太丢人了？

"妈妈，我想看唐老鸭和米老鼠。"丫丫推开空饭碗。

"好，吃完饭去看吧。"

建宁几杯啤酒下去，脸上泛着红光。"苏杭，我也没想到，这事办得这么痛快！这个周末我们去行长家送点礼品，老头真不错，要好好感谢他。"建宁打了个酒嗝看着低头不语的苏杭，接着又说："苏杭，别错失机会哦，哎，上次找人调你去妇幼保健站，你说不喜欢，调你去市政府办公室，你说不对口，这次可是千载难逢的机会。我知道你这个人心眼好，心肠又软，你总是为别人着想，总是觉得工作离不开你，你要知道，地球离了谁都能转，可是我们家离了你可转不了。这次听我的，为我和丫丫。"

"嗯，谢谢建宁。"苏杭拿起酒杯和建宁碰了一下，抿了一口。低头闷闷地吃饭但仍旧想着心事。建宁长得挺精神，他自己说是"半个美男子"，因为个头不够，一米七三，身材修长，小眼睛，高鼻梁，白净的皮肤已经泛红，他已经有点酒意，此时喝了杯中酒，看着沉默不语的苏杭，心里明白八九分。他伸出手在苏杭的鼻子上刮了一下，亲昵地说："死心眼的姑娘，别犯傻了，你以为那日本人捐赠了几台机器，医院又送你出去学习，你就要一辈子为他们活着？你们院长还不知干几天呢？有句话是'铁打的衙门，流水的官'。"

他说完拿起酒瓶一仰脖把瓶中的酒都喝了。

"好了好了，明天一定去和你们院长打招呼，做事有礼在先，别等调令下来，说你先斩后奏不懂事。我今天太累，先睡了，剩下的工作交给你。"建宁说完，笑着站起来摸了摸苏杭的头，起身去洗手间。

建宁喜欢做饭，但不喜欢收拾，一顿饭做完，锅碗瓢盆，一片狼藉。洗碗、收拾厨房、倒垃圾……苏杭一阵忙活，又把建宁和丫丫换洗的内衣洗出来，晾到封闭的阳台上。啊，不知不觉窗外已是白皑皑的一片，她推开窗户，雪花似片片棉絮自由地下落，外窗台上已经堆积了不能再堆积的白雪。她把手伸出去，一片、两片轻盈的雪花飘落在她的手中，一会儿就销声匿迹，留下水迹一片，手心湿湿凉凉的。抬头，眼睛瞟向室外，外面的冬青树已被雪完全覆盖，像是一堆堆雪丘。苏杭喜欢下雪，也喜欢下雨，小的时候在南方，最喜欢下雨的时候穿着雨靴打着伞跑出去，做军医的父亲请了心理医生给她看过病，担心她心理有什么问题，最后的结论是：她是个多愁善感的女孩。

窗外的雪更大了，像飘飘悠悠的蒲公英，一阵风吹来，她打了个激灵，关上窗，转身来到客厅。

她不想睡，但确确实实感到疲倦，蜷坐在沙发上，白天的事情又浮在眼前，刘云峰、壮壮、急诊科……不知明天会怎么样？"哎！"她叹了口气，建宁的话又在她耳边响起：防疫站是个不错的单位，工作既轻松又体面，不要丢掉机会啊。是啊，人常说"人挪活，树挪死"，是有道理的。她心里在为自己找理由解脱。血透中心从开业到现在五年时间已经有五名护士调离，她记得一个调离的护士说过这样一句话：血透就是监狱，看管一群没有希望而被老天判了无期徒刑的病人，整日死气沉沉。她想起防疫站那栋气派的大楼，优雅整洁的环境，身穿制服、精神饱满的工作人员，最主要的是防疫站工作受人尊重。她做梦也没想到自己也会是那里的一分子，脸上情不自禁露出笑容。感谢建宁，他的确费心了。

无意中瞥了一眼挂钟，九点，又到学日语时间。以后能用上吗？心里不免有些凄凉。她打开电视，画面中正好出现小西巧子老师亲切的问候："大家好，昨天我们学到怎样去邮局，今天我们学习去医院看病，我们先复习一下。"她的心微微热起来。这是中央电视台教育节目《中日交流标准日本语》教学课程，苏杭已经坚持两年，现在进入中级课程。但今天她根本无心去听，索性关掉这个台，漫无目的随手遥控电视节目。

电视画面上又出现日本电影《追捕》，高仓健和中野良子同骑着一匹骏马在飞奔，逃脱对手的追捕。苏杭不是追星族那一类的人，她觉得演员就是演戏，不是真的。但如果有人问喜欢哪个演员，她会毫不犹豫地说：高仓健。她喜欢高仓健那种儒雅的威严，有棱有角的个性。当初和建宁谈恋爱时，每逢高仓健的电影她必看，什么《幸福的黄手帕》《远山的呼唤》《兆治酒馆》《海峡》等。当时的建宁看她如此痴迷，嘴上不说，心里一定不快，但恋爱时期无论如何也要装啊。婚后就有各种理由推辞不去，再有了丫丫，家里有了电视，基本就与电影院绝缘。建宁常揶揄她说：典型的哈日派！哈日也好哈美也好，高仓健就是苏杭心中的男神，不过这是电影中的高仓健，现实生活中他究竟是个什么样的人？希望不要辜负她这一片痴心。

後藤院长可好？对不起老院长，请原谅我放弃了，您不了解中国国情。

明天一定找荆院长。

这一晚睡得好沉，建宁的呼噜声都没丁点影响到她，苏杭梦见自己骑着一匹白色的骏马，顶着呼呼的北风在空中飞了起来。

雪，整整下了一夜，早上天空灰蒙蒙泛着白，雪花断断续续零散地飘落着。丫丫前几天发烧一直有姥姥照看，病好了，毛病也来了，怎么也不肯上幼儿园。她一早就央求苏杭带她堆雪人，苏杭告诉她，妈妈上班没时间，只有上幼儿园老师才会带你和小朋友一起堆雪人，就这样哄骗她跟着建宁去了幼儿园。天知道幼儿园老师会不会带她出去堆雪人，那老师，哎——苏杭一百个不满意也没用，这是机关幼儿园，全区只有一个，没得挑选。

路上的雪没有及时清理，被汽车、自行车及行人践踏得凹凸不平。太阳躲在厚厚的云层里，像一个旧时没过门害羞的小媳妇，扭扭捏捏探出头来，偶尔鲜亮的阳光照射在雪白的地面上，但一会儿就隐去。街上的行人照往常明显减少，那些晨练的、早市买菜的，没有要紧事要做的人都不出门了。苏杭没有骑自行车，她低头探找着被踩的脚印往前走，这样比较省力。医院离家不太远，平日走路也就是二十分钟，这会儿走了三十五分钟，一拐弯，就看到门诊大楼。这是一个现代与古老，西方与东方相结合的大楼。本是红红的琉璃瓦屋顶已被雪覆盖，屋顶的四角四个红色的飞檐傲然伸向天空，积雪没在它身上留下痕迹。屋顶平台的右侧立着一个红色的楼阁。乍一看白色躯干，红色四角，灰色天空，真像一条赤足白龟昂首窝在那里。大楼的躯体是通一色米黄大理石贴面，看上去庄严又不失温和，肃静又不失热烈。窗是青灰色铝合金，大门是通一的浅咖色。门诊大楼前一条刚刚清扫出来的路，像是在白云中铺设的一条雪花灰地毯，又像是一条天街，通往神圣的地方，煞是神秘。

急诊科门前有几个人在扫雪，谁这么早啊？苏杭心里想，走近发现是荆院长和几个保安，苏杭不想打扰他们，从救护车后边溜过去，没想到刚推开急诊科大门就和张主任碰个正着。

"哦，小苏，来得挺早。"张主任一向说话声音洪亮，有时离近了会震得耳朵鼓膜不舒服。大家都说他底气太足。

"张主任早。"苏杭边说边用眼的余光瞥了一下院子里的人。

那边的荆院长和那几个保安直起腰来，往这里看。

"苏杭，今天下午两点到我办公室来一趟。"

"好的，荆院长。"苏杭应答着，心里想我正好要找你呢。

张主任站着拿着铁锨，他把铁锨的木把靠在身体上，腾出手来戴手套。

"干得不错小苏，昨天你们的血透病人，那个叫刘云峰的，他的家属已经和医院达成协议，医院给他们安葬费，算是尽人道主义。"

"他家同意了？"

"嗯，这事基本没问题，你看荆院长的脸是不是宽松了许多。"

四十多岁的张主任是苏杭进医院在急诊科就认识的，名叫张建国，是那个年代共享的名字。他长得又黑又壮，平头，浓眉大眼，个头一米七左右，这样的个头在胶东人眼里属于"三等残废"，不过因为"壮"倒也不显得矮。张主任看上去威严有加，和蔼有余。用他的话来说，对女孩要哄着干，对男孩要训着干。大家都知道他从不对急诊科护士发火，除非逼急了，但对男医生啊，保安啊，司机班的小伙啊，动辄会用拳头。

"院长找你有重要的事情哦，别误了。"张主任这回是压低声音说的，温和的笑容好似藏着秘密，拿起铁锨转身走了出去。

会有什么重要事情？苏杭有个习惯，别人不说的事从来不去打听，别人说的事情她也不评论。这个习惯是跟着父母在农村接受再教育时养成的，"祸从口出"嘛。

医院有规定，下雪天必须提前上班，各科室要在上班之前把自己科室责任区域清扫干净。这会儿大部分职工已经到岗，一时间门诊、病房，前院、后院及临近医院的马路上欢声笑语，此起彼伏。医院的工作性质就是这样，一日三班倒，常常累得东倒西歪，不是一个科室的人难得能见上面。现在这个场景像杨柳青的年画，喜庆感十足。瞧瞧：几个年轻人手握铁锨，边跑边推着积雪，时而握着雪球疯打。稍大年纪见了面，边扫雪边含笑打招呼，寒暄问候。女人们无论年纪大小叽叽喳喳，这么冷的天气也没挡住爱美的天性，流行的衣服、发饰啦讨论个不停。

"嘿，苏杭。"打招呼的是曲丽萍，妇产科护士长。她头戴红色毛线帽，灰色的手套握着一把扫帚，跳着避开刚清扫的雪堆跑过来。

"苏杭，好久不见，你可真出息了。"一句话刚落，她却一个趔趄摔在地上。

"哈哈——"四周有人在笑。

"笑什么？"她爬起来，脚下又一滑，又一个趔趄，苏杭急忙上前扶稳她。

曲丽萍是三朵花中间的那朵，长相叫人看得很舒服，中等个，略胖，弯弯眉毛下有一双笑起来也会弯弯的眼睛，鼻梁高高的架着一副金边眼镜，下嘴唇略厚，有点地包天。

"那就是苏杭，大眼睛，长头发，个子挺高的，穿着白色羽绒服的那个。"

"她啊，平日说话轻声细语，走路怕踩死蚂蚁，看不出有这样的胆量！"

"是啊，真不敢相信。"

"真的不敢相信，苏杭，敢做敢当呀！"曲丽萍拍打着身上的雪。

"什么呀，别取笑我了。"苏杭低声说，轻推了一把曲丽萍，示意她不要再提。

"我那媳妇还好吧？苏杭，我们都有点担心，要花多少聘礼才能娶到丫丫啊？"丽萍会意一笑，立刻转移话题。丽萍儿子四岁了，比丫丫大一岁，还在急诊科时"三朵花"就有约定，下一代如是儿、女，就做儿女亲家。

"得了，俊男将来像他爸那样有出息，不定就看不上丫丫了！"俊男是丽萍儿子。

说话间，那边急诊科一男医生，伸展腰身，拿着扫把一字一板地在雪地里唱：

"穿林海跨雪原，气冲霄汉！

抒豪情寄壮志，面对群山。

愿红旗五洲四海齐招展，

哪怕是火海刀山也扑上前，

我恨不得急令飞雪化春水，

迎来春色换人间！……"

小医生边唱边不时地瞥向苏杭，加上他自己发明的动作逗得大家乐了。

苏杭见大家指指点点，窃窃私语，感到很不自在。看时间差不多，正好丽萍也要回科上班，她们俩边说边笑走进门诊楼，躲开人们的视线。

今天病人出奇少，也许是大雪天病毒也想休息，或许那些本不该输液的人也找到不出来的理由。苏杭来到窗前，不知什么时候窗外草地上堆起了一个大大的雪人，废旧的小红桶扣在雪宝宝头上，一根胡萝卜鼻子，两个横切片的胡萝卜眼睛，切成条状的胡萝卜嘴，嘴上衔着一根树枝做的雪茄烟，真是活灵活现的雪宝宝。她想起女儿的同时壮壮又浮现在眼前，不知他怎么样了？

下午两点，荆院长办公室。

苏杭一进门就闻到烟味，那种淡淡的若隐若现的苏烟味道。几天没见，荆院长又黑又瘦，脸颊刚刮的，泛着青色，但真像张主任所说，他脸上的表情宽松了许多。荆院长起身给苏杭倒了一杯水，说话单刀直入。

"小苏，昨天辛苦你了，病人家属对你很满意，你的几句话很有分量，帮医院解决了大困难。"荆院长没看苏杭，点上一支烟。

"医院党委昨天下班后开了个会议，第一是对病人刘云峰的处理问题，大家决定出安葬费，表示一下人道主义关怀。第二是对这次事件做总结，我们还是有责任的，医改让我们迷失了方向，老百姓也很有意见，所以医院决定开辟'绿色通道'，一会儿我去局里就这件事情的处理做个总结汇报，也准备起草一份意见书，申请专用资金，用于应急情况。第三是院党委会决定任你为血透护士长，前几天申护士长已递交辞去护士长一职的申请。本来是护理部方主任找你谈任命的事情，她今天去市卫生局开会了，我就一并转达院部的意见。"

"荆院长，谢谢您的认可，但是我……"

"有困难吗？"

"荆院长，我……"苏杭的心剧烈地翻腾着，不知怎么开口，她低下头，摆弄着手指头。

"小苏，这是院党委会的决定哦，大家对你的评价很高，申护士长也是极力推荐你。"

荆院长还是那种军人的作风，他说话好似下命令不容辩解，他把烟灰弹了一下，吸了一口。

苏杭卡了壳，不知该怎么说，脑子里想起昨晚建宁的话。

"昨天李局长还谈起你，他说，当时选你去日本进修是有争议的，好多人说你多愁善感，人太温和，这么重要的事情担心你担当不起，事实说明选你是对的。日方对你评价也很高，医院有计划和日本医院进一步发展，还需要你为医院添砖加瓦呢。"荆院长就是荆院长，一语就把苏杭心里泛起的浪花击碎，变成一串串泡沫散去。

桌子上电话铃响，荆院长快速地掐掉烟头，拿起电话："嗯嗯——好好——知道了——我马上就去。"

他麻利地将桌上的文件和笔记本放到抽屉里："我要去局里，小苏，回去好好想想，这几天，对，周五吧，给我回话，相信你不会辜负领导对你的期望。"荆院长站起来，从衣服架上拿起外衣。

"哦，好的。"苏杭最后也没把自己要说的话说出来。

下班后她去幼儿园接丫丫回家，丫丫一路兴奋地说着幼儿园的事，老师的确带他们堆雪人了。"妈妈，我告诉老师，雪宝宝在外面很冷，让她把雪宝宝搬到屋子里来，老师就是不肯。"

"老师怎么说？"

"老师说，雪宝宝只适合在外面冷的天气里生活，不能搬进来。"

"老师说的对，雪宝宝搬进来就会流泪，而且会死掉的。"丫丫噘着嘴不吱声，苏杭看到她的眼睛泛着泪花，正为雪宝宝短暂的生命而难过，丫丫的性格很像苏杭。

建宁没回来，苏杭决定和丫丫去母亲家吃饭，她想听听父母的意见。母亲听说到防疫站工作，高兴得眉开眼笑，她说苏杭当初考护校她就不同意，护士工作是医生后面端盘子的，又累又苦，没有节假日。防疫站，穿上制服多神气啊，国家机关，节假日正常休息，工作又轻松又体面。父亲的意见有些缓和：工作嘛，主要自己喜欢就行，但还是要服从组织安排。

晚饭后回到家，建宁还没回来，苏杭陪着丫丫躺下睡着了，不知建宁什么时候回来的。

早上起床，建宁没提调动工作的事情，苏杭也没吱声。临上班时他告诉苏杭，行里有会议，晚上回来会晚，早些休息，等等。

苏杭的头胀胀的，感觉要感冒，一早上班她就去药房拿了板蓝根，冲了一杯，准备在更衣室喝了再去工作。

"哦，我的大小姐，躲到这了？"是王岩。

"你终于回来了，怎么样？收获大吧？"苏杭的鼻音出来了，瓮声瓮气。

"哈哈，我的收获是不少，但不如你的收获，没回来就听说了，一回来听得更多，成了英雄啊。"王岩的嘴像是爆豆子。

"苏杭，我听说院领导让你当血透护士长，你没答应？"

"嗯，消息好快，不是没答应而是在考虑中，正好你回来，想和你商量呢。"

苏杭把建宁的想法一五一十地对王岩和盘托出："我也不知怎么办，建宁也是为我好。"她喝了一口板蓝根冲剂，有点烫，用手捂着嘴，哈着热气。

"哦，是这样啊？防疫站确实是个好单位，多少人打破脑袋想挤进去呢。"王岩拉着苏杭在更衣室长凳坐下，伸出手把苏杭撒落在前额的头发撸了上去："那你自己呢？你自己有什么想法？"

苏杭不知怎么回答，她坐在凳子上沉思了一会儿。

"王岩，你知道我是个很倔强的人，任何事情我不会轻易放弃的。但是，现在问题是……"

苏杭双手捂住杯子，盯着脚下。

"我们上学的时候对血液透析这个词听都没听说过，这个专业听起来很新颖，做起来很枯燥、很残酷。和急诊科、病房、手术室不一样，他们的病人最终有三个结果：治愈、好转、未好转。但血液透析是维持性血液透析，只有一个结果：维持但不能治愈。每天都要面临这些残酷的现实：有钱就能活，没钱就要等待死亡。每天面临着这些病人，看到他们那么无助，我的内心在受煎熬，常常失眠，经常需要服用镇静安眠药。我真是不知道这个工作有什么意义？"苏杭一口气说完，灌了一口板蓝根冲剂。

"在日本进修时，我看到他们国家的透析病人，无忧无虑，国家有医疗保险，甚至有的享受免费透析，工作家庭不受影响，心里好生羡慕。为什么我们国家的透析病人是这样活着？我们国家真的需要这个透析技术吗？也许没有它，得病的人没有任何念头，即使离去心里也不会有什么遗憾，对吧？就拿这次病人刘云峰的事件……"

苏杭说着眼泪禁不住流了下来，王岩递给她纸巾。她擦了一把脸，抬着头看着窗户缓缓地说："人在绝望中死去是幸福的，是解脱。在希望中死去，是痛苦的——"她低头盯着板蓝根冲剂冒出的袅袅气雾，"是恐惧、留恋和挣扎。"

房间里出现沉默，一会儿这沉默就被王岩打破。

"其实我的工作也是这样，"王岩慢慢地说，"苏杭，急诊科的工作性质你是知道的，与时间赛跑，与死神搏斗，病人的病情比较重、复杂，变化比较迅速，这里的病人不全部是因为疾病来的，经常有喝醉的，打架斗殴的，无理取闹的。前两天护士小刘晚间值班，一个醉汉把她打了，医院那种不合理的规定'打不还手，骂不还口'，只要和病人争执就扣当事人的奖金，真的很委屈。我们也会有'三无病人'，无身份，无家属，无支付能力，你是治疗还是不治疗，不治疗良心过不去，治疗，那费用怎么办？医院又和我们搞经济核算，有时真是无奈啊。"

王岩缓了片刻，"当然，你也看到我们办公室的锦旗，当看到病人治愈了，好转了，心情又是另一番，就感觉这工作是值得的。做好自己就行，你不常说'只要努力了，结果怎么样并不重要'，对吧？"

王岩在校是学生会主席，进了医院是医院团支部书记，他的老公又是在团市委工作，她说话就像她的笑声很有穿透力、感染力。

"哎——"苏杭叹了口气抬起头，"其实我还担心自己做不了。"

"苏杭，你有这个能力，你要有信心。"王岩的声音提高了八度。

"王护士长，有个病人找你。"门外探进一张脸来。

"哦，好，我马上就去。"王岩回头应声。

"药都凉了，快喝吧。"王岩站了起来，两只手插在白大褂口袋里，转身往外走，刚走到门口又转过身来："苏杭，你是不是没去看申护士长？这会儿没什么事，去看看吧？她还挺惦记你的。"她摆摆手消失在门口。

是啊，一直没看申护士长，惭愧。苏杭仰着脖咕咚咕咚喝下苦不拉几的药，瞬间眼睛鼻子嘴巴拧在一起，头不自主地哆嗦几下。

　　病房楼共十二层，在门诊楼后面，两楼之间是停车场和草坪，停车场内自行车和机动车各占一半。

　　脑外科在五楼。申护士长坐在病床上，背部的床板摇起，垫着一床棉被，胸前的被子上放着一本书，正低头看着。苏杭从玻璃小窗口看到房间没人，她轻轻地敲了敲门，推门进去，这是一个双人病房，旁边的床位是空的。

　　"小苏，来，来，来，坐。"申护士长抬头看到苏杭，脸上露出微笑，侧过身来把书放到床头桌上，是一本《护理心理学》，她见苏杭盯着这本书，又连忙说："闲来没事，顺便看看。"几天没见，申护士长瘦了不少，一双大眼睛凹陷下去，颧骨显露，本来圆润的双嘴巴变成尖下巴，她的脑袋裹着白色绷带，露出的头发懒散地搭在肩膀上。

　　"来，坐，吃橘子。"她转过身来，低头伸手，想打开床头柜的门。

　　"不不，护士长，我不吃，我感冒了，就不摘口罩。"苏杭急忙拉住她的手，放到床上，捂住那双柔软纤细的手。

　　"护士长，对不起，我那天……"苏杭低着头，眼圈一红，眼泪就在眼眶里打转。

　　"哎哎，小苏啊，你这说哪里去了？这怎么成你道歉？不关你的事。"申护士长边说边把自己的手翻过来，握着苏杭的手抚摸着。

　　"小苏，我还要感谢你呢，如果不是你及时抢救刘云峰，那天非要出大事不可。话又说回来，刘云峰真可怜，是我的工作做得不到位，疏忽了很多东西，如果设身处地去想着病人的处境，说话也会中听些，也可能不会发生这样的事情。"申护士长盯着白床单，脸上是内疚和忧虑，少顷她转过头来。

　　"小苏，医院要任命你当血透中心护士长，你咋想的？"

　　"嗯，荆院长找我谈话了，护士长，我能行吗？"

　　"哎，这还有什么犹豫的，你绝对没问题，无论技术还是人品。最主要的是你敢担责任，这一点很多人做不到。"申护士长拍了一下苏杭的手。

　　"我绝对相信你的能力。不过要克服你那种多愁善感的情绪，我们是医院，随时都有生老病死的，不能感情用事。"她亲昵地朝苏杭笑了笑，抬起头看着前面的白墙，良久转过头来说："人家後藤院长一个外国人凭啥帮助我们啊？以前我对日本是很反感的，对他这种做法也是疑惑，甚至认为是'猫哭耗子假慈悲'。但自从见到後藤院长，特别是应邀去日本参观学习，後藤院长的所作所为和在当地的知名度，让我感觉他就是另一个白求恩。"申护士长拿起杯子喝了一口水，又把杯子放在床头桌上，抬头看着苏杭：

"小苏啊，咱们可不能让人家笑话，我还有两年退休，也该让位给你，好好干哦。"

"嗯。"苏杭若有所思地点点头。

中午的阳光是北方光秃秃的冬日里最温馨的时刻，暖暖地照在大地，但依旧抵挡不住冰雪融化时的凛冽。风很冷，似乎被阳光包裹，少了刺骨的寒气。苏杭从脑外科出来，两手插在白大褂口袋里，低着头不紧不慢往急诊科走，脑子里想着自己的事，防疫站，护士长。"没有选择是最好的选择，有选择竟然这么纠结——"她边想边深深地吸了一口气。空气极净，路边的积雪正推推搡搡孕育着滴滴水珠，地面可见不规则流淌的水迹。

"小苏，苏杭。"一个人从门诊大楼后门走了过来，黑色毛呢半长大衣，红色围巾，瀑布样的头发，是陆语。陆语是高新区对外办事处的翻译，她们俩是第一次去日本时认识的，前几天她跟着高新区政府访问团去日本，怎么回来了？

"小苏。"陆语走到跟前，嘴里呼出一团热气，随即融化在寒风中。

"陆语，你回来了？"苏杭惊喜地看着陆语，心里涌起很多想说的话，却一时不知怎么开口。

"怎么回事？我去你们血透，敲了半天没人开门，在走廊上遇见荆院长才弄明白，他告诉我你在急诊科，结果我到急诊科，唉，护士长说你去病房了，跑了大半个医院没找到你，忙什么呢？"陆语摘下手套抓住苏杭的手。

"哎——一言难尽，前几天你跑得无影无踪，找你想说说话都够不着。什么时候回来的？在宫古怎么样？後藤院长怎么样？"

"周日回来的，後藤院长很好，这次去主要是政府间的交流，在宫古只待了两天，又去了大阪和东京，为招商引资的事。"

一阵风吹来，她俩同时背过身子，待风过，苏杭用手拢了一下凌乱的头发，挽着陆语的胳膊说："风好大，走，到里面去。"

大门挂着一个军绿色厚帘子，陆语正要伸手，突然门帘被掀开，一个男人急匆匆地走出，后面跟着一堆人，她们俩赶紧闪到一边，等这波人走后，苏杭用胳膊肘和肩膀顶着门帘，示意陆语进去。门帘边被众人掀来揪去，边际之处呈黑绿色，发着油光，看上去很不舒服。

陆语朝她笑了笑，闪身进门诊楼。

"到急诊科坐坐？"苏杭拉着她的手问。

"不进去了，里面的空气不好，这么多感冒的，别——"

"就你矫情，我天天在医院，也没见感冒。"

"你在细菌里泡着，有免疫力了，那个小苏，我听荆院长说你的事了，真不容易，你成英雄了，说说你怎么打算？"陆语笑着露出一口洁白的牙齿。她的脸看起来很舒服，白净红润，始终面带微笑。

"别捧我，我知道自己几斤几两，哎——"苏杭又把防疫站和护士长的事和陆语一五一十地述说，末了又说，"这几天我正犹豫呢？说实在话，防疫站的工作丢了真觉得可惜，以后不一定有这样的机会。而且护士长这个工作不好干。"苏杭低着头搬弄着脚尖。

陆语看着苏杭，张开嘴又闭上，低下头从包里拿出一个包装精致的盒子，"这是後藤院长给你送的礼物，我没拆哦，不过我也能猜出是什么，因为我也有一个，是日本木刻的女娃娃。还有，"陆语又从包里拿出一摞书，"这是血透方面的书，这书太重了。"

苏杭接过来，这书是够重的，她两手捧在胸前，陆语仍旧低着头盯着她的包，变戏法似地又拿出一个塑料袋，"这是我送你的丝袜，给丫丫的巧克力。还有——"她继续翻着包，"後藤院长、杉本和沼崎他们给你的贺年卡。"她把丝袜、巧克力和贺年卡分别塞到苏杭的白大褂左右两个口袋里。"好了，我的任务完成了。"

"啊，新年就要到了，我都忘了！这後藤院长的东西，咳！还有你每次去都给我捎东西。上次的那个小猪闹表，丫丫可喜欢呢，我替丫丫谢谢你。"苏杭捧着书和礼盒，看着左右鼓鼓的口袋，有点不好意思，抬头问："习习挺好的？你走了她会想你的吧？"习习是陆语的女儿，和丫丫同龄。

"哎呀，你就不要和我客气，习习挺好的，我不在家她就住姥姥家，被姥姥宠坏了，根本不顾得想我。"陆语笑着说。

几个人从她们身边走过，其中一个四十岁左右的女人折身回来，"大夫，挂水在哪里？"

"往里走就看到了。"苏杭腾不出手，把头一摆。女人"哦哦"地离开。

"小苏，後藤院长很关心血透的发展，这次去他一直问我你的工作怎么样？有什么困难需要解决的？"陆语停了一会儿接着说："防疫站的确不错，工作轻松体面，但对你来说，没什么发展前途，总不能一辈子打防疫针吧，主意你自己拿，我的意见是，血透虽辛苦，但你是医院第一批培养的人，怎么说也别让日本人笑话，你觉得呢？"

苏杭点点头，"我明白。"

"哦，那就好。还有，护士长的工作有什么不能做的？有领导支持没问题，大胆地干！嗯。"陆语用力地晃了两下苏杭的肩膀。

"嗯——"苏杭答应着，声音却像是叹了口气。

陆语看看手表，"这样吧，过几天我们好好聊聊。我要走了。"她说着凑过蓬松的脑袋，低声说："我出来时间挺长的，得赶紧回去，要不我那个科长会把脸拉得老长，我不想看那张驴脸。"陆语的嘴巴往下一抻，眼睛一翻。

"嘻嘻，好的。"苏杭被她的动作逗笑。

"再见。"

"再见！"苏杭目送她掀开厚厚的挡风帘子，消失在门口，她低头看着怀里抱着的书和白大褂左右鼓鼓的口袋，转身往急诊科走去。

晚上回家，苏杭见到建宁就把昨天院长找她谈话的事和盘端出，末了她说："对不起，建宁，我暂时不想调换工作。"

建宁瞪着眼睛看着她似乎并不感到惊奇，他说："今天行长找我，昨晚防疫站站长和卫生局李局长在一起喝酒，他们是老乡，不知怎么聊起你，站长说，你马上要调到防疫站工作，没想到你们局长恼了，揪着防疫站站长说这是在拆卫生局的台。"建宁停了一会儿，继续说："不过老行长说了，只要你愿意，不用理他们，调动没问题。苏杭，现在就看你的，你怎么想？"

"嗯——"苏杭托着下巴想了想，抬头和建宁说："谢谢老公，我还是在医院工作吧，防疫站人生地不熟的，从头开始还不如我干老本行。"

"好吧，自己想好了就行。苏杭，我都没想到你在医院竟有这样大的影响力，我也为你高兴，只要你愿意，我会支持的。不过以后不要后悔哦。"建宁的话给了苏杭一味定心丸。

夜深了，苏杭怎么也睡不着，丫丫在她和建宁中间睡得像一朵小睡莲，头仰着，小嘴嘟嘟着。丫丫自从上次病后就不想睡她的小床，非要挤在苏杭和建宁中间睡觉，建宁怎么哄都无济于事，苏杭劝建宁：天冷，丫丫在中间我们可以随时给她盖被子。建宁也只能默认。她看到床另一边的建宁，侧着身子，一只手给丫丫当枕头，另一只手随意地垂在身边，呼噜呼噜打着轻微的鼾声，平时这个鼾声总是苏杭睡不着的理由，但今天她觉得这鼾声像是一首轻音乐，美妙而动听。她想给後藤院长写封信，但是太晚了，又担心影响熟睡的建宁和丫丫，就这样平行地躺着看着天花板，信写什么呢？总不能把这件事告诉他吧？也许会被他们耻笑的，家丑不可外扬呢。

不知不觉，她回想起了在日本进修的事。

三、赴日进修

六年前的 1990 年，元旦刚过，苏杭接到院长的通知，去日本进修血液透析。这位是前任院长，姓林，一个慈眉善目、说一口浓浓上海普通话的知性女人。林院长是"文革"期间的知识分子，说话做事都是被政治风雨洗涤过的，谨慎又谨慎。八十年代末、九十年代初，中国的北方是一片相当保守的土地，特别是胶东半岛这样的老革命根据地。日本？血液透析？苏杭接到通知一连摇了几个来回的头："不行，不行，我不想去日本。"她想起父亲因为爷爷和叔叔在台湾受到一系列牵连而遭受的不公平的待遇，想起年少时全家一起被遣返回农村劳动改造的经历。她不想让那一段灰色日子重演。

"苏杭，这是组织决定，不能推辞，必须完成。"老院长既是劝说又是命令。"组织上已经对你政审过，你爷爷和你叔叔在台湾已经几十年没联系，而且现在对成分和亲属关系不重视了，你不必担心。"

"我不知道血液透析是什么，语言不通我怎么学习啊！"苏杭听了老院长的话，知道用成分问题推搪是行不通的，于是换了个思路。日本是资本主义国家，资本主义国家是腐朽的，他们的富人们过着花天酒地的生活，但人民却生活在水深火热之中，我们要去解放他们。日本人搞帝国主义，侵华战争，烧杀抢掠，无恶不作——虽然现在是二十世纪九十年代初，中日邦交已经正常化，但一提到日本，苏杭脑海里便会条件反射般地产生这些印象。

"放心，放心，区卫生局和市政府都已经做了安排，你先去北京医院进修，初步掌握血液透析基本原理和操作技术，然后再去日本学习。语言你也放心，会有一个翻译和你一起同行。"停顿一下，老院长又说："先准备去北京学习，不要辜负组织对你的期望，一定要给小日本瞧瞧，中国人很聪明。"

苏杭回家同建宁和父母商量，爸妈虽有迟疑不决，但觉得这是任务也只能执行，嘱咐一些注意安全的话。建宁倒很高兴："你真是个榆木脑袋，都什么年代了，有这样的机会走出去看看绝对是好事。你知道在北京、上海，南方城市，好多人都想出国呢。"他看苏杭不语，又兴奋地说："去年我们的行长去新加坡、日本考察，临行前也是忐忑不安的，回来后却大不一样，大谈新加坡、日本怎么怎么的先进，城市怎么干净，穿的鞋一个月不用擦也锃亮，厕所里摆着鲜花，行长说，如果不是亲眼一见，真的不敢想象。我们国家十年来只顾搞窝里斗，国民经济比发达国家落后了十年二十年。有机会走出去多看看，多学学。你这多好机会啊！"

晚上睡觉时，建宁趴在苏杭耳边说："苏杭，你这次回来带三大件，电视机、冰箱、洗衣机，我们家也用上日本制的电器，前几天我们行里小董说，他姑姑从日本回来带给他父母一台松下彩电，那个清晰度、色彩、画面和声音，同国产电视无法比。"

"嗯。"苏杭嘴上答应着，脑子在想，从小到大接受这么多版本的日本，日本究竟是什么样子？眼见为实吧。不过现在谁家能买到日本的电子产品都炫耀得很，谁家有这三大件足以证明实力所在。

接下来几天，苏杭忙着准备办签证需要的各种资料证件，填写表格：从小学开始的履历，政治面貌，亲属关系。亲属关系是她历来填表时最恐惧的事情，这次她大大方方地填上了，心想：如果不符合要求退回来正中己意。

她永远不会忘记在国家安全局上的那一堂课。她清楚地记得那是一个温和冬日的下午，接到通知去安全局学习。滨海市国家安全局在高新区，离金沙滩医院不太远，坐车一站路就到。苏杭忐忑不安地来到了安全局，说明来意并递上介绍信和证件后，两个武警带她穿过长长的走廊，进了一个大房间；房间里空空荡荡，只有苏杭一个人。给她讲课的是一个平头中等个干练的年轻人，穿着一身灰色的中山服，这衣服一看质地很好，但与这个年代极不相符。苏杭脑海里想起"五四青年"，想起《永不消逝的电波》中的李侠和《保密局的枪声》中的刘啸尘。中山男说话语速很快，虽然只有苏杭一个人听课，但他声音洪亮。他先是讲了这次出国学习的重要性，中日友好协会主办，省、市两级政府很重视等，又讲了国际国内发生的事件，特别是提到东欧事件，语气沉重：

"东欧事件是社会主义的悲哀，我们绝对不会让它在中国发生，他们打着民主的旗号却做的是不可告人的勾当，他们说的民主化是对人民的欺骗。"

苏杭迷迷瞪瞪听着，东欧事件？她似乎听说过，又似乎不清楚；工作忙得一塌糊涂，哪有心思关心国际事件。

中山男喝了口水，继续说："可以说，东欧事件是东欧各国在冷战期间长期积累各种矛盾的总爆发，是苏联和美国两个超级大国幕后策划的一场政变。"

随后苏杭观看了录像，镜头里，罗马尼亚总统齐奥塞斯库夫妇惨死在街头的血腥场面让她感到一些恐惧和悲哀。

中山男看到苏杭的表情，变换了语气，缓和地说道，也没那么可怕的，你出去注意几点：

1. 要牢记自己是中国人，要立场坚定，不要受一些资本主义势力的蛊惑。

2. 不利于国家的事情不讲，比如说：计划生育啦，学生运动啦，无论谁问都不要讲，往往是你不经意的一句话就会被他们利用。

3. 不要拿他们赠送的礼品，那是糖衣炮弹。

4. 要和日本人民打成一片，深入了解日本的风土民情。

5. 不要去那些灯红酒绿不健康的地方。

这些话让苏杭想起林黛玉初入贾府的情景："步步留心，时时在意，不肯轻易多说一句话。"

签证手续很麻烦，等苏杭从北京进修回来后签证才办妥。阳春三月，苏杭乘着早春的寒气，踏着新绿和翻译陆语飞往日本。陆语一米六八左右的个头，双眼皮大眼睛，长长的睫毛，弯弯的眉，一头乌黑发亮的头发带自然大卷服服帖帖地落在肩胛骨下。苏杭第一眼见到她时把她误认为电影演员陈冲。她说话亲近自然，又带着一种不可估量的自信；她们一见面就有种相见恨晚、一见如故的亲切感，一路聊着，一路照应着到了日本东京。

接机的日本人约莫三十多岁，皮肤白皙，身体微胖，眼睛、鼻子、嘴巴透着一团和气。这是苏杭见到的第一个真实的日本人，但总感觉他不像日本人，和电影里的相差一定距离。日本人一边点头哈腰，一边递给陆语名片。陆语也是点头哈腰地一阵忙活，嘴里叽里咕噜地说着。日本人用同样的动作把名片递给苏杭时，苏杭忙不迭地鞠躬，听到陆语翻译：我是杉本，第一次见面，请多关照。苏杭嘴里突然涌起很多词：您好，Hello，Good morning，Hi，大脑剧烈运转，嘴巴却说不出来，好笑，所有在脑海里的词翻腾一遍都不合适，她懊恼学一点日语就好了。她知道这个日本人的名字叫杉本准一。苏杭看着杉本只能咧着嘴笑了笑，表示回敬。

苏杭和陆语跟着杉本一路连跑带走，杉本拖着她们俩的两个大旅行箱，步态矫健，动作迅速。他不时地回头笑笑，意思很明显："跟上哦，别丢了。"苏杭感觉日本人走路脚不沾地是在奔，不是走，好像人人都在赶时间。她也顾不上周围的景观，一路小跑紧跟着杉本上了地铁，播音员那轻风细雨似的声音响起：哦，真的到日本了。

到了车站，杉本把大的行李储存后，舒了口气，他掏出手帕一边擦着额头的汗，一边和陆语说着什么。陆语告诉苏杭，这是东京站，东西存储在这里，我们先出去找地方吃午饭，一会儿要从这里乘车。苏杭机械地点头，眼睛却扫着四周：这真不愧是日本最大的火车站，这里的人比机场多了一倍。苏杭只感觉周围人流穿梭涌动，男女老少悄然无声地奔走，即便有几个人在说话也是耳语。她看到锃光瓦亮的地面，各式各样的鞋子地面上来回快速摩擦，又看到了领带男和口红女；领带男西装笔挺，头发一丝不乱，自信满满的样子。口红女穿着时尚、舒雅、得体，她们的脸上挂着恬静精致的微笑，难不成这笑是从心底流出来的？为什么几乎每个女人都是这样？搞不清了。也看到些日本老男人，面部严肃或者毫无表情，但衣着整洁，一丝不苟。人流不停地流动，熙熙攘攘，苏杭根本分不清东西南北，她觉得眼花缭乱，像是刘姥姥进了大观园。又像是土拨鼠，钻进这个巨大的迷宫里。

稀里糊涂跟着出了地铁，终于见到阳光。东京站，红色的外砖，青灰色的屋顶，白色的窗户，在蓝天碧云下显得非常壮观，而两端的八角形建筑，又显得俏皮可爱。由于赶时间，杉本带着她们选了附近的寿司店解决午饭。苏杭没有什么胃口，她的兴趣点依旧是东京站。她的大脑在一本教科书中穿梭，日本东京站是仿照荷兰阿姆斯特丹的中央车站所建，建筑风格属于文艺复兴时期的红砖瓦建筑形式。如果在荷兰，那么这个建筑一定渗透郁金香花的色彩。在日本一定会有樱花影子；瞧瞧，那红色的砖是樱花瓣，白色的窗户是花蕾，那青色屋顶就是树干了。想着想着她的脑海里出现了一个极美的画面，东京站是一朵朵绚丽多彩的樱花垒成的。

下午两点一行人从东京站乘新干线出发到盛岗，在盛岗换乘早已备好的车子，等到了宫古市已是百鸟归林，华灯初上。

第二天上午八点，见到後藤院长，一米八的个头，身材挺拔，小平头，椭圆形脸，眼睛不大，鼻梁略高，架着一副圆的金属边框眼镜，嘴角轮廓分明。後藤院长有点像苏杭心目中的日本人，他的个头、体型和高仓健差不多，英俊带点冷峻。

寒暄之后，递上名片，大家围茶几而坐。陆语和後藤院长在说什么，陆语百灵鸟一样的声音很好听，苏杭听不懂，但她能感觉气氛很好。哎，我成了一个残疾人呢，聋子、哑巴加上半瞎。苏杭心里嘀咕着，有些局促不知要做什么。她抬起头环视这个房间，後藤院长的办公室不太大，一进门是更衣柜，两侧的壁柜装满了书籍，门对着是一窗户，窗台下是一个写字台，窗户两侧有几张照片，一张生活照片跃入眼帘，照片上的男人手持着高尔夫球杆，一袭白色衣裤，戴着墨镜，精神抖擞，看着远方，背景是一望无际绿油油的草地。这是後藤院长？另一张照片是比赛场地，周围坐满了观众，有几个人站起来，憋足劲呐喊助威的样子，场地中间两个人摔打在一起，身着白衣红腰带的人压着穿蓝衣的人，看不清蓝衣人的脸，但白衣红腰带的人椭圆形脸，五官因为用力过猛略有扭曲，但是轮廓很明显。这也是後藤院长？紧挨着下面一张照片，一个头戴泳帽，泳镜顶在头上，健壮的身躯披着白色毛巾的游泳运动员，这是谁？照片下方有一行字，"後藤康文，第六届岩手蛙泳第一名"。真的是後藤院长！他这么喜欢运动？苏杭迷惑不定，盯着这几张照片，看这个头、神态，是後藤院长。她又偷偷地侧身瞄了一眼後藤院长，眼前的後藤院长神态严肃，有些木讷，俨然两个人。

另一张像是工作照，一个颇有风度、面带微笑的中年男人，这个人和後藤院长不像，他是国字脸，宽宽的额头，圆圆的下巴，用中国话讲就是天庭饱满、地阁方圆。他是谁？一定是院长最亲近的人。

写字台对面墙上是一幅字画，画面上两个慈眉善目、和颜悦色的和尚盘坐在地上亲昵地聊天。旁边是一行刚劲有力的日文字，扭扭捏捏，弯弯钩钩，苏杭看不懂什么意思。这也许是後藤院长的座右铭？要不怎么会摆在这么重要的位置？她心里猜测着。下面一行小一号字，基本是中文，写着：绘 X 文，荒了宽。绘和文之间有一个日文，怪怪的字，一半圆圈上面一点，弄不明白，但从字面上猜出大概：绘画和书写是荒了宽。荒了宽是谁？一位日本的名人？日本也有书法家？

一个漂亮的女护士送来了茶水，打断了苏杭的沉思，也打断了後藤院长和陆语的对话。小护士手持木制托盘，轻盈地弯腰把茶杯放到每一个人面前，又点头哈腰微笑地倒退回去。

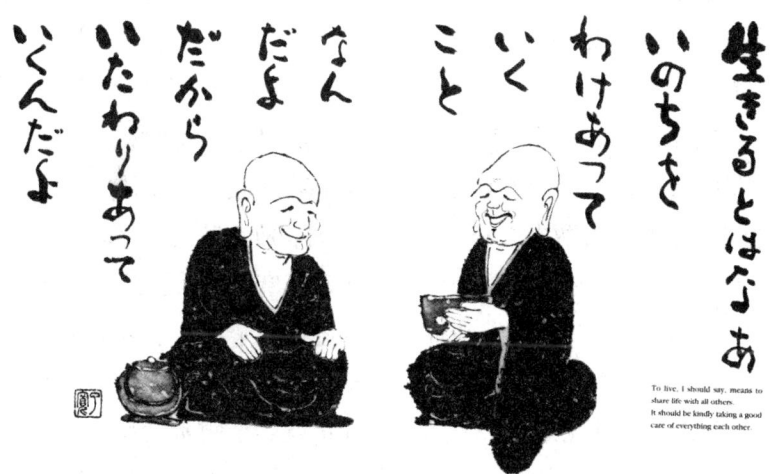

图1　荒了宽书画

苏杭的眼睛还留恋着墙上的字画，陆语也抬起头来饶有兴趣地看着，嘴里念念有词："活着就是与他人共享生命，活着就是要互相悉心关照。"苏杭从陆语那里知道，那个半圆圈上面一点就是"和、同"的意思。猜的八九不离十，她心里暗笑，看来语言也有意境，也是相通的。

後藤院长看着苏杭和陆语盯着墙上的字画，他端起茶杯喝了一口，转过脸也看着墙上的字画，苏杭用眼的余光看到後藤院长严肃的表情竟然没了，他笑得很灿烂，和陆语说着什么，陆语转过脸对苏杭说："後藤院长说，他最喜欢这幅画和那句话：活着就是与他人共享生命，活着就是要互相悉心关照。荒了宽是日本有名的高僧，这是他的思想，这也是他本人书写和绘画的。"

苏杭点了点头。

後藤院长招呼陆语和苏杭喝茶，陆语跟苏杭解释刚才和後藤院长谈话的内容，主要是市政府领导和医院领导的问候，还有金沙滩医院的发展规划，并邀请後藤院长在血透中心开业时到中国，等等。

茶是中国的乌龙茶，飘着淡淡的香味，喝到嘴里留下一丝甜。茶杯很好看，中间粗两头略细，颜色比青花瓷更暗，灰白色底，青色花纹，摸起来略有些粗糙，看起来古朴典雅。茶道既然是从中国传过去的，那茶杯也一定是。

後藤院长在和苏杭说话，他的眼睛并不看苏杭，而是低着头，眼镜后面的瞳孔炯炯有神。他说话简单明了，神态又恢复严肃貌。陆语认真地翻译："一路辛苦了，宫古和滨海市纬度一样，气候和温度也差不多。不过刚到日本，这里的生活饮食会有些不习惯，慢慢会好的。你主要来学习，会很辛苦，已经给你安排学习计划。"

说完，他侧身拿起座机的电话，几分钟后一个胖墩墩的小伙子站在面前。

"我叫沼崎，第一次见面，请多关照。"

不用陆语翻译苏杭也猜出大概意思，因为"沼崎康弘"四个字就写在小伙子的胸牌上。沼崎不太高，最多有一米七，卷头发，眼睛细小眯成缝，蒜头鼻，阔嘴巴，说话眼睛会笑，眼睑弯成月牙形。後藤院长和他耳语几句，他不停地点头，Ha-i 嗨，Ha-i 嗨，然后将两本书和一个学习计划表放在茶几上。苏杭拿起这张学习计划表，这上面的中文字还是能看懂。这上面密密麻麻写着：几点起床，几点吃早饭，早饭地址；几点到医院，医院地址；几点进血透中心，学习工作内容，带教老师名字；几点午饭，午饭地址；几点午间休息，休息室地址；几点下午班，几点结束，晚餐，晚餐地址，几点乘车回宾馆，详细得就剩上厕所没写上——日本人怎么这么麻烦！特别是学习内容部分，第一步做什么，第二步做什么，第三步……密密麻麻正反三张纸。苏杭正吃惊地看着，听到後藤院长说话："很辛苦，要拼命！要努力！嗯。"

说罢，院长起身走到写字台前，拿来一张塑料封膜的卡片，微笑地说："这是护身符，随身带着，丢不得。"

苏杭站起来迷惑地双手接过卡片，这是一个巴掌大小的卡片，卡片上面有日文、中文、英文。中文这样写的："我是中国人，我的名字是苏杭，我在宫古後藤医院进修学习，我现在有困难，麻烦您和後藤医院院长後藤康文联系，电话XXX。"原来这是怕我迷路或者遇到麻烦等紧急情况下用的。苏杭还没来得及说谢谢，後藤院长又开口说："日本治安虽好，但是也要注意安全，不要一个人出去，特别是晚上，有些男人喝醉酒了，一定离他们远一点。"

哦，眼前的这个後藤院长，原来是一个和蔼可亲、细致入微的人。苏杭想起鲁迅的《藤野先生》。"我就是藤野严九郎，"她想起中学时代同学们经常拖着腔调开玩笑这样打招呼。她对《藤野先生》这堂课印象很深，课后的读后感曾获得老师讲评。後藤，藤野，姓名都带"藤"，都是医生。想到这她那忐忑不安、拘谨的心情逐渐地放松。

学习计划表上写着：熟悉环境一小时。

崎带着陆语和苏杭绕医院走了一圈。这是一座私人医院，四层楼，乳黄色的墙体，青色的瓦。门前有一棵樱花树，花蕾打着苞正待盛开。进门是一排鞋柜，上一台阶是候诊大厅，数十个人在静静地等候，正对面的墙壁上高高挂着一台大屁股电视，正叽哩哇啦播放她看不懂的节目，电视下有一长溜的柜台，包含接待、缴费、医保核算和门诊护士台。紧靠候诊大厅是诊室，门开着，挂着一个半截白色门帘，一个小护士撩开门帘急匆匆走出，她看到苏杭一行，立刻靠墙边，哈着腰面带微笑，嘴里"sumimasen（对不起），sumimasen（对不起）。"轻盈地快速走去，声音小得就像蜜蜂发出的嗡嗡声，不会惊动任何人。苏杭看到诊室里的後藤院长，他正在聚精会神地给一个老人听诊。诊室后是输液室、注射室和观察室。再往里走就是药房和取药等候大厅，然后就是B超、X线、化验室，休息室和餐厅。

从电梯上二楼是血透中心，分左右两个透析治疗室，推开门苏杭被眼前的情景所惊呆，三十台透析机在一

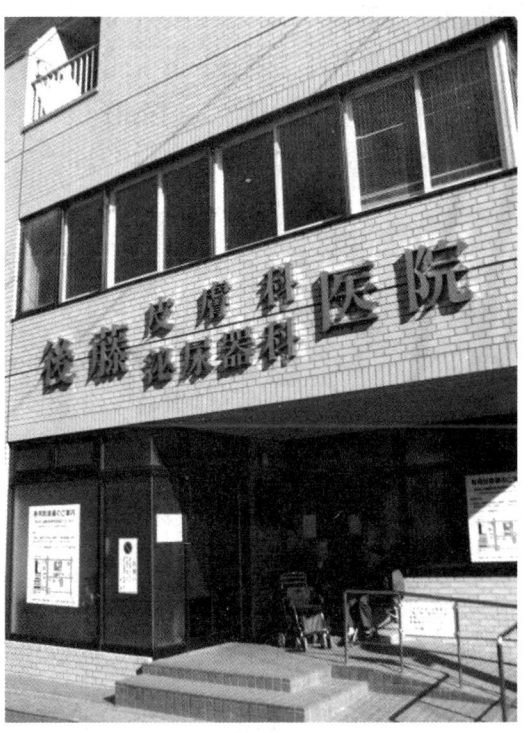

图 2　後藤医院（原址）

个大房间，金色的阳光透过湖蓝色的百叶窗射进来，过滤出的光线淡淡地柔化四周。躺在床上的透析病人，一脸祥和，丝毫看不出病痛的样子，有的在看书，有的在听音乐，有的在沉思，有的在闭目养神，还有的盯着电视节目咧着嘴无声地笑着。护士们身着裙式工作服外加上白色的连身围裙，她们不停地在血透室里穿梭，时而低声地问候，时而娴熟地治疗，时而飘逸地离去。血泵轻盈地转动，发出吧嗒－吧嗒轻微的声音，像是古老的时钟，那钟摆轻快地摆动。如果没有尖锐的穿刺针，如果没有血泵的转动，如果没有这白色的服装，根本看不出这里是医院，是治疗病患的场所，倒像是温馨的茶馆，修心养性的书斋，康复疗养的温泉圣地。

沼崎说："医院总共有四十台透析设备，目前病人是一百五十六人。血透中心分两个区域，这是最大的透析治疗室，三十台透析设备，门诊透析病人在这里接受透析治疗。旁边的透析治疗室是十台透析设备，病房和需要特殊照顾不能自理的病人在那里透析治疗。"苏杭和陆语跟着沼崎走进房间，几个正在忙碌的护士微笑地点头哈腰打招呼，侧身悄然离去忙他们的工作，有的病人斜着身子微笑地朝她们点头，苏杭机械地跟着走着，也模仿他们的动作，弯下腰轻轻地还礼。她的心里还是有些忐忑，感觉被几双眼睛同时盯着，浑身上下有些不自然。

"您好。"一句不太标准的中文传来，是旁边床上的一个病人，他咧着嘴微笑地看着苏杭和陆语。

"您好。"伴随着惊讶，苏杭脱口而出，毕竟是母语，流畅自然。这个病人四十岁左右，面孔虽有些暗淡，但仍旧很清秀。清秀男的脸有些微微发红，对走到床边的沼崎叽里咕噜说着又笑了。陆语翻译给苏杭："他和沼崎说，以前学过一点中文，但学的都丢了，不好意思。"

"哦，他不是中国人。"苏杭虽然心里有些失望，但仍旧朝他笑了笑："去过中国吗？"

"没有，想去，北京长城，西安古城。我都想去。"清秀男的脸又红了，他想了一会儿，说出了这几句话。

"欢迎您到中国。"

"谢谢，一定去。"清秀男脸红得更厉害，他朝沼崎摆了摆手。周围的人都哑然失笑。

一切都是陌生但友好的。苏杭紧张的心逐渐地轻松起来。她环视着周围，突然发现每个透析床头都挂着一个黄色的包，不禁好奇：这包是做什么的？敏感的沼崎似乎看透她的心思，走到病人床头，弯下腰，对正在透析的老人说："对不起，打扰了。"那老人说："没关系，没关系。"沼崎摘下床头的黄包说："这是应急时病人用的急救包。"接着顺手打开，展露在苏杭眼前的是一把圆头剪刀，两个压脉带，两把止血钳，一块透析用无菌敷料。"地震、火灾、水灾等灾难发生时，血透中心护士忙不过来，病人自己急救逃生用。"

"哦，这样啊。"苏杭心里为之一震。早有耳闻日本人一贯以严谨认真出名，现在真正地感触到。

"日本人这种工作作风，真值得我们学习。"陆语低声嘟噜着。

"是啊，是啊，如果我们也这样，还有做不成的事？"

站在一旁的沼崎疑惑地看着苏杭和陆语，以为自己没说明白，又要取下黄色的包，陆语笑着告诉他："明白了，谢谢。"苏杭看着他竖起大拇指，三个人会心地笑了。

沼崎指着身旁的一间房子，"这是治疗室，药和物品都是在这里备好的，透析流程是这样，首先发放血液透析耗材和药品，然后安装血路管和透析器，等待透析液流量稳定，调机温，预冲待机等病人。"他晃着脑袋说："临床工学士提前上班配制透析液，一会儿带你们去看看水处理间。"苏杭不懂什么是临床工学士，陆语问沼崎后又转身低声向她解释，苏杭最后才明白，日本的临床工学士不同于中国的技师，血液透析的临床工学士是透析中心的核心人员，承担除患者护理以外的全部工作，帮助医生制定治疗方案，和护士一起承担预冲管路、穿刺及回血，保障透析设备的正常运行，沼崎就是临床工学士。

透析治疗室对侧隔着走廊是水处理室和集中供液室，房间不大，空间塞满了像炮弹似的设备，还有几个大的金属柜子。沼崎指着最前面的设备，"自来水通过多芯过滤器进入砂罐、炭罐、树脂罐，再进入多芯过滤器，最后进入一、二级反渗装置，反渗水同 A、B 液按比例进入集中供液设备，配制好透析液再输送到透析机为病人透析治疗。"房间满满当当，但很整洁，一侧墙角堆放着几排纸箱，沼崎走过去打开一个箱子，从里面拿出标识 A、B 的透析粉，"透析粉的成分我们会在专门的时间讲解，这是粉剂，仓库里还有成品装 A 液和 B 液。"苏杭点点头，在北京学习时没见过成品透析粉，A 液是药剂科配制的，B 液是血透中心技师配制的，她想起那个老式黑色台秤，每次称碳酸氢钠粉剂时，秤砣秤杆，多去少来，很难精确。她心里想着，脚步往后移，"啊呀！"差点摔倒。

"啊，小心！"陆语扶着她，她回头看，这是一个台阶，这些透析粉是放在台阶上。

三个人站在一起显得有点挤，沼崎低着头不好意思地说："对不起，房间太小。"

与这个透析治疗室对面的是一个只有十台透析机的治疗室，沼崎带着苏杭和陆语走进去，房间很安静，安静得有点肃穆，正像沼崎所说，躺在床上的病人都是不能自理的。在透析床的一侧，心电监护仪滴滴的声音也提示是危重病人。沼崎弯下腰低声和一个大眼睛男护士打招呼，男护士弯腰点头朝苏杭和陆语笑着，并没说话。他们在里面走了一圈来到楼梯口，沼崎说："这些病人年纪大不能自理，有的病情较重，让他们好好休息，我们上楼看看。"说着他就往楼上走，刚踏上一步就转过头来说："走楼梯小心。"

三楼是病房和手术室。手术室里正在做内瘘吻合手术 [①]，沼崎轻轻推开门，"sumimasen（对不起）。"里面出来一个老护士，她看见苏杭连忙笑着弯腰低头问候："你好，我是小成友子，请多关照。不好意思，没出来迎接。"她说着拿出手术室拖鞋递给苏杭和陆语。沼崎说："这是小成总护士长。"苏杭这才发现她帽子上的几道蓝条。小成总护士长，四十多岁，身体富态，一米六左右，打眼一看很像方晓琴总护士长。难不成总护士长都要长成这样子？苏杭心里窃笑。

四楼，沼崎说："四楼是院长私人办公休息室，不过四楼平台有一间洗衣室。"沼崎抬手看了一眼腕表，没有上楼，折身往下走，苏杭和陆语跟着来到二楼血透中心更衣室，沼崎打开两个柜子，里面整齐地摆放着白色护士服、帽子、白色小围裙和拖鞋。他把钥匙给苏杭和陆语。"上午的课程结束，你们辛苦了！"沼崎边说边自然地弯腰，突然他像是想起什么，直起身来，懊悔地拍着脑袋："sumimasen（对不起），sumimasen（对不起）。"说着就急匆匆往楼下走，苏杭和陆语莫名其妙地紧跟其后，下楼拐弯出了南门是一片空旷的地方，这是南停车场，一个巨大的不锈钢罐体静静地躺在停车场一侧，通体银白色，表面遍布规则的圆形和六边形凸起，侧面看去这方块像是分子晶体般有规律整齐地排列着，罐体上面写着：総量 44T。苏杭仰着头看着足有两个人高的庞然大物，疑惑不解。沼崎刚才走得急有些气喘，他用手扶着柜子，笑着告诉我们："不好意思刚才忘记了，这是储水罐，上下两层，总量共四十四吨，为了地震发生时应急用水。"

沼崎说完又走到墙边大铁门处，用钥匙打开铁门，苏杭和陆语跟着他进去，房间不是很宽敞，有一个巨大的椭圆型罐体躺在这里。沼崎指着罐体说：

"这是油罐，储存 6300 升重油，也是为了应急发电用。"

"这是什么？"苏杭指着旁边一个房间，敞开的门里面有一个银色柜子。陆语看了看又问沼崎。沼崎走过来，"嗨，这是冷却式发电设备，附带二百升油，停电

---
① 内瘘是动静脉内瘘的简称，是为透析病人设计的外科手术。

二十分钟自动启动，能够维持 7 小时。"

这日本人想得太周到了，这么一个私家医院竟然要准备这么多防范设备，苏杭和陆语低声嘀嘀咕咕，沼崎回头疑惑地看着她们，陆语忙说："苏杭说你们想得太周到。"

沼崎晃着一头卷毛，嘿嘿地笑着，接着又说："日本是地震多发国家，为了保证地震等自然灾害来临时能够继续工作，医院做了这些准备。同时我们还储存一周的透析用耗材和透析病人所需药品。"苏杭愣愣地站着那里，心里大为折服。沼崎胖胖的脸庞微微发红，"好了，上午学习结束，接下来我们就按照学习计划开始学习，下午 1 点到血透中心。"他抬起手腕看了看表，眼睛弯弯地笑着哈腰说："辛苦了！先去院长办公室休息，院长说他和你们一起吃午饭。"

午饭是一个精致的红漆木盒，打开一看，琳琅满目：米饭、熏鱼、炸虾、糖醋藕片、奶油菠菜、几片苹果和菠萝，还有一碗酱汤。苏杭喜欢这样清淡的饮食，她平日喜欢南方菜，对北方的大鱼大肉很不习惯。

下午 1 点整，後藤院长带苏杭、陆语去血透中心。他对沼崎交代着什么，陆语说，後藤院长告诉沼崎，她们今天很辛苦，课程可以减一点，明天再补上。後藤院长转过身来对苏杭说："如果听懂了，就说'OK'或者用手势 OK，"说完他做了一个漂亮的 OK 手势，接着说，"如果听不明白，沼崎讲得不好，告诉我，我会狠狠地批评他。"小胖子沼崎的脸红了一阵又白了，他一个劲地点头："ha-i 嗨！ ha-i 嗨！"

後藤院长走后，接下来的工作交给了沼崎。按照学习计划，沼崎拿出早已准备好的血路管，他从动脉开始每一个口、每一个端、每一个接头都细细讲来，并用不干胶纸标上名称。透析器是提前打开的，露出白花花的纤维丝。沼崎很认真地讲，各种透析器膜材料、孔径功能，抽丝剥茧。讲到透析机，沼崎打开一台透析机的侧盖，集成板、电路、透析液走向、正压除水原理、负压除水原理……陆语可是焦急了，她满脸通红，额头冒出细小的汗珠，不停地翻阅自己随身携带的字典，因为有很多专业词汇，一般字典查不到。沼崎见状笑了笑，转过身去取来一本精致的书，"这是後藤院长昨天买的书，院长说也许对您有用。"

陆语接过来，是一本《日中医学词典》，她忙不迭地一连几个"谢谢！谢谢！"低头翻阅着，惊奇地发现部分单词已涂抹黄色荧光笔迹。

"上面能用的词汇，院长已经标注了。"沼崎说。

陆语感激地点点头，她朝苏杭笑了笑，接着低下头不停地在笔记本上记录陌生的单词并标上假名：透析器、血路管、动脉、静脉、醋酸膜、合成膜、正压透析、负压透析、透析液、透析用水……这一课听得很累，讲得也很累，翻译得也很累。

当沼崎反反复复讲完后，笑着问道："明白了吗？"苏杭点了点头。他又问了一句："明白了？"苏杭又点了点头，沼崎歪着脑袋，仍旧笑眯眯地没做声，苏杭有些纳闷。陆语突然把苏杭的手举起来，做了一个 OK 手势。三个人会心地笑了。

"安装血路管、透析器和预冲"，这一课对苏杭来说已是轻车熟路，在北京医院进修时主要是实践操作。虽然机器型号、厂家不同，但功能都差不多。苏杭很快地掌握，小胖子沼崎高兴得频频竖起大拇指，嘴里不停地说："Ha-i 嗨，OK，Ha-i 嗨，OK。"

後藤院长不知什么时候站在她们身后，沼崎忙和他打招呼，兴高采烈地比画着说着。陆语告诉苏杭，沼崎在向後藤院长汇报学习情况，他说你学得很快，今天课程没减，都已经学完。苏杭感到羞愧，因为有些课程在北京已经熟悉，加上沼崎教得认真，所以学得快。她抬头想说但又咽了回去。百叶窗缝隙中透着路灯的光亮，夜幕降临了。苏杭转过身，这才发现透析已结束，病人都已经下机离开，透析治疗室空空荡荡的，护士们正在擦拭机器，让她纳闷的是，这么多病人下机，她怎么一点也没觉察出来。

後藤院长很高兴，他瞄了一眼墙上的时钟，意犹未尽，两条长腿盘坐在洁白的透析床上，又重点介绍透析机板面及各按钮的功能。苏杭看着他，听着陆语的翻译，陆语对这些单词已经记得八九不离十，翻译得也很流畅。後藤院长笑了，那笑容是赞美，是认可。他说了一句，陆语翻译一句："辛苦了，太辛苦了！"後藤院长举起手来在空中握紧拳头一挥，潇洒地做了个漂亮的 OK 手势。

这一天，紧张又劳累。晚餐后回到宾馆，房间里竟然有一个篮子，陆语打开一看，里面有两盒包装精致的点心，还有水果：荔枝、苹果、两小盒切片的西瓜。她们正面面相觑，电话铃响了，陆语接了电话："Ha-i 嗨——"放下电话，她说："前台打来的，是後藤院长送的。"说着她拿起一盒切片西瓜递给苏杭，自己又拿起一盒，撕开包在上面的薄膜。

"这，这能吃吗？"安全局中山男的话在苏杭耳边响起。

"嘻嘻——嘻嘻，"陆语笑得嘴咧到耳根，"上次跟市政府领导到日本，日本人送的点心市政府领导也吃了，他们觉悟那么高都能吃我们为什么不能吃啊？"接着又说："快吃吧，别浪费了，总不能给送回去吧？"

苏杭最喜欢水果，她哪天没吃水果，牙龈就会肿，这会儿也顾不上那么许多，几口下去，真舒服。

时间过得很快，三个月的学习转眼进入尾声。这段时间苏杭能够说几句日语：

您好，早上好，晚上好，吃饭，睡觉，对不起，辛苦了，我走了，路上走好，我回来了，等等。而且她们已经和後藤医院的医生护士熟悉了，大家彼此用日语称呼：沼崎、酒井、小成、村上、内藤、中村、青木……下班后和医生护士一起吃晚饭，一起唱卡拉OK，周日近郊旅游，爬山，划船，大家在一起，其乐融融。离结束的日子越来越近，苏杭发现後藤院长突然沉默了，好像有什么心思。她悄悄地告诉陆语，陆语却说："你是神经过敏，哪来的事。"

这天透析结束，晚饭后後藤院长告诉苏杭："你没给病人穿刺，我不放心，明天我找一个病人，你负责内瘘穿刺，上机，透析，下机，整个透析操作做一遍。"苏杭惊愕地看着他，不知该说什么，她当然想给病人内瘘穿刺，但她知道在日本如果没有日本厚生省许可证，这样做是违法的。苏杭和陆语说出了心中的担忧，陆语翻译给後藤院长，但後藤院长笑了笑说："没事，出了事我承担，放心吧。"

第二天上班，後藤院长在透析治疗室等候，透析病人和透析机都已经准备好。苏杭心里有些紧张，後藤院长拍了拍她的肩膀亲切地说："没事，慢慢做。"说完使劲地朝她点了点头，那意思是"加油！"

苏杭笑了笑舒了口气，开始准备用物，准备透析机，安装血路管，预冲。一切妥当，准备病人，她弯下腰用日语对病人说："浅田夫人，对不起，今天我来给你穿刺，请多多包涵！"这句话是昨晚跟陆语学的。

病人是一个七十多岁的女人，透析记录单上的名字是浅田真子，大家叫她浅田夫人。浅田夫人欠了一下身体，向苏杭点头说："非常感谢，给您添麻烦。"

苏杭顾不上看浅田夫人脸上的表情，她心里不紧张是假的，这可不能失误，这是在日本，且不说丢自己丢医院的面子，後藤院长还要为这事担责的。她深呼吸镇静一下情绪，麻利地拿起十六号穿刺针，先静脉穿刺，好，推注肝素盐水抗凝，再动脉穿刺，好，再推入生理盐水，很完美！检查透析板面，正常，开泵引血，动脉——透析器——静脉，透析开始，绿灯亮了，再次检查一遍，整理完用物。她认真地做完这一切，弯下腰笑着对浅田夫人说："透析开始，谢谢您，那么，请您多关照。"

浅田夫人也笑着说："谢谢！您辛苦了！"浅田夫人非常漂亮，像是日本仕女图上的女人。

後藤院长脸上露出了欣慰的笑容。

告别晚宴是後藤院长安排的，参加人员不仅有医院的医生护士，而且还有市长和市政府相关人士。宴会丰盛，场面壮观，气氛热烈而友好。後藤院长喝了点酒，他红光满面登上主席台，喧闹的场面突然鸦雀无声。院长站在那里停了一会儿，朝大家笑了笑，他清了清嗓子："我今天的确很高兴，首先我要对来自远方的苏杭和陆语说一声辛苦了，真的太辛苦了。你们在这里学习，不仅帮助了我们，同时也把中国人的优良品德传给我们，谢谢你们。"掌声响起，许多人拍手的同时回头看着苏杭和陆语。他又说道："日本和中国是一衣带水相邻的国家，日本人民和中国人民世代友好，希望在医疗界也会联起手来，互通有无，互相学习。回去以后如果需要我帮忙的地方，请一定告诉我，我会努力做的。"掌声又响起，台下嗨了，有人在喊什么，虽然听不懂，但从气氛中也能知道那是友好的话语。後藤院长用手示意了一下，台下安静了，他接着说："我们医院的医生和护士也会努力的。我们大家一起努力！"又是一片掌声。沼崎跳到主席台上递给後藤院长一杯酒，後藤院长举起杯子，放开嗓门说："大家干杯！为友谊干杯！""kanpai（干杯）！""干杯！kanpai！"晚宴推向高潮。大家畅所欲言，不明白就写，再不明白就做姿势，小胖子沼崎不停地翻着日中词典，他拿着一瓶清酒，给苏杭和陆语倒满，自己倒了一杯，一饮而尽。点头哈腰笑眯眯地说："辛苦了，讲得不好，请多多包涵，没听懂的地方，回去后可以打电话，写信。"说完把名片拿出来，递给苏杭和陆语。苏杭在那一刻暗下决心，学日语。

晚宴结束，後藤院长意犹未尽，他又请苏杭和陆语去酒吧。苏杭听说是酒吧，有些担心，拉着陆语的手说："这地方我们能去吗？"陆语狡黠地朝她使了使眼色，轻声说："总不能扫兴吧？再者我们也是体验生活，亲近日本民众。"

酒吧灯光幽暗，气氛很轻松，他们三个人围坐在一个小圆桌，一个浓妆的女人走过来和後藤院长低声说什么，不一会儿又端来酒和饮料，还有一些小吃、水果。苏杭的心一直在忐忑，她看着周围的人尽情地欢歌，看着打扮鲜艳的女服务员，花枝乱颤地穿梭于每一个台子，身上就像是披了一层刺猬皮，动弹不得。

"大家好，我给大家献上一首'北国之春'。请大家多关照。"是陆语，她站了起来，落落大方，微笑地向周围的人弯腰。房间里很安静，苏杭用眼的余光看到，大家都盯着吧台上空的大屏幕，有的人随着音乐节奏打起拍子。

"白桦（しらかば）青空（あおぞら）南风（みなみかぜ）……"陆语婉转动听的声音一出，就立即引起一片掌声，她尽情地唱着，一曲终了，余音袅袅，酒吧里的人拼命地给她鼓掌。

後藤院长也点了歌："萤火虫"，他今天喝了些酒，容光焕发，幽静的灯光下显得那么的温和朴实。後藤院长动情地唱着：

在暗暗之中所找到的微弱的萤火虫光芒，

感觉总能够从中找寻到希望，

一回神，我已开始追逐那道光芒。

陷在黑暗之中的我，

找寻不到任何生存意义，

那道飞行的光芒却吸引了我的注意。

即使夏天结束，

那道光仍然会成为我的力量，

那道光仍然会为我留在这里。

这样一想很不可思议地，

朴直的心就涌起了力量，

它毫不惧怕地飞在我的前面，

也飞向吹袭着冷冽强风的秋天，

带领我往应走的道路前进，

如果找不到自己存活的价值，

那就向微弱的萤火虫光芒学习吧……

院长唱到动情之处，把一只手伸到腰后，快速地展开握紧，握紧伸开，他在模仿萤火虫噗啦噗啦闪光的动作，苏杭忍俊不禁，捂着嘴低头暗笑。

工作中的後藤院长和生活中的他俨然两个人，苏杭看着灯光下抒情唱歌的後藤院长，那张不苟言笑的脸变得生动起来。她心里默默地想：他也许就是一只萤火虫吧？

分别的时候到了，後藤医院的医生和护士们恋恋不舍地道别，他们在医院门前站了两排，弯腰，拥抱，握手，日语和中文搅和在一起。保重！一路平安！路上小心！常联系！再见！sayounara！汽车缓缓启动，坐在车里的苏杭和陆语摇下车窗伸出头拼力地挥手，泪眼已婆娑。

後藤院长一直把苏杭和陆语送到盛岗，他带着她们参观岩手医科大学附属医院，在这里苏杭见到了後藤院长办公室墙上相框里的人——岩手医科大学大崛勉理事长。大崛勉先生是後藤院长的老师。这位老先生他本人和照片完全一样，和蔼儒雅，风度翩翩。

後藤院长又带苏杭和陆语去了日本东北地区最大的血透中心——三爱病院 [①] 血透中心。三爱病院坐落在盛岗市郊区，血透中心在医院高楼的侧面，是一栋两层楼房独立的中心，门前有一个足球场地大小的绿色草坪，白色的墙，青色的瓦，湛蓝

---

① 在日本根据病床数、医生护士人数和建筑要求分为病院、医院和诊疗所。

的天空，绿茵茵的草坪，让人感觉颇为清新。已是六月末，清新温暖的空气中，带着花草的芳香。

上午七点，当踏进三爱病院透析治疗室时，苏杭再一次被眼前壮观的场面所惊呆，视线内看不到尽头的是一排排透析机，有多少台？她心里默默地数，一排，两排，三排，再往前看视线模糊，看不清。

一个身着白大褂的医生从另一端走过来，他弯下腰，"後藤院长早上好，不好意思没有出门迎接。"

"细川院长早上好，今天又要给您添麻烦。"两位院长像是多年的朋友，他们说话亲切随意。後藤院长指着陆语和苏杭，"这是翻译陆语，那位是护士苏杭。"陆语操着流利的语言在和细川院长说着什么，苏杭趁机打量眼前的细川院长，胸牌上写着：细川久昭，这个院长不是很像日本人，四方脸，大眼睛双眼皮，眼窝深陷，高鼻梁，头发自来卷，说话自带笑，个头没有後藤院长高，一米七四左右，长得有点像西方人。

"苏杭。"陆语在叫她，只见细川院长伸出了右手，原来这位院长很熟悉中国礼仪。苏杭也连忙伸出手同时也弯下腰："我是苏杭，第一次见面，请多关照。"这几句日语苏杭已经说得很流利。後藤院长在和细川院长说什么，苏杭听不懂，但看到细川院长一个劲地朝苏杭点头，这是什么意思啊？陆语低声说："後藤院长表扬你呢，说你聪明能干。"

"後藤院长早上好。"说话的是一个三十岁左右的女护士，这个护士高高的个头，身姿挺拔，五官端正，嘴巴下有一颗黑痣。後藤院长听到声音连忙转过身来笑着说："早上好，远藤总护士长，给您添麻烦了。"然后他又和陆语说什么，陆语告诉苏杭："一会儿是这位远藤总护士长带我们参观学习。"

"远藤总护士长，这是护士小苏，这是翻译陆语。"细川院长介绍说。

"我是远藤米乃子（音译），请多关照。"她笑着弯下腰，随后又转向後藤院长和细川院长弯下腰："对不起，那么，先告辞了。"

远藤总护士长伸出手，亲切地对苏杭和陆语说："请。"

苏杭跟着陆语，陆语跟着远藤，一行三人穿过护士台往里走去，正在工作的人员，看到她们亲切地微笑点头，苏杭也自然地朝她们点头微笑，这些人，有的戴着护士帽，有的没戴，有的身着的是分体服装，有的是裙装，有的是浅蓝色衣服，有的是淡粉色，但大部分是白色，男的，女的，年纪大的，年纪轻的，总之有不少人，但是看不出一点杂乱，一切井井有条。

远藤总护士长在一排透析机前停住了脚步，她笑了笑说："因为时间关系，你们没能休息，很抱歉。"

陆语说："没关系，给您添麻烦了。"

远藤指着房间说："这个透析治疗室里一共有一百三十八台透析设备。"一百三十八？苏杭愕然，脸上露出吃惊的表情，随后她立即静静地听着陆语翻译："房间划分为 A、B、C、D、E、F、G、H 区域，透析设备分门别类地放置在这些区域内。每天是两班病人，目前有五百零一名透析病人在这里透析治疗。"苏杭再次惊叹，五百多病人！她放眼环视透析治疗室，从天花板上吊下一个个带荧光屏的标识牌，上面很清晰地看到 ABCD 等字母。偌大的房间静悄悄的，乳白色地面，乳白色墙边，白色墙面，工作人员轻盈忙碌地穿梭在病人和透析机间。病人们躺在白色治疗床上，看书看报，塞着耳机听音乐……

一会儿房间里明亮灯光暗淡下来，柔和成一片。一眼看去，一排一行，整齐划一的透析机高高的液体架上，绿色的灯光在闪烁，这是透析开始的标识。偌大的透析治疗室只有几个白衣护士在忙碌着，高耸的燕尾帽像一个个白色的燕子翅膀，刚才那些人怎么像是变戏法似的消失了。当陆语把苏杭的疑问转达给远藤总护士长时，她笑着说："早上是血液透析中心最忙的时段，医院药房、化验室和病房的护士会主动过来帮忙，上机后，他们就会回到各自的岗位工作。"

苏杭恍然大悟。

离开三爱病院，已是华灯初上。坐在回宾馆的车上，苏杭一直沉默不语。汽车穿过盛冈街道，後藤院长不时地介绍盛冈风景，陆语不时地翻译给苏杭，但苏杭听进去的都是七零八落的，手工村、铁制品、精工表……好一会儿，苏杭低声对陆语说："三爱病院血透中心太先进了，我们什么时候能达到这个程度？"後藤院长听到陆语的翻译，转过脸来自信地说："中国十年到二十年后也会这样，中国的血液透析技术会飞速发展起来的。"

盛冈车站，临别时後藤院长嘱咐苏杭："记住无论做什么，一定要让病人满意。加油！努力！"

一切让病人满意！苏杭心里默默地记住了。

四、重启

一九九七年新年后的第二天，苏杭一早来到血透中心。日本後藤院长为血透中心的设计煞费苦心，几次委派专业人士进行考察，反复策划，最后定案，既保持原房屋建筑结构，又尽可能符合透析治疗流程，还要考虑中国人的风水习惯。血透中心大门朝南，一条走廊从东到西把整个中心分成南北两部分：南边是基本功能区，北边是透析治疗区。基本功能区又以大门为界，东是病人区，病人换鞋柜、更衣室、等候区依次排列，接诊室在等候区。西为工作人员区，包括换鞋柜、更衣室、主任办公室、医生护士办公室、餐厅、库房、配液室、水处理室。走廊以北的透析治疗区有治疗室、透析治疗室、复用室、复用物品存放室、污物处理室，等等，一字排开。治疗区各室之间既有独立的外门又有内通道。

苏杭推开透析治疗室，眼前的一切熟悉而又亲切，十一台透析机静静地站立着，不时传来咔—咔—嚓嚓的声音，清脆低沉，这是透析机进入准备状态的声音，象征着十一位所向披靡的铠甲勇士正摩拳擦掌，随时等待出征。

她深深地舒了口气，看着透析机板面上方的按键闪着绿色亮光，这亮光就是沙漠绿洲，是生命的希望。她抚摸着眼前的一台透析机，百感交集。六年了，光阴荏苒，她和这些铠甲勇士相依相伴，风雨同舟，同死神较量，同时间赛跑，但跑到现在，谁又是赢家呢？六年中有多少人退出，有多少人还在这个跑道上继续？她又想起了刘云峰，心里又涌出点点酸楚。

平时这个时候血透中心里会出现早班走透的病人，而今天静悄悄的四周提醒她没病人。今天是血透中心复业的第一天，这一天对她来说意义非凡，护理部方主任来中心宣布护士长的任命书，接下来会发生什么？一想起今后自己和血透中心命运连接在一起，她的心跳就会加快，胸腔里会有一个东西压在那里，呼吸也会急促起来。"血透中心是个大家庭，主任是父亲，护士长是妈妈"，後藤院长的话在她耳边响起。她确实是妈妈，是一个小家庭里丫丫的妈妈，但在那个小家庭里，她是一个"两耳不闻窗外事，一心只顾自己事"的逍遥人，家里的一切开销计划都是建宁负责，建宁乐此不疲地管理着家里的一切，苏杭也乐得自在，是名副其实的"甩手大掌柜"。血透护士长这个妈妈可是不好当啊，苏杭太清楚血透中心是什么状况，先不说其他的事情，就单说这几个护士吧，各有千秋。许若没的说，是她好朋友，无论私交还是人品，她是一个靠得住的人，工作也会得到她的支持。唐艺潼，刚刚从护理学院毕业，本科护士在医院是稀罕物，护理部本来有计划重点培养她去儿科当护士长，但唐艺潼执拗地选择血透中心。唐艺潼选择血透中心有两个原因：1. 她聪明好学，喜欢接受新的知识和学科，她认为，血透护士和临床护士不一样，更注重技术操作，在血透工作才能体现出自身的价值。2. 唐艺潼是个外国痴，血透中心和日本有着千丝万缕的联系，在她的骨子里认为国外是人间天堂。平日里张口闭口外国怎么怎么样，记得有一天正当她在血透中心高谈阔论时，刘芳憋不住回了一句："崇洋媚外！月亮只有一个，怎么还分出人家的好，我们的差来？"唐艺潼振振有词地说："刘姐就不懂了，中国大气环境污染严重，月亮像是戴了一个面纱，我们看不清她，她也看不到我们，当然是国外的月亮圆了。"唐艺潼最近在学日语，她的目的很明确。最头痛的是那三位年资比苏杭高的"老祖宗"，攀比、计较、不服从是这几位的家常便饭。申护士长经常被这几位弄得劳思焦心，有一次刚排完护理班次，记不清是什么原因，这几位闹腾开了，围着申护士长七嘴八舌就说是排班不合理。申护士长怎么商量都不行，怎么解释都不通。最后忍无可忍地吼起来："老祖宗，求求你们，别那么多事好吗？"从此血透这几位"老祖宗"的名字不胫而走。先说刘芳，刘芳曾经是供应室护士长，平心而论她很能干，但嘴巴不饶人，说话做事不考虑后果，脾气有点"虎"。两年前医院实行中层领导年终考核制，结果她得了 0 票，科室竟然没有一个人支持她，刘芳气恼地到护理部哭天喊地，方晓琴好容易劝服她：年纪大了，还有几年要退休，医院也要培养年轻人云云，最后让她自己选择一个科室。她以为血透中心最轻松就这样来了。刘芳倒没什么，是个直筒子，大大咧咧，要说工作，还是挺有责任心的。

张淑琴是章先廊的小姨子，因为丈夫身体不好、孩子上中学、家里需要照顾为理由到血透中心。护理工作一日三班倒，夜班最痛苦，几个夜班就会让人变成黄脸婆；就因为血透中心没有夜班，很多护士认为这是一个好科室。张淑琴是那种事不关己高高挂起的人，她不会主动地挑事，也不会主动做事。她认为受到照顾是理所应当的，她有资本这样想吗？有！一是姐夫是医务科科长，谁也不好意思攀比；二是她是医院刚成立时招聘的第一批护士，资格老；三是她家庭的确有困难，丈夫前年做的输尿管结石手术，术后一直放着引流管，病假赋闲在家，家里家外都是张淑琴自己操劳，而且孩子刚上中学，还需要照顾。申护士长考虑以上诸多原因，有意无意照顾她，刘芳和肖丽云为此嘴上不说，心里耿耿于怀，时不时冒出几句冷嘲热讽的话。张淑琴不敢得罪她们，平日里对她们还是有所顾忌的。

肖丽云，外号小灵通。先前说过肖丽云的丈夫是"师（司）级"干部，给市长开车就是一级大秘，有通天的本领。不仅如此，肖丽云的哥哥是滨海市渔业公司总经理，这个渔业公司掌控全滨海市管辖的所有渔业，规模之大，每年的利润产值占全市总产值五分之一，就连市委领导都敬他三分。他是本地坐地户，平日一群兄弟前呼后拥，呼风唤雨，似乎滨海市什么事他都能摆平。肖丽云仗着这得天独厚的优势，什么都不在乎。她和她大哥一样喜欢做老大，所以在生活和工作中就是那种比较强势的女人。

这三位"老祖宗"听到护理部的任命会有什么反应？苏杭心里思量着。虽然护士长这个职务小到在人事局都不备案，但它是众多护士梦寐以求的职位。护理护理，"白衣天使"，亘古不变的工作性质，千篇一律的工作内容。现实就是，刚踏入这个行业时满腔热情就像一个正常的心电图，先是兴奋高涨的 QR 波，继而跌入 S 波，然后进入那漫长而平直的 S-T 段，最终以高涨的 T 波或下行 U 波结束，总结起来就是三期：兴奋－抑郁－接受或放弃。医生的嘴，护士的腿，这行内的老话。等护士们上了年纪腿脚不灵，眼睛也花了，那么供应室、门诊叫号就自然成了她们的归属。所以熬到护士长就像是"千年大道走成河，多年媳妇熬成婆"。新上任的护士长们为了护理工作做得更好，百尺竿头更进一步，就会绞尽脑汁，呕心沥血地想办法；所以更严格的护理质量检查，更频繁的护理学习，更有难度的护理知识考试，五花八门的护理竞赛……铺天盖地，席卷而来，小护士们只能叫苦连天。时间就像长江的水一样奔腾向前，长江后浪推前浪，不可阻挡。推动着小护士也熬成护士长。

我会成为什么样的护士长？不能成为婆婆式的护士长，我的管理必须是制度化、标准化、人性化的。苏杭最近一直在思考琢磨，为此她看了很多护理管理的书，又结合日本的护理管理方法，整编了一套血透操作标准规范、血透中心规章制度和工作职责。"只要努力了，结果就不重要了。"她常常这样为自己加油。

刚上班，医务科章先廊和护理部方晓琴一同来到血透中心。方主任自从老公调到金沙滩医院，像换了一个人似的。满头小卷一看就是刚烫的，白净的脸上虽有细小的皱纹，但那皱纹像是菊花一样展开，增添了几分妩媚和成熟。她竟然还涂了口红，那淡淡的玫瑰红色衬托着白净的脸庞显得更是光彩照人。这可是爆炸新闻：方主任一贯以严厉出名，最讨厌护士化妆，外号叫"慈禧太后"。几年前有件事，一位刚毕业的护士第一天上班就遭方晓琴严厉的训斥，原因是她描眉，涂眼线和口红。为此事方晓琴在全院大会上强调："护士首先要尊重自己，才能被别人尊重。要用知识武装自己，不要只注重打扮化妆，描来描去外皮漂亮了，内在空虚，就像是绣花枕头。"几年后居然被她说中，那个"绣花枕头"跟着一个比她大十几岁的男人跑了，据说是到了广州。方晓琴今年刚五十岁，个头不高，已经发福。她的五官每一官都不能说是漂亮：浮肿细小的眼睛，小巧的鼻子，略宽的嘴巴，但老天爷给了她一副白里透亮玉一样的皮肤，用老百姓的话"气死太阳"。一白遮百丑，方晓琴怎么看也耐看，怎么瞧也顺眼。

章先廊此刻已坐在医护办公室靠窗户的桌子前，跷着二郎腿。他的拇指和食指夹着圆珠笔，很有节奏地敲打着眼前的棕色笔记本，这敲击声像是计数器，哒哒哒哒，让人神经紧张。持续了一会儿，他停了下来看看手表，打开笔记本，亮开了嗓门：

"嗯——嗯——大家都到齐了吧？我今天是代表医院院党委来主持这个会议。新的一年新的开端，六六大顺，吉祥如意，血透中心重新开业选择今天这个日子，寓意不错啊。"章科长开始拜年了，看样子他的心情还是蛮好的。

"大家都知道十四届五中全会提出了'九五计划'。我们国家经济体制从传统的计划经济体制向社会主义市场经济体制转变。医疗卫生体系也不例外，现在我市的医疗改革已经开始，我们医院也要跟随时代的潮流，把医院推向市场，彻底打破大锅饭的条条框框。当下不是很流行一句口号吗？'建设靠国家，吃饭靠自己'。提到医疗改革，我们大家都有紧迫感，担心自己手中的饭碗。是的，改革就会有风险，就会出现一些问题，我们有可能会丢掉饭碗，没什么可怕的，怕也没有用……"

门吱的一声开了，保洁大姐把热水瓶放在门后，悄悄地退了出去。坐在门边的唐艺潼起身给章科长杯子里加了热水，然后走到方主任面前，方主任用手示意了一下，唐艺潼退了回去。

"前期刘云峰事件对我们医院造成很大的影响，无论是经济效益还是社会效应都损失很大。先说你们血透的申护士长吧，遭受伤痛和精神折磨，好在她已经康复，出院回家继续疗养。申护士长已经辞去血透的工作，这是人员的损失。那么经济损失呢，一台透析机和复用间的复用设备，血透又停业两周，当然这些不是主要的，主要的是社会效应，是医院的声誉，大家都知道，血透中心是我们医院的龙头，是医院的重点科室。还有更重要的是，我们医院的血透中心是日本人帮助组建的，在社会上有一定的反响，这次事件对我们的声誉造成无法估量的影响。你们中心没有责任吗？你们的管理有问题的，要严肃深刻地检查自己的问题。"章先廊说到这把手中的笔往桌上一触，迅速瞥了一下赵远航，又立马转过来，那动作真像是偷窥别人心底的秘密似的。沉默片刻，章先廊想起什么，转头问陈强："日方尼普乐公司工程师来了吗？损坏的透析机修好了没有？维修和购置设备零件一共是多少费用？"

陈强正弯着身子低着头摆弄着手中的笔，听到问话，直腰抬起头：

"上周日本尼普乐公司驻中国北京办事处的工程师来了，维修损坏的透析机，还检修所有的透析设备，需要更换的零件都已更换。所有这些都是免费的。"

"哦，免费维修！这小日本真够意思，不过，天上不会掉下馅饼，日本人太精明，不管怎么样，不花钱是好事。"章先廊喝了口水，脸上不经意地呈现出《半夜鸡叫》里周扒皮皮笑肉不笑的样子。

"那复用设备呢？前几天已经购买新的复用机，现在安装好了？可以使用了吧？"

"复用机已经安装，现在可以使用了。"陈强对章科长的问话有些烦，他心想真是明知故问，没话找话。况且这事属于设备科负责，你管的哪门葱。

章先廊也许真的无话可说了，先前他担心说的话触犯了赵远航，但眼角余光告诉他赵远航根本没理睬，好像是局外人。

"这个周末，中层领导院周会，主要是医疗改革相关问题，关系到大家的切身利益。我不妨给你们透露一点消息，当然了这也不是什么秘密，这一次可是动真格的了。原则是挣多多得，挣少少得。"

"不挣不得了吗？"陈强忍不住插了一句。大家心知肚明，指的是那些坐办公室的人。

"医院现在没有这个规定。"章先廊被这个毛头小子搞得有些愠火，但他又不能发作。

"好了，下面的会议由方主任主持，我有事先走。"章先廊站起来，拍了一下皱巴巴的白大褂，拿起水杯和笔记本仰着头走了出去。

章先廊一走，大家都松了口气，挪动了身子，把目光转向方主任。

"我呢，主要是护理的事情，赵主任如果有事可以……"方晓琴话没说完就被赵远航打断。

"哎，我说方主任，血透中心可是一个整体哦，医护技不分家，我和小陈也想听听。"刚才章科长的话赵远航听得真切，他不想为自己辩解，事情已经发生，他一直在反思和自责。如果当时自己出钱先让他透析，如果早些和医院沟通，如果打电话和他单位联系，也许这个恶性事件就不会发生……但天下没有卖后悔药的。其实他知道方主任接下来的节目内容，他明白血透中心护理情况，血透中心护理是一个很重要的团体，要稳定军心。他说完又朝陈强点了点头。

"是啊是啊，我也想听听。"陈强在一边附和着。

"哦，那好吧。赵主任说的对，医护技本是一家，缺谁这个大家庭都不完整。下面我先宣布一个任命书。"方晓琴笑起来脸上堆满了菊花纹。

苏杭的心咚咚地跳起来，她想控制住，但是仍旧跳个不停。

"经院党委和护理部研究，任命苏杭为血透中心护士长。苏杭，在我院工作十年中一贯坚持和党中央保持一致，热爱党，热爱集体，团结同志，刻苦学习，业务知识过硬，取得领导的信任和同行的好评。我们相信她能够胜任护士长的工作，也希望大家，特别是老同志在工作上给予支持。"

她说完抬起头，"大家还有什么意见吗？"

赵远航竖起一个大拇指，第一个拍起了巴掌。大家也随即拍起了巴掌，许若朝着苏杭笑了笑。但肖丽云郁闷了，在这之前她听说苏杭为护士长的传闻，但她不相信。方晓琴欠过她一个大人情，这个位置非她莫属，况且事先她的"师（司）级"老公曾经和方晓琴透露过此意。刚才的话让她"美梦破灭"，心里那股火蹭蹭地冒起来。

"好，大家没意见就……"方晓琴话还没说完，刘芳抢了过去：

"苏杭的为人和工作的确没说的，我支持领导的决定。不过她的职称是护师，按理说论资排辈也轮不到她，我倒没什么意见，再有两年就退休，其他人就不好说了。"

刘芳说的论资排辈是指职称问题，在医院，护理人员的职称有高低区别，从高往低分别是主任护师、副主任护师、主管护师、护师、护士、护理员。在业务管理上，上级护士可以指导下级护士。苏杭是护师，而刘芳、肖丽云和张淑琴是主管护师。

"是啊，什么事情都有个先来后到，凭什么就苏杭当护士长啊？就是论资排辈也轮不上她啊。"肖丽云说话像是从牙缝里挤出来的。此刻她心中的怒火正好借着刘芳的话题找到了发泄口。

"护士长以管理为主，医院领导在选拔管理人才时从多方面考虑，既要从人品、职业道德来考察，也要从业务能力来衡量。苏杭每年都是医院先进工作者，而且她的业务知识也很过硬，多次参加市区护理技能比赛，取得名次，为医院挣得荣誉，这个大家都知道的。这次的刘云峰事件中她表现得非常出色，我们——"

"苏杭担任血透护士长，我很赞成。这证明护理部慧眼识金啊。苏杭为人谦虚，敢当敢为，技术又是最棒的，在座的有谁能超过她？不信可以试试嘛？至于职称，大家都心知肚明，我不说你们也知道，我们国家的职称是熬年头熬出来的，并非能够代替真才实学，对吧？"

没等方主任解释完，赵远航急不可待地闷出几句。他的话很犀利，虽然是反问，但话里透出的是不容置疑的肯定。

肖丽云不再说话，她知道再说什么也没用，生米已经煮成熟饭。她心里却像是王八钻土灶，憋气又带火，愤愤地想："方晓琴，方晓琴，没有我你老公就那么轻松调回来了？虽然护士长这事我事先没完全挑明，但饭局中话里话外意思够明白了吧？她又想起苏杭，苏杭你有多大的能耐啊，不就是长得漂亮吗？看你能坚持多久。哼，这个破官我还不稀罕呢。"

周末院周会，这个会议是医院历史上最激烈的一次会议。荆院长传达了省卫生厅关于医疗改革的会议精神和市卫生局《卫生系统医疗改革指导方针》等文件。刚传达完，办公室小唐走过来在他耳边附耳几句，他站起来急匆匆和章科长说了几句，又对开会的大家说："抱歉，市局有事，我先走了，有关各科室的经济指标和经济核算，医院是参考其他医院医疗改革成熟的模式，又针对各科的特殊情况制定的。当然我们也是摸着石头过河，不一定十分合理，有什么意见再集中汇报，我们再一起磋商。下面的会议由章科长主持。"他说完拿起包匆匆离开会议室。荆院长最近一直很忙，有消息说区卫生局老局长要退居二线，他有可能兼任卫生局局长职务。

正像章先廊在血透中心所说，各科都有自己的经济指标，完成了发全工资，超额部分提取百分之多少用来发奖金。大家七嘴八舌，吵成一锅粥，焦点是各个科室经济指标不同，经济核算也不一样。"医院是根据什么制定的经济指标？""经济核算又是以什么为依据？"平日自命清高的主任们此时放下他们的矜持和含蓄，直截了当，疾言厉色。也有些主任沉默不语，他们心里清楚，院务会既定事项，基本不会变，争啊、吵啊，都不起什么作用。荆院长是什么人，他一直保留部队的工作作风，下面人只有听从命令服从指挥的份儿。吵吵嚷嚷中不排除有些人是看不惯章科长博古通今、装腔作势的样子，借酒劲发酒疯，把不满都喷到章先廊身上。"章科长你有权力支配临床科室吗？""医院这不是逼良为娼吗？""难不成让我们抢银行？"章先廊完全被这阵势唬住，他站在会议桌后面，脸色苍白，摇着脑袋不停地解释："大家有意见集中起来，我们再商量，这个不是我自己定的，院务会决定的。"他摸了头上的汗，等周围的争吵声小了，他大声说：

"经济指标是财务科根据各科室去年完成的工作量，以此为基础上调百分之三十，大家也可以到财务科去咨询。"好家伙，章先廊把这个烫手的山芋扔给财务科，三十六计走为上计——溜了。

血透的经济指标和经济核算更为苛刻，因为血液透析中心以透析设备为主，设备按照五年折旧计算，房屋占据面积大，房屋按照市场租赁价格。而且去年病人是多少？去年血透中心的利润在医院名列前茅，可现在人去楼空花已落，从零开始啊！"如果按照去年定指标，这不是逼我们砸锅卖铁闹革命吗？"赵远航拿着《血透绩效改革责任书》愤愤不平。

肖丽云得知此事第一个嚷嚷开了："透析设备是小日本送的，凭什么算折旧啊？房屋按市场价算租金，这不合理。这是公立医院，国家建的房子，凭什么收租金啊？"

"是啊，早知这样我就不来血透了，医院这不是落井下石吗？刚刚经历一场战争，现在又要推人入火坑。"刘芳毫不客气地放大炮。

"没有病人怎么办？听说有抢银行的，没听说有抢病人的。"陈强也参与进来。

医疗改革，气势磅礴，一时间让很多医护人员乱了方寸。原先谈医改也只是小打小闹，工资有保障，奖金吗，多多少少都有点，大家都差不多。现在是动了真刀真枪，直接与工资挂钩，钩的都是心头肉。苏杭这几天一直没休息好，有言道："新官上任三把火。"现在一把火都没烧起来，就被从天而降的大火烧得心急火燎。事关大家的利益，她一时不停地思索，怎么办？怎么办？当然必须有病人，没有病人，就像是肥沃的土地没有种子，怎么能谈收获。她打了一天的电话和原来的病人联系，说得口干舌燥，头疼欲裂。手头的联系电话基本是病人儿女或者是家属工作单位的，俗话说"久病床前无孝子"，血液透析高昂的治疗费用让病人的家庭生活或多或少都受了影响，心情自然不会好。电话这头苏杭只能耐心地听着他们内心痛苦的宣泄与对社会不满的牢骚。有一个人干脆开口就骂："丧门星，你们想钱想疯了，竟然打电话来。你说，这么贵的治疗费，能治好也行啊，这钱哗哗地扔，打了水漂都不见响声，哪年哪日是个头啊。"苏杭陪着笑，听着骂，忍着耐心。最后只有五个病人答应回来透析，其中就有王建国。赵远航听说只有五个病人回来透析治疗，更是急得火烧眉毛；能不急么？血透人员的工资奖金眼看着都要泡汤了。

赵远航召开血透全体人员会议，传达了院周会的会议精神，简单地介绍中心面临的情况，语重心长地说："目前我们最主要的是病员，上次事件对我们是重创，影响很大。现在市区三甲医院扩大血透中心规模，其他医院也纷纷开始开展血液透析项目，竞争很厉害。我们医院是二甲医院，地处高新区，人少地广，在夹缝中生存难啊，怎么办？大家集思广益，有什么好办法统统说来。"

沉默。这几天大家都把心里的怨恨发泄得差不多了，真的要拿主意的时候，个个耷拉着脑袋。

"怎么办？你们领导想办法呗，我们是小兵小虾，能有多大能耐。"肖丽云对护士长职位一直耿耿于怀。

"总不能去抢病人吧？我们蹲在其他医院血透中心门口，看见病人拉着就走？"刘芳无奈地说。

"院领导对我们太照顾了吧？经济指标和经济核算这么个算法，我们再努力想拿到奖金不可能。是不是有人就想看着大家吃不上饭啊。"还是肖丽云，她这番刻薄的话，明里暗里说的是张淑琴，其实就是对着章先廊。张淑琴低着头没吱声，不做任何表态。

"这个问题，大家别急。我和苏护士长正在和医院协商，院里答应再研究，现在我们不能干靠等，要行动起来。"赵远航安慰大家。

一直没有说话的陈强，这回歪着脑袋献计献策："赵主任，我有个办法不知是否可行？国家不是提倡'以工助医、以副补主'吗？我们可以因地制宜，利用现成的水处理设备，办一个纯净水公司，名字我都想好了：'天露纯净水制造有限公司'，专门出售纯净水。我计算了一下我们这台日本原装三菱水处理机每小时能产一千升反渗水，能灌装两千瓶，这个利润是多少啊？而且这个水比市场上出售的纯净水好得多，如果再有几个病人，有几个负责透析治疗的，其他人都去跑业务卖纯净水，呵呵一本两利啊。"陈强说的水处理是血液透析必备的设备。血液透析用水必须是自来水经由水处理设备处理后使用，是反渗水，其纯度高于纯净水。

"陈强，我可以做天露的广告代言人，"唐艺潼听到陈强的一番话，立即来了兴趣。

"天露纯净水，来自天上的甘露，玉皇大帝专供用水，老人喝了长生不老，女人喝了青春永驻，男人喝了精力充沛，孩子喝了聪明伶俐。"唐艺潼不愧是聪明，随口就说了一套广告词。

"得了吧，就你这个样子，短小精悍，不会吸人眼球，该卖出去的水也卖不出去。"陈强咧着嘴摆了摆手。

"你——"

大家哄堂大笑。本来严肃的气氛轻松起来。

赵远航没有笑，他正是急火攻心的时候，他的心里塞满了血透中心的病人数量、经济核算、工资奖金。"不当家不知柴米油盐贵"，他满腹心事想笑也笑不起来。

"陈强说的也不是没有道理，不过我们毕竟是医疗技术专业人员，暂时不能这样做，除非有一天上街要饭了，也许有可能。"赵远航也想缓和气氛，但这话音有些酸酸的。他是个医生，他会上街要饭吗？

"大家的想法都不错，有句话道：发展才是硬道理。我们中心现在只有五个病人，谈何发展啊。如此下去，先不说对不起谁，就是我们的良心也过意不去。血透中心是医院的重点科室，我们必须团结一致，重整旗鼓，再创业绩。医疗改革把我们推向市场，这也许是我们大显身手的机会。"他抬头扫了大家一眼，接着说："下面我把这个周工作安排和大家说说，我开始坐内科门诊和急诊科门诊，同时监管血透中心，把新发病的病人及时收进来。苏护士长你呢，你把护士分两组，一组留在中心，坚守岗位，正常透析治疗；另一组走出去找病人，找病人有两个方案：一是原先的病人没回来的去家里探望一下，看是什么原因，他们有什么条件回来告诉我，再想办法解决。二是去市区三甲医院和附近医院，拜访肾内科医生和主任，请他们帮助介绍病人。"赵远航干脆利落地布置工作。

"赵主任，你要破费一下的，要不谁给你介绍病人。"陈强一副玩世不恭的样子，他晃着脑袋说。

"破什么费，陈强，不要想歪招。"

"不是我想的，我有几个脑袋也想不出这招来。是我做医疗器械的同学传经给我的，这不是中介费，叫辛苦费。"陈强说得实在，他有很多同学下海做了医疗器械经销商，如果不是独生子，如果不是"父母在，不远游"的胶东人古训，他现在也会在南方挣大钱，创大业了。

"我们不能这样做，太掉价，那样会毁了知识分子的自尊心。"赵远航断然地说。

"大家群策群力，多渠道了解，发动亲朋好友，谁家有这样的透析病人告诉我们，最好打听到他们的住处，我们可以一一登门拜访。"他停顿一下，转脸侧向陈强，"陈强你是本地人，同学多，平日吃饭喝酒多让你的朋友留意这样的病人。"

电话铃响，是赵远航的电话。

"哈，我和同学吃饭，一见面，嘿，哥们，你认识透析病人吗？谁得了尿毒症啊？介绍几个给我。他们都会认为我脑子进水了。"陈强在赵远航接电话空当小声嘟噜着。

"你不是进水，你该进精神病院了。"刘芳递上一句玩笑。

"不，是该透析了，我来操作，非把你脱干成木乃伊。"艺潼找到报复的机会。

大家嘻嘻地低声笑。

苏杭没笑，她似乎没听到她们在说什么，低着头脑子里盘旋着赵主任刚才的话。

"苏护士长，你抓紧安排好工作，在家工作的护士一定要注意医疗护理安全，我现在去急诊科，一会儿回来找你有些事商量，散会。"放下电话赵远航说了几句，急忙走了。

苏杭拿过来排班本，这可真是个难题，让谁在家呢？又让谁去找病人呢？前天许若悄悄地告诉她，她尿检HCG阳性，是怀孕了；数九寒天，应当优先照顾她，刘芳年龄最大，张淑琴中午要给孩子和老公做饭。那只有……苏杭边想边拿起笔准备排班。坐在一边的肖丽云把脑袋凑了过来：

"我看看到底谁留在家里值班啊？反正我不能跑出去找什么病人，我有腰腿痛毛病，万一有个闪失怎么办？"肖丽云用酸溜溜的话警示苏杭。

苏杭拿起的笔停在空中，她看着笔尖，犹豫不决，许若碰了碰她："苏杭姐，我出去找病人吧，让她们留在血透值班。"

"好像很大公无私啊，我可不要你照顾，公平排班就行，对吧刘芳姐？"刘芳没说话，肖丽云这种得便宜卖乖的语气真让人受不了，苏杭忍着心里的火气，看着许若，许若朝她摇摇头又点了点头。

苏杭无可奈何只能这样排班：刘芳、张淑琴、肖丽云，三人留血透上班，由刘芳负责。许若、唐艺潼和苏杭外出找病人，由苏杭负责。她又把许若和唐艺潼分成一组，负责原先没回来透析的病人，这样她们俩彼此有个照应，她自己去市区大医院和附近医院。末了，她实在不放心许若，悄悄地嘱咐唐艺潼，告诉她许若怀孕的事情，出去多照顾。唐艺潼先是吃惊，后又高兴地捂住嘴说："放心吧，苏护士长。"

临下班时，赵远航回到中心，他听了苏杭的安排松了口气，对苏杭说："这样好，我还有些担心呢。苏护士长，血透的护理工作很重要，你肩上的担子不轻啊，特别是现在非常时期，内忧外困，有什么困难我们一同担当，放心，我会全力支持你的。"赵主任真诚的语言打动了苏杭，她心里踏实了许多。

"哎，其实刚才陈强说的话和我广州同学说的一样，南方几年前就实行医疗改革，他们还搞科室承包。上次开会我们几个同学见面，都取笑我们胶东人太保守。根据同学的经验，如果没有好处，谁给你介绍病人啊，现在人都很现实。但我们不会这样做，如果这样亵渎医生的职业，我宁肯不干了。"赵远航的表情转而像块铁板。

"苏护士长，明天你先去滨海市人民医院，肾内科高主任正好门诊，她现在兼着血透主任，是我的同学，我今天给她电话但没联系上，已经让别人转告。你带着

BB 机，随时联系，路上注意安全。"

高主任名字叫高奕，苏杭虽没见过，但她认识。她们师从同一位数学老师，苏杭上中学时，高奕已经毕业。一次在数学老师家里，苏杭被墙上女孩的照片吸引住，女孩梳着两条大辫子垂在胸前，手里紧握毛主席语录本，两只眼睛顾盼生辉，含笑看着前方。她盯着照片好久，老师很自豪地向苏杭介绍她的得意门生高奕，是一个德智体全面发展的优秀学生。后来又听说高奕医学院毕业又出国读研究生，如今她在医学界享有盛名，无论谁称赞高奕时，苏杭心里就会涌出欣喜和自豪，好像是表扬她，毕竟是师姐妹嘛。

和赵主任分手后，苏杭匆匆忙忙换衣服下班，她想起今天要去接丫丫。她走到楼梯口，遇见了陈强。

"苏护士长，明天要出征了？"陈强嬉皮笑脸。

"是啊，求人难啊。你怎么回来了？"

"机器消毒水洗，我看看是否正常，明天不是开始有病人了吗？"他说着停下脚步，身子凑了过来："苏护士长，求人难，难比上青天，不过有一个好办法，你不用低三下四地求人，他们会来求你。"

陈强压低声音，诡异地笑着。

"是吗？什么办法？哦，就是你说的辛苦费？"苏杭先是好奇，突然想起下午陈强提到的事。

"苏姐姐，聪明。"陈强咧开了嘴，竖起大拇指。

"陈强，这个不可能，第一，我们没钱。第二，就是有钱赵主任也不会同意。第三，我也不会这样做，那会丢我自己。"苏杭说完顺着楼梯往下走。

"榆木疙瘩不可救药。"陈强摇着脑袋。"你可以试试，试试也不要钱对吧？先给他们传递一个信号，不要明说。"

"把心放肚子里吧。"苏杭没有正面回答，挥了挥手，急步跑下楼。

五、开 源

滨海市人民医院是胶东半岛唯一的三级甲等综合医院，位于市中心，其规模和声誉在省内乃至全国屈指可数。这所医院早先由美国长老会创办，已走过一个多世纪的历程，它的声誉和它的历史足以让胶东人引以自豪。

苏杭赶早班车来到滨海市人民医院，她清楚，一旦开诊再想见到高奕就不容易了。她一踏进医院门诊大厅，就被眼前的景象惊呆——万万没想到，早上六点半，门诊大厅挂号看病的人已经排起长龙，抱着孩子的，坐在棉絮上的，蹲在地上的，有的在看书，有的在吃东西，有的疲惫地呆站着，还有几个人竟然围在一起打扑克。这些人中有的在这过夜等待挂号，还有一早赶来的，打扑克的人脸上不见焦急忧郁，若不是给家人亲戚挂号，估计就是"黄牛"。据说一个挂号费2元，转手可以倒卖100元。大厅里有两个穿制服的保安来回在人群中溜达，一个五十岁左右的男保洁员不停地捡起地上的纸屑和人们早餐后吃剩的东西。

还没到上班时间，苏杭想出去透透气，转身离开门诊大厅来到医院的前院。

冬日的早上，太阳正懒洋洋地越过地平线，天空中一抹绚丽的朝霞，像是融化的水彩，洋洋洒洒，红的、黄的、蓝的，在天边浸润开，千丝万缕的霞光映红了天空和大地。树梢、房屋、行走的人群沐浴在色彩斑斓之中，空气四周洋溢着温暖的气息。这所医院是仿欧式建筑，建筑外墙线条分明，分上中下。上、下是青色大理石贴面，中间是土黄色砖分割，朝霞映照下就像是一条金色的绶带缓缓地将大楼拦腰裹起。长长的拱形窗户，自上而下的棕色镜面玻璃，反射着金闪闪的光，给这座大楼增添无限神秘感。

苏杭深深地吸了口气，两只手插在大衣口袋里，在医院广场上漫无目的地闲逛。苏杭曾是这所医院的实习生，毕业后本可以留下，当时建设高新区集结号吹得正响，她一腔热血报名应聘高新区金沙滩医院，没想到五个同学只有她被录取。要不然她也是这家医院的护士，不过不后悔，在哪里都能发光发热。她想起那几个留在这个医院的同学，想顺便去看看，转念又否了；事先也没打招呼，也不知她们上什么班。屈指一算有六个同学在这个医院上班，没听说哪一个是护士长，她竟然是最不想当护士长却又第一个当上护士长的。话说回来，这么大的医院，人才济济，想要出人头地要等到猴年马月啊。寒风中飘来一阵烤地瓜的香味，苏杭顿时感觉肚子咕咕叫，这才想起没吃早饭。她转过身来看到马路边一个六十岁模样的农村老大爷，用木板车拉着一只汽油桶改装的烤地瓜炉子，周围有几个人围着。她走过去买了一个滚烫的烤地瓜，左右手轮流倒换，又凑上嘴吹着热气。剥开了外皮，露出黄澄澄的瓜瓤，咬一口整个肚子都暖和起来了。

吃罢，苏杭用纸巾擦了擦黄里透黑的嘴角，急急走回门诊楼。还没有开诊，门口长椅上已经坐满候诊的病人。大约过了半个小时，一个五十岁左右的老护士走出来整理一下候诊台。"一号，一号在吗？去516诊室！"声音洪亮清脆。

怎么？开诊了？怎么没见着高主任走进去？高主任从哪里进的诊室？这半个小时我明明眼都没眨一下啊。苏杭一步冲到候诊台。

"护士大姐，我是金沙滩医院护士苏杭，我和高主任有约，想见一见她，几句话就行。"

"你是看病？看病先去挂号。"老护士头也不抬。

"不是看病，想跟她聊几句话。"苏杭紧追不舍。

"嘿，你这人真奇怪，聊天跑到诊室了，你知道高主任一天要看多少个门诊病人？你看看这些排队的，你却要和她聊天！"老护士抬起头来，看到苏杭正眼巴巴地看着她，有点不好意思，毕竟是同行，她压低声音。"这样，我给你出个主意，先去挂号，我叫号时会有人不及时应答的，你就溜进去，抓紧时间出来。"

苏杭看着她感激地一笑。"好好，我这就去，谢谢。"

这主意好，苏杭等了一会儿就找到一个机会。

诊室不大，高主任头也不抬递上一句话："来，坐，是第一次看病还是复诊？"

她接过苏杭手里的挂号票，抬起头来，一脸愠怒，声音都变了调："哎，你这是几号啊？怎么插队呢，谁把你放进来的？"

"高主任，不好意思，是我自己进来的，我是金沙滩医院护士苏杭，我们主任是赵远航，他让我今天来见您。"苏杭一时不知所措，低声怯怯地说。

"哦，赵远航，你们赵主任昨天打了电话，我正好手术，他怎么不来呢？"高主任态度温和起来。

"赵主任今天也是门诊，他没有时间，他让我向您问好！"实际上，赵远航从未要她代替问候。苏杭抬起头，高主任正盯着她，她赶紧把视线瞥向一侧，心里怦怦直跳，脸上发烫，真想钻墙缝。

"高主任，您时间很宝贵，我呢就简单说一下赵主任的意思。"苏杭舒了口气，整理一下情绪说："我们血透中心最近病人少，前几天发生的事件您一定听说过，从那次事件后原先的病人大部分流散了，我是来请您帮忙的。你们医院大，病人多，如果有高新区的病人麻烦您介绍给我们，你也知道我们医院血液透析医疗和护理技术一定没问题。当然不会白让您忙活的。"后面的一句话，苏杭的声音小到她自己听着也费劲。

"哦，不会白忙活，怎么个意思啊，你们这个赵远航主任，上学时自命清高，视金钱如粪土，我们在学校曾为'人生价值观'争得面红耳赤，几乎都要反目为仇了。哈哈，现在他也会'为五斗米折腰'，时势造就人啊。"高奕笑着站了起来。

"不不不，赵主任不是这个意思，"苏杭想辩解，但一时不知怎么说，懊恼万分。该死的陈强，我说这句话干什么呢？没事找事啊。

高奕两只手插在白大褂的口袋里，走步到窗边，停下来眼睛盯着窗外，好像在回忆。

苏杭这会才细细打量起眼前这个海外留学医生：高挑的身材，白皙的皮肤，大波浪的头发柔和地搭在肩上，两侧的头发用精致的发卡拢在后脑。从金属边眼镜侧面能看到那双有神的丹凤眼，新月眉，鼻梁高翘，唇角轮廓明显，和当年照片相比多了一些成熟干练的韵味。

"我们血透中心病人的确很多，可以说是人满为患，经常要加班加点透析，护士们累得叫苦连天。老百姓迷信大医院，即使经常排不上透析治疗，即使透析费昂贵，这些病人也愿意在这里。他们对其他小的医院持怀疑态度，越是动员他们离开，他们越不想离开。不过……"

不过什么？苏杭静静地等待下文。

"这些病人，哎——"她回到诊桌后的椅子上坐下，两只手仍旧插在白大褂口袋里，眼睛盯着桌子一角，缓缓地说："这些病人，基本靠事业单位公费医疗，有钱的厂矿企业还能支付，濒临倒闭的企业，职工吃饭都成问题，哪有钱支付看病的费用，农民就更可怜了，像后娘养的，没人管了。十三亿中国人，七亿农民啊！"高主任说完抽出口袋里的手，身体前倾拿起诊台上的笔捻转着，看得出她的内心很不平静。沉默片刻，她抬起头对苏杭说：

"如果你们医院能对自费病人减免点费用，我想可能问题不大，我这里也好介绍。公费医疗和厂矿企业职工如果已经在透析或者是新发病人家住在高新区的，我也会力劝他们回当地治疗，毕竟治疗方便。哎，现在的医疗资源分配太不平衡，老百姓有个头痛脑热的都跑到大医院来看病，造成大医院医生疲于应付，基层医院病员流失。"高奕干咳了一声，漂亮的眼睛随即眨了几下。

苏杭没想到，外表柔和的高主任却是一个满腔热血的性情中人。她点点头，高兴地说："谢谢您，高主任，我回去转告赵主任。"

"我们好像是师姐妹对吧？上次回母校，数学老师和我谈起你，说苏杭现在金沙滩医院工作，是一个德智体全面发展的学生。"高奕笑起来脸颊有两个深深的酒窝。

"是啊，是张老师嘛，我也知道您，在她家墙上照片认识您的。"苏杭的脸上飞起一片红晕，声音也提高了。

"好啊小师妹，我今天很忙，有时间我们再聊，回去告诉你们赵主任，血液透析是治疗的手段，要开展新的透析技术，比如血液灌流和血液透析滤过。你们高新区是城乡结合处，在农忙时会有不少农药中毒的病人，血液灌流对治疗有机磷中毒和其他药物中毒效果很好，也会收到良好的经济效益和社会效益。"

高奕边说边起身送苏杭出去，她在门口停住脚步，笑着对苏杭说："代我也问候你们赵主任，你们赵主任当年是我们学校的才子俊哥，一身正气，好多女生暗恋他，但都望而却步。"说完挥了挥手，转身进了诊室。

胶东半岛数九寒天，嗖凉的寒气直刺骨头。此刻，许若和唐艺潼正挨家挨户拜访。苏杭原本想照顾她们，因为她们见的都是熟悉的病人，熟人熟面，不至于受冷落。但她想错了，这个工作并不轻松，病人居住分散，大部分人家没有电话也无法事先联系，冰天雪地，一家一家寻找非常困难。不过许若和艺潼很聪明，她们事先做好了周密的安排，把病人家庭住址按区划片，拟好了行走路线，坐几路公交车，在哪里换车等等都记在小本上。到了小区换乘三轮车，三轮车师傅对当地已经滚瓜烂熟，门牌号都记得很清楚。遇到在家的病人，她们一个人先进屋打招呼，另一个到小区门口小卖店买上水果，当然是许若进家，唐艺潼去买水果，送上嘘寒问暖。不在家的病人，她们会到居委会留下电话，请居委会帮忙转告，两个人配合默契，彼此照应，进展得也很顺利。

接下来几天苏杭在市区及邻近医院奔波。医疗改革把胶东这块冰封的土地催醒，每家医院都出现相似又不相同的景致；同时又把白衣"肾斗士"拧到同一战壕，让他们彼此多了几份理解和紧迫感。这时传来一个不好的消息：艺潼BB机联系，许若在路上晕倒了，已经送回医院。

苏杭心急火燎赶回医院已经是下午四点，冬季的余阳透过病房的窗户稀稀拉拉地透进来，照在熟睡中许若苍白的脸上。她的右手搭在胸前，手背上白色的胶布说明刚打完针。苏杭正想搬个凳子坐在许若床旁，王瑞拿着一摞检查单匆匆进来，看见苏杭急忙说：

"没大事，没大事，有点先兆流产症状，刚才已经用上药，估计不会有什么问题，这不检查结果基本正常，稍有点贫血，回家补补营养，休息休息就好了。"王瑞的宽宏让苏杭更感到内疚。

许若醒了，她看见苏杭笑了笑："苏杭姐。我和艺潼这几天跑了八家，大部分病人同意回来，只是希望医院有车接送，他们当中老人多，行走不方便。"

苏杭蹲下握着许若的手，不知道该说什么，眼泪在眼眶里旋转，半天挤出一句话来："辛苦了许若，什么都别说，好好休息。"

晚上回家，苏杭颓丧地倒在床上，她感觉浑身没劲。丫丫过来喊她吃饭，她看着丫丫，眼泪流了出来，丫丫急忙跑出去。

"爸爸，爸爸，妈妈病了，她哭了。"

"怎么了？"建宁一边解围裙一边走进卧室。

"建宁，许若差一点流产，都是我不好。"苏杭再也忍不住哭出声来。

"妈妈，别哭，别哭，"丫丫不知发生什么事情，急得在床旁摇着苏杭的手。

"是啊，别哭嘛，来来，告诉我怎么回事？"建宁问道，蹲下在丫丫脸上亲了一口。

苏杭从床上坐起来，她理了理乱蓬蓬的头发，一五一十地告诉建宁发生的事。末了苏杭又说："如果许若有事，即便她们不记恨我，我也不会原谅我自己，我一辈子都逃不出阴影。"她说着又难过地抹起泪来。

"哎哎，苏杭，许若不是没事吗？你别守着孩子这样好吧？这个工作能干就干，不能干就别干，你看你家里什么都顾不上，回家能让家里人高兴也行啊。"苏杭听建宁这么一说，心里一沉，她抹了一把眼角止住泪，默默地看着床边。

建宁也觉得话重了，看苏杭发呆，连忙说："这个周末我们带着丫丫去看看许若吧，可以的话，我请吃饭，这样你的心里负担也少些，好吧？"他说完，突然又想起什么："我说苏杭，哪有你们这样找病人？医院也变成商场了？就是商业推销也是打广告宣传的，广告的效益比你们这样满世界找病人好多了。"

"广告不是要花钱吗？谁出钱啊？"苏杭为难地说。

建宁摸着丫丫的头，笑着对丫丫说："再这样跑，你妈妈就成了真正的黄脸婆了，对吧？"丫丫不懂得黄脸婆是什么，只是拉着苏杭的手，"妈妈妈妈"叫着。

"快吃饭，饭都凉了，丫丫也饿了，这个周六我请客，许若和她老公王瑞好久没见，大家一起聚聚。"

剩下的工作还要继续。苏杭拜访医院的工作结束，她准备和唐艺潼把剩余的病人走访完。为了节省时间，她们分头进行。陈强主动请缨，他说："一共还有三家没走到，今天下午我去王家滩，这个村我熟悉，我的腿快，'飞毛腿'，嘻嘻，剩下一家苏护士长和艺潼负责吧。"

"陈强你和艺潼一起去吧？艺潼对病人熟悉，你对路程熟悉，正好搭档，王家滩有两个病人，我去向南小区，那个区只有一个病人。"苏杭说。

江照林住在向南小区，这个病人最让苏杭担心。半年前，中心收了这个病人，一米七左右，身子就像是冬天落叶的槐树枝，一碰就要折。他的皮肤黄里带黑，是那种菜青色。眼睛不大，头发像枯草一样，嘴唇最引人注目，像是漂洗过的猪肉颜色，严重贫血，被担架送到血透中心。苏杭做完透析前准备工作，正要掰开他手腕穿刺动脉时，江照林竟然一个高蹦起来，光着脚往外跑："我不要透析，我不能透析。"他踉踉跄跄跑了几步就瘫坐在血透中心大门口地上，大口地喘着气，两眼无望地看着白色的大门，无比痛楚地说："透析，这辈子就完了，我怎么活啊。"眼泪顺着他那灰暗的脸颊流了下来。

几次透析加上输血，江照林活了，但只限于躯体，他不再说话，和他交流是靠眼神，半年透析治疗中江照林说的话只能用个位数计算。从陪他来的小伙子嘴里得知，江照林是他们公司去年招聘的大学生，品学兼优，人也朴实，工作积极肯干，大家都挺喜欢他，得病后单位领导很同情他。没见他家里人来过，问江照林，什么也不说。从简历上知道他的老家在沂蒙山区，老总担心就派办公室主任去了一趟他的老家，回来后办公室主任也不说话了。最后才知道，江照林兄弟五人，母亲在他小学时就撒手人寰，他有三个哥哥，大哥、二哥在十年前已经去世，据他父亲说是腰子（肾）坏了，那也是尿毒症。大哥的妻子改嫁，留下小侄女陪同江照林父亲一起生活。不幸的是江照林的三哥也得了此病，他三哥大学毕业在银行工作，是家里最有希望出人头地的人，尿毒症毁了他的前程，肾移植术后并发感染，去年抑郁自杀了。江照林弟弟还在上中学。哎，就是这么不幸的一家人。

苏杭对江照林格外照顾，每次江照林透析，她总会多带点好吃的，分给江照林。大家也都很关心他，有的送不穿的衣服，家里多余的棉被等。

这么久，一直没有江照林的消息，他怎么样了？

苏杭不知道江照林的住处，只知道他住在这个小区，江照林得病以后从单位宿舍搬出来，住在小区的一个地下室里。

风很冷，天空中飘起了雪花，这是胶东的三九天气，有言道"三九四九棍打不走"。苏杭在小区门口买了点水果，她打听到小区居委会，居委会大姐告诉她，往后走三排，中间单元就是；并告诉她江照林没有在小区登记，她们曾经去过那个地下室，是5号。

地下室是居民存放杂物的地方，昏暗狭长的过道边堆放着越冬白菜和大葱，空气中弥漫着发霉蔬菜的味道。苏杭小心翼翼地来到5号地下室，她轻轻地推一下门，门没锁，一个让人窒息的画面映入眼帘：这是一个什么样的住处啊，从铁栏杆小窗户透进一束光线，靠墙一张木板搭建的床上拱着一堆棉絮，紧挨着床旁是一把破旧的椅子，椅面上一个不锈钢饭盒，上面放着啃了一半的馒头，咬开的馒头干裂并已经抽巴。床对面墙边是盆、水瓶、肥皂，一根很粗的暖气管道从这个地下室里穿过进入楼层，房间里并不冷。江照林去哪里了？苏杭环视着巴掌大的房间，突然看到那堆棉絮在动，里面传来："谁啊？"

苏杭立刻恐惧起来，她惊讶地看着这堆活动的棉絮，是江照林的声音。她壮着胆，侧身挤到床边，用手慢慢掀开棉絮的一角，瞬间，一股汗臭夹杂着尿毒症病人呼出的尿骚味，还有棉絮发霉的味道涌了出来，苏杭本能地捂着嘴。江照林蜷曲在床上，头发像在水里捞出来似的，一缕一缕黏在一起，苍白灰暗的脸上渗出一片豆大的汗珠，嘴巴张开着呼哧呼哧地喘着气，眼睛发红，目光呆滞。

"江照林你怎么了？发烧了吗？这些日子透析了吗？"

江照林摇了摇头，苏杭伸出手想试一下他的额头体温，手触到床铺，很烫，是开着电褥子，她突然明白江照林特意出汗，为的是排出体内潴留的水。苏杭立马摸到他的脉搏，急促跳动像是勒住的小马驹，狂躁地又踢又刨，时快时停，苏杭感觉到濒死的窒息感。她又想起刘云峰。

"江照林，你要马上去医院，不能在家里待着，会没命的。"

江照林呼哧呼哧地喘着盯着苏杭，不说话，他吃力地咳嗽着，翻过身从枕头下拿出几张皱皱巴巴的票子，递给苏杭。

苏杭明白什么意思，她使劲地点了点头，没顾得上看是多少钱，一次透析费用肯定不够，但救命要紧。"没问题，没问题，你先待着别动，我出去叫车。"

苏杭一路小跑来到小卖部，她拨通赵主任的电话。

江照林安全了。透析结束，苏杭长长地舒了一口气，心身疲惫的她捏着江照林给的软塌塌的钱，心里涌出的是绵绵的惆怅，这是多么重要的救命钱，江照林还要吃饭住宿，还需要这点钱。她悄悄把钱塞到江照林外衣口袋里，自己掏钱把透析治疗费补缴上去。

赵远航很快知道了，因为刘芳催江照林交钱时，江照林说钱没带够，等下次交。但是苏杭却拿回透析缴费的底单。他对苏杭说：

"护士长，这不是办法，你一个人没有这个能力啊。"稍等，他又急忙说："还是我来交这个钱。"赵远航边说边掏自己的口袋，一元、两元、十元。他苦笑着摇着头看着这几张票子："哎，行医十载，我都交不起这个费用，真不如街头卖茶叶蛋的。"

赵远航是条胶东汉子，此刻他在女人面前却拿不出胶东男人的气魄来，心里一定很懊恼。苏杭很理解他的心情："赵主任，没关系，这个钱我暂时用不上，以后你有了还我就是。"

"这样，护士长，我现在就把情况向院领导反映，不能用你的钱。顺便把你们这次收集来的意见向领导汇报。你呢，辛苦一下，给政府相关部门和他原先单位打电话联系，我们是社会主义国家，政府不会不管的。"说完头也不回急匆匆往外走，到门口时他突然想起什么，转过身来："明天周五早会，我想动员大家捐款，你尽量通知大家都来，不上班的也要来。"

看着赵远航离去的背影，高奕的话又在苏杭耳边响起：才子俊男，自命清高，视金钱如粪土。她心里叹息着转身进了透析治疗室，拿起窗台的电话，按照赵主任的吩咐，先拨通了江照林原单位，电话那头传来一个男人的声音：

"不好意思，江照林已经离职，不属于我们单位的职工，不能负责他的治疗费。"

苏杭查到另一个电话："你说的这个人，我们不清楚，原来的领导已经调走。"一个女人冷冷地说，然后咔嚓挂断。

区政府办公室："这个事情我问问领导哦。"这个姑娘还是蛮热情的。

一会儿后，"领导说这个事不属于我们这个部门管。"

"那请问属于哪个部门负责？"

"这，我不知道。"

"你告诉她可以问下民政，残联。"电话中隐约传来了一个男人的声音。

"嗯——你问下民政和残联。"接着电话挂断了。

给民政局电话："不知他什么情况，符合条件可以办低保，一个月有一百多元补贴。"

"都需要什么条件？怎么办理？"

"一两句话说不清楚，先到民政局拿表格，递交申请资料，当然我们也要审核，至少需要半年的时间。"电话那头传来不耐烦的声音。

残联："他不是残疾，怎么能给我们打电话，切。"

无论如何，民政局还有申请低保的希望。但这点钱杯水车薪啊！最能解决问题的是江照林的原单位，他们应当负责，原单位领导换了，怎么办？

"可以给新闻记者打电话，借助媒体的力量，我们村一个残疾军人，好多年没给他发残疾津贴，就是新闻报道帮他解决的。"陈强不知什么时候进来的。

苏杭看着陈强，她的脑袋很乱，一时半会儿理不出个头绪来。眼下这也是个办法，俗话说"有病乱投医"嘛。

"我来打电话，先问 114 查询。"陈强动作很迅速，不费劲地办完了。

很快就来了两个新闻记者，一男一女，年纪也就是二十多岁。他们提交了记者证：王宁、林德凯。王记者和林记者细细地问起来，苏杭一一回答，末了两位记者又问了江照林的住处就告辞离开。苏杭不知道他们是搭什么工具来的，心里想：如果每一个部门都能以他们这种速度办事，哪还有什么办不了的事啊。

万万没想到这件事情竟掀起了轩然大波。

第二天早上苏杭和赵远航刚进血透中心就被办公室小唐传呼过去。

院长办公室里，荆院长、王副院长、办公室宋主任、章科长和护理部方主任都在，从他们的脸上感到气氛不对。

"赵主任、苏护士长，你们看昨天的晚报了吗？如果没看，来，看一下。"宋主任板着脸递过一份报纸，苏杭惊异地看到是江照林和他住处的照片，旁边醒目的标题："没钱，对不起，我们不能给你治病"，副标题是："金沙滩医院寒心见闻"。下面写道：江照林大学毕业后来到我区，本着一腔热血投身高新区建设队伍中，不幸患上尿毒症在金沙滩医院接受治疗，但因为透析治疗费昂贵，江照林家境贫寒，没有经济来源，只能中断透析治疗，生命随时都有危险。金沙滩医院违背了"救死扶伤"的医德……本报记者：王宁、林德凯。

门开了，办公室小唐又送进两份报纸：《滨海日报》和《新闻早报》。宋主任一瞅，脸色更加难看。他抬头扫了一眼赵远航和苏杭，把报纸递给了荆志。荆院长瞥了一眼，顺手递给王克明，王副院长看了标题，苦笑着说："看来不仅是雷鸣闪电，而是暴风疾雨啊。"他摘下老花镜抬头问道：

"赵主任，小苏，刚才报纸上的新闻看了？是怎么回事？"

"我，我，我对这件事负责，赵主任不知晓。"苏杭不知该怎么说，越焦急舌头越像打了结似的不听使唤。

"你负得起这个责任吗？"章先廊冷冷地插进话，"苏护士长，你自己说说看，你能负起这个责任来吗？现在负面新闻满天飞，医院好不容易建立起来的口碑，被你毁了。"他的脸色像刷了铁锈漆。

桌子上电话铃响，荆志拿起电话："局长，哦，好的，我正在调查，嗯嗯，处理结果会告诉您，嗯，好的，下午 4 点开会，好，再见。"

"好事不出门，坏事传千里啊，小苏，你刚才说到哪里了？赵主任不知道？你把事情经过说说。"荆志不动声色地放下电话问苏杭。

苏杭定了定神，详细地汇报了事情经过。末了她说："我没来得及和赵主任汇报，我也不知道会造成这样恶劣的影响，要处分就处分我。"她低声说。

"哈哈，小苏啊，我现在才看出你确实有非凡的能力，在我们几位之上啊。"荆院长哈哈地笑起来。

苏杭一时摸不着头脑，不知荆院长是真心话，还是在贬她。她羞愧地低下头，两只手不停地揉搓着工作服的衣角。

"我听说，是你昨天家访把江照林带回医院透析的？而且是你给他交的透析治疗费？这样的先进事迹我们医院没报道，却让那两个小记者胡说八道。办公室的职责是什么？出了问题只知道埋怨指责，为何不调查清楚。"荆院长生气地把水杯往前一推，溅出来的茶水顺着杯子往下流，章先廊起身讨好地想过去擦，被荆院长用手示意挡住了。

"宋主任，马上联系新闻总报编辑，把事实经过告诉他们，苏杭这种助人为乐、急病人之所急的事情一定要见报，今天江照林来透析对吧？好，让新闻记者直接在血透中心采访江照林，正好给血透做广告了。"他停顿一下，接着对王克明说：

"王副院长，赵主任发动血透中心爱心捐款，我们全院也举行这么一次活动好吧？本来是刘洋负责这项工作，但他不在家，就有劳您辛苦了。"王克明副院长在部队级别比荆院长高，所以荆志一直对他尊重有加。

"好的，没问题，我抓紧时间，要搞得轰轰烈烈，有声有色。把前些日子推进医疗改革少数人的流言蜚语消灭掉。医院有些人唯恐天下不乱，我们在座的领导有谁能像苏杭那样？为老百姓做点正事、实事，出了问题不分青红皂白就知道埋怨推卸。"王克明有些激动，花白的头发随着他激昂的语气有些颤抖。

苏杭看到宋主任和章科长耷拉下脑袋。宋主任脸色有些苍白，他急忙说："好，我马上联系新闻部门，尽快见报。"

房间里静悄悄的。

"好吧，大家都去忙吧。赵主任和苏护士长留下。方主任，我听说血透护士许若病了，如果血透护士紧缺，您想办法解决。"

"好的，没问题。"方晓琴起身回答，胖胖的手拍了拍苏杭的后背，朝苏杭笑了笑。

房间里只剩下荆志、赵远航和苏杭。

"来，坐得靠前些。"荆院长点上一支烟，吸了一口，接着长长地舒了一口气，嘴里吐出一圈烟雾。

"小苏啊，我要表扬你，但也要批评你，这件事情你做得不周全呢，现在知道媒体的厉害了吧？以后新闻媒体活动一定要通过办公室去办理。当然这不怪你，医院也没给大家提个醒，下午开会我强调一下。"荆院长又吸了一口烟。"赵主任，前些日子你申请的病人交通补贴和自费病人减免问题，我们开了院务会，从交通补贴里拿出现钱来是违背财务规定的，不过医院两辆救护车，你们可以用，不要耽误急救病人使用就行。至于自费病人减免费用问题，已经和财务科科长商量妥了，可以走特殊财务缴费渠道，到时你们去咨询下财务科长。"

"谢谢荆院长！"赵远航和苏杭喜出望外。

"还有上次赵主任提到血透经济指标和经济核算不合理，我们和财务科仔细研究，是有些不合理，照这样计算你们一年两年不能发下全工资，更谈不上奖金。已经给你们改了，去掉房屋租赁费和机器折旧，一会儿你们去找财务科长。哎——血透这个中心的好坏关系到中日友好，市政府和中日友好协会都很重视，这个大帽子压得我抬不起头来啊。正准备邀请後藤院长明年春天来医院访问，别等来了，我们竟然没病人，那我可是担当不起。"荆志笑着吐着烟，他那双不大的眼睛笑起来眯成一条线，眼角出现很深的鱼尾纹。

"真的谢谢了，我们一定努力。"赵主任很少说这样宣誓一般的话，看得出他很高兴，苏杭何尝不和他一样。

六、後藤院长

　　这场新闻风波带来了戏剧性的变化。一时间，金沙滩医院血透中心成了人们议论的焦点。

> **晨报**
> 《冬日阳光，爱心满满》
> ——记金沙滩医院血透中心苏杭护士长

> **滨海晚报**
> 《金沙滩医院血透中心开展献爱心活动》
> ——访金沙滩医院血透中心主任赵远航

> **滨海日报**
> 《高新区金沙滩医院爱心活动》
> ——访金沙滩医院院长荆志

　　新闻记者马不停蹄在金沙滩医院的血透中心来回跟踪采访，一时间新闻媒体的报道连篇累牍。几天后，血透中心病人逐渐增加，很快超过早先最辉煌时病人的数量。更令人难以置信的是，江照林原单位的新任领导亲自到医院看望江照林，送来了单位职工的爱心捐助金，并拍胸膛保证，江照林的透析治疗费由他们负责。

　　苏杭近日心情特别好。病人逐步稳定，工作上了轨道。许若已康复，唐艺潼和陈强有拍拖的迹象。三位"老祖宗"牢骚计较少了，工作量增加，说闲话的人也就没了市场。最让苏杭高兴的是，後藤院长已经接受了访问邀请，她又会见到这位值得敬慕的老师。六年了，後藤院长来过三次，第一次是血透中心开业、苏杭从日本进修回来那年的金秋十月，她永远不会忘记那个激动人心的场面。那一天整个医院都沸腾了，披红挂彩，五颜六色的气球飘上蓝天，穿着白色礼服的中学生军乐队奏着欢快的曲子。那时候血透中心在小三层门诊楼，楼前院嘉宾云集。中方代表有滨海市市长、外事办公室主任、高新区区长、卫生局局长、金沙滩医院医护人员和各界新闻媒体，日方代表有宫古市市长、议长、秘书长、後藤院长和他的夫人、女儿玛丽、沼崎、杉本和青木。当滨海市市长高声宣读"滨海市高新区金沙滩医院血液透析中心隆重开业"时，礼炮鸣响，彩球腾升，军乐队奏响欢快的庆祝曲，接着两国市长进行了剪彩仪式。那一次参加庆祝典礼的还有中日友好医院的陈绍武院长和中国中医研究院北京广安门医院姚乃礼院长；也就是那一次，金沙滩医院同日本後藤医院签订了缔结友好医院协议书，後藤院长被聘为金沙滩医院名誉院长。

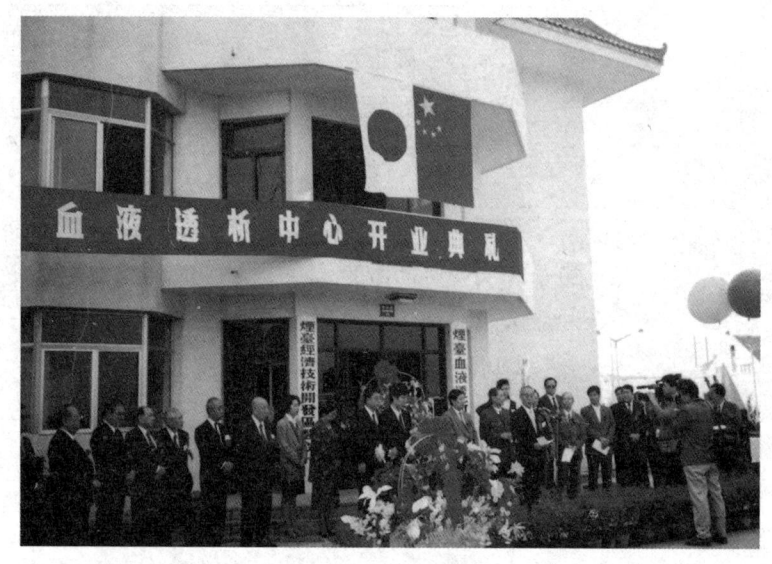

图3　开业仪式

第二次是血透中心开业的第二年春天，滨海市与日本宫古市缔结为友好城市。

第三次是後藤院长借访问金沙滩医院的机会举办专题讲课，滨海市医护人员聚集在金沙滩医院的大会议室里，他讲了《血液净化在临床上的运用》等课题。

六年中，後藤院长一直在关心金沙滩医院的发展，关心着血透中心的发展，他赠送的有关血液净化书籍有一百多册，塞满了金沙滩医院图书室的一整个柜子——《标准血液透析操作手册》《血液透析院内感染控制手册》《透析并发症的预防》《血管通路》《血液净化模式》《读懂透析患者检查值》，等等。後藤院长是日本岩手县[1]

① 日本的行政区分为：都、道、府、县。"县"相当于中国的"省"。

泌尿和血液净化协会的会长，每次有了最新杂志和刊物，他都会及时寄来。这些书除了日文就是英文，激发不少人学外语的热情。还有一些书，图文并茂，很容易理解，苏杭就有一本绘画本《慢性肾不全知识》，是北里大学教授瓦茂文昭绘画书写的，那是第一次去日本学习时後藤院长送给她的书，书的内容通俗易懂，配以可爱的卡通图画，一目了然，现在成了丫丫最喜欢的书之一。

六年中，後藤院长多次邀请金沙滩医院的医务人员去日本参观学习，滨海市政府也频繁派出医疗团访问日本。六年来，苏杭不断向後藤院长请教透析知识，和沼崎切磋透析技术，如今就要久别重逢，她按捺不住内心的激动。

腊八、小年、春节、正月十五、二月二龙抬头，转眼春天到了。

早春三月，日本樱花季拉开了大幕，樱花盛开的捷报随着暖暖的春风从冲绳经由东京而逐渐北上。

此刻宫古市的樱花尚未开放。宫古市位于日本本州东北部三陆海岸，面向一望无际的太平洋，是一个天然的港口城市。久负盛名的净土之浜就像天上掉下的一块美玉镶嵌在这里，白色绵软的细沙，蓝色透明的大海，成群的海鸥在空中翱翔。

夜幕降临，喧嚣一天的城市恢复了宁静。位于市中心的後藤医院仍旧灯火通明。门诊室里忙碌一天的後藤院长送走最后一位病人，长长地舒了口气，他转动了一下僵硬的脖子，直了直腰，便拿起桌子上的门诊日志翻阅着。今天的门诊病人是一百四十六位，每个病人像播放电影胶片似的在脑里快速回放：田中，八十三岁，糖尿病合并脚趾感染，需常换药。九十岁的小野寺夫人，腹膜透析，引流液出现絮状物，需要跟踪化验检查。吉野老先生，输尿管结石，如果保守治疗没有效果，需要手术。四十岁的村上，邮递员，上腹部疼痛半年，食欲一直没改善，我这是专科医院，建议他到综合医院看看。想到这，他抬头瞥了一眼墙上的时钟（七点三十分），接着拿起桌上的电话："喂喂，门诊部，把以下几个病人的病历记录拿给我。"

"明白了院长先生，请稍等。"门诊护士长酒井应答道。

他仰着头看着天花板，继续一遍一遍回想今天就诊的病人。

门开了。酒井护士长抱着一摞淡蓝色夹子进来，微笑着向後藤院长弯下腰，"院长先生，辛苦了。"说完就把夹子放在桌子上。酒井护士长个头只有一米五六左右，三十多岁，是三个孩子的妈妈，五官小巧精致。她毕业后就在这个医院工作，至今已经有十多个年头，对这里的风吹草动都了如指掌，不需要吩咐就知道要做什么。此刻她静静地就立在後藤院长身边，像一朵白色的樱花，恬淡自然。

後藤院长翻着病历，一边说，酒井护士长一边忙着记录：需要电话回访的病人是某某，需要家访的是某某，需要复诊的是某某。

完毕，酒井护士长又抱着这一摞夹子，笑盈盈地离开诊室。

村上？胃痛？胃镜检查？保守治疗？桌子上只留下村上的病历。他想着，思考着，又抬头看了看墙上的钟表——正好八点，便拿起电话拨通在宫古市立医院工作的老同学山内君。医生这个行业是没有时间概念的，常常不分白天黑夜地工作，他们尽可能不互相打扰，但约定俗成，晚上八点，这个时间可以交流疑难病例，切磋治疗方案，分享治愈喜悦。电话中立刻传来山内君明朗的笑声，後藤院长介绍了村上的病情，电话那头认真地询问。

"嗯嗯，明天我派人送去，所有检查结果一同带去，嗯嗯，明白，给您添麻烦了，谢谢，再见。"後藤院长挂上电话，他长长地舒了口气，站起身，拿起村上的病历，健步离开诊室。

候诊大厅里，几位护士正在接待处整理病案，"大家辛苦了。"後藤院长把病历放在台面上。

"院长先生，您辛苦了。""您辛苦了，院长先生。"正在忙碌的护士们看到後藤院长立刻弯腰问候。

"早点回去休息，明天继续努力。"

"谢谢院长先生。""谢谢。"护士们嘻嘻笑着。

电话铃响，是找他的。後藤院长想起血透中心还有病人，疾步跑到楼上。

沼崎是血透中心负责人，负责整个透析治疗看护和透析设备运转工作，如果有急重病人，他会第一时间通知後藤院长或者病房医生到血透室为病人诊治。

沼崎看见後藤院长走进透析治疗室，便急忙迎了上去。"辛苦了，院长先生，三号机铃木一直腹部疼痛。"三号机器上一个叫铃木一男的老人正在透析，这个七十七岁的老人五年前因糖尿病合并肾功衰竭开始透析，两天前因前列腺增生收住院，保守治疗一直不见好转。後藤院长快步走到床前，轻声地和铃木说话，耐心地询问，给他做了体检，听诊、触诊、叩诊。接着他又查看了透析记录单，皱着眉头一边在医嘱单上写着，一边和沼崎说："止痛剂，肌肉注射。"

"Ha-i嗨，Ha-i嗨"，沼崎麻利地取药，消毒，注射，过了一会儿，老人平静地睡着了。後藤院长看着痛苦的老人，摸了摸他削瘦的肩膀，转过头轻声问沼崎："还有多长时间结束透析？"

"四十五分钟。"

"嗯，下机后送到病房，有事及时和我联系。"他说着，脑子里立刻想起另一个问题，明天就要去中国，离开一周时间，如果手术就要请市立医院的医生帮忙；但是如果市立医院的医生没时间不能立刻手术呢？铃木又要遭罪了，必须给他手术，才能放心离开。明天早上八点启程，那就早上六点手术！他疾步走到护士台拿起电话，通知了病房医生和小成总护士长。

九点，青木来了，他们一同来到三楼办公室。青木是後藤医院的事务长，四十多岁，个头一米七三四左右，皮肤黝黑的一张方脸，两道眉毛粗粗的。青木平日话语不多，但做事干脆利落。他拿出访问中国的日程表和随同人员名单递给後藤院长。

"院长先生，已经和玛丽约好时间，明天一早她在盛岗等我们一同坐新干线，我们在东京与杉本会合，然后当日乘飞机到中国上海，在上海住一晚上第二天一早乘飞机到滨海市。"

後藤院长的女儿玛丽不放心父亲的这次中国之行。三个月前，院长在工作中突发脑出血，好容易保住了生命，家人和朋友劝他多休息，放弃这次访问，但他却固执地说：我很幸运，父亲和爷爷都是六十岁去世的，我以为我也要走了，既然留下我，那我要更努力地工作。玛丽劝阻不成也只好跟着随访，後藤院长乐在其中，他希望女儿多了解中国的风土民情。

青木事务长刚说完，玛丽电话来了，"父亲，今天辛苦了，晚上要早休息，明天一天的路程。"

"哦，玛丽，我很好，放心，嗯，放心吧，明天盛岗新干线车站见。嗯，我这里还有事，问你妈妈好，嗯，明天见。"後藤院长笑着放下电话，"这下子有人管我了。"

青木咧了咧嘴没做答。

後藤院长抬头问青木："在金沙滩医院讲课的时间定好了？"他说完指了指旁边的位置示意青木事务长坐下。

"谢谢。"青木走过来坐在他旁边的沙发上，指着日程表上的一栏，"访问第三天下午两点，这是金沙滩医院定的时间，您讲课的内容已经发给金沙滩医院办公室的工作人员。"

"哦。讲完课，我想请所有参会的人员和医院员工一起吃饭，大家可以在一起聊聊天，你安排一下，我也是他们的院长，两年没和大家见面，太不好意思，失职啊。"

"这个，我已经和金沙滩医院联系了，并说明了您的想法。他们还没回信，我想等去了再和他们商定聚餐的酒店和时间。"

後藤院长没说话，他拿过青木手里的访问日程表看着。青木事务长连忙说："这次访问结束还有一天空余的时间，杉本建议去游览滨海市的蓬莱阁，他说他可以负责安排预订旅行社。"杉本从去年被日本尼普乐株式会社派遣去中国工作,他现在是尼普乐株式会社驻中国北京有限公司的总经理。

"哦,就是那个八仙过海的地方,我很想去看看。不过尽量不要麻烦金沙滩医院,如果他们想去,也可以和我们同行,但是费用我们要承担。"

"明白了。"

门"咚咚咚"轻轻的几下,接着开了一个缝,"不好意思,打扰了。"门口闪进了一个女孩,是邻居中国餐馆老板的女儿。女孩二十岁出头,头上系了一条蓝色花纹三角巾。"院长先生,晚上好。"女孩向後藤院长鞠躬问候,又向青木鞠躬问候:"您好。"她蹲在茶几边,麻利地将一个红漆饭盒从篮子里取出,笑盈盈地说:"我父亲说您明天要去中国,按照中国的习惯,出门要吃饺子,一路顺顺利利。"

"谢谢,谢谢你的父亲,辛苦了。"後藤院长这会儿才想起没吃晚饭,忙碌得饥饿感都已忘掉。姑娘摆好饭菜,像蜻蜓点水似的一鞠躬:"请慢慢用餐,明天路上小心,祝旅程愉快。"说完提起篮子,笑吟吟退着离去。离医院不远有一家中国餐馆,老板是福建人,早年移居日本,後藤院长是他的老顾客,他几乎每天晚上都在这家中国餐馆订餐。

晚饭是煎饺。後藤院长把日程表放在茶几上,边吃边接着青木的话题。

"哦,好吧,你们按计划走,我明天早上有个手术,做完后再走。"饺子是虾仁白菜馅的,空气中散发着淡淡的鲜香味道。

青木事务长正在给他倒茶水,听到後藤院长说的话,手一晃茶水溅了出来,"对不起。"他急忙抽出餐巾纸擦拭着桌面,"可是,可是,院长先生,"青木以为听错了,但後藤院长淡定的表情和说话语气不容置疑。他站起来焦急得直搓手,盛岗至东京的新干线发车时间上午十一点,从宫古开车到盛岗至少要两个半小时,如果晚了,就赶不上当天东京飞往上海的航班。他知道後藤院长的脾气,想说的话又咽了回去,低着头站在後藤院长身后沉思了一会儿。

"没问题院长先生,这样安排。如果明天手术顺利,八点能结束,我们八点半乘车直奔盛岗新干线车站,和玛丽在车站会合。如果手术拖延了时间,我留下和您明天下午走,在东京住一晚后天一早从东京乘飞机到上海,大家在上海集合,当天晚上就赶到滨海市。"

"好的,一会儿和玛丽电话说一下,让她有准备。"後藤院长把一个饺子囫囵放到嘴里,又想起什么,急急嚼了两口,端起茶杯喝了一口水,抬头说:"还要和杉本说一下,如果日程有变,要及时和金沙滩医院联系,本来是上午到滨海市,有可能是晚上。"

"Ha-i嗨。"青木连忙应答。

"中国滨海市酒店订好了？"

"是的，酒店已经订好，上次住的时代大酒店，杉本已经预交押金。"青木事务长说着又想起一件事，"院长先生，还有一件事情，就是您要送给金沙滩医院的药品和医用品，航空公司有限制。杉本说他们公司可以帮忙解决，但是数量不能多。"

"太好了，能带多少就带多少。把五千单位的促红素换成一万单位的。"

"明白了，马上去做。"青木事务长立刻明白後藤院长的意图，一万单位是五千单位的两倍浓度，这样无形中增加了数量。

一盘饺子很快吃完，後藤院长直起身子，端着茶杯，抿了一口，陷入了沉思。

这次访问中国，带什么东西更有意义，更能帮助中国的病人？首先是药物，他了解到中国医生治疗透析病人贫血时，大部分采用输血疗法，但是长期输血并发症多，危害大。促红细胞生成素，俗称"生血针"，刚刚进入中国市场，昂贵的价格让医生望尘莫及，让病人也不敢问津。他同时也了解到，大部分透析病人首次透析时，不能及时做血管内瘘吻合手术，护士们多数采用动脉直接穿刺，不仅造成病人痛苦和动脉血管损伤，而且也给护士增加了难度。一次性中心静脉导管可以解决这个问题，但同样是昂贵的费用，让众多病人不可企及。

青木给他倒了杯茶水，他眼睛却盯着墙边两大箱书籍，"这是明天要带的？"

"是的，都是您指定要买的书。"青木直起身子说。

後藤院长端起冒着丝丝热气的茶杯，眼睛盯着箱子，思绪又游离。第一次参加金沙滩医院血透中心开业的时候，他赠送了透析设备，又带了很多血液透析用一次性耗材：透析器、血路管、穿刺针、二十毫升注射器和医用胶带等医用品，对金沙滩医院血透中心很有帮助。第二次访问中国，他和随行的人员带了几大箱书籍和医疗人体模型，供医护人员学习用。第三次他带了五台微量输液泵、一箱泵用输液管和大量书籍，但就是那次从中国回日本的时候在机场，他莫名其妙地被机场监管人员扣留，理由是他每次带大量东西出国，被怀疑有危害日本国的行为。日本警察局经过四个小时调查取证，最后将他释放。这一场有惊无险的经历，过后也让他唏嘘不已。

"如果能多带些药品和他们急需的医疗用品就好了。"他叹了口气又摇了摇头。

青木事务长离开医院已经是晚上十点钟，血透中心工作已经结束。後藤院长走在病房的走廊上，脑子里想着刚透析完转入病房的病人铃木一男，走廊的地灯闪着微弱的灯光，映在他那高大伟岸的身躯上。值班医生村上看到後藤院长连忙从一侧病房走了出来，"院长先生辛苦了。"

"你也辛苦了，铃木怎么样？"

"刚才做了血检、心电图和 B 超检查，血色素略偏低，心电图检查是……"村上是一个年轻的小伙子，高挑的身材，白净的脸庞，说话有些腼腆。长期在後藤医院工作的医生只有三个人，後藤院长、村上医生，还有一个医生正在休假中，二十四小时工作，使他们难有休息时间，平时如忙不过来或者有重大疑难的手术，後藤院长会外请医生，宫古市立病院的老同学山内君和他的弟弟後藤英雄常常过来帮忙。

村上一边跟着後藤院长的步伐，一边侧着身子向他介绍铃木一男的病情与治疗方案。铃木一男的病房在走廊尽头，说着话就到了。村上小心翼翼地拉开淡绿色帘子，幽暗温和的灯光下，铃木老人睡着了，他侧卧着，蜷曲的身子像大虾躬身一样，眉头紧皱，睡梦中的表情也是痛苦不舒展的样子。村上想叫醒他，被後藤院长制止，"让他休息吧，一会儿我再过来。"村上点点头，顺手拉上帘子。

"後藤院长，院长先生。"正当後藤院长转身准备离开时，帘子内传来铃木的声音。他又拉开帘子。躺在床上的铃木看到後藤院长，连忙想坐起，後藤院长的大手按住了他："好好休息，明天早上做手术，放心吧，手术后就会好的。"後藤院长又给他讲了手术方法和注意事项，铃木一个劲点头，"给您添麻烦了。"

後藤院长又和村上查看了病房的其他病人，最后来到办公室，他再一次查看了铃木的病历、B 超和化验单，拿起笔在铃木的病历上写上：铃木一男，男，77 岁，拟定于 3 月 26 号 6am（上午）行尿道前列腺激光切除手术。而后他和村上交代了一些术前注意事项，便放心地离开病房。

夜深了，万籁俱寂，一轮新月已经西沉，只有星星点缀着广阔而又神秘的天空。後藤院长回到四楼他私人休息学习的小空间，每天的这个时候是他最宝贵的时段，可以不受干扰，自由地支配时间，看书学习。

他捧着杯子站在宽大的玻璃窗户前，凝视着窗外。城市已在沉睡，空旷的街上，只有路灯静静地竖立着，闪着光芒。远处隐隐约约可以看到停泊在宫古湾的船舶，桅杆上的灯光一闪一闪，一排一行，与天空中的星星交会在一起。他不由得想起自己的童年时代，那个时候宫古是一个偏远的小城市，他随父母来到这里，度过了无忧无虑的美好时光。他喜欢大海，喜欢游泳，喜欢各种体育竞技运动。眼看着即将升入中学，是成为一名渔民？还是成为一名像他父亲一样的医生？年少的他犹豫不决，最后下决心继承父业，做一名医生，继而只身一人前往盛冈求学。在中学无论在学习还是体育运动上，他都展现出不服输的一面。他的运动神经很发达，喜欢棒球、柔道、空手道、游泳，曾经在蝶泳比赛中取得岩手县第一名的好成绩。

"也许有人以挤进前八为目标，但是我不同，我必须要得第一，因为对我来说除了第一，其他都是第二。"这是他的信念。学习也是如此，高中毕业以优异成绩考取岩手医科大学，毕业后在岩手医科大学附属病院工作。34 岁时，父亲查出胃癌，为了照顾生病的父亲，他回到了宫古，一晃二十多年过去了。他想起祖父和父亲，後藤家族六十岁是一个坎，祖父和父亲都是医生，也都是在六十岁时去世，几个月前他突患脑出血，也差点在六十岁时见他们，想到这他笑着摇了摇头，我真的太幸运了，必须更加努力才是！

他拉上窗帘，快步走到桌子前，放下杯子。桌子上一张全家福映入眼帘，他不由得拿起相框出神地看着，照片上是他和夫人、女儿和两个儿子。自从接替父亲的医院，就没日没夜地工作，常常忘记了家，有时候感觉愧对夫人和孩子。他的家在盛岗，夫人陪女儿一同居住，宫古地处偏僻，年轻人不喜欢这里，他不勉强。两个儿子在美国读医学博士。儿子是他心中的希望，是他事业的寄托，再有几年後藤家族的医院就后继有人，他为儿子而自豪。

他放下相框，喝了一口茶水，摊开桌上的书，但是书中每个字都在眼皮底下溜过去，他想集中精力，大脑却像注射了兴奋剂，根本不受控制。是明天手术造成的么？他对这个手术胸有成竹。这个手术他做了几百例次，是采用最先进的激光切除方法，顺利的话一个小时完成。是不放心医院的其他病人？离开医院一周时间，他确实不放心，不过市立病院工作的弟弟後藤英雄明天来上班，而且他已经给预约诊治的病人打电话通知了，有的病人愿意等，约定好一周后诊疗的时间，不会耽误。那到底是什么让他难以平静？是他的第二故乡，中国北方胶东半岛的滨海市金沙滩医院，他是这家医院的名誉院长，他牵挂着这所医院就像是他自己的医院一样；他有责任、有义务做好这个院长。如今马上就要去他梦里都牵挂的医院，马上就要见到他久别的中国朋友，兴奋的心情充满期待，但这种心情掺杂一些压力和惆怅。

"哎——"他叹了口气，索性把眼睛离开书本，抱着头靠在椅背上，仰着脸静静地看着天花板。

从他一开始决定帮助中国组建血液透析中心时，周围就有不同的声音。有人认为他这是一时冲动，也就是出出风头罢了。还有人担心这家伙是不是受了刺激，做出这种不可理喻的事情。更有人在揣摩，也许是为了去中国赚钱吧？但是了解他的人知道後藤院长是一个做事做人都很认真的人，他是一头老黄牛，认准的方向，头也不抬，铆足了劲往前走。事实正是如此，六年了，他一如既往，再接再厉，全身心地帮助中国的血液透析事业的发展，尽其所能地赠送所需医疗用品和医学书籍。他多次访问中国又多次邀请中国人来日本学习，所有的来往路途费用和学习费用都是他自己承担，乐此不疲。

亲朋好友看他一次又一次帮助中国，语重心长地劝他："中国的医疗水平还没达到，即使你再帮他们也是徒劳。况且你已经帮助他们了，不必一而再，再而三地施舍，这是个无底洞啊。"

更有朋友苦口婆心说："日本和中国虽然是一衣带水的友好邻邦，但是中日战争的阴影还在继续笼罩着中国人，他们不会以为你是帮他们，也许认为你在赎罪。或者是认为你另有企图。"

还有的更直接："你这是做傻事，不可能有结果的。"

"我是一个医生，医生是无国界的，需要我帮助，无论在任何时候，我都要竭尽全力去帮助他们，尽我医生的职责。"後藤院长每次都是这样和大家说。他的做法得到老师大崛勉先生的理解和支持。

大崛勉先生是一位著名的学者教授，知识渊博，医德高尚，富有博爱精神。後藤院长在岩手医科大学附属医院工作时，大崛勉先生曾经给他讲过一件事，让他始终耿耿于怀。七十年代初，大崛勉先生在东京工作，当时中国北京的一位政府高官因患有肾功能衰竭，需要透析治疗，上面派遣东京的一名医生到北京帮助组建一个血透中心，但后来由于种种原因没有去成。这件事对後藤院长印象很深，他知道中国的血液透析技术尚缺乏，希望有朝一日能够帮助中国。后来他接替父业回到宫古，十多年后，"机遇偏爱有准备的头脑"，八十年代，大崛勉先生任岩手医科大学理事长，当时岩手医科大学附属医院长庚院长应邀访问中国西安市人民医院，大崛勉先生委派长庚院长在访问时赠送给西安人民医院一批 NIPRO 公司生产的血液透析医疗用品，而后西安市人民医院两名医生来日本学习血液透析技术。後藤院长与西安市人民医院的医生交流时，更深刻地了解到中国血液透析技术的状况，他坚定了自己的信念，为了使中国的肾功能衰竭病人能够及时得到治疗，必须帮助中国建立血液透析中心，传授血液透析技术。他把自己内心深思熟虑的想法告诉了大崛勉先生，师生二人一拍即合。後藤院长又征求宫古市中居市长的意见，市长很高兴，建议他考虑与宫古市有着多年港口贸易往来的滨海市。随后後藤院长通过东京日中友好协会，由北京中日友好医院陈绍武院长牵线搭桥，按照後藤院长的要求，在滨海市选择了一家二级医院，就这样後藤医院与金沙滩医院建立了友好关系，他也成了金沙滩医院的名誉院长。

几次去中国后，他对这个古老的邻邦产生了浓厚的兴趣，尤其是博大精深的中国文化，热情好客、质朴纯真的中国人民，地域辽阔、物产丰富的中华大地。他喜欢孔孟之道，儒家文化的"礼、仁"。他喜欢《孙子兵法》，历经两千五百载的兵学圣典。他更喜欢药王孙思邈，常把他的至理名言当作自己的座右铭："大医精诚德为先""博极医源，精勤不倦"。

"大家会理解我的。'活着就是与他人共享生命，活着就是要互相悉心关照'。"他想起荒了宽这句话，点了点头。

清晨，当东方的天空刚刚出现鱼肚白，城市尚在睡意朦胧中。後藤医院的手术室里一群穿着绿色手术服的人已经开始工作。无影灯下，铃木老人弯曲侧躺着，露出凹凸不平的脊骨，像是一个年久的齿轮。小成护士长扶着他的身体，一边和他轻声交谈，一边看着麻醉师操作。年轻的麻醉师动作很麻利，嘴里不停地说："嗯，铃木，就这样不要动，马上就好，嗯，好了，等一会儿慢慢地翻过身来。"

麻醉完后，无影灯再次调整，聚光，消毒，铺无菌巾。後藤院长娴熟地运用激光外科手术刀，两只眼睛全神贯注地盯着显示屏。这种手术没有创伤切口，经尿道这条自然通道，精确直达病害部位。他应用自如，两只手随着显示屏的图像，熟练灵活地切除增生组织，就像是从橘子皮的内面轻巧地剥下橘子肉，吸出，冲洗，反反复复。不时地询问，"铃木，怎么样？""铃木，加油，一起努力！"

躺在手术床上的铃木老人，开始有些紧张，小成总护士长握着他的手，轻声安慰他。麻醉过了一会儿，他逐渐放松，这会儿听到後藤院长的问话，笑着答道："我很好，院长先生放心。"

手术经过五十分钟，顺利完成。後藤院长走到铃木床边："辛苦了，你很棒，手术已经完成，加油！"

铃木老人点了点头。後藤院长亲切地说："好好休息，这里有村上医生和其他医生，我一周就回来，那时你一定康复了，加油！"

铃木饱经风霜的脸上，露出感激的微笑，嘴里不停地说："谢谢。辛苦了，谢谢。"

汽车载着後藤院长飞快地驶出宫古市区，沿着106国道疾驶，国道一旁，闭伊河清澈透明，水流湍急，潺潺地一路高歌贯穿岩手山，流入太平洋。汽车穿过早池峰，远远见到巍巍耸立、冰雪皑皑的岩手山；这座"母亲山"默默无闻养育了这一方土地，正亲切地向他们招手致意。路旁一片高大挺拔的红松滚动向后。一路飞奔，向前，向前。

七、後藤院长来访

中国人喜欢把最好的东西留给客人，尤其是面子。为了迎接後藤院长一行来访，荆院长上周五专门召开院中层领导会议，部署每个科室的工作安排。他强调了几项规定：1. 每个科室在外宾来访前大扫除，来访时一定保持科室整洁卫生。2. 见到外宾要有礼貌，主动打招呼，体现中华民族的礼仪美德。3. 来访期间卫生间放置卫生纸，洗手池边放置肥皂，大家自觉遵守规章制度，保洁员一定坚守工作岗位，防范偷盗行为。4. 严防不利于友好的语言和行动的发生。5. 办公室准备好车辆迎接，各科室随时听候办公室安排。

苏杭这几天忙得脚打后脑勺。自从上次"新闻风波"后病人数量急剧增加，但是医护人员却没相应增加。高负荷的工作也得到了相应的回报，血透中心每个月的奖金成了全院羡慕和嫉妒的标杆，再苦再累大家也都没有什么怨言，这也许是医疗改革深层意义的真正体现。但为了护理质量安全，苏杭仍多次申请增加护士，护理部方主任也是"巧妇难为无米之炊"，回复道：全院护士紧缺，等七月份新毕业护士入职再说。七月份，还要等漫长的三个月，苏杭只能给自己加码，每天加班加点工作，强化护理质量，保证病人安全，杜绝差错事故，整个人像一个上满弦的发条，想停都停不下来。这次後藤院长来访，血透中心又是重头戏，偏偏这个时候赵主任的妻子患支气管肺炎，高烧住院，他下了班不得不陪护妻子，照顾患老年痴呆的母亲和上学的儿子。所以血透中心的重担只能是苏杭扛着。苏杭喜欢把工作做得尽善尽美，这不，一连几日下班后她同保洁大姐将血透中心彻底清扫了一遍，门框门边门缝，墙面地面桌面，窗户窗帘窗台，里里外外，上上下下，恨不得把墙面再粉刷一新。

今天是周日，明天後藤院长就到医院，血透中心全体人员除了赵远航，大家都没休息。

早上八点，大家陆续到齐。刘芳一进门就嚷嚷开了："这叫什么事啊？好不容易熬到周日，还要上班打扫卫生，我家的卫生还没收拾呢。"

“你家是谁做主？血透这个家又是谁做主？你可要分清楚哦。”肖丽云坐在餐厅嗑瓜子。肖丽云虽然四十多岁，但保养得很好，白净的瓜子脸泛着光泽；她的一对眼睛挺有特色，水滴状，内眼角要比外眼角低二三厘米。此刻她跷着二郎腿，头不抬，眼不睁，噘嘴“噗”吐出一个瓜子皮，阴阳怪气地说：

“再说了，你是谁？日本人又是谁？哎呀，这年头倒过来了。”肖丽云瓜子嗑得“咔咔”响，谁都听出她话里带话。许若和艺潼正在谈论什么，听到肖丽云的话，双双回头白了她一眼，又瞅着苏杭，意思是“甭理她”。

空气沉默片刻，一会儿，大家又各自谈论自己的事情，仿佛肖丽云不存在似的。

自从上次“新闻风波”以后，苏杭在血透中心的地位已经稳定。大家嘴上不说，心里已经默默地认可她。肖丽云也感觉到自己越来越不受欢迎。这会她坐在桌子旁，心情就像是十除以三，除不尽的郁闷，只能闷头嗑瓜子，咔嚓咔嚓，像老鼠磨牙，声音很恼人。

苏杭看着肖丽云，觉得她有些被孤立，想缓解一下气氛，“大家——”

“苏杭，苏护士长，我提个意见吧。”没等苏杭说下去，刘芳的大嗓门淹没了苏杭的声音。

苏杭朝她点点头。

“我们好不容易熬到周日，能不能抓紧时间，尽快做完，回家各做各的事，也别耽误人家谈情说爱。”刘芳觉得刚才她的话有点像导火索，引起肖丽云一顿牢骚，这会她故意把话岔开。

“哎哎，刘大姐说话我爱听，苏护士长，抓紧时间安排工作吧。你把我的爱情耽误了，我可找你算账。”陈强手扶门框，瞪着眼睛，好像真的要算账似的。唐艺潼脸红红的，推了一下陈强。

“大家说得对，最近很辛苦，今天又占用大家的休息时间。就按刘芳大姐所说，早干完早结束，回家休息。”苏杭顺水推舟，走到肖丽云跟前，但她并没和肖丽云说什么，只觉得靠近她会显得友好些。

“今天的工作分配一下，肖丽云和刘芳大姐负责换被服，新床单、被套昨天已经领回来了，一会儿跟我从库房搬出来。许若和艺潼负责擦透析机板面和备用的止血钳。张淑琴负责准备明早的透析用品，明天不用复用的透析器和血路管，全部全套新。”

“护士长，你怎么这么大方，能发给我一套西服？迎接外宾，我穿得也要像样一点，还省下结婚买西服的钱了。”陈强歪着脑袋看着苏杭，貌似一本正经地说。

"有，所有人都换新的工作服，病人也换新的病员服。"

陈强顽皮地咧咧嘴。"嘿，心想事成啊，要交好运了。"

"陈强一会儿去总务科，今天总务科出车拉一些植物和花草盆景给我们中心，你负责协助他们搬运摆放。"

"好！这是我最擅长的工作，保证完成任务。"陈强笑嘻嘻地走出门。

"哎哎，陈强，别忘记你的水处理机，确保明天正常运行。"

"放心吧，没问题。"楼梯口传来陈强的声音。

"杨大姐，我俩把赵主任办公室打扫一下，一会儿等她们换完被服，你再回头把每个房间打扫一遍。"苏杭转过身来和保洁杨大姐说。

昨天下午下班时赵远航急匆匆把办公室钥匙交给她："护士长，不好意思，我的房间你帮我打扫一下吧。"他一脸歉意和倦意，几天时间他明显瘦了一圈，眼圈凹陷，面孔憔悴。就是钢打的人也经不起这么多闹心的事，白天上班，晚上陪护，家里家外全靠他一个人支撑。苏杭真想帮他分担一些，但家事怎么能分担啊？况且赵远航的秉性她是了解的。唯一能做的是血透中心的工作让他少操心。他的妻子怎么样了？忙完这阵一定去看看。苏杭心里想着。

赵远航的办公室乱得像马蜂窝，那套血透中心开业时特配的全院最奢侈的皮沙发，现在像一个乞丐躺在那里，一层灰。一件半新不旧的军大衣搭在沙发靠背上，茶几上剩了半杯茶水，深棕色泛着一点油花，茶杯旁长方形铝制饭盒里插着一双筷子，筷子太长，露出了三分之一。百叶窗的帘子斜拉吊在半空，窗台上一盆绿萝无精打采耷拉着，几片发黄的叶子零星地散落在窗台和地上。窗台下是白色的书桌，桌上杂乱无序地堆着医学书籍、医学杂志、处方本、透析记录单、病历纸等。圆珠笔、钢笔和墨水瓶横七竖八。桌子一角一个玻璃制的烟灰缸引起苏杭的注意，里面留有剩余的烟灰和半截未燃尽的烟卷。讨厌抽烟的赵主任什么时候开始抽烟了？也许是别人抽的？不对，别人进他房间他也不允许抽烟啊，苏杭心里纳闷。赵主任很少用这个办公室，早上病人来了他来了，病人透析平稳了他就走了，留下实习和进修医生，有事会呼他。一会儿病房，一会儿门诊，一会儿血透中心，哪有病人哪里就有他，忙得像一个陀螺，像是有一根鞭子在抽打他似的。

保洁杨大姐拉开窗帘，房间顿时明亮许多，苏杭把桌子上的物品一一归类，摆放整齐，桌子玻璃板下赵远航一家四口的照片进入她的眼帘。这一家人每个人都在笑，慈眉善目的老太太，漂亮俊秀的妻子，天真可爱的儿子，赵主任那时很年轻，一头乌黑带着自来卷的头发，国字脸，眼睛细长但精气神十足，鼻梁直挺，下巴圆润。照片上的这个男人和现实版头发稀疏、眼角布满皱纹的赵远航不太一样了；岁月真是一把杀猪刀啊。

室外一阵嘈杂，陈强和总务科的两个男人站在两盆一人高的散尾葵前，比比画画不知在争吵什么。苏杭走出去，看到楼梯口上堆满了其他矮株植物。陈强见到苏杭嗓门更大。"来来来，让我们的领导决定吧。"他指着两盆散尾葵："这两个，师傅说要放到办公室门前，但我觉得应当放到这里，後藤院长主要是来血透中心，这些植物是为血透中心买的，对吧，护士长？"

"宋主任吩咐我们要放到办公室门前。"茂密的散尾葵叶子遮住说话的小个头男人，他侧过身来，露出一张又黑又红的脸。

苏杭瞅着眼前的两盆植物，青花瓷盆，一条龙环绕盆身，神态活灵活现。竹子般的茎秆从黑黄土里挺拔而起，翠绿的叶子像尖尖的柳叶，一茎一叶有序排列，形成一个宽大的"芭蕉叶"，挺拔舒展，让人心里舒服。她又看了看血透大门周围，这么大的植物有一棵就够了，另一棵也好给办公室宋主任有个交代。

"这样吧，一棵放到办公室门前，另一棵放在血透中心。其他植物我们挑几棵搬进来，多了也太乱，剩余的都给办公室，好吧？"

两个师傅面面相觑，露出为难的样子。

"陈强刚才说得很对，日本人主要访问血透中心，放心吧，有问题我来负责。"苏杭又加了一句。

陈强顺手把一棵最茂盛的散尾葵移到门前，指着另一棵说："拿去拿去，我们领导大公无私，不和你们计较。"

看着两个师傅吃力地搬着散尾葵走了，苏杭低声责备陈强，"嘿，陈强，你长能耐了，一盆花也能争吵起来。"

"什么啊，护士长，这是原则，後藤院长主要是来我们血透中心的，凭什么办公室要摆那么多花草？本末倒置嘛。"苏杭看了一眼陈强，嘴上虽然埋怨，心里却是喜滋滋的，毕竟关起门，血透才是一家人。

大家闻声都跑到门口，看到这么多花草，兴奋不已，七嘴八舌，抚弄花叶，指指点点。陈强喊道："哎哎哎，别光看，往里搬啊，挑着比较茂盛的，好看的。"陈强干活从来不惜力气，他一手一盆。苏杭挑了一盆兰花和一盆绿萝放到赵主任办公室。那盆兰花，翠绿的叶子衬托淡淡亚红色的小花，既不艳丽也不张扬，放在办公桌一角很合适。

"喂，我说苏护士长，咱血透中心的锦旗应当挂出来吧？"刘芳探进头，她惊讶地看着赵主任的办公室："哇呀，这里成宫殿了。"她走进来像是检查工作一般："嗯，不错，这里比小鬼子的办公室一点不逊色。"

"刘芳大姐，明天嘴下留情哦。"苏杭提醒她。

"哦哦哦，是日本友人，对吧？护士长，我们的锦旗该挂出来了吧，但我可不是想给日本人看的。"

"对啊，锦旗代表我们的成绩，明天市区两级领导都要来，也为我们中心贴金啊。"许若不知什么时候出现在办公室门口，她看着苏杭，脸颊微微泛红。

苏杭和赵远航都不喜欢张扬，每次病人送的锦旗全都放在仓库里，刚才拿被服时被刘芳大姐发现了。

"应当挂起来，应当，应当。"陈强动作真快，他从仓库抱出一大摞红红的锦旗。

"哇，这么多，我们怎么都不知道。"张淑琴抚摸着锦旗的金丝绒，瞪着眼睛问苏杭："护士长，医院规定接受一面锦旗或者一封表扬信要给奖励的，可以去医务科领钱，这你知道吗？"

"嘿嘿，这是把钱都藏起来了，谁和钱有仇，傻吗？"肖丽云倚着走廊墙壁，眼睛往这里瞟，她只要一说话总是带着火药味。

"几个钱几个钱，护士长不知道这个事，过几天我们再去领，又没有失效时间。大家看看挂在哪里好？"刘芳大姐关键时候出来打圆场，她抱着手在房间里转悠，医护办公室、病人休息室、透析治疗室……"六面锦旗，放在哪个房间合适呢？"她自言自语。

其实苏杭知道院部规定，她请示过赵远航，他非常生气："这是拿着荣誉去卖钱，失去了根本的意义。"当时赵主任并没明确到底该不该领这份钱，也许他并不反对，只是为这件事生气。

苏杭不想冷落肖丽云，她连忙说："嗯，丽云姐说得对，等过几天我去把钱领回来，这是大家的利益。

肖丽云没说话，她瞥了一眼苏杭，转身走了。

"挂在走廊上，又敞亮又显眼，谁进来都能看见。"刘芳在走廊上喊。

"我来挂，就挂在走廊上，你们都回家吧，这活是男人干的，女人只管欣赏。"陈强搬来凳子，他撸了一把袖子："走吧，护士长，我办事你尽管放心，一会儿我找保洁杨大姐帮我瞅着，别挂偏了。"

苏杭朝他笑了笑："好吧，谢谢陈强，大家回家休息吧，记住明早六点半上班。"

"好嘞，陈强就是条汉子，谢谢了，我们都回家捯饬捯饬，精精神神地让小日本看看。"刘芳边往外走边亮起大嗓门："大刀向鬼子们的头上砍去，全国爱国的同胞们……"歌声突然像中风一样颤抖几下戛然停止，刘芳缩头伸舌瞪大眼睛瞥了苏杭一眼，大家都被她怪异的表情逗笑了，嘻嘻哈哈相跟着往大门口走去。

苏杭没理她，她心里明白，刘芳平日管不住嘴巴，关键时候不会掉链子的。待大家走后，她又检查了一遍每个房间，和保洁杨大姐交代明天的注意事项，换好衣服和鞋也准备离开。走廊上，陈强正站在凳子上，一只手拿着榔头，另一只手拿着红红的锦旗，嘴里咬着钢钉，顺从地听从艺潼指指点点。苏杭看着心里笑了，留点时间给他们也好，转身推开血透中心大门。

北方的三月，春寒料峭。

清晨，太阳还没升起，空气中弥漫着破晓的寒气。医院门诊楼的大门口悬挂着巨大的横幅"热烈欢迎日本后藤院长一行访问我院"，遮挡住原来"医疗改革，利国利民"的字样，微风抚摸着横幅发出窸窸窣窣的声音。门诊楼前院低矮的栏杆前，一片迎春花枝交错开着鹅黄色的花朵，枝头嵌着茵茵绿色、簇簇金黄，纤枝婆娑。在这春暖乍寒草木尚在苏醒的北方，格外醒目。

血透中心，一群白大褂正在紧张而有序地忙碌着，制水，配液，装管路，预冲，穿刺，引血，透析，得心应手。病人陆续来了，江照林理了发，脸色虽然灰暗，但蛮有精神。他穿着宽大的白底蓝条病员服，衣袖和裤脚挽了好几折，走起来一摇一摆就像企鹅，让人忍俊不禁。江照林的透析费用虽然已由原单位承诺，但是按照单位规定也只能报销百分之六十，其余部分还是要靠他自己解决。苏杭上个月帮江照林找到一份工作，他在她朋友的店里设了维修部，专门修理传呼机和大哥大。大哥大像个砖头似的，是富贵的象征，是身份的代表，谁有一部这样的"砖头"，就是老大的老大。

赵远航刮了胡子，理了发，比前几天精神。刘芳新烫的满头小卷，像欧洲法官的帽子，看上去有点眼晕。许若化了淡妆，眼镜后一双漂亮的眼睛顾盼生姿。肖丽云浓黑的头发盘在头顶，戴上燕尾帽，高高地隆起如同泰山的玉皇顶。张淑琴剪了齐耳短发，那种时髦的一边倒，一低头飘逸的头发自然地垂在一边。艺潼从脑后梳起了"蜈蚣辫"，天真中透着可爱。平日不修边幅的陈强理了平头，崭新的白大褂，领口露出蓝格衬衣，清爽神气。

王建国出现在透析治疗室门口，一只手拿着水杯，另一只胳膊抱着一本书，往里张望。他的脸庞刮得光光的，额头轩朗，面颊和下巴泛着青色。

"王工，2号机器。"刘芳看到了王建国，朝他喊道。

王建国走到2号机刘芳跟前："刘护士，你今天打扮这么漂亮，我都不认识了。"

"原先的头发像个猪窝似的，捯饬了一下，这不是要来外宾吗？"刘芳今天是治疗班，专门准备病人透析治疗时的用药。她从治疗车里取出王建国的抗凝剂肝素盐水，反复核对后，放在移动桌上治疗盘里。体外循环需要抗凝剂，要不就会凝血。

苏杭走过来，朝王建国笑了笑："王工，上次回去还好？血压稳定了吧？"边说边准备给他上机透析。王建国是血透中心最受欢迎的病人。他性格宽厚，为人谦虚，说话幽默风趣。

"还好，我的血压始终不稳定，忽高忽低，後藤先生来了，让他再看看，看他有什么好办法？"王建国上了床，拉开被子，新换的被服还留有棉布的香味，他嗅了嗅。"哦，不错。都是新的，我真希望後藤先生天天都在这里，我可以天天用新东西了。"王建国笑嘻嘻地躺下。

"是啊是啊，如果能免费透析更好，苏护士长，你不是说日本人透析免费吗？後藤来了是否也可以免费一次啊？"邻床周师傅，退休老工人，虽平日少言寡语，但常常出口就停不住。周师傅虽然是工人，但他是市机关的修理工，事业编制，身份可不一样。透析费百分之七十是政府负担，自己负担百分三十，但这百分之三十自费的钱也压得周师傅喘不过气来。

苏杭笑了笑，没吱声。後藤院长说过，日本生活保障法曾经有免费透析的制度，现在日本是全民医保。不过宫古市的医疗费助成制度对十五岁以下的病人还是免费透析。免费透析！是啊，什么时候能够免费透析，这是苏杭的梦想。

"周师傅，做梦都想娶媳妇了，想得美。"不知是谁说了一句，透析治疗室接着就是一片笑声。

"怎么不可能？你得想啊，也许就能实现，现在就要开始做这个梦，做梦不犯法。"刘芳替周师傅解围，大家又是一片哄笑。

突然走廊里传来嘈杂的声音，苏杭的心一沉，今天一定不要出什么事。

"鬼子来了，至于这样吗？这和汉奸有什么两样？装模作样，我今天就是不换病号服。"

"所有人都要换衣服，苏护士长规定的。"

"谁规定都没有用，我就看这小鬼子能怎么样？"这是病人李德才和保洁杨大姐的声音。

苏杭正要出去，却见李德才气冲冲走了进来，径直朝唯一的空床走去，大红毛衣，一条金链子挂在胸前，十分晃眼。他手里拿着一个大哥大，后面跟着一个二十岁刚出头扎着歪辫的女孩，女孩一米六左右，身体发育过剩，前凸后翘，圆脸庞，大眼睛双眼皮，嘴唇涂着鲜艳的口红，看起来还挺漂亮。歪辫女一手拿着水杯，胳膊挽着一个塑料袋，袋子鼓鼓囊囊，像是些吃的；另一手抱着热水袋，婴儿肥的脸上一副惴惴不安的神态，跟在李德才后面像一个木偶一样，漫不经心地走着。

"李德才，今天有外宾访问，你必须换衣服，遵守这里的规定。"苏杭放下手中的工作，朝李德才走过去。

"苏护士长，我今天就是不换，嘿，我就不信，看到日本人你们腿都软了，骨气都哪里去了？"李德才说着随手气呼呼地把大哥大扔到床上，一屁股坐到床边。

"李德才，如果你今天不按规定来，就不要在这里透析。谁没骨气了？你开的日本车，带日本表，用日本机器做透析，你有骨气回家吧？"赵远航走了过来，不由分说把移动餐桌上的透析记录单取走。

"哎哎，赵主任，说说就是，别，别，别这样。"李德才"腾"地站了起来，接着转过身来板着脸对歪辫女说："去，赶紧把我的衣服拿来。"

歪辫女放下手中的东西，扭动着腰肢走了出去，紧身弹力裤勾出她浑圆的屁股，像是青蛙扒了皮一样。一会儿她抱着病员服进来。李德才三十五岁，皮肤黝黑，额头前凸，两眼紧凑，阔嘴巴，酒糟鼻头，五官"纪律性"有点差。早年因打架斗殴进过局子，两年后出来，却成了改革开放先发起来的暴发户。透析龄两年，上个月肾移植失败，转到来这里透析。这个歪辫女曾是他的员工，刚来时苏杭以为是他女儿或者是妹妹，后来李德才老婆到中心又哭又闹，才知道是小三。好久没见，这个女孩今天怎么又来了？

大家的眼睛都盯着李德才，这个暴发户的脸上虽然还有不在乎的表情，但气势像霜打的茄子——蔫了。歪辫女帮他穿上衣服，像宫女伺候皇上更衣一样。谁家的姑娘？好端端的做什么工作不好，非要这样？苏杭叹了口气。

八点整所有病人都安全上机。

凡是在等待一件重大事情发生时每个人的心境都是复杂的。血透中心现在的状况就是如此，有的人是好奇，从未见过真实的日本人，从影视挪到现实，一睹为快。有的人不以为然，天王老子来了，都一个样子。有的人是矛盾的，敌视日本，抵制日货，爱国天天挂在嘴上，但是从内心不得不承认日本的先进和日本高超的医疗技术，此刻更希望从日本人那里得到更好的治疗方案。当然也有的人是期盼，像苏杭这样，像是在等待多年的老朋友，等待尊师的到访。其实苏杭心情中紧张居多，对于后藤院长的来访，市、区各级政府都这么重视，千万不要在血透中心出什么纰漏。此刻她在透析治疗室来回巡视，为了掩饰自己内心的不平静，整理整理这，收拾收拾那。房间里很安静，间或听到透析机除水时发出的咔嚓－哗啦啦声，这些透析机利用正压和负压原理除水，前者靠压，后者靠吸，为了达到精确除水，电磁阀每小时都会自动调整一次，咔嚓，咔嚓，声音极为轻巧美妙。後藤院长现在会在哪儿？已经开始往医院走了么？这会儿应当在办公室吧？王建国看着苏杭，扑哧笑了，低声说："苏护士长，你今天比结婚时还要紧张吧？"

"这怎么能相提并论。"苏杭的脸瞬间羞得像成熟的红石榴，她难为情地走过去给王建国整理一下被子。

"要是'文化大革命'，苏护士长你可能就要背上里通外国的罪名，现在国家改革开放，日本人也是外国友人了。"

"那倒是，'文革'时谁敢啊。"

"赵主任，护士长，他们来了。"保洁杨大姐在门口轻声地招呼他们。

苏杭和赵远航立刻走出门。在门口簇拥的一群人当中，苏杭一眼就看见後藤院长，他变化不大，高大挺拔的身躯，炯炯有神的眼睛，只是瘦了不少，显得更精神。苏杭正想着如何用日语打招呼，後藤院长已经走到她的眼前："小苏早上好，好久没见，你看起来很精神。"他说着轻轻弯腰。苏杭忙不迭地弯下腰："早上好院长先生，确实好久不见了，您一点都没变。"

"托你的福，我很好，我们大家都很好。"声音依旧那样磁性，语气和蔼。後藤院长就是这样，他和人说话时总是面带微笑，但是不说话，思考时却是严峻的表情。这也许是医生这个职业的缘故吧。

杉本、沼崎、青木、酒井、後藤玛丽，苏杭一一和他们打招呼。玛丽长得有七分像父亲三分像母亲，很秀气，蘑菇短发，椭圆脸，水灵灵的杏核眼。"小苏早上好。"玛丽笑起来露出一口洁白的牙齿。

"早上好玛丽，见到你真高兴。辛苦了！"苏杭高兴地握着玛丽的手。

"您好，小苏。"翻译秦东说道。

"您好，秦老师。"秦东是北京医学研究院资深翻译，上次血透中心开业时，他是陈绍武院长的首席翻译。一晃六年了，秦东发福不少，圆圆的脸光洁白净，浅眉细眼，嘴唇略薄，戴着一副价格不菲的近视镜。秦东性格开朗活泼，乍一看很像相声演员冯巩，充满喜庆和滑稽。

中方的翻译是陆语，他穿着一件湖蓝色带白领边的外套，没系扣子，显得快活潇洒。她站在门口，正向日方介绍中方的领导，转头看到苏杭，两人相视一笑。

中方也来了很多人，市长、区长、局长、市外办主任，等等。苏杭顾不上看是谁，她低头为每一个领导分发鞋套，"苏护士长，您好。"一个熟悉的声音，苏杭抬头，是宋明源，正笑着接过鞋套看着苏杭。宋明源是王岩的老公，怎么这会儿来了？苏杭这才想起，好久没和王岩联系，每天除了上班就是回家，两点一线。荆院长在后面对苏杭说："这是原市团委书记，现在是高新区办公室宋明源宋主任。"

原来宋明源调到高新区，而且高升了，死王岩，这样的好事也不吱一声。苏杭抿嘴一笑，"欢迎宋主任光临。"宋明源是土生土长的胶东沿海人，身材高大，两道粗黑的眉毛，眼睛不大但很深邃，表情深沉干练。他为人随和，行事低调，但做事却是风起水涌，有声有色，在这一方名声颇佳。

"欢迎欢迎。欢迎大家到我们中心参观指导。"赵远航像是朗读课本，他侧着身子引领来宾进来。长长的走廊六面红彤彤的锦旗十分耀眼，来宾们驻步观看，赵远航这会才发现墙上的奥秘；他心里乐滋滋地带着大家参观水机房、集中供液室、治疗室、会议室、办公室和复用间。复用间是血透中心最简陋的房间，墙上的复用板虽然是新安装的，但是非常简易，几个冲洗开关，就是全部的零部件。赵远航本不想进去，但看到後藤院长脚步已经移到门口，犹豫一下，还是打开了门。复用间里弥漫着刺鼻的福尔马林气味，呛得後藤院长一阵咳嗽，赵远航想带着他离开，但後藤院长掏出手绢擦了一下眼睛，没有移动脚步。艺潼正在冲洗管路，她戴着厚厚的口罩，帽子扣住全部的头发，露出两只明亮会笑的眼睛。

後藤院长一弯腰："辛苦了。"本是活泼大方的艺潼忙不迭关掉水阀，撸下口罩，脱口而出："不辛苦，为人民服务。"那窘态惹得大家哧哧地笑。"复用"就是重复利用，前面提过。病人透析结束，立即冲洗血路管和透析器，去除血迹，灌满低浓度的过氧乙酸。第二天再冲洗，灌满福尔马林消毒液待用。後藤院长对身边的沼崎和酒井说："日本也应当复用，这样既降低成本，又减少污染。"他说完又转过身问苏杭："苏护士长，下次让我的护士来跟你们学习复用好吗？请多关照。"苏杭看到後藤院长真诚的表情，不知道该怎么回答，只是笑而不语。她了解这位善解人意的院长，任何时候都会首先考虑别人的感受，简单落后的复用操作，在医疗发达的日本是根本想象不到的，怎么可能来学习？

透析治疗室门口，後藤院长停住了脚步，他和秦东叽里咕噜说什么，秦东转过身来又和荆院长低声耳语："後藤院长说，这是治疗区域，请大家留步。"荆院长一听正中他意，他原本就不想陪着一群不懂医的领导在病区里转来转去，但是又不知怎么和领导解释，正好借着後藤院长的意思顺风使帆："各位领导，下面是後藤院长查房，考虑到病人的治疗安全，这么多人不便进去，所以还是请领导们先回办公室休息吧。"随行众人听到如释重负，是啊，不懂医的人跟着查房就像是听天书一样难受。荆院长陪同领导们说笑着离开血透中心，後藤玛丽、杉本、青木却坚持在赵主任办公室等候，陆语朝苏杭笑了笑也随他们去了赵主任办公室。

透析治疗室，上午的阳光潇潇洒洒地洋溢在洁净的房间里，室内静悄悄的，十一台透析机正在工作，有几个病人侧着头看着进来的一行人。後藤院长站在一进门那台新的 NCD–11 型透析机跟前，这是去年他送的单机。血透中心刚开业时他赠送了十台透析机，随着病人增加，去年他又赠送了一台单机透析设备，可以用于抢救病人，应急用。

房间里温度略高，乍一进门能闻到尿素骚乎乎的气味，在房间待久了的人嗅觉也变迟钝。苏杭立即走到窗前，打开了窗户露出一条缝隙，清新的空气顿时窜进来。她扭头一看後藤院长和赵主任等一行人已经走到王建国床前。後藤院长看到王建国高兴地说："王先生，好久不见，您看起来很不错。"说着伸出了手，王建国连忙将右手伸出来。

"後藤先生，谢谢您，我还可以，就是，嗯，就是血压有些不稳定。"王建国听到後藤院长叫他的名字有点手足无措，说话有些急促。

"哦，血压不稳定？"後藤院长一边亲切地反问，一边拿起听诊器，仔细地听王建国的胸部和背部。片刻，他取下听诊器认真地听赵远航介绍透析方案和用药情况。赵远航虚心地请教，後藤院长耐心地解释，秦东绘声绘色地翻译，俨然组成了铿锵三人行。秦东不愧是资深翻译，他一会儿模仿後藤院长的风格，一会儿又模仿赵远航的气质，合二为一。苏杭呆呆地看着这个场面，心里着实佩服秦东的翻译能力，又一次下决心要学会日语。这时，後藤院长转过身来，和蔼地对王建国说："充分透析，体内不要储存多余的水分，药物调整一下，赵主任会帮您治疗的。"

"谢谢，谢谢！"

"您是我的老师，您是扇贝养殖方面专家，我要向您学习，一起努力，加油。"後藤院长习惯地举起右手并握紧拳头，眼睛里流露出亲切坚毅的目光。

後藤院长竟然还能记得他是养殖扇贝的专家，王建国感动得直点头："哪里，哪里，欢迎您常来中国。"

退休工人老周，皮肤黄里带黑，浮肿的眼睑像是挂了两个水葫芦。後藤院长翻着透析记录单，中文字他能看懂。

"後藤院长，我身上老痒了，浍的皮肤都出血，怎么扎古？"一口胶东方言，秦东听得丈二和尚摸不到头脑，一脸迷惑。苏杭忙解释："浍痒痒就是挠痒痒。扎古就是治病。"周围的人都笑了。後藤院长笑着说："日本也有听不懂的方言，很有意思。"

赵远航向後藤院长介绍周师傅的治疗方案和病情，还是充分透析的问题，"要充分透析，每周至少三次，而且要纠正贫血。"

"成吸血鬼了，一个月就要输一次血，没钱那么弄？扎古不起啊——"宋师傅摇了摇头。

秦东停了片刻，看了看赵远航。"直说就行，这是中国现状。"後藤院长听了好久没说话，心里暗暗思量，如果生血药品促红素能多带些就好了，但是药带多了违禁，这次还是多亏杉本想办法。他沉思一会儿说："日本刚开始透析时也是和你们一样，很多人也是没钱放弃治疗，后来国家实行全民医保，透析病人治疗才有保障。中国发展很快，政府会帮助你们的，要相信政府。"如果这几句话是政府领导作报告，人们不足为奇，但是从一个外国人嘴里自然地流露，让人有点不可思议。

"周先生，我记起您是维修工，上次见过您，您还记得？"後藤院长岔开了话题，社会问题他解决不了，所以也不想继续探讨。

"当然记得，我以为您忘了呢。"周师傅笑着咧开了嘴，那张灰黄色、皱巴巴满是沟坎稍带浮肿的脸，竟然像盛开的槐花一样一串串开了。

"您吃饭注意点，少吃动物内脏。希望下次再见到您，比现在更精神。加油！"

"哦，我还就喜欢猪下水，嘿嘿，以后要忌口喽。嘿嘿——嘿嘿——"周师傅憨厚地笑起来。周围的人也在笑，笑是有传染性的。

查房一个床位一个病人，有条不紊地进行，未查到的病人们都在焦急地等待。

走到江照林床边，"您好，我是第一次见到您。"後藤院长看着江照林，这是个新病人，以前没见过。江照林只是咧了咧嘴，本是灰暗的脸上瞬间红得像煮熟的猪肝似的。

"这个病人除了透析，还在工作。"苏杭插了一句，她知道江照林不爱说话，担心冷落了後藤院长。

"哦，太好了，劳动者最值得尊重和敬佩。"後藤院长高兴地竖起大拇指。

"只要透析了就不要把自己当作病人，现在你肾脏坏了，依靠人工肾，就像人腿坏了要用拐杖一样。"

"那我是什么人？"江照林冒出一句，瞪着那双不大的眼睛看着後藤院长。

"正常人或者是残疾人。"後藤院长边说边微笑地弯下腰，聚精会神地给他听诊，片刻抬起头朝着赵远航满意地点了点头，他转过身来面向江照林：

"你很棒，日本透析病人有许多都做不到，中国是勤劳的民族，你给大家做了一个榜样，要有信心战胜病魔，加油。"後藤院长和风细雨地说着，语气却很坚定。

房间里很静，所有的人都默默地听着。後藤院长与其说是鼓励江照林，倒不如说鼓励所有的透析病人要有自信心，要走出疾病的阴影，走向社会。

李德才在对面的透析床上撑着脑袋，朝苏杭招手，苏杭急忙过去，以为他不舒服。李德才却压低嗓音："让那个日本院长先给我看看，一会儿就要下班了。"

苏杭看了他一眼："等一会儿，他会过来的，每一个病人他都会看的，你放心吧。"心里想，这个人怎么忘记刚才进门说的话，所谓的骨气哪里去了？

"让他们等等，我可等不及。"李德才烦躁地掀开被子一角，胸前的金项链滑到脖颈一侧。

"哎哎——那个後藤院长，後藤院长。"李德才迫不及待，他一只手支撑着床面，身子几乎坐了起来。苏杭连忙扶住他，打开治疗巾，查看胳膊的穿刺针。"小心，别把针脱落了。"苏杭埋怨说。

"能给我看看吗？我病得挺重。"李德才嘶哑的声音，充满着焦虑和命令的气势。

後藤院长惊讶地看了看他，不知发生什么事情，赵远航先是想阻止，但看到後藤院长径直走过去，无奈只好跟着过去。

"後藤院长，我去年肾移植失败，现在又透析，可以再换肾吗？"李德才坐稳，苏杭把他穿刺的胳膊放在移动桌上。他斜肩谄笑，和刚才进门的态度判若两人。

"恶心，真想把他踢下去。"刘芳生气地朝苏杭附耳低言，耳尖的秦东诡异地朝她们笑了笑。

後藤院长拿起透析记录单，翻阅着，赵远航在一旁介绍病情，秦东站在他们身后，嘴巴不停地翻动。

"需要全面检查，符合换肾条件才能做手术。"後藤院长放下透析病历，拿起听诊器俯身和蔼地对李德才说，又掀起衣服露出后背，给他听诊。

"我有钱，可以到日本换肾吗？麻烦後藤院长帮我联系一下呗。"李德才的口气就像是在宣告，我有钱，我是土豪，有钱可使鬼推磨。

赵远航皱了皱眉头，房间里的其他病人也听得真真的，脸上都露出鄙视的样子，王建国自言自语："不知天高地厚。"

後藤院长依旧态度和蔼："日本换肾的很少，主要是肾源问题。"

"我可以带个肾过去，我就是相信日本的医疗技术，绝对比中国强。"李德才不依不饶，他看着後藤院长，又转过脸看着秦东，生怕秦东把他的话吞了不说。

赵远航实在听不下去，忍不住打断他的话："你还是安心在中国透析吧，没事了吧？"没等李德才说话，赵远航就和後藤院长说："後藤院长，我们看下一个病人吧。"

"鳖养的，有什么了不起。"李德才看着离去的人群，气呼呼地小声嘀咕一句，声音很低但听得清清楚楚。这是胶东男人的口头语，意思很复杂，朋友之间表示亲切，敌对之间表示骂人，成功了表示喜悦，失败了表示沮丧。总之这个不干不净的词随着意境不同而有不同的意思。赵远航转过头狠狠地瞪了他一眼。李德才缄口不语，看得出他是敢怒不敢言。

赵远航的办公室，中午的阳光暖洋洋地洒进来，那盆兰花沐浴在和煦的阳光里，散发出淡淡的清香。查房结束后，後藤院长把带来的药品和一次性中心静脉导管送给了赵远航，并歉疚地说："请原谅，很想多带一些，但——"他笑了笑，停了一会儿接着说："希望能给你们带来帮助。"随后又送了很多有关血液透析的书籍。这些书籍有日文的，也有英文的，摆满一茶几。赵远航再三致谢，情急之中他用英语表达，只有两句话不停地重复：Thank you！ Thank you very much！

一场蒙蒙的春雨，给大地洗了个澡，整个滨海市显得更清新脱俗。门诊楼前的迎春花枝叶上的露珠晶莹剔透，鹅黄色繁花压弯了枝头，迎着习习的春风翩翩起舞。

前两天後藤院长一直在血透中心查房，今天按照日程上午参观门诊和病房，下午讲课。此时已是下午两点，金沙滩医院的大会议室，座无虚席，滨海市各家医院血透中心的医护人员济济一堂。作为东道主，苏杭忙得更是不可开交。昨天晚上和办公室人员布置会场，上午在血透中心工作，这会儿她又在会议室安排後藤院长讲课，主席台正面高高悬挂着"欢迎日本後藤院长来我院授课"。讲台覆盖着红色金丝绒，柔软地一直垂到地板上。台上一个手提电脑，引起大家的好奇。互联网刚刚在国内兴起，但昂贵的计算机和入网费用让普通百姓望洋兴叹，更何况这个从没见到的手提电脑。後藤院长采用的是多媒体授课，这对于在座的听众更是耳目一新。会议依旧按照老套路，章科长主持，荆院长致辞。章先廊改了装束，一套黑色西服领带，但是西服内衬一件土红色毛衣，毛衣内是白衬衣，毛衣外是红色领带，感觉有些别扭。他的头发染得有点过黑，像是顶着一头烧焦的炭。

"嗯嗯－嗯，吱——"一阵刺耳尖锐的声音，章科长皱了眉头，用手拍了拍麦克风，办公室小唐急匆匆地走上主席台，把章科长手中的麦克风调整了一下。

"喂喂，嗯，好了。"章科长老习惯的开场白，像是清嗓又像是警示。

"大家下午好，今天呢，我们滨海市医务人员在金沙滩医院里欢聚一堂，热烈欢迎远道而来的日本後藤院长为我们授课，下面我们请金沙滩医院的荆院长致辞。"

随着掌声，荆院长走了上去，他也是一身西装，像是新买的，裤子的折痕还没抖开。他拿过章科长手里的话筒，目光扫了一下会场，然后对着话筒说："各位领导，各位来宾，大家下午好！ '好雨知时节，当春乃发生。随风潜入夜，润物细无声’。"荆院长竟然引用了诗词，从没见过荆院长这样抒情。"在这个春风送暖的季节里，日本後藤医院後藤院长千里迢迢来到金沙滩医院，又不顾旅途疲劳为我们大家授课，後藤院长不仅是日本著名的医学博士，肾脏病、血液透析及泌尿科专家，而且还是我们金沙滩医院的名誉院长，下面我们用热烈的掌声欢迎他。"

荆院长的话刚落，掌声如潮四起，在会议室里久久地回荡。苏杭站在角落里踮起脚环顾整个会议室，大约有200人参加，连走廊都站满了人。她突然发现一个熟悉的侧影，是高奕，她坐在会议室右前排，高高挽起的发髻，两鬓滑落一缕青丝，米色的风衣领子立起，咖色的花纹纱巾一角露在衣领外。苏杭正想猫腰过去和她打招呼，却发现高奕正不时地侧身低头和旁边的一个人低语。她使劲踮脚伸脖一看，稀落的头发，略有些驼背，是赵远航。

後藤院长走上讲台，灰蓝色笔挺的西装，白衬衣，暗红色领带。会场上很多人听过他讲课，也有第一次见他的，大家伸着脖子往台上看。第一次见他的人未免有些好奇，日本人？又是院长？什么样子？这时听到有的人窃窃私语："日本还有这么高个子的？都说小日本？""别瞎说。""日本男人都这样吗？"

後藤院长手里拿着话筒，目光透过精巧的眼镜亲切地投向台下，台下的人看到後藤院长准备说话，瞬间安静下来。後藤院长深深地鞠了一躬。"大家好，我叫後藤康文，很高兴来到中国，来到金沙滩医院，也很高兴认识大家，请大家多关照。"沼崎在讲台上准备好课件，宽大的屏幕上出现了"日本血液透析现状"字样和图片，完全是中文字。这是後藤院长的风格，任何事情都要考虑别人感受。

"後藤院长给我们带来《日本血液透析现状》和《经尿道——》。"章科长照着纸读，竟然结结巴巴，他又定睛看了一遍，清了一下嗓子："《经尿道电激光治疗前列腺疾病的手术治疗方法》。现在我把精彩的节目交给後藤院长，大家再一次掌声表示欢迎。"随着跌宕起伏的掌声，章科长退场。

讲课开始，课件是图文结合，又用中文注释，听众虽然听不懂，但能看明白，加上秦东翻译到位，语言流畅，沼崎及时翻阅幻灯，配合完美无缺。後藤院长倾注了全部精力，毫无保留地将自己的经验与大家一起分享，他身上似乎带着一个磁场，吸引着参会者，整个会议室鸦雀无声。有的聚精会神盯着讲坛，生怕一走神幻灯翻过去。有的在飞笔记录，一会儿抬头，一会儿低头。有的伸长脖子，左右摇摆，透过缝隙希望看得更清楚，以至于身后的人也跟着摇摆。最后两排听众索性站了起来。

讲座进行到提问环节。

"後藤院长您好，谢谢您刚才的讲课，我想请教一个问题，日本血透病人生存率这么高，其根本原因是什么？"高奕曾在日本留学，用一口标准流利的日语问道。大家的目光瞬间都聚集到她身上。秦东在主席台上一时间不知所措，突然他明白要翻译成中文。

"日本透析病人生存率高，主要是充分透析，合理饮食，预防并发症和控制院内感染，充分透析就是确保透析时间，这点大家都很明白。合理饮食，按标准饮食，由营养师指导，确保蛋白摄入的同时又要避免低钙高磷，还有就是要预防并发症的发生。"後藤院长语气缓慢，他想尽量解释得更清楚。

会场里又听到窸窸窣窣的议论声，"充分透析的确不容易办到，主要是费用问题。""是啊，我们有的病人受不了再来透析，你怎么和他说都没用。""饮食管理，家里条件好的有鱼有肉，条件不好的能吃饱就不错了，哪用营养师啊。"

後藤院长不知道下面人讲什么，他以为自己没讲清楚，正要询问秦东，台下有人说话："後藤院长，在日本引起肾功能衰竭的原发病主要是什么？"是后排的一位短发姑娘。

"糖尿病是引起肾功能衰竭第一发病率，其二是慢性肾炎，再者是高血压。我想请问在中国是什么呢？"後藤院长亲切地反问了一句。

"在中国，在中国是什么？这个，我不太清楚。"短发姑娘涨红了脸。

"在中国目前没有确切的统计，有书上说主要是慢性肾小球肾炎。"一个声音从右前排传来，听声音是赵远航。果然是他，因为话筒在他手里。

"後藤院长，我听说血液透析可以帮助戒毒？您有这样的临床经验吗？"中排的一个中年男人站了起来。

後藤院长倾听秦东翻译，他停顿一会儿，然后转过身：

"很抱歉，我没有这方面的临床经验，不过据我了解血液净化对戒毒有辅助治疗作用，但戒毒最主要是依靠自己的毅力。"後藤院长转身和沼崎耳语了几句。又和秦东说什么，过了一会儿秦东对着台下那个还站着的中年男人说："後藤院长想让您留下姓名和地址，他说很抱歉没有给您解答清楚，他回去给您寄有关资料，希望对您能有帮助。"

"哦，那太麻烦了，我也只是问问，不用寄，谢谢。"中年男人有点不好意思。他红着脸看着周围的人，急忙坐下。

台上後藤院长和秦东低声耳语，少顷秦东转过来，他推推眼镜扫描台下找中年男人，那个男人急忙站起来。秦东连忙说："後藤院长说了，他给您寄过来，请问您是哪家医院的？要不就寄到金沙滩医院，由他们再交您。您看行吗？"

"谢谢，非常感谢。我就是金沙滩医院的医生，我姓梁。"这位自报姓名的梁医生是普外科医生，看推辞不了，连连说了几声谢谢，然后坐下低声对身边的人说：
"我是看到一本医学杂志介绍血液净化治疗吸毒的瘾君子，今天也就是随便地问问，
没想到这位日本院长这么认真！"

夜幕降临，金沙滩酒店自助餐厅，华丽的水晶灯投下柔和的光线，笼罩着整个
餐厅。

今晚是後藤院长请大家聚餐。六点三十分，大厅里已经聚集了不少人，大家互
相打着招呼，热闹非凡，滨海市不大，医疗界人士大家都略熟一二，平日难得有这
样的机会相聚。

当後藤院长和荆院长谈及此事，荆院长怎么也不同意让他付费，他说："开玩
笑，您来了是客人，怎么可能让您请客？您请客可以，但我们医院结账。"

後藤院长诚恳地说："荆院长，谢谢您的好意，我也是金沙滩医院的院长，平
时也不能和大家在一起，现在吃一顿饭就不要和我争了。"荆院长看後藤院长说得
这么真诚，最后不得不让步。

此刻，後藤院长红光满面站在宴会厅台上，按照胶东的风俗习惯，他要给来宾
敬酒，他拿起酒杯，给大家鞠了一躬："大家晚上好，欢迎大家参加今晚的聚会。
作为金沙滩医院的名誉院长，我感到很不称职，惭愧。我敬大家一杯，感谢大家的
光临，也欢迎大家有机会到日本去，希望以后我们多交流。"

"干杯，干杯！"觥筹交错。荆院长站在後藤院长的身旁，手握着酒杯，等台
下声音小了，他对着话筒大声说："今天的这次聚会是一场朋友聚会，同行聚会，
中日两国医学界人士盛大聚会。首先呢，我要感谢各位医疗界精英参加这次聚会，
谢谢你们对我们医院的支持；再者呢，也是最主要的，我要感谢後藤院长，千里迢
迢来到中国，为我们大家献上难得的医疗技术丰盛大餐。我提议我们大家共同举杯
敬後藤院长，辛苦了。"说完他一仰脖先干为敬，动作利落潇洒。"大家随意。"喝
完后他补充了一句。

"干杯，干杯！"

"王医生，荆院长的酒要喝干。"

"来来来，喝了，干杯！你看日本院长都喝了，你不够意思。"台下，刚开始还有
些局促的医生护士们，几杯酒下去就撒开了矜持，奔放豪爽，眼笑，脸红，话语飞扬。

一堆人围着後藤院长。"後藤院长，您喜欢中国吗？"

"後藤院长，在日本是怎样取得医生资格的？日本承认中国医生的资格吗？"

"护士取得资格证和中国一样吗？我们可以去日本工作？"

抢不到话的人自成一群，探讨医改政策，磋商医疗难题，互相打听彼此认识的

朋友，谈论职称评定、论文、课题、工作，等等。医改是最主要的话题，经济指标、经济核算、奖金多少、工资待遇。欢歌笑语夹杂着对社会的愤愤不平。

苏杭凑机会走到陆语身边，她们俩好久没见面，平日各忙各的，好不容易见面，又没有时间说话。陆语正一个人在低头吃饭。

"陆语，最近还好？这几天忙坏了吧？"苏杭端着一盘菜肴，在陆语身边坐下。

"哦，苏杭。嘿，想找你说话都没有时间。"她放下筷子，高兴地说，"血透发展不错啊，後藤院长很满意。"

"凑合吧，就这么大能力。快吃，一会儿有事你就吃不上了。"

"嗯嗯，我刚才饿得胃痛，赶紧吃一口。"她夹起一块提拉米苏蛋糕往嘴里放。

"後藤院长好像瘦了。"苏杭抬起头，看着那边後藤院长在和几个人说话，秦东在他身边很兴奋的样子。

"是啊，他去年年底脑出血住院，很危险。"陆语低声对苏杭说。

"是吗？怎么我们不知道？荆院长知道吗？"苏杭惊诧地问。

"我也是刚知道的，玛丽担心她父亲喝酒才告诉我，她不让我和荆院长说，是後藤院长嘱咐不要说这个事。"

"荆院长，敬你一杯酒。""来来，要喝了。""後藤院长，後藤院长，敬您一杯，谢谢您的讲课，我想问下……"那边传来一阵喧哗声音。

苏杭和陆语回头，看到几个人拿着酒杯围着後藤院长，後藤院长逢敬酒就喝，玛丽看到後藤院长一杯一杯全喝了，急得直搓手。

"不行，我要过去劝劝，有时间我们再聊哦。"陆语拿起纸巾擦了一把嘴，快步走过去。

苏杭想找高奕，她想趁这个机会和这位师姐聊聊天。但是围着餐厅一圈又一圈，就是未见高主任的身影。她突然看到赵远航，他被几个人团团围住，两眼发红，嘴巴打结，不知在说什么，手里端着酒杯不停地晃动，白色的酒沫顺着杯沿流了下来。苏杭凑近终于听清楚他在吟诗："兰陵美酒郁金香，玉碗盛来琥珀光。但使主人能醉客，不知何处是他乡。"随即一群人起哄叫好，他扬起了脖子咕咚咕咚把杯里的酒喝下去。不知谁递给他一只烟，他竟然点着大口大口地吸着，随后吐出一圈一圈的烟雾，那样子像是神仙腾云驾雾。他已经喝多了。

沼崎不知胶东人喝酒豪爽，碰杯必饮。六十五度白酒的度数是清酒的几倍，喝得他眼花耳热，口齿不清，两眼眯成一条缝，东倒西歪被搀回宾馆，坐在卫生间地上，呼呼地睡了一夜。事后大家只要一喝酒就想起沼崎，都说他活脱脱地像个酒后济公。

八、豆豆透析

急促的铃声把苏杭从梦中惊醒。

"电话。"建宁咕噜一句，眼没睁翻了个身。苏杭睡眼朦胧地起床，紧紧睡衣，两脚在地上摸索着拖鞋。家里的电话原本是银行为建宁工作方便装的，结果几乎变成了苏杭专用，而且经常半夜响。

"喂——哦，赵主任。"苏杭还在迷糊。昨晚睡前吃了两片安定，脑袋昏昏涨涨的。

"哦，十岁的男孩，急诊透析，好，我马上去。"苏杭使劲睁开眼，看了看墙上的钟表，正好凌晨1点。她轻轻地推开丫丫的房间，女儿睡得很香，淡蓝色米老鼠图案书包挂在椅背上。丫丫两周前成了一个小学生，好像突然就长大了，什么都要自己做，睡觉也要在自己小房间里睡。苏杭蹑手蹑脚退出去，摸黑在客厅里换上衣服，找到自行车钥匙，又到卫生间洗了把脸。

"要我送你吗？"卧室里传来建宁迷迷糊糊的声音。

"不用，医院有救护车来接，明早你送丫丫上学。"苏杭拧开了外门。

"好，注意安全。"

哪有什么救护车来接啊，每次夜间加班都要建宁送，来回一折腾这一晚就别睡了，自己一个人折腾就够了。她心里想。

门外是沉沉夏夜，静悄悄地听不到一丝风。天空一片漆黑，不见星星闪烁。空气中残留着白天太阳的余温，闷呼呼，像是要下雨。苏杭骑着车，空旷的马路不见一人，只有一盏路灯泛着黄晕，盘旋着无名小虫。自行车道旁是一排芙蓉树，凋零的花瓣落在路边，自行车碾过，发出吱吱的声音。突然一个黑影窜过，把苏杭吓得一个激灵。黑影窜到路旁蹲下，两只橙色的眼睛圆溜溜盯着她——原来是一只猫。苏杭加快速度，远处那星星一样密集的灯光越来越近，那儿就是医院。也只有医院，二十四小时，三百六十五天，没有礼拜节假日。那儿每分每秒、每时每刻都演绎着生与死的较量，悲与喜的交会。

血透中心灯光明亮，一进门就听到水处理机"哗——嚓嚓"制水的声音。病人更衣室门前长椅上坐着一男一女两个四十岁左右的人，一脸忧愁，疲惫不堪。他们看见苏杭站了起来，"大夫，来了。"声音打着颤。当地人统称医院的人为大夫。

"哎，坐坐，是你家的孩子？"苏杭边系白大褂扣子边询问。

"是，是我家儿郎。"男人说，胶东本地口音。

"下黑儿（晚上），呼啦吧（突然）地不好，这怎么弄的好？"女人说着眼泪扑簌簌落下来。她有着一张布满晒斑的长脸，消瘦发黄，忧患在前额聚集无数皱纹。

"别担心，我进去看看。"苏杭一时不知怎么安慰他们，急匆匆走进治疗室。

"麻烦您了大夫。"女人的声音挡在门外。

室内，艺潼正在准备用品，燕尾帽压在蓬松的头发上，大口罩遮住二分之一的脸，睡眼惺忪，抬头看到苏杭："护士长来了啊。"声音被口罩滤过有点变音。

苏杭一笑作答。艺潼今晚是听班，她住在医院集体宿舍，离这里很近。

床上躺着一个男孩，说是十岁，看上去也就是七岁的模样，灯光下贫血的脸显得更加苍白，枯槁的头发杂乱地立着。他鼻子插着氧气管，白色胶布粘到两腮，听到有人走近，惊恐地睁开两只眼睛，接着又惶惶然闭上。

赵主任正给他听诊，头压得很低，几乎挨到男孩的胸脯。苏杭拿起桌上的病历，发现是高主任转来的病人。她看了日期，1998 年 6 月 15 日，是今天。

姓名：章豆豆　　　　　出生地：滨海市高新区章戈庄

年龄：10 岁　　　　　　职业：无

性别：男　　　　　　　民族：汉

病史陈述者：患者母亲　记录日期：1998 年 6 月 15 日 18 时 05 分

主诉：疲乏无力，纳差 5 天，加重一天——

现病史：——

既往史：——

家族史：——

……　　　　　　　　所述内容记录属实，患者或家属签字：李云华

实验室检查：血钾：6.5 毫摩尔每升；血肌酐：709.6 微摩尔每升；

尿素氮：28.5 摩尔每升；血红蛋白 4.5 克每升。

诊断：1. 慢性肾功能衰竭，2. 高钾血症。

医师：高奕

"护士长，这个病人肾功能衰竭、高钾血症，需要马上透析。"赵远航直起身子，麻利地把听诊器挽成一卷，插到口袋里："他没有做血管内瘘，我看血管条件不好，所以电话叫你来。"

"没事赵主任。"急诊加班，大部分是当班护士处理不了才叫她，苏杭有心理准备。

她走到男孩床边，轻轻地呼唤："章豆豆？"

男孩的眼皮微微地动了一下，费力地半睁又合上。苏杭将他的衣袖挽起，湿冷的小胳膊像一根麻杆，稍一碰就要折断似的，别说动脉，静脉也细如蛛丝。她摸着腕部桡动脉处，搏动时缓时紧，时跳时停，就像是一个即将没电的小闹钟——必须马上透析。苏杭按照解剖位置把胳膊、手背、脚背、脚踝找了个遍，表浅静脉根本看不到，恨不得自己有双透视眼。没有血管通路怎么透析？

"赵主任，置管吧？"焦躁的苏杭突然想起中心静脉置管术。

"置管？怎么做啊？"赵远航看着病历，头也不抬，蹦出几个词，话里憋着火气。

苏杭顿时为自己一着急说出的话后悔。当初後藤院长来访，赠送的药品和一次性中心静脉导管，赵主任如获至宝。为了尽快掌握中心静脉置管手术方法，他请老同学高奕现场手术指导。那次置管苏杭是助手，她亲眼看着赵主任操刀上阵，由高主任口头指导完成手术。可是现在，这些药品和一次性中心静脉导管已经上交医院。为此，章科长和赵主任大吵一架，争得目眦欲裂。

"药品和导管交由院部管理。"章先廊火辣辣地说。

"为什么？"赵远航瞪着眼睛，毫不示弱。

"为什么？你说为什么？後藤院长赠送的物品你们中心自己扣下，请示汇报没？"

"後藤院长是赠送给血透中心的，而且这些东西只能血透病人使用。"赵远航倔劲上来，脖子上血管根根凸起，脸红得从脖子一直涨到耳朵根儿，像一个愤怒的关公。

"你怎么知道是送给血透中心的？连你自己都是医院的人，要摆好自己的位置。"章先廊祭出官腔。

"行行，但我已经用了。我再说一遍，这是後藤院长送给血透病人用的，我不能交给你。"赵远航突然变得很冷静。

"你，你，等着瞧！"章先廊怒气冲冲地走了。不大一会儿赵主任就被荆院长唤到办公室。回来时他就像是斗败的公鸡，瘫坐在沙发上，一言不发，过了好久才爬起来，告诉苏杭把药品和一次性中心静脉导管交给院部。

艺潼已经做好透析前的准备工作。她凑上来，自言自语地小声说："天哪，这小胳膊小腿上哪去找一根大血管。"这话不错，在章豆豆身上找血管就像是在沙漠中找水源一样。

赵远航放下病历也凑了上来。

"护士长，你能找到一条静脉就行，至于动脉，可以选择股动脉或者股静脉。"血液透析体外血循环，必须有一出一回两条血管，行内人称引出血的为动脉，回体内的为静脉。

苏杭的额头、脖子汗津津的，这条生命就握在她的手里，倍感压力沉重。她抬起头深深地舒了一口气，眼睛瞅着透析床上的男孩：弯眉毛，小鼻头，如果健康无虞，肯定是一个挺中看的孩子。她心中不禁更多了一份母亲的情感。一定要救活他！突然苏杭的眼睛一亮，盯着豆豆的脖子，灯光下脖子的颈外静脉泛着青色。

"试一下颈外静脉，艺潼帮我把他的脖子侧过来。"苏杭起身急急地转到豆豆头部。

男孩被搬动后又睁开眼，脑袋软软地耷拉着。艺潼轻轻地把他的脸转到一侧，露出整个颈部。苏杭全神贯注盯着这条血管，生怕一不留神让它给跑了。消毒、穿刺、推入肝素生理盐水防止凝血，一气呵成。她小心翼翼地固定针翼。成功了一半，这是回体内的血管——静脉，还需要一条从体内引出血来的血管——动脉。

股动脉和股静脉在大腿根部。艺潼麻利地脱掉豆豆的短裤，摆正体位，豆豆突然睁开了眼睛，惊慌地看着。苏杭连忙用洞巾盖住他那没发育成熟的命根。

穿刺股动脉，这个血管相比股静脉容易穿刺，但风险比较大，因为动脉压力大，稍有不慎就会造成大出血，不到万不得已不会用它。穿刺股静脉比较安全，但是难度更大，因为股静脉肉眼看不见，也摸不到。人体的股动脉和股静脉是一对孪生姐妹，股静脉乖巧地贴在股动脉内侧，平日临床穿刺时要摸到股动脉定位才能找到股静脉，章豆豆身体极度衰竭，股动脉的跳动也是若隐若现，很难摸清，很难定位。

"护士长，你想好了？"赵远航看穿了苏杭的心思。

"我试一下股静脉。"

"好，我帮你。"赵远航将豆豆的腿屈膝外展，他蹲下轻轻地扶住豆豆的腿。

苏杭屏住呼吸，心里默默地祈祷，左手按住大腿内侧，右手调整好穿刺角度，按照解剖位置，试探地进皮，潜行，继续，穿刺，空洞感！一股黑红色的血涌进针管，成功了！"我的老天！"她低声脱口而出。

艺潼急忙连接血路管，血泵缓慢地转起来，黑红色的血被血泵吸引至透析器，苏杭的心随着血流缓缓地流淌，她目不转睛地盯着透析器，好像看到牛鬼蛇神被一一驱出，这条被阎王爷拖进半个身子的小生命有望回到人间。她试探着固定针头，四十五度角的针柄很难固定而且容易脱针，那就只好这样一动不动用手扶握着针柄，半小时、一个小时，一个半小时，她的胳膊腰肩长时间一个动作已经僵硬，酸痛吃力。艺潼想和她换一下手，但是稍一动血流量就不足，这根针好像只有在苏杭手下才乖乖地听话。"算了，我自己坚持一下吧。"她和艺潼说。

赵远航一直守着章豆豆，除了观察病情，盯着透析机，就是怔怔地坐在那里发呆。他最近说话越来越少，思考的时间远远多于说话。两个小时透析完毕，体外的血又缓缓地回到体内。豆豆睁开那双大大的眼睛，迷茫地看着四周，像是在梦中惊醒。忙了一夜的三个人，此刻看着豆豆，兴奋得忘记了疲劳。

天亮了，昨晚不知什么时候下起了雨，艺潼立在窗前伸了个懒腰。窗外清新的空气夹带着湿气和花香迎面扑进来，路边的芙蓉树，枝叶碧绿摇曳，经过一夜养精蓄锐，枝头上闭合的花儿迎着朝阳正一点一滴地舒张开，一片绯红。

陈强送来早饭，茶蛋小米粥加油条。艺潼亲昵地迎了上去。

"苏护士长，这份是你的。"陈强拿起一份递给苏杭。

"我的？"苏杭惊喜，陈强这个毛头小子何时变得如此心细周到。她看着陈强和艺潼俩围坐餐桌，边吃边对着傻笑，心里感叹年轻就是浪漫，抬头瞭了一眼墙上的时钟，那就不回家了。丫丫已经起床，刚才在电话里说："妈妈，你又去医院了？那个病人好了吗？记得吃饭。"小大人一样，苏杭心里热乎乎的。

上午透析的病人很快上完机，去年护理部方主任言而有信，血透中心新增了三个护士。辛妮子、蒋小燕、李文，都是急诊科出身，有着急诊科特有的战斗力——速度快，观察敏锐，思维灵活，责任感强。现在已经能够独立完成血透护理工作。也要感谢王岩，舍得把精心培养训练有素的护士送给她，每每想到此，苏杭心里充满感激。许若剖宫产生了个胖小子，休产假中，艺潼成了血透挑大梁的人，她是老师，进修、实习、新入职的护士都是她负责带教。三个"老祖宗"刘芳、张淑琴、肖丽云她们因为工作紧张繁忙，上班难有时间聚到一起闲聊；加上奖金可观，她们心里满足，嘴上功夫自然少用。更重要的是，苏杭采取了制度化、人性化的管理理念，整个血透中心，制度严谨，职责明确，监督到位，一切都井然有序。

最近病人也很稳定。王建国通过透析调整体重，血压已稳定。周师傅调整了饮食，增加了透析次数，瘙痒的症状也减轻。江照林透析，上班，挣钱，每天充实又快乐，最近收了一个女徒弟。有人揶揄他"那个女孩漂亮吗？看上你了吧？"他只是笑。李德才变得规规矩矩，不嘚瑟了，再也没见那个歪辫女陪透。听说李德才老婆独揽了公司经营权和财政权，把他以前半死不活的公司做得风生水起，李德才不服不行。

章豆豆透析结束后收住院。苏杭不放心，因为第一次透析容易出现并发症。她在病房门前与章科长碰了个正着。

"哦，苏护士长，哎呀，昨晚辛苦了。"章科长一只手还在门把手上，看见苏杭，连忙松开手转脸介绍豆豆的爹："这是我大爹家叔伯兄弟，昨晚抢救的那个小子是我的叔伯侄子。"

豆豆爹站在章先廊身后，看见苏杭，憔悴的脸露出了笑容："您是昨晚的那个大夫？谢谢您，半宿拉夜地忙活一晚上。"

"应当的，这是我们的工作。"苏杭发现豆豆的父亲和章科长的确很像，昨晚急三火四，一点也没注意到。

"这是我们医院最出色的护士长苏护士长，在日本进修学习过，交给她你们就放心吧。"章科长对豆豆父母说。

"章科长过奖了，别这样说，我来看看章豆豆。"苏杭不喜欢别人总拿着去日本学习说事，她闪身进了病房。

"比夜来强多了，刚才哈（喝）了稀饭，呔（吃）了一个鸡蛋，夜来下黑（昨天晚上）真的吓死我了，我以为再见不到我儿郎。"豆豆母亲拉着苏杭的手，说着又想掉眼泪，额头的皱纹更深了。

"苏护士长你忙哦，我有事先走。一会儿到你们中心看看。兄弟，弟妹，我还有事，我先走了。"章先廊打完招呼推门就走。

"你忙，你忙，谢谢您来看我们。"豆豆的父母千恩万谢，忙不迭地送他出去。

房间里暂时只有苏杭和豆豆。上午的阳光照在洁白的病床上，光线炙热，室内发闷，一会儿就感觉脖领黏糊糊的。苏杭走到窗户前想打开窗户透透气，触到窗把手，瞥了一眼豆豆，白色的被单从脚一直包到嘴巴，黑洞洞的眼睛正在窥探她。也许他现在经不起一点风吹草动，苏杭朝他笑了笑，松了手，转身拉过床边的凳子坐在床旁。豆豆看上去有了点精神，细长的脖子支撑着一个大大的脑袋，不禁让人想起非洲小难民，有个秃鹫虎视眈眈站在他后面的照片。苏杭摸摸章豆豆的头，头发又黄又燥，摸起来像一把干草。"怎么样？好些了？"豆豆轻轻点了点头，咧开嘴朝她微微一笑："谢谢阿姨。"声音病歪歪的。

回到血透中心，没有一点倦意。这个月的经济核算还没结。她从医护办公室的文件柜中拿出一个夹子，哗啦啦一堆票据摊了一桌，有收入单据：透析治疗费、注射费、吸氧费、护理费……有支出单据：医疗耗材、办公用品、水电费、人员薪资等等，一分一厘一毫，加减乘除平方。每个月的结算是苏杭最痛苦的事，想干不想干都得干。

"苏护士长忙，赵主任呢？"章先廊推门进来。

"哦，章科长，赵主任今天门诊，您有事？"苏杭站了起来。

"坐坐，我没什么事。"章先廊用手势示意苏杭坐下，自己拉开旁边的椅子，习惯地跷起二郎腿，锃亮的皮鞋头在空中上下晃动。

"昨晚真是麻烦你们了，我那个叔伯兄弟两口子想请你们吃个饭，我知道你们不会去，就挡下了。"

"工作嘛，应当的，吃饭更不需要，请章科长替我们谢谢豆豆的父母。"

"嗯嗯，我知道你们不会去，赵主任的脾气谁都知道，怎么会吃一个老农民的饭呢？"

"不不，赵主任谁请客都不去的，他不喜欢给别人添麻烦。"苏杭听出话中的刺，心里打结。

"对对对，赵主任清廉，正气正派，哈哈！"章先廊停止晃动，放下二郎腿。

一阵沉默，苏杭捻着手指头，眼睛盯着桌上的票据。

"血透中心环境真不错，我刚才没事转了一圈，这是医院最好的科室了，在滨海市屈指可数。"他有一搭无一搭地说着。

苏杭笑了笑，没搭话。

"哦，你忙，我先走了，赵主任中午下班，你和他一起去荆院长办公室，有事。"章科长说完起身往外走，在门口突然转身嘿嘿一笑，又嘱咐一句："赵主任回来，马上去荆院长办公室，别忘了。"苏杭纳闷：这个人今天脑子受潮了，怎么说话水唧唧的。

中午下班时，赵远航匆匆回来，抓起桌上的杯子，咕咚、咕咚地喝，看样子渴极了。

"赵主任，章科长——"

赵远航摸了一下嘴巴："我知道，走吧。"

荆院长办公室门开着。他坐在办公桌前，眼睛瞅着窗外，手肘抵着桌子，指间烟卷差不多快烧没了，整个人一动不动，像一座雕像。燥热风从窗外吹进来，抖动着窗帘一角哗啦啦响，吹散了烟雾，苏杭忍不住一阵咳嗽。

"哦，来了，坐。"荆院长回过头掐掉烟灰，冷峻的脸上浮现一丝笑容。他对苏杭说："小苏，去隔壁叫章科长过来。"荆院长称呼人不拘一格，有时"小苏"，有时"苏护士长"，有时直呼其名"苏杭"。苏杭更喜欢"小苏"，显年轻。

四个人落座，荆院长目不转睛地盯着桌上的一份报表，好久没说话。房间里风扇呜呜地转动，热腾腾的风在周围游荡，赵远航脱下白大褂，衬衣领口已经被汗水湿透。他解开一个扣子还不解热，拿起软皮笔记本呼扇着。荆院长比以前更黑更瘦，像是紫外线中毒了，黑红的脸颊塌陷进去，头发凌乱，胡子拉碴，平时说话做事干脆果断的荆院长，这会这么沉得住气。

沉默了良久，荆院长开口。

"我看了今天的财务报表，血透中心不错，这个月你们收入还是医院第一，不过外科的几个科室也冲上来了，你们要加把劲啊。"荆院长眼睛依旧停留在桌上的报表上。这个参加过自卫反击战的军人，脱下戎装，置身于国家医疗改革之中，每月最关心的就是这张财务报表，这张表事关全院几百个员工吃饭问题。

"赵主任，苏护士长，今天找你们来是要和你们商量个事情。"荆院长转过身来，切入主题。他一反军人的常态，用了"商量"二字。

"血透中心要设一个独立的透析房间，你们回去看看设在哪个房间。"

"独立的透析间！太好了，谢谢荆院长想得周到，有些传染病人没地方透析，我们也想建一个隔离透析间，为这样的病人透析，谢谢院……"赵远航兴奋得忘乎所以，脸上堆起久违的笑容。这是他一直想做的事情，没想到院长替他安排好了。

"不不，赵主任你理解错了，荆院长的意思是设一个特殊病人使用的房间，VIP透析间。"章科长将跷着的二郎腿放下，急忙打断赵远航的话。

"特殊的病人？VIP？"没等赵远航问话，苏杭迷惑不解地反问道。

"是的，医院决定设立一个独立透析间，也就是VIP透析间，主要是为政府领导和有钱人治疗所用，咱们也要与时俱进对吧。这样呢，既满足了社会需要也为医院增加效益，你们中心也得利，一举好几得，何乐而不为啊。"章科长扶了一下眼镜，洋洋自得，终于说明了原意。

苏杭惊愕的嘴巴好久没合上。听说过VIP客户，VIP贵宾，VIP高级会员，没听说过VIP病人。

"无论是谁，对我们医生护士来说都是病人，我们要一视同仁，我不同意设VIP房间。"赵远航收起笑容，他把脸转向章科长，愤愤地说。

"这事院部已经决定了，我刚才去血透中心看了一下，复用储藏间可以改为VIP透析间。"

原来他刚才去血透中心不是去关心疾苦，而是另有图谋，像个间谍似的。苏杭心里像吃了个苍蝇一样的恶心。

苏杭和赵远航的目光转向荆院长，想听荆院长的意见。其实荆院长的意思开头已经挑明，但是他们仍抱着一线希望。

"就这样定了，抓紧时间改建，下周一市政府有个病人到我们医院透析治疗。赵主任小苏你们回去安排一下，一定保障医疗护理安全，不能出任何纰漏。当然决不能扰乱你们的正常工作。"荆院长说完拿起桌上的烟盒，抖了几下，露出一根烟。

"要特护，专门护理，挑一个机灵漂亮的护士，技术要好。"章科长声音提高八度，他认为荆院长把最重要的话遗漏了，急急忙忙地补充。

"特护"是护理危重病人，不是什么"专门护理"，亏他能想。赵远航铁青着脸瞪着章科长，章科长好似已觉察到，把视线转到墙角。

又一阵沉默。荆院长把抽了一半的烟使劲往烟灰缸里拧了一下，端起茶杯浇了点水，"刺啦"冒出一股白烟。"去年後藤院长赠送的药品和一次性中心静脉导管在哪里？"荆院长头也不抬。

"在，在医务科，我们临时保管。"章科长吞吞吐吐地说。

"其他科室用不上，物归原主，章科长一会儿拿给他们。"

"哦，但是那个，那个生血针，叫什么？对了，促红细胞生成素，还有那些导管，一会儿我让小唐给你们送去，就是……"章科长说着声音越来越低。他卡了一下，低头顿了一会儿，又抬起头，说话的声音也跟着放大："那个，那个促红素已经用了五盒。"

"用了五盒？哪个科室用的？不是说其他科室用不上吗？这是後藤院长送给血透病人的。"赵远航像突然炸开的哑炮，他拿着软皮笔记本，不停地扇着，好像手一停就会蹿起火苗。

"这，这，嘿，我说赵主任，医院的事还要向你汇报？用了五盒就是用了五盒，没有必要向你赵远航请示汇报吧？"章科长常常在说服不了别人的时候摆官腔。

"这是後藤院长——"赵远航倔劲又上来。

"好了好了，就这样吧，时间不早了。"荆院长叹了口气，抬手看了看手腕的表，站了起来，整整衣服，那样子是准备离开。大家也都站了起来。在门口荆院长对赵远航和苏杭说："辛苦你们了，配合好总务后勤改建工作，抓紧时间这个周末一定完成。"说完大步流星地走了。

走廊上，章先廊追着赵远航和苏杭："两位领导，昨晚真谢谢你们，章豆豆是我们章家唯一的男孩，请你们多费心。那个，他没有做内瘘手术，血管差，麻烦赵主任……"章科长的话含含糊糊，但知情人一听就明白：不就是想做中心静脉置管嘛。

九、老兵和VIP

　　周一，这个神秘的透析病人终于出现在血透中心：七十出头，中等个，花白稀疏的头发，皮肤光滑微黄，细长眯眯眼，蒜头鼻，嘴唇略厚。他挺着将军肚，手里拄着一根龙头红木手杖，杖身刻着"泰山桃木，登峰造极"，身边有一堆人。赵远航一大早出门诊，丢下一句话："来了给我打电话。"苏杭硬着头皮迎上去。

　　"哦，苏护士长，这位是省城老领导，他的女婿是滨海市现任——"章科长话没说完，旁边的一个四十多岁的女人用胳膊肘拐了他一下："是滨海市的领导啦！"这女人颇有风情，话音一落笑容即收起，没有半点浪费。

　　"对对，是滨海市，滨海市的领导。"章科长看样子很惧怕旁边的女人，说话都有点结巴。

　　老头把腰板挺了一下，略有浮肿的脸上堆着笑："我叫唐维力，已经不是什么领导了哈。这是我的女儿唐楠，和你们是同行。"苏杭注意到老人身后的女人，看上去约莫四十岁，五官和唐维力极像，只是身材消瘦像菜板，梆梆硬。苏杭打了招呼，那女人点点头，没吱声，脸上的笑容漫不经心。

　　"哦，刚才忘记介绍，唐楠是我市钢铁厂的厂医。"章科长弯下腰介绍唐楠，转过来直起身介绍苏杭。新染了头发，墨黑如章鱼汁。

　　"这是苏杭护士长，滨海市血透界赫赫有名，已经去过三次日本，第一次是1990年的3月，第二次是1992年的……"章科长如数家珍，苏杭急忙打断他的话："以后有什么事情尽管找我，我会尽力而为，咱们先进透析治疗间吧。"

　　"对对，先到房间坐下，站着很累。"章科长点头哈腰，搀着唐维力往里面走。跟在章科长身后的女人长得不高，撑死了有一米五六，一身藏蓝色乔其纱连衣裙，脚蹬黑色高跟凉鞋，头发挽在头顶，皮肤水光溜滑，戴着一副金丝眼镜，一双眼睛叽里咕噜转。这个女人什么来头？好像对这里很熟悉。苏杭正揣摩着，看到张淑琴凑到她身后，用手轻轻碰了她一下：

　　"姐，来了。"

"嗯,上班吧。"女人转身冷冷地说。

原来这是章科长的夫人,张淑琴的姐姐张淑萍。张淑琴和她姐姐相貌有几分相似,但身材一点都不像,张淑琴是大骨架,而她姐姐小巧玲珑。张淑琴站在原地愣了一下,回头看了一眼苏杭急急离开。

张淑萍在高新区是一个有故事的人物,众说纷纭。她不仅有一张生动漂亮的脸蛋,而且还仕途坦荡,从一个宾馆服务员几年就平步青云,现在是高新区公关部主任,据说马上要调到市政府工作。外界传闻有好几版,比如某某领导的老相好,或者谁谁的干女儿之类的。肖丽云私下评论她好多次:"公共汽车",逢人就载。苏杭看着张淑萍背影,又扫了一眼章先廊扶着唐维力小心翼翼的样子,心里有种说不上的滋味。

透析病人和家属们涌到走廊,上机透析前是病人和家属比较自由的时候。大家望着一行人像是护送国王似的簇拥前行,议论纷纷:"这是谁啊?""什么来头?这么一群人陪着。""切,除了当官就是有钱的,不是刚建了一个腐败透析间吗?""嘿,当官的也要生病,老天爷是公平的。"

VIP透析间,上周六刚完工,房间里还残留装修的味道。墙面是咖色花纹壁纸,正面挂着一幅山水画,奶黄色的窗帘垂在窗户的两侧,新安装的窗式空调发出嗡嗡的声音。房间内的东西除了透析机以外其他都是新购置的,进口的自动遥控透析床,纯棉的床上用品,移动餐桌,16寸彩色电视,两个单人沙发,靠窗一角是木制矮柜,柜上面放了一套青瓷带盖的茶水杯和暖瓶,还有茶叶筒。茶几上一盆君子兰宽大的叶子有些打卷,也许初来乍到水土不服。

唐维力进门就把手杖放到床边,坐在床边长吁短叹:"啊呀,不中用了,走几步就气喘。"章科长急忙给他捶背,边捶边说:"哪里,哪里,您老这个年纪,有这么好的身体,羡慕啊。等我到您这个年纪还不知怎么样呢。"

"哈哈,章科长真会说话,我这身体还好?得了这该死的病,过一天活一天吧。"唐维力说话太急,引起一阵咳嗽。章科长意识到马屁拍到了马蹄上。他窘迫地连忙拿起桌上的杯子,拧开盖,唐维力喝了两口,止住了咳嗽。

唐楠一进门就眨眼缩鼻,眉头紧皱,她几步走到窗前,打开窗户,风热浪似的涌了进来。窗外的太阳像个火炉,树上的知了不停地叫唤,吱——!吱——!她烦躁地把窗又关上,转过身拍拍手,从包里取出一个白色塑料瓶,麻利地倒出一个酒精棉球,不紧不慢地擦拭手指头:拇指、食指、中指、无名指、小指……一会儿又从包里翻出一个四方手绢铺在单人沙发上,正襟危坐,好像周围都是地雷。苏杭以前认识一位有洁癖的医生,从来不用手开关门,都是用脚踢或者是用肘拐,口罩戴三层，给病人看病必须间隔一米的距离。眼下这个，洁癖怕是只重不轻。

赵远航还没来。刚才给他电话没接，听说救护车接来几个车祸伤员，他一定还在急诊科。

"唐老，我是血透的医生，姓廉，您叫我小廉吧。"小廉名叫廉家文，大个子，大眼睛，眉清目秀。他性格温和，对谁都是一团和气，是全院护士中人气最旺的医生，人称"大众情人"。小廉毕业后在肾内科工作两年，今年四月份调到血透中心。廉家文拿出听诊器，在白大褂上擦了擦听诊器的头，准备给唐维力检查身体。

"哎哎，等一下，"坐在沙发上的唐楠突然叫道。她站起来，从包里拿出酒精棉球："擦擦，怎么一点无菌观念都没有。"

廉家文一愣，马上反应过来。"谢谢，我这里有。"说完转身从身后的治疗车上拿起一包棉签，打开，抽出一根，沾上酒精，慢条斯理地从里至外旋转擦着听诊头。廉家文虽然脾气极好，但属于那种你不犯我，我不犯你，你屡次三番，我饶不了你的那种人。

"赵主任呢？"唐楠讪讪地把伸出的手缩回来，用取出的酒精棉球擦拭自己的手。

"赵主任马上就来，我先给唐老做透析前检查。"廉家文依旧是笑容和蔼，他明白唐楠话里的意思，这种话对他来说已经司空见惯了。医院是个论资排辈的地方，医生越老越有信任度，难怪有人说："胡子拉碴，满脸沧桑，越老医生越值钱。"

"这是我父亲在省医院透析治疗的病历和治疗方案，还有我父亲的用药。"唐楠从包里取出一堆资料和药瓶堆在移动餐桌上，她拿取东西像是用无菌持物钳，两个手指头垂直进垂直出。突然唐楠的手指头在空中停住，她又想起什么。

"哦，升血针？对了，小刘，我放在车的后座上，你去拿过来。"她抬头朝着门口喊。

"是这个吧？刚才洗车时看到的。"门口立着一个一米八左右的小伙子，站在那里像一根门柱。他把手中的一盒药在空中晃了晃。看见大家的目光都集中在他身上，四方大脸瞬间涨红："我，我姓刘，刘军，唐老的司机，叫我小刘好了。"小刘涨红的脸上有几颗青春痘，额头那颗尤其显眼。

"药交给谁？唐医生？"他看着唐楠问道。

"护士长你们给保存吧，要放在冷藏箱里，2～7℃，避光，我来回拿不方便。"唐楠对苏杭说。

"哦，不好意思哦唐医生，我们医院有规定不允许自己带注射用药，口服药可以，但也要经医生同意才行。"医院有过惨痛的教训，急诊科一个护士就是用了病人自带的药品静脉注射，出现休克，差点死亡，过后被病人家属告到法院。苏杭不能违背医院的规定。

"苏护士长，这是後藤院长送的药，升血针，促红素。"章科长在一旁插嘴。苏杭愕然，急忙打开塑料袋，是一万单位的促红素。再看一下生产厂家和使用说明书，千真万确是後藤院长送的。原来十盒药中的五盒就是这样销声匿迹的。章科长从苏杭手里拿过一瓶，转动着药瓶："这才是真正的进口货，效果一定很好，这叫作'好钢用在刀刃上'，嘿嘿。"

苏杭一阵恶心。

"後藤院长送的促红素，是给我们医院透析病人用的，唐老也是我们医院的透析病人，我们首先要照顾老领导，是不？嘿嘿。"他似乎觉得刚才的话不妥，又自圆其说。

艺潼在做透析前的准备，手里的止血钳敲打在透析器上，哒哒哒，哒哒哒，声音烦乱。特护要求基础护理、心理护理、专科护理及血透操作都是顶呱呱的，血透中心目前只有艺潼能担任此项工作，她在血透工作了三年，临床经验丰富，能独当一面。但艺潼对做特护有一百个不情愿。苏杭苦口婆心地劝，后来就连陈强都来找苏杭："为什么非要唐艺潼做特护？其他人呢？"苏杭火了："这是工作安排，必须完成。"又对陈强说："陈强，如果你干扰血透护理工作，唐艺潼和你将来其中有一人必须调出血透中心。"医院有规定，两夫妻不能在同一个科室工作。陈强不吱声了。艺潼虽然同意，但是有一个条件，等许若产假回来或者新入中心的三个护士完全掌握血透工作后，大家换班上特护。

章科长打开电视，想用电视节目转移唐维力的注意力，但是艺潼像个没事人似的继续敲打，哒哒哒，哒哒哒。唐维力皱了皱眉头，侧身看着艺潼："你这是敲鼓啊。"

"啊，您老在和我说话啊，我这是预冲，为了排气，为您老透析更充分，为您好。"艺潼大声地说了几个"为"，眼睛盯着要流空的盐水瓶，一会儿停止敲打，把止血钳挂在透析机盐水支架上，麻利地拔下空盐水瓶的针头，插到另一瓶盐水中，顺手关上预冲管的夹子，低头扫了一下机器面板："好了。"她转过身来对正看着她操作的唐维力："我叫唐艺潼，是您的特护，您的治疗我来负责，以后有什么事吩咐我就行。"

"哦哦，原来是一家人，好啊，以后要多麻烦小唐护士了。"唐维力的脸上出现了笑容，他和艺潼拉起了家常，问这问那。"小唐护士老家是哪里人啊？""家里都有谁？""今年多大了？"当他知道唐艺潼是莱阳人，是他老乡，更高兴了，又开始聊起家乡的莱阳梨，家乡的五龙河……

赵远航还没到，张淑萍这会开始不耐烦了，她把章先廊叫到走廊。"怎么回事？你要是怠慢了老爷子，我怎么向张书记交代？"

"这，这，已经都安排好了呀，赵远航这个人无法理喻。我再催催，你别焦急。"

门轻轻推开，章先廊示意苏杭出来。

"苏护士长，赵主任干什么去了？"章先廊五官拧成一个疙瘩，压低嗓子问。苏杭看到张淑萍背对着他们，双手抱在胸前在走廊上踱步，一双高跟凉鞋，细跟足有八厘米，套着蓝色的塑料鞋套，踏在地上发出窸窸窣窣的声响，让人听得发炸。

"刚打过电话，诊室没人，一定在急诊科抢救病人，我再打电话催——"话音未落，血透大门开了。

"门诊一起连环车祸，全院人员都在参与抢救。"荆院长从血透中心门口急匆匆地走过来，走得太急，差点将脚下的拖鞋甩出去。

"哦哦，荆院长，我一早就到这里，不知道门诊发生这么大的事情，"章科长慌乱地解释。医院有规定，重大医疗事件，院领导及各科主任必须到现场，这是章科长起草制定的制度，他不会不记得。荆院长看到张淑萍点点头："张主任也来了。"径直推开 VIP 透析间。

房间电视正播着朱时茂和陈佩斯的小品《吃面条》，唐维力笑得合不拢嘴，看到荆院长进来，艺潼急忙降低电视声音。"哦，唐老，不好意思，刚才有事，您老看来面色不错啊。"荆院长笑呵呵地和唐维力打招呼，

"啊，荆院长，知道您很忙，没事，哎——还是回老家好啊，舒坦。"唐维力笑着在床上直了直腰。

"是啊是啊，亲不亲故乡人，美不美故乡水，不过这儿比不上省城大医院，如有不当您老多包涵。"

"哪里，哪里，谢谢您，费心了，那个赵主任呢？我呢，比较相信他，今天怎么没见到？"

"唐老，赵主任在急诊抢救病人，一时半会儿过不来，您看是否先让廉大夫给您先透上？"章科长在一边搭腔，他面对这两个重量级人物，不知该怎么办，话一出口就后悔了。张淑萍狠狠地瞪了他一眼。

"哦，没事，没事，我都透析三年了，自己都知道怎么透析，不用医生。不就是除水嘛，没事，就这样吧。"唐维力听了章先廊的话有些愠怒。

"唐爷爷，您不是要先做检查吗？一会儿我给您抽血，然后去门诊做检查，B超

心电、X 光等检查完了，保准赵主任就到了，您放心。您老不用自己的腿走路，我推着您行吗？"艺潼真不愧是机灵鬼，一转眼就变成祖孙关系，说得唐维力脸上绽开了花："哈哈，还是一家人亲啊。好，好，没问题。"

"对对，一个唐掰不开两字，那个什么，苏护士长，上次後藤院长两个弟弟来医院，送的止痛贴还有吗？给唐老两盒用用。"章先廊看见唐维力脸上多云转晴，不失时机地献人情。

"应该还有，一会儿找找。"苏杭答应着。止痛贴是在透析病人穿刺前半小时敷在穿刺针部位，不仅减少扎针的疼痛，而且有预防感染促进皮肤针眼愈合的作用。这是今年四月初後藤院长委托他两个弟弟带来的。章科长脑子真是好，血透的东西他都记得，那一箱子止痛贴当天就分给透析病人，剩下两盒在文件柜里，苏杭留作动脉穿刺的病人直刺用。

"对，止疼贴很好用，唐老用用试试吧。"荆院长也跟着敷衍几句。

"好好，既然院长都认为好用，那我就用日货啊。呵呵。"唐维力说完，身子往后仰，章科长急忙将他后面的被子整理一下，让他软绵绵地靠上去。

"那好，唐老我还有事，您老就在这里安心地治疗，有事就找——"荆院长转过头来，指着苏杭说："——就找苏护士长，也可以直接找我。"

"好好，这个苏护士长和我这个小老乡都不错，"他抬头看到廉家文，忙又说，"小廉大夫也很好，嘿嘿，您忙您的。"

荆院长离开 VIP 透析治疗间，在走廊处，他想和章科长说什么，话到嘴边又咽下去，转身匆匆离开。

房间的电视声音又调大了，传出了笑声和电视节目的声音。

"护士长，护士长。"刘芳推开一个门缝。

苏杭推门出去，"来了个重病人。"刘芳低声说。

走廊担架车上躺着一个面色灰暗浮肿的老人，鼻子上插着氧气管，氧气枕在身旁，双眼紧闭，呼吸急促。"怎么回事？"

"尿毒症透析病人，高钾血症。"说话的是急诊科新来的男护士陆宁。男护士是医院的稀罕物，苏杭曾经想要他进血透，被王岩一口否决。

"快快，推到急诊透析机床上。"

"护士长，急诊透析机已经安置到 VIP 房间了。"刘芳焦急地小声附在苏杭耳边说。

"最早的病人要几点下机？"

"下午十二点半，王建国。"

"先把他移到床上去。"透析机虽然搬到VIP间，但透析床没动。

大家一起急忙推着担架车进透析治疗室，屏风迅速遮挡床的周围。"来，听我口令，一、二、三，起，移开担架车，注意头部，放。"老人被平稳移到床上。

"氧气，叫廉大夫。"话音刚落，床上的老人突然憋气，不停地呛咳。苏杭摸着那两条腿，肿得像水桶。"快扶他坐起来，两脚下垂。"老人根本坐不住，一个约四十岁左右的男人跳到床上，两手抱起老人。"爸，爸，您一定挺住。"男人说。

"什么情况？"廉家文急匆匆地走进来。

辛妮子动作麻利地推来像炮弹似的氧气筒，拧开开关，氧气经过酒精湿化，发出咕噜、咕噜的声音。

"护士长，廉大夫，这个病人叫梁景才，在门诊未做其他治疗，血已送检，赵主任吩咐马上透析，这是门诊病历。"陆宁把门诊病历递给廉家文，一边清点担架车物品一边说："今天急诊科忙成一锅粥，连环车祸，一人死亡，三重症已经送手术室，还有几个伤势较轻已经住院。刚忙完又来了这个病人，好了，我要赶紧回去。"陆宁刚转身，赵远航就出现在门口。"准备用物，抓紧上机透析！"他风风火火地奔进来，"家文，普外有个病人急会诊，你快去看看。"说完头也没抬拿出听诊器，掀开老人的前胸，老人的胸廓急促地起伏，肋骨就像是自行车辐条一样清晰凸起。

"哦，好的。"廉家文挽起听诊器匆匆地往门外走去。

紧急透析，可是没有透析机啊。苏杭扫视了一眼在透的病人，透析一次五个小时，谁都不愿意少一分钟，常常因为提前一分钟、两分钟都要计较。整个血透中心只有王建国是四个半小时，苏杭焦虑地瞥了一眼手腕的表，王建国还有两个小时才能下机，怎么办呢？ VIP房间的机器暂时空着，苏杭顾不上多想，急忙跑进隔壁VIP房间，艺潼刚刚推着唐维力离开，透析机一切准备妥当。她果断地断开电源，挪动机器。

"你要干什么？"章先廊出了门像是忘记什么，鬼使神差又转回来，他惊讶地看着苏杭。

"重症病人，必须马上透析。"

"什么？这是唐老的机器，不能搬走。"章先廊恼羞成怒。

"章科长，这是医院的固定资产，不是某个人的。如果这个病人死了，我会在病历上写清死亡原因是你造成的。"赵远航站在门口瞪着他。

"这，这，唐老回来怎么办？"

"唐维力去做检查至少要一个多小时，章科长你和艺潼说下，让她尽量拖延时间，这里我们会安排好的。"苏杭推着透析机，陈强也过来帮忙："闪开闪开！"陈强推开还在发愣的章先廊。

"赵主任，赵主任，快来。"辛妮子急声喊道。

梁景才脸色紫绀，张着大嘴，呼吸急促。他的儿子拍打着他的胸部："爸，爸，你怎么了？你一定坚持住啊！"那声音带着哭腔，门口的老太太一下子瘫倒在地上。走廊上病人家属扶起了她，不停地安慰："在抢救，没事的，没事的。"

"西地兰（强心剂）0.4毫克加5%葡萄糖20毫升稀释缓慢静推，氧气流量上调至8升每分钟。抓紧接血上机，心电监护。"赵远航把听诊器搭在病人胸前，有力的声音就是命令。"下病危通知单！"

苏杭迅速拿起穿刺针，时间就是生命，快！动脉穿刺后，辛妮子紧接着接上动脉管路，开血泵，接着便是静脉穿刺，接静脉。透析机还没完全进入工作状态，需要半个小时调整透析液浓度。"单超除水。"赵远航吩咐。

血泵转起来了，暗红色缺氧的血细胞推推搡搡地通过血路管挤进了透析器。半个小时后，梁景才微微睁开眼睛，呼吸逐渐平稳，能够半卧在床上，但是心律仍旧不齐。血泵继续缓慢地转动着，吧嗒、吧嗒。透析液静悄悄地流淌着，哗——唰唰。透析治疗室静得像是空气凝结了似的，躺在床上透析的病人们屏住内心的焦虑静静地等待，等待他们的肾友能够安全地渡过"鬼门关"。

辛妮子今天是护理班担当急诊透析的人员，她今年二十六岁，圆圆白白的脸，五官周正，不大的眼睛透着机灵。白色的工作服穿在身上显得有些小。虽然略胖，但她步履轻盈，动作敏捷，是一个训练有素的急诊科护士。此刻她盯着心电监护仪，记录生命体征数据，两眼不停地扫描病人：面色、神志、精神状态……同时观察透析机板面数据：每小时除水、静脉压、动脉压、跨膜压……

"护士长，艺潼电话，20分钟回来。"刘芳趴在苏杭耳边说。

苏杭这才想起唐维力。糟糕，VIP透析间怎么办？她看着梁景才，又看了看手腕的表，搓着手在原地踱步。

"小苏，苏护士长，我下机吧。"王建国在靠窗的一台透析床上，右胳膊肘撑着床，身子半起朝苏杭招手。

"这，王工您行吗？"苏杭快步走过去，查看了透析记录单和透析机板面，"您还要一个多小时呢？"

"没事，没事，反正后天又来了。"王建国边笑着边从枕下掏出绑带。"下机吧，抢救病人要紧。"

"那真谢谢您了。"苏杭顾不上多说，刘芳推来治疗车，两个人动作迅速地给王建国下机。

透析机刚刚移到 VIP 房间，艺潼推着唐维力有说有笑地回来了，张淑萍和章先廊陪着唐楠跟在后面，看到走廊上的家属痛苦的面孔，他们也收住笑容。

时间一分一秒过去，一个半小时，梁景才能够平稳躺下，各项生命体征提示病人好转。VIP 房间里，唐维力顺利上机。

"饭来了。"大师傅在走廊喊。陈强走了出去。

"食堂都要下班了，你们也不去取饭，中午不吃了？"大师傅的声音。

"哪顾得上饿，抢救病人呢。"陈强说。

"人是铁饭是钢，再忙也要吃饭啊。病号的饭已经送来了，这是你们的包子。"

"包子，好啊，我喜欢，谢谢师傅。"

苏杭瞅了一眼墙上的时钟，已是下午一点。中午只有半个小时轮流吃饭时间。遇到抢救病人是没有吃饭时间的。她吩咐大家抓紧吃饭，自己坐在护士台前翻看抢救记录。房间里窗式空调嗡嗡地响，饭菜混合的味道在空气中弥散。有的病人侧身躺在床上，歪着脑袋不紧不慢地咀嚼着；有的病人坐起来，扎针的胳膊挺直搭在移动桌子上，另一只手木然地扒拉着饭；还有的病人是家属一口一勺往嘴里送。病人的午饭是医院免费的，通常比工作人员早。

"梁景才，梁景才，听到了吗？"是辛妮子的疾呼，苏杭一个健步奔了过去。

心电监护仪发出吱吱刺耳的报警声，梁景才面色苍白，血压突然测不到，颈动脉没有搏动。

"赵主任，赵主任！"苏杭一边喊一边迅速把床摇平，去掉枕头，一边撩起病人的前胸。"来人，停止透析。"

赵远航从 VIP 房间奔过来。正在吃饭的护士们也跑过来。

"抓紧回血，心肺复苏，准备心脏三联针。"心脏三联针是心脏复苏常用药，强心、升压、支持呼吸，每个医生和护士都知道是什么药。

苏杭已经两手交叉搭在梁景才胸前有节律地按压，1、2、3、4、5、6……心里默默地数着按压次数。

"爸，爸，你怎么了？——"老人儿子哭喊着不停地摇着梁景才的手，老伴惊恐地跑了进来。

"病人家属赶快离开，不要耽误抢救！"赵远航声音低沉但有力。

拔出动脉穿刺针，体外的血随着血泵徐徐回到体内，药物也已经推注到静脉内，梁景才仍旧没有回转迹象，心电图显示室颤。"除颤准备，快点。"赵远航低声喊。梁景才前胸冷湿，苏杭撩起床单从脖子往下一次性迅速擦干，翻转手腕脚腕，无金属物。辛妮子已经打开除颤仪。赵远航拿起电极板，迅速涂抹导电糊。"200焦耳，所有人闪开。"赵远航将电极板放到病人胸前，正要放电，一眼瞥见陈强正按住病人腿。"陈强找死啊，闪开。"赵远航一声吼，吓得陈强倒退一步。放电！放电！一气呵成。"继续心肺复苏。"赵远航将电极板放回原处。辛妮子两只手已经搭在病人前胸，赵远航一把推开她："我来。"两只粗大的手有力地按压下去，松开，按压下去，松开。1、2、3、4、5、6……梁景才喉咙咕噜一声，颈动脉搏动有了，血压有了，呼吸有了，血氧饱和度上来了。心电监护仪"哒"的一声，屏幕上的图线蹦了几下接着又描绘出美丽的曲线——生命的曲线。透析治疗室紧张的空气舒缓下来，所有的人——病人、家属、医生、护士、技师和保洁员都松了口气。

"梁景才，梁景才，听到了吗？"赵远航在呼唤着。梁景才的眼睛微微地动了一下，拼命睁开，呆滞的目光恍恍惚惚，接着头也微微动一下，紫色的嘴唇蠕动着，喉咙里发出轻微的咳嗽声音，他似乎想说什么，但一个字也吐不出来。谁知道在鬼门关里游荡一圈回到人间是什么感觉呀。

"继续心电监护，严密观察病情变化。"赵远航把听诊器胡乱塞到口袋里，拿起病历，补写抢救记录。

"谢谢赵主任，谢谢。"梁景才的儿子走进来，身边的老太太腿一弯。"哎哎，大娘，您快坐下。"不知谁搬过一条凳子，紧挨着透析床，老太太那双干瘦的手抹着泪。"谢谢，谢谢，"她转身看着床上躺着的老伴，"你可吓死我了！"说着眼泪就流了出来。

"苏护士长，口头医嘱我已经补写完，抓紧时间核对，观察一会儿送到病房。"赵远航把病历夹递给苏杭，苏杭翻阅着病历："这个病人在高主任那里透析的？"

"嗯，高主任转过来的，他在家已停透一周。"赵远航说。

"赵主任，我叫梁斌，我们到走廊说话好吧？"梁斌声音很小，拉着赵远航到走廊。他站着那里头压得很低，两只手在不停地搓着，良久抬起头来："赵主任，我父亲是自费，尽可能给省点。"梁斌四十左右，头发已经白了一半，黑红脸像霜打的枫叶一样。

"哦，这点你放心，无论自费公费，我都会用最便宜但同效价的药。"

"谢谢赵主任，我是说，住院，费用，只是，如果……"梁斌吞吞吐吐单个蹦字，黑红的脸有些发紫，他低下头，眼睛不知该看什么地方。

"梁斌，刚才你都看到了，你父亲病情危重。哦，我正好给你说一下你父亲的病情，你父亲是糖尿病肾病引起肾功能衰竭，严重贫血、高血压、高钾血症导致心功能不全，而且血糖控制得也不好，需要多方面调整治疗，目前对透析除水也不耐受。下一步治疗方案是，加强透析，尽快地调整目标体重，纠正贫血，控制血糖血压……"

赵远航突然想起什么。

"哎——梁景才不是抗美援朝老兵吗？又是退休干部，他的治疗费用不可以报销？"他不解地问。

"是啊，我爸是抗美援朝老兵，退休前在东北兵工厂工作，和我妈在一个单位。但是东北有规定，治疗费在当地可以报销，跨省就不能报销。我是他唯一的儿子，我妈身体也不好，我不能放弃工作和家庭到东北，所以只能接他们回老家。"

"哦，这是什么规定啊？"

"赵主任，我父母两个人每月的退休金加起来也不够每月的透析费用，这还没算药费。父亲生病多年也没有储蓄。我和我爱人上班都是死工资，还有一个上学的孩子，一家人还要生存，真的是没有办法啊。"

梁斌说着说着抱着头蹲在地上，"我这是什么儿子，老人辛苦了一辈子，老了，病了，我做儿子的什么都干不了。"他的声音带着哭泣，痛苦地抓着头发。

"哎哎，你不能进去，你找谁啊？"门口保洁大姐的声音。

"我是梁景才的哥，我进去看看俺兄儿。"一个胶东男人浑厚嘶哑的声音。

"是我大爷。"梁斌站了起来，抹了一把脸，小跑过去。

"你爹怎么样？抢救过来了？"进门的是一个拄着手杖的老人，走起路来一瘸一拐，黑红的脸膛，五官和梁斌很像，一看就是叔侄俩。

"嗯嗯，我爸现在没事了，大爷这是赵主任，多亏了他，要不我爸就……"

"谢谢，谢谢，赵主任，我叫梁吉才，和梁景才是双棒儿（双胞胎），还要怎么扎古，听赵主任的。"梁吉才一把握住赵主任的手，像钢钳一样死死地扣住，赵远航只感到手掌骨要碎了。

"哦，梁大爷，我刚才正和梁斌介绍病情，我建议住院治疗，只是……"赵远航挣脱开梁吉才的手。

"住院，住院，有病要扎古，我出钱，赵主任放心，一个铜板都不会欠你们的。我们兄弟俩当年雄赳赳气昂昂地跨过鸭绿江，抗美援朝死过一回，瞧我这腿，就是抗美援朝弄瘸的，不怕什么，我找政府说理去。"梁吉才洪亮的声音在走廊上回荡。

VIP房间，唐楠探出头，皱着眉头看着他们，又"哐"地关上门。

苏杭看了看中午的包子，一点胃口都没有。已是下午两点，她走进医护办公室，疲倦地瘫坐在椅子上。感觉身上发冷，两条腿发酸。她拿起桌上的杯子喝了一口热水，顺手拿起病人的透析治疗本，琢磨怎样安排病人才能留出一台急诊备用机。血透中心大部分病人不能规律透析，一周三次少见，一周两次或者两周三次多见，还有的是一周一次或者根本没有时间限制，不舒服了就随时来，必须留一台机器备用。但是怎么排呢？应当向医院申请购置透析机了。她心里想着深深地叹了口气。唐维力一个人就要占有一台机器，"过分！"她小声地嘟噜一句。突然想起唐维力要的那两盒止疼贴，章科长真是一个大耗子，怎么知道还有两盒？她的眼睛瞟了一眼文件柜，咦，原本就在文件柜里的呀，怎么不见了。她忙起身打开玻璃柜门，上下左右，里里外外，东西全部都掏出来，没有。她急得额头和鼻翼汗津津的，站在那里焦躁地用手拍打脑袋，好像记起来了，前些日子收拾文件柜，担心这仅有的两盒被谁看见，再问她要，给不是不给也不是，所以就藏起来，可现在藏得连自己都找不到。唉，过几天再找吧，也许它自己就会蹦出来。想到这，她把掏出来的文件、文件夹和文件盒一一归位，又想起申请购置透析机的事，要写申请，现在就写。她抽出最上面的一个文件盒找医院的信笺，打开的时候不禁笑了：踏破铁鞋无觅处，得来全不费功夫，两盒止疼贴静静地躺在文件盒里。

苏杭一屁股坐在椅子上，看着这两盒止痛贴，脑子里又想起三个月前後藤院长两个弟弟後藤尚和後藤英雄来医院的事。她忘不了，因为那天实在是糟透了。

三个月前的一天，透析病人上机后，苏杭坐在护士台填写护士长手册，门口传来办公室宋主任的声音：

"苏护士长，苏护士长，苏杭。"声音像炸雷，好似发生什么大事。

苏杭连忙跑出去："宋主任这么大的声音，血透中心会被你震塌的，有事吗？"

"嘿，喊破嗓子你都听不到，那个什么，明天，後藤院长的两个弟弟随同市政府一行人要来参观我院，我刚接到市外办的通知，荆院长要我赶快通知你们准备一下。"

"什么？明天？怎么才通知啊？我们要有时间准备的。"苏杭急了一连串地反问。

"苏护士长，他们是滨海市市政府邀请来的，日程也是由市政府外办安排，後藤院长惦记着我们，吩咐抽出一天时间到我们医院来看看。"宋主任看着发急的苏杭："你和赵主任说下，明天，就一天时间，稍准备一下就行。我走了。"

"哦。"苏杭忘记当时是怎么回答宋主任的，她只记得当时的自己就像被火烤了一样。只有一天，宋主任说话太轻描淡写。後藤院长的两个胞弟是受後藤院长委托，相当于钦差大臣。而且他们是外国人，这属于外事活动，市政府的领导都要参加啊，怎么"稍做准备"？真是站着说话不腰痛。苏杭当即就布置任务，所有人下班都不能回家，收拾卫生，整理用品。那天大家忙活到晚上十一点，上上下下，里里外外，好一番折腾。

第二天周五，客人如期而至，因为是市政府邀请的活动，来宾中不乏两国政府要员和新闻记者。苏杭分不清谁是谁，她在人群中看到後藤尚和後藤英雄两位院长，在他们身边竟然还站着陆语，日程表上没有陆语的名字。她惊喜地急忙走过去，一把拉住陆语的手，又转身对後藤两兄弟说："您好，院长先生，辛苦了。"苏杭用"院长先生"代替了两个饶舌的名字。然后转过脸悄悄地说："陆语，今天来也不告诉我？"

陆语侧过脸低低的声音只有苏杭能听到："我刚知道，电话把我叫过来的。"

"苏护士长，你辛苦了，大家让我问候你。"後藤尚院长说。

"哦，谢谢，拜托也问大家好。"

後藤英雄不说话，只是站在那里笑。

後藤家族几代都是医生，後藤三兄弟虽然职业一样，长相和性格却各不相同。大弟弟後藤尚是山田町医院的院长，山田町医院也是後藤家族的私人医院。後藤尚个头没有哥哥高，身材魁梧，头发很短，发茬又粗又黑，浓眉下闪动着一对不大但深沉的眼睛。他是三兄弟中最健谈最幽默的。小弟弟後藤英雄是宫古病院的副院长，他的个头和後藤尚差不多，但身材消瘦，眼睛也不大。四方脸庞，棱角分明，戴着一副黑边眼镜，很有学者气派。後藤英雄平日薄言寡语，一说话脸就红，是一个很腼腆的人。

正当新闻记者在透析治疗室采访时，江照林翻身压着静脉回血的血路管，静脉压升高，仪器吱吱地报警，一眨眼透析器里的血全凝了。透析病人使用的是复用透析器，反复用五次本来就存在凝血隐患。日常透析过程中全凭护士眼观六路耳听八方，密切观察静脉压的变化、血液颜色的变化，发现异常及时处理，而且要处理在透析机报警之前，否则几秒钟血就会凝固。长期的血透工作，护士们早就身经百炼，但就是在这一天打脸。

苏杭和几个护士手忙脚乱，当时她没来得及戴手套，双手都沾满血迹，像是从屠宰场出来似的，狼狈不堪。苏杭只感觉自己被大家的眼睛万剑穿心，她好像看到荆院长皱着眉头，章科长瞪着眼睛，赵主任忧虑的面孔。陆语走过来低声安慰她，"小苏，别紧张，慢慢来。"她看了一眼陆语，难过地摇了摇头，如果新闻记者如实报道，如果後藤院长知道，如果……不堪设想。这当然不属于医疗事故，最多属于差错，但是造成的影响不可估量，特别是在国际友人面前造成极坏的影响。

当天晚上宴会上，高朋满座，琳琅满目的佳肴，苏杭根本无心品尝，心里杯盘狼藉。

"苏杭，小苏。"有人叫她，是陆语，后面跟着後藤尚、後藤英雄两兄弟，他们举着杯子来到她跟前。

苏杭站了起来，陆语挽着她的胳膊对她说："两位院长对今天发生的事情深表歉意，他们已经对新闻记者和来宾道歉，不应该打扰血透中心正常工作。他现在就是来和你道歉的。"

"道歉？不不，是我们自己的责任。"

"苏护士长，是我们的错，医疗中心本不应当进去这么多人，干扰你们正常工作，那个病人没事吧？"

"病人没事。"苏杭看着後藤院长两个胞弟亲切的笑容，一股暖流从心底升起，她不知该怎么表达内心的感激。後藤院长就是个善解人意的人，毫无疑问他的两位胞弟也是如此，真是"英雄好汉一家出"。後藤尚和後藤英雄笑着举起了手中的酒杯，"来，为友谊，为重逢干杯！""干杯！"在宴会上，苏杭知道後藤院长在日本获得日中两国邦交正常化二十五周年特别贡献奖。

十、凋零

"苏阿姨好。"门推开一个缝，露出一个小脑袋，是豆豆。

"进来，豆豆，怎么样？"苏杭模仿豆豆歪着头，笑着朝他招手。

豆豆站在门口没动，他扭着身子看着门外，一会儿豆豆的父母各自背着一编织袋鼓鼓囊囊的东西出现在门口，进门就把肩上的编织袋放在门后，累得呼哧呼哧地喘。

"这是？这是做什么？"苏杭站了起来。

"自家地里的，没什么东西，大家都尝个鲜。"豆豆的父亲擦着脸上的汗，母亲打开了编织袋，里面是新掰的玉米。

"不不不，这不行，我们不能收。"苏杭走过来，口气很坚决。

豆豆的父母急了，母亲涨红着脸："护士长，你是不是嫌弃我们啊。"

"不是的，不是的，"苏杭拉住豆豆母亲的手一同坐下，这双粗糙干枯的手硬邦邦的，感觉就像是握着几根树枝。

"主要是你们不容易，孩子又生病，留下自家吃吧。"苏杭不再争执，她轻声细语地劝说。

"唉，这几个棒子（玉米）值不了几个钱，我们就是表达一下心意。亏得你们，要不豆豆就——"豆豆的妈妈说着就抹开了眼泪。

"是啊，是啊，豆豆亏得你们，你看现在他多好，哎呀——过几天我们就想出院，回家找偏方扎古。"豆豆的父亲在一旁补充道。

停透？出院？回家？回家也要回来透析，赵主任是不是给你们讲过？苏杭欲言又止，她看着豆豆依偎在妈妈身边，也许是病久了，黑黑的瞳孔透着迷茫和呆滞。上周赵主任给豆豆做了股静脉置管术，每次透析都用大腿的管子，减少了透析穿刺的痛苦。三次诱导透析，加上两次常规透析，共输了400毫升血，豆豆的精气神上来了，能吃能喝能睡，恢复得很快，这孩子长得很可爱，眉清目秀。按理他应当上学，以后怎么办啊？苏杭心里痛苦地想着。看着一家人喜悦的样子，她不忍心告诉他们，豆豆不可能治愈，豆豆必须依靠透析维持生命，这太残忍了。

　　好不容易熬到下班。血透护理分为三班：日班、早班、下午班。日班就是医院日常工作时间，早班是早上七点至下午三点，下午班是中午十一点至晚上七点。苏杭是日常班，平日很少能正常下班，今天她实在太累，浑身酸痛，头疼欲裂，赵主任劝她回去休息，她自己也觉得在这做不了什么，就换衣服，背上包随着医院常规下班的人流往外走，刚一出门就听到有人喊："苏杭，苏杭。"她回头看，曲丽萍朝她边招手边跑。曲丽萍胖了一圈，穿着黑色连衣裙，裙摆随风飘逸。当年的"三朵花"，花已经凋落，枝干更粗壮。曲丽萍气喘着摘下眼镜，擦了一把额头的汗："我说苏杭，好久没见你正常下班，今天怎么？"苏杭没吱声。曲丽萍戴上眼镜："哎，你的脸色怎么这么差啊，生病了？"

　　"没，没，有点累，最近病人太多。"

　　"唉，我说你啊，护士长的工作不是你这么干的，事必躬亲，那不得累死你啊！"曲丽萍边说边挽着苏杭的胳膊，沿着人行道往前走。正值下班高峰期，马路上熙熙攘攘，大部分是下班回家的人群，也有逆着人流朝海边去。机动车道上挤着汽车、摩托车、人力车，鸣声此起彼伏。自行车道上响着车铃，高调，低调，清脆的，低沉的，婉转悠扬，汇成立体的震撼声潮，冲击着人的感官。苏杭只感觉头晕腿沉，曲丽萍挽着她倒让她轻松不少。边走边聊，一会儿到了十字路口，曲丽萍站住："苏杭，我准备辞职。"

　　"辞职？为何？"苏杭愕然，她见丽萍低着头不语，猜出了几分："是童童的爸爸？是他要你辞职的吧？"

　　丽萍的老公两年前下海自己办公司，从一个平淡无奇的小作坊，几年打拼，成了滨海市第一个上市公司，他们工厂生产的变频调速器和驱动系统远销东南亚和欧洲，供不应求，他成了远近闻名的私企大老板。

　　"童童的爸爸太辛苦，他希望一回家就有人陪他，还想再生一个孩子。"

　　"再生一个孩子？你这不是违背计划生育了吗？你要被辞退的。"苏杭话一出口就感到自己好可笑，丽萍辞职也许就是为了要孩子吧。

　　"苏杭，你自己注意身体哦，我要去接童童，以后我们再聊。"曲丽萍勉强咧嘴一笑，拍了一下苏杭的肩膀，转身右拐顺着人行道匆匆离去。苏杭呆呆地站着，一股忧伤的情愫袭来。她抬头，一抹殷红色的夕阳染红了树梢，也染红了丽萍的背影。

　　"哎，你走不走啊？"苏杭转过头，绿灯亮了，她被周围的人推搡拥挤地夹在中间穿过了马路，当她回头再看时，丽萍已消失在人流中。

太阳余热尚在，苏杭感到前胸和后背都湿透了，微风一吹透心的凉。

家里静悄悄的，建宁出差有几天了，丫丫这几天都是姥姥姥爷接送。她感觉嗓子在冒火，两腿像是灌了铅一样，一进门，扔下包，倒在沙发上，天旋地转。

再醒来苏杭发现自己躺在急诊室里，她睁开眼迷迷糊糊地看着四周：妈妈和王岩。"终于醒了。"妈妈坐在床边，握着苏杭的手。"要吃什么？你爸送丫丫上学，一会儿回来让他买。"

苏杭以为是做梦，她挣扎着想起来。

"别动，你打着针呢。"妈妈的手正握着她打针的手。

"呵呵，苏杭啊，你昨晚发烧近40℃，我都后怕。"王岩脸紧巴巴地绷着，而后又笑了。

苏杭摇了摇头。"这是怎么回事？我怎么躺在医院里。"

"昨晚你爸给你家打电话，没人接以为你还在上班，过了好久家里还是没人接，又给血透中心打电话，他们说你不太舒服早已回家。你爸不放心就去你家，看到你躺在沙发上，浑身烫得像个火炉，就给王岩打电话，救护车接你到了急诊科，王岩陪你一晚上呢。"妈妈的话像是流水账，她看着苏杭又看着王岩。

苏杭极力回忆，她似乎记得又似乎不记得，一切都是模模糊糊的印象。但和曲丽萍的谈话她还记得。

"王岩，你知道丽萍要辞职——"苏杭低声说。

"知道，知道，昨天下午丽萍就在我这里，我们聊了很久。哎，苏杭——"王岩弯腰凑到苏杭面前。"我们要为丽萍祝福，她有她的生活，也许会更精彩呢。"苏杭抬头看着含笑的王岩，没说话。也许吧；每个人的路不同，但是条条大路通罗马，都会很精彩。

窗外，早晨的阳光透彻又明亮，微风吹进来带有一丝凉意，知了已经开始亮开歌喉，今天又是大热天。

"张主任建议你住院，急诊科太嘈杂，不利于身体恢复，输完液就办住院哦。"王岩盯着输液瓶的液体，等一滴一滴逐渐流空，她麻利地关闭夹子，拔掉针头，用手压着。

"苏杭，我去交班，住院手续我来办，一会儿就到呼吸内科去。"她摸了一下苏杭的头。"还在发烧。唉——工作起来就不要命，躺着别动哦。"王岩说完转身急急地离开。

又是一个星期一，苏杭一早来到血透中心。

"杨大姐早！"

"啊，苏护士长，身子骨好利索了？没再多歇几天？"杨大姐高兴地看着苏杭。

"好了，完全好了，再躺几天我的骨头就会酥掉的。"苏杭笑说。

水机房传来哗哗—嚓嚓、哗哗—啦啦制水的声音，这声音像是集结号，让人按捺不住内心的激动。清晨的阳光洋溢在血透中心的走廊上，看去是那么温馨舒畅。一周没上班，这里既亲切又有那么一丁点陌生。

"护士长早！""护士长好！""苏杭上班了？""呀，一周没见想死我们了。"血透中心热闹起来，医生护士，病人家属，大家见到苏杭嘘寒问暖，说亲道热。被牵挂的待遇，就像是淹在蜜缸里，浑身甜透。

一进透析治疗室，立即就会感到一种紧张有序而又轻松欢快的气氛。治疗班刘芳推着治疗车分发透析治疗用品，责任班肖丽云、辛妮子负责各自的透析单元，装管路预冲。护理班张淑琴安排透析床位，给病人测体温、脉搏和血压。廉家文在给已到的病人查体，询问病情，称体重，计算出水量。赵远航一如既往开启了门诊、病房、血透三位一体模式。早上他看见苏杭，绷紧的脸露出一丝笑容："护士长上班了？我去病房拔管，有事电话。"苏杭感觉赵主任脸上的笑容是挤出来的，也许长期不笑，皮肤肌肉僵硬了。常话说得好，用进废退嘛。

今天满台透析，上下午两班。

"苏杭姐，苏护士长。"门口传来许若的声音，苏杭急忙走出透析治疗室。走廊大门口，许若像一个刚出水的芙蓉立在那里。她看见苏杭，高兴地踮着脚尖向她摆手。苏杭走过去，握着许若的手盯着她的脸，兴奋得不停地左右晃着："还那样漂亮？宝贝还好？忙得我都没顾上看你。"再细细端详，许若有些变化：体态丰腴，皮肤细润，浑身上下洋溢着成熟的美丽。许若是剖宫产，休假比正常产假时间长，她们也是很久没见面。

"嗯，好着哪，知道你忙，王瑞说你忙得顾不上生病。"

"什么话呢？怎么你今天是来上班？"

"不不，是明天，我今天过来看看，好久没上班，看看有什么要准备的。"许若笑说。

"哦，瞧我这脑袋，那快进来啊！"苏杭拍着自己的脑门。

"哎呦，许少奶奶，你总算出窝了。"刘芳耳尖，她从透析治疗室走出来，上下左右打量着许若。"水灵着呢，不过也有了'游泳圈'，快赶上我了。嘻嘻。"刘芳的嘴始终管不了自己。许若笑了笑，低头翻着鞋柜问道："我的拖鞋呢？"

"哦，哦，保洁杨大姐给你收起来了，我去拿。"刘芳意识到自己说的话不太中听，转身给许若拿鞋。

正当苏杭和许若站在门口等刘芳取拖鞋时，大门外的电梯门开了。

"苏护士长。"是梁斌，他搀扶着梁景才从电梯口走过来，身后跟着他的母亲。苏杭连忙推开透析中心大门，搀扶梁景才的另一只胳膊，梁景才进门站住，他抬起头打量着苏杭，那张蜡黄的脸像是拨开的核桃皮，布满了深浅不一的皱纹，上眼皮松弛耷拉着遮盖了三分之一的眼睑，眼睛里似乎透着未知数。他挺直腰，依旧能看出军人的姿态。

"你就是苏护士长？"气力不足的声音透出低沉沧桑的音符。

"是的，梁大爷，是我，您老恢复得很好啊。"

"哎呦，我听儿子和老伴多次提起你，但我不记得了。哎，阎王爷那里转了一圈，他对我说'人间啊有很多人要留你，我不能违背天意，你回去吧。'瞧，我又回来了，谢谢您救了我。谢谢。"梁景才双手颤颤地抱拳，像古代壮士似的在胸前上下晃着，晃着晃着，眼圈发红，混浊的老泪流了出来，他抬手一抹，又笑了。

"梁大爷，您看您别这样，这是我们的工作，应当做的。"苏杭心里酸酸的不知该怎么劝。梁斌在一旁说："我爸这几天就念叨你，我妈说你病了就是抢救老爷子累的，他心里——"

"这说到哪去了，常言道'人吃五谷杂粮，那有不生病的？'我和梁大爷一样都会生病。"

"哈哈，千万不要生我这样的病，哎，得这个病还不如得个癌症啥的，有个盼头，这是无期徒刑啊。"梁景才说完一阵咳嗽，额头上一条青筋像蜈蚣一样显露出来。

梁斌拍打着他的后背："爸，你这是说什么呢？"

梁景才止住了咳嗽，哈哈一笑："开玩笑，开玩笑，苏护士长，您忙，不打扰了。"梁斌扶着他朝更衣室走去，边走边回头："护士长，我爸今天出院，以后门诊透析，每周两次，您给安排吧。"

"哦，好的，没问题。"苏杭答应着。病人的班没排，护士的班也没排，月末的绩效结算没做，工作量没统计，护士长工作手册没完成，库房还没清点，这个月的业务学习不知艺潼是否完成了，一大堆事情，等着她去做。不上班想上班，一上班又像一头驴一样被套牢。

许若被刘芳带去找她的工作服和其他什么东西，她和苏杭说："护士长，你忙，我备齐东西明天上班，走时不和你打招呼了哦。"苏杭朝她摆了摆手。

VIP 房间的病人怎样了？

VIP透析间，苏杭轻轻地推开一个缝，房间幽静，窗帘拉着，阳光从两边缝隙中透射进来，在墙上形成两道光影。透析机板面数据灯在闪烁，血泵在轻盈匀速地转动，间或听到轻微的水过声。唐维力躺在床上，他好像很享受，歪着脑袋熟睡中，鼾声此起彼伏。透析病人只要一等到透析机运转，就会像中了魔咒似的，平静安详。艺潼坐在透析机旁的凳子上，手里拿着一本《中华血液净化》杂志，头耷拉着，不知是看书，还是在看自己的脚。唐楠两腿盘坐在沙发上，两手仰放在大腿上，闭着眼睛像在练功。

苏杭正想离开，艺潼发现了她，急忙起身同时眼睛迅速扫了一眼唐维力和透析机，转身出来，轻轻地掩上门。

"护士长，这里真像是地狱，憋死我了。"艺潼把苏杭拉到一侧，侧身看看VIP门的长条玻璃，里面还是静悄悄的。

"地狱？哦，阎王老子你都不怕，还怕什么呢？"苏杭知道艺潼又有故事了。

"刚才听到许若姐上班了，是否可以换班啊？"

"艺潼，亏你能说得出口，许若现在是哺乳期，国家《劳动法》保护的，你敢违背？"

"可是，也不能就我一个人倒霉啊。"

"什么话啊，你刚刚在VIP上班几天啊，怎么就要撂挑子？怎么？唐维力为难你了？我看他对你挺满意的。"

"哎，唐老头倒还好，就是那个唐楠，简直就是恶魔，什么都要管，洗手，消毒，洗手，消毒，只要与唐老头有关的物品都要受管制，就差管制空气了；这倒还过得去，内瘘穿刺也要听她指挥，比如说动静脉穿刺点的选择，必须按照她的要求，这不成，那不行，上一次听她的，两针距离太近，针头都无法固定，她还埋怨我。"艺潼圆圆的眼睛耷拉下来。

"哦，这不成，不能干扰我们的工作，专业就是专业，我找唐楠说说去。"苏杭起身要进VIP房间。

"哎哎——"艺潼拉住她，透过门上的玻璃瞅了瞅里面，低声说："我已经和唐老头说了，老头子今天把她教育了一番，你看那个唐楠还在生气呢。"

"哦，那不就行了嘛？你这是向我诉苦？还是请功？"

艺潼不言语，苏杭明白她的意思，磨叽磨叽就想磨叽掉VIP工作。"艺潼，你也看到了，咱中心虽然人不少，但真正能干的非你莫属，唐维力对你也很满意。"艺潼听到表扬反而不好意思，低头摆弄着工作服上的扣子。

"艺潼，你怎么称呼'唐老头'？要尊重病人，不能太随便。"苏杭看到谈话收到效果，转变了话锋。

"没有，我只是私下这么称呼，平时我都叫他'唐爷爷'，说实在的这个老头是个很随和的人，就是他那个洁癖女儿多事。"

"好了，权当是磨炼你的个性。还有艺潼，唐维力一周三次透析，其他时间你还要负责带教工作，对了，这个月病人宣教和每月护士业务学习做了吗？"

"病人宣教已经完成，学习？护士长，按照计划这个月是你讲课《血管通路穿刺方法和护理要点》，我正想提醒您呢。"

"哦。"苏杭突然地想起，病了一周脑子也烧短路了。她叮嘱艺潼一定要注意医疗护理安全，等等，转身来到医护办公室。

医护办公室在透析治疗室对侧，虽是挂牌为医护办公室，其实只有医生在这里办公，护士们开会学习才进这间房子。护理的很多资料没处放置，赵主任建议临时加一张桌子和柜子，平时因为工作忙她很少进来。苏杭推开房门，里面空空荡荡无一人。房间不大，中间四张写字台并拢围着，四周紧紧巴巴能挤两人并行。苏杭的桌子靠门处，门后靠墙是她的文件柜，桌子上除了书架就是一个相框，几个文件夹和几本日文书：《透析疗法手册》《血管通路建立和维护》《透析病人饮食》等立在书架上。她坐下来，拿起那本《血管通路建立和维护》，拇指"唰唰——哗啦啦"轻轻滑过，把书页模糊成一个扇影。"唉——"她叹息了一声，国内这方面的书籍太少，如果把这些书翻译成中文就好了。她想起图书馆的日文书籍，那么多书摆在那里有几个人能看啊？後藤院长白花钱了。她瞟向左边相框，照片里是後藤院长来访时和血透医护集体合照，左下角有一行日期：一九九七年六月六日，这是相机自带的日期。

去年六月份後藤院长应邀参加滨海市第二届亚太经合组织（APEC）国际贸易博览会，活动结束后後藤院长和日本三爱病院的细川院长一同来到金沙滩医院。细川院长早年作为日本医疗援外医生去过西藏，这次随後藤院长一同访问中国，翻译是秦东和陆语。闻讯而来的滨海市各县市医院的血透医生和护士挤满金沙滩医院的血液透析中心，聆听两位院长查房时传授血液透析医学知识，解答一些疑难问题。查完房又聚集在五楼会议室听课，那天是阴天，在五楼会议室听课的人济济一堂，房间里有些闷热。两位院长应大家的要求讲解了血管通路：自体血管通路、移植血管通路、中心静脉导管、半永久中心静脉导管，等等。後藤院长循循善诱，图文并茂地讲解了自体血管通路手术方法，而后细川院长讲解了移植血管通路和中心静脉导管。苏杭站在最后一排，她不经意看了一眼後藤院长，看到他身子晃了一下，掏出手帕擦额头的汗，接着就往外走，陆语也跟着出去。苏杭起初以为是天太热，或者是去洗手间,有陆语跟着,她也没在意,但是五分钟,十分钟,十五分钟过去了人还没回来,她心里莫名其妙有一种不安,悄悄地推门出去,走廊空无一人,难不成还在卫生间?等了一会儿仍不见他们的踪影。"陆语?"没有应答,接连几声都没有应答。她急忙推开赵主任的办公室,准备给办公室打电话。当她推门进去时,惊讶地张开嘴巴半天没合上。

後藤院长躺在沙发上,面色苍白,嘴唇紫绀,紧闭双眼,陆语蹲在他身旁,看到苏杭进来,右手食指放在嘴上,示意不要说话。後藤院长听到声音睁开眼勉强地朝她笑了笑,又闭上眼,额头上冒出细小的汗珠。

苏杭问:"是心脏不舒服?"苏杭听沼崎说过,後藤院长心脏有问题。

"嗯。"陆语低声回答。

"赶快找医生啊!"苏杭焦急地走到办公桌前拿起桌子上的电话。

陆语一把拉住了她,低声说:"院长就是医生,他刚才吃药了,嘱咐一定不要惊动别人。"後藤院长又睁开眼,朝她点了点头。

又过了十分钟,後藤院长睁开眼又缓缓地坐起来,脸色虽然好转但依旧是苍白暗淡。他拿起茶几上的眼镜戴上,又掏出手帕擦了擦脸,风趣地说:"我没事,不要担心,看我不是很好嘛。"陆语递上一杯水,"谢谢,谢谢。"他说着喝了几口,平息了一会儿说道:"好了,去那边看看。"说完站起来大踏步地又回到讲课的房间……

苏杭打开文件盒,从文件夹里拿出准备好的课题《血管通路穿刺方法和护理要点》,仔细地浏览起来,但是脑子里依旧呈现後藤院长躺在沙发的情景。後藤院长回去后,苏杭和沼崎联系过,沼崎告知她院长先生身体很好,请放心。但她心里始终像有一块石头压着不能舒缓。她想打电话,又担心打扰後藤院长,而且自己的日语结结巴巴的。

"病号饭来了。"门口传来大师傅的声音。哦,已是十一点半了。保洁大姐迎了上去。"哝,这是那个病人的。"那个病人就是指 VIP 病房的唐维力,专门小灶。艺潼听见门口的声音,跑过来拿走了唐维力的饭盒。苏杭帮着保洁大姐把饭送进透析治疗室。

透析治疗室,中午的阳光洒进来。已是入伏,昨天刚下雨,阳光虽不那么躁狂,但湿度热度未减,空气有些压抑。午饭是米饭、青菜豆腐、猪肉粉条,外加一个煎鸡蛋,饭香和尿素氮气味混合在一起,说不上什么味道。桌上剩了一盒饭,苏杭抬头扫了一眼:"谁的饭没吃啊?"

"哦,是豆豆的,他已经一周没透析了。今天出院,唉——"刘芳叹了口气。

　　"一周没透析？今天出院？"苏杭诧异地反问。

　　"是的，赵主任说他今天出院。"刘芳答。

　　原来早上赵主任去病房拔管，是豆豆？苏杭的心一下子提了上来，她三步并两步走出血透中心，手刚触到电梯按钮，门开了，一个男孩跪在地板上，两只细小的胳膊撑着地板，身体弯成拱状，头几乎挨着地上，不停地咳嗽，是豆豆。"豆豆！"苏杭喊叫一声，电梯里的男孩愣了一下，惶惶地抬起头，"苏阿姨。"眼睛一亮，瞬间蓄满了泪水。没等苏杭反应过来，豆豆一下子爬了出来，两只手撑在地上边哭边咳嗽，消瘦的肩膀随着一声声咳嗽不停地抖动。

　　"豆豆，你怎么了？"苏杭蹲下把豆豆扶起来，吓了一跳，这孩子面色灰暗，鼻涕、泪水和汗水混在一起挂在脸颊上，乌黑的眼眶深深地凹下去，像是大熊猫眼。"豆豆，你怎么了？怎么不透析了？"苏杭腾出一只手从口袋里掏出纸巾，擦他脸上的鼻涕和眼泪，豆豆的两只眼睛又涌出泪水，好像是两口黑洞洞的井。苏杭两手插在他的腋窝里使劲往上一提，豆豆的脑袋就靠在她的肩膀上。"来人啊，刘芳大姐快——"

　　"护士长，别喊了！"豆豆爹的声音像炸雷般从楼梯口传来，"噔噔噔"三步并着两步跑上来，额头的汗水顺着脸颊流到脖颈，他顾不上擦，一把抢过苏杭怀里的豆豆，瞪着充满红血丝的眼睛看着苏杭："求您了，护士长，别费心了。"颤抖的声音中充满了焦虑、无奈还有一点怨恨。

　　"豆豆，豆豆。"豆豆的妈妈也出现在五楼的楼梯拐弯处，她一只手把着楼梯扶手，另一只手捂着肚子，眼睛往上看着，呼哧呼哧，一步一步爬上，来到豆豆爹跟前。用手抚摸着豆豆被汗水浸湿成缕的头发，"豆豆，你怎么又跑到这里了，我们到处找你。"她说着，眼泪吧嗒、吧嗒落在豆豆的手背上。

　　"护士长，谢谢您，我们不用机器扎古，豆豆回去用偏方。"她抬头抹了一把脸上的泪珠，哽咽着对苏杭说，蜡黄的脸颊深深地塌陷下去。没等苏杭开口，豆豆爹抱着豆豆从楼梯往下跑，豆豆嘴角溢着白色的泡沫，大脑袋耷拉在他父亲的肩膀上，吃力地抬着头看着苏杭，他连哭喊的力气都没有了。

　　"哎哎，你们——"

　　豆豆妈转身扑通给苏杭跪下："护士长，谢谢您，听天由命吧，豆豆就这个命。"她哭得鼻涕一把泪一把，苏杭想扶她，但被她用力推开，歪歪地站起来，踉踉跄跄顺着楼梯跑了下去。

　　苏杭呆呆地站在那里。眼前的情景发生得太突然，当她看到豆豆妈妈拐过楼梯角，不见踪影时，仿佛被电击了一下，突然意识到要发生的事情，心猛然抖索起来。她疾步向前扶着楼梯扶手，望着像洞一样的旋转向下的楼梯。突然想起刘云峰说的话：老天爷太不公平，如果没有透析，我们这样的人就没什么念头，利利索索地死。现在是明明知道能活，有法子活，但没钱啊，没钱只能等死，等待过程太残酷了。

我们这些白衣天使眼睁睁地看着一条鲜活的小生命能够活下来，却束手无策，袖手旁观。什么时候才能免费透析？理想很"丰满"的，现实却是寒心的"骨感"，免费透析也许只是幻想罢了。她想着想着泪眼婆娑，眼前一直浮现豆豆那晃晃荡荡的大脑袋和那双绝望哀求的眼睛。正当她伤心得不知所措时，血透中心大门走廊处传来章先廊的声音："您老走好，中午饭好吃么？哎，我们这里的条件有限，多担待些。"唐维力透析结束了。苏杭抹了一把眼泪立即闪身进了办公区的卫生间。

"您慢点，过几天秋风凉了，再陪您老去北京看看，也许有什么更好的办法。"电梯"哐"地关上。

她靠着卫生间的门蹲下，禁不住眼泪一串串地流下来。

十一、又起风波

　　赵远航主任的诊室不大，两张写字台拼起来紧挨着窗，两组蓝色的文件架背靠背放在桌缝上，文件架里塞满了医院用的各种单子：化验单、B超单、X光单、治疗单、换药单、注射单、住院通知单、会诊单、死亡通知单，等等，光处方就有红处方、白处方、毒麻药品处方、门诊处方、住院处方好几种。窗外一排玫瑰，稀稀拉拉的叶子被炙热的阳光烤得卷着边，三三两两的花朵杠着头对着太阳。远处的矮栅，迎春花浓密的枝叶形成一道绿色屏幕，给这炎热的夏日增添一丝清凉。右前方，一辆白色的救护车安静地停放在太阳底下，看样子今天是个太平的日子。

　　"这个药不贵，效果也不错，记住，一天三次，每次两片，饭后服。"赵远航在处方上飞速地写着，笔尖唰唰唰。诊室很安静，除了一台底边掉漆的立式风扇发出嗡嗡的声音。对面桌子的医生和门诊叫号的护士已经下班，房间显得空空荡荡。

　　"好了。"他拿起处方，递给中年妇女。

　　"到病房拿药去吧，现在已经下班，你要到急诊药房取药，快去吧。"他把笔帽一带，顺手往文件架上一插，拿起桌子上的水杯，咕咚、咕咚喝了几口。

　　"谢谢赵主任，耽误您下班了。"

　　"哦，没事，不用客气，记住一个月回来复查。"他把杯子放下，抬起头来，转动了一下脖子。

　　"赵主任，您记得王德江不？俺村的，去年你给做的手术，他说您是这个医院最好的医生，俺村里的人都愿意找您看病，好人啊。"中年妇女站起来。

　　"王德江，记得，长得挺黑的，不高。"

　　"对对。"

　　"哦，替我问候他，你要记得一个月回来复查哦。"

　　"好的，一个月我一定再来，谢谢赵主任。"中年妇女拿起桌上的黑布包离去。

　　赵远航看房间已经没有病人，看看手表，"快十二点了，糟糕。"今天是儿子的生日，早上答应中午给他做打卤面，想到这急忙脱下白大褂，关上还在疯转的电风扇，三下两下洗完手，急匆匆地关门一转身。"哐啦啦"什么东西被他踢出好远。

"哦，对不起。"他快步走过去，是一根拐杖，原木色，手把柄处已经摩擦得变成褐色，排椅上半躺的老人睁开眼，慌乱地坐起来。

"梁大爷。你怎么在这里？有事？"

"赵主任，总算忙完了，这一头晌（上午）数你最忙。"梁吉才老人接过赵远航递过来的手杖，右手撑着排椅面，身子晃了一下，站起来，看样子他在这里已经等了很久。赵远航急忙搀扶他。

"哎，老了，不中用了，您现在下班了？"梁吉才站稳，打量着赵远航问道。

"是啊，梁大爷您有事？"

"也没啥事，小事，不耽误您？"梁吉才脸上露出难为情的样子，低声询问说。

"没事，来来，进房间坐会。"赵远航打开房间。

老人跟着赵远航走进诊室，他转过身关上门，好像不放心，又推了推。手杖落在水泥地上，吧嗒，吧嗒地响，一瘸一拐地走到桌前，坐在就诊的凳子上。

"哎呀，真不好意思，您都下班了。"老人从兜里掏出一盒蓬莱阁香烟，递给赵远航一支，赵远航笑着用手挡了一下。"我不会抽烟。"

"哦，忘了忘了。"梁吉才自己点着，深深地吸了一口，又缓缓地吐出来，两个鼻孔像是烟筒似的，喷出两柱烟雾，渐行渐远，在空气中弥散。

"梁大爷，您老要开药？"赵远航看着老人，他不知道老人找他还会有什么事情。

"嗯嗯，开点吧，开几盒降压药。"老人好像是被赵远航的话拨醒，那表情随即有些不自然，又吸了口烟。

"开多少呢？"赵远航拿起笔和门诊处方，低着头，并没发现老人脸上的变化。

梁吉才不说话，眼睛不知看哪里，赵远航拿着的笔停在半空中。半天梁吉才重重地吸了一口烟，又长长地吐出来说道：

"赵主任，我是个老党员，我说出来您不要为难，行，就中，不行就拉倒，权当我胡说八道。"老人转移了话题。

"没事梁大爷，您说就是了，我能办的，一定尽力。"赵远航把握笔的手放在桌子上，看着他。

梁吉才磨磨叽叽，只顾抽烟，没开口。

房间有些闷，赵远航起身推开窗户，燥热的空气立刻扑洒进来。他又转身打开那台立式风扇，扇叶摇晃几下发出嗡嗡嗡的声音，左右摆动着脑袋。

"哦，好好，那我就说了。"梁吉才猛抽一口，又吐了出来，灰白色烟雾笼罩了他满是皱纹的脸。立式风扇转过头来，瞬间将烟雾驱散得无影无踪，只留下淡淡的烟味在周围游荡。

"赵主任，俺老家是临沂人，俺打小从没回去过。老辈说是挨饿受不了，俺爷爷带着一家人闯关东，走到半道上我奶奶病了就留在这儿。当年这地方叫'沙旺西'，冬天西北风一起，满天的风沙，房子都能淹没，没几户人家住，穷得叮当响。一九五〇年我和俺兄儿参军，后来参加抗美援朝，兄儿运气好，身子骨没咋的，回来后分配到东北兵工厂保安部，大小也是个管事的，俺家和俺村里的人可自豪了。我呢，腿断了，落了个残疾军人，国家每月给我补贴，我自己也能干活，日子也挺美的。但现在，你知道俺兄儿老了老了却得了这么个病。唉——"他长长叹口气，摇着头接着说：

"为了治病，俺兄儿已经把家里老宅卖了，农村房子不值钱啊，回来不到半年全都折腾没了，以后又该怎么办呢？"梁吉才说到伤心处，眼圈一红，哽咽着。

"大爷，您别难过，会有办法的。"赵远航不知该如何劝他，他同情这家人的遭遇，他也了解这家人耿直憨厚的秉性，特别是有人告诉他梁吉才早先是这一带受人尊重的老支书，因为残疾没有结婚，当年有很多大姑娘看上他，媒人踏破门槛，但他总是说：残疾人，以后还要别人照顾，拉倒吧，别糟蹋人家了。他对眼前这位老人敬重有加。

"你说，共产党打天下，现在是一个天下，为啥我兄儿的药费在东北能报销个八成，挪了个地儿就一点也不能报销呢？"梁吉才不解地问赵远航，他就想弄清楚这个理。

"哦，大爷，我听说现在各个地方医药费报销政策都不相同，因为是地方财政和各个企业单位自己支付这部分费用，所以就不一样。你看国家正在改革嘛，一切都会逐渐理顺的，你们没问下他的原单位？"

"问了，这不说嘛，单位说暂时没有外地报销的政策，要我们把扎古病的单据保存好，等有政策再报销。俺兄儿回老家透析快半年了，还没有信儿。这病不能等啊。如果他们老两口回东北，我们也不放心。只有梁斌一个儿郎，这孩子孝顺，就想接他爹妈回老家，养老送终。"梁吉才老人摇了摇头。

"梁斌也是当兵转业回来的，这孩子受苦了，遇到我们这几个老不中用的。这不他请假去东北了。唉——"梁吉才加了一句，长吁短叹。

赵远航不知该说什么。看着愁眉苦脸的梁吉才老人，他不由得想起自己的母亲，当年他从东北医学院附属医院回老家也是为了照顾母亲，这代人上有老下有小真是不容易。

"大爷，我听说海边的槐树林是您老当初带领大家种的？"赵远航想岔开话题，找一些愉快的事情，于是就想起海边的槐树林。

"嗯，是啊，一到春天就带着大家伙儿种树，要不种树，哪有现在的高新区啊。"

老人一提起槐树林眼睛就闪着亮光，似乎又回到当年，他直直地看着窗外，这双混浊不大的眼睛和梁景才一模一样。室外的阳光不时地透过被风吹开的窗帘，照在他满是沟沟壑壑饱经风霜的脸上，也照在他拿着烟的手上。他的手和脸一样呈褐色，粗糙得像槐树皮，每一根手指像槐树干，每一个指关节就像槐树的骨节，硬邦邦的好像弯不过来。窗帘被风卷起噗啦噗啦地响，他没有躲开忽明忽暗的光线，呆呆地想起了海边的槐树林，想起他转业回乡当大队书记那几年的光景。当年他为了改变村里的贫穷面貌，脱下军装第一件事就是防沙固土，带领村里社员没黑没夜在海边沙土地里种植槐树，整个沙旺西的人都参加了，老人孩子也夹在当中，浩浩荡荡，气壮山河的气魄不亚于跨鸭绿江。槐树苗春天种上，冬天西北风一起，再加上贫瘠的沙土地，一半熬不过来，有的被强劲凄厉的北风连根撅起。第二年再种，第三年，第四年……如今几代人付出的心血使沿海沙滩上形成了3000万余平方米防沙槐树林，风沙再也不能兴风作浪。想到这，他心里不禁涌起一种兴奋，脸上露出一丝不易察觉的微笑。哎，好汉不提当年勇，那个年代肚子都塞不饱，在海边种树，常常饿得跑到海滩捡起什么吃什么，海菜、小虾、海荸荠，最多的是沙蛤。沙蛤就是在沙里长的蛤，砸开用海水洗洗就吃，一嚼碌碌的满嘴沙子，胡乱吞下去，沙子也垫饥啊。那种虽苦尤甜的日子真让人怀念。可现在？他想起兄弟的病，脸上的表情再度苦恼。

"哎呦，"老人手上的烟卷烧到他的手指头，他一抖，烟灰掉在桌子上，"这咋搞的。"他急忙伸出左手拂拭桌子，然后扶着桌沿站了起来，低头找烟灰缸。

"没关系，没关系，我来。"赵远航起身把他手中的烟蒂拿到水盆前，在水盆里一拧，燃烧未尽的烟卷在水中熄灭。他把烟蒂巴扔到旁边的垃圾筐，打开水龙头，边洗手边说：

"是啊，梁大爷，你们这一代的确受了不少苦，您老也别发愁，自己的身子要紧，如果您也病了就更麻烦了。"他拧紧水龙头，将湿漉漉的手在水盆里甩了甩，边走边习惯地把双手举在胸前半空中，等待晾干。"大爷，梁景才的药费报销还是要找当地政府和原单位解决，我想早晚会解决的。"赵远航回到桌旁坐下。

"哎呀，哪年哪月啊，等死了才能报销？"梁吉才老人愤愤地说。

"大爷您？"赵远航不知梁吉才是想开药还是想和他聊天，他心里又想起儿子的打卤面。

"唉，唉，那个，什么，俺兄儿真的麻烦您了，谢谢，这个，这个。赵主任，俺兄儿和我都吃降压药，他的药能不能开我的名字？反正在哪里都是用共产党的钱。"梁吉才吞吞吐吐，终于说出他心底想说出的话。

"这个，大爷——"

滴滴滴－滴滴滴。赵远航腰上的 BB 机响，他低头取下看了一眼。迅速拿起桌上的电话，拨了号码。"苏护士长，有事吗？"

"哦，赵主任您还没下班？梁景才不好，下机血压 180/100 毫米汞柱，廉大夫给服了药依旧没降下来，现在口齿不清，迷迷糊糊的。"

"好的，我马上过去。"赵远航急忙站了起来。

"哦，梁大爷，梁景才不是太好，我要马上——"

"俺兄儿怎么地了？啊，我的天啊，我的老弟啊。"梁吉才慌张地站了起来，他的面色成为绛紫色，焦急地看着赵远航。

"梁大爷，现在情况不是太清楚，你别急啊，我要赶快到血透中心。"

血透中心，梁景才已经意识丧失，处于昏迷状态，氧气管插在鼻孔里。赵远航扒开他的眼睑，拿起廉家文递过的手电筒晃了两下，掏出听诊器，抬起老人的手想拉住他的手指头，梁景才的手像是面条一样垂下来。他意识到梁景才可能是脑出血。

"今天肝素用量？"

"透前静脉推注 8 毫克，泵持每小时 8 毫克，一共用了 40 毫克肝素钠。"廉家文说。

"鱼精蛋白①50 毫克加生理盐水 10 毫升静脉推注。"赵远航说着拿起透析记录单："汇报一下病情！"他俨然又成为一位生死战场上的将军。

"病人上机前血压 170/98 毫米汞柱，心率 72 次每分钟，口服心痛定一片，血压降至 150/90 毫米汞柱，心率 80 次每分钟。透析过程顺利，下机后血压 180/100 毫米汞柱，心率 78 次每分钟，口服心痛定一片，半小时后自行坐起，突喊头痛，血压 200/110 毫米汞柱，随即呕吐，抽搐，昏迷。"

"现在血压是 190/90 毫米汞柱，心率 98 次每分钟。"辛妮子读着血压计的数据。

"20% 甘露醇静脉快速点滴，硝普钠备用，心电监护。家文，赶快联系 CT 室，做 CT 扫描检查，打电话告诉神经外科病房收住院。"赵远航一口气说完，放下透析

---

① 硫酸鱼精蛋白注射液临床上可用于拮抗肝素的活性，使肝素失去抗凝的作用。

记录单，快步走到护士站，拿起电话："神经外科吗？杨主任在吗？我是血透中心赵远航。"

"哦，赵主任，杨主任刚下班。中午有值班医生，要找他们吗？"

"不用了，一会儿我们有个病人要收住院，到时再联系。"他挂下电话，从左上口袋里掏出小本。又拨通电话："喂，寻呼台吗？请给126689990留言，立即回电话，赵远航。"

"赵主任，赵主任，我兄儿没事吧？您可一定要救救他。"梁吉才张着嘴上气不接下气地跑了进来，没等站稳就焦急地问道。

"大爷，大爷，你别焦急，梁斌在哪里？"

"梁斌去东北了，今早刚走。"

"大爷，您老先坐下，我和您说。"

赵远航搬来一个方凳推到梁吉才身后，扶着梁吉才坐下，梁吉才用手背擦着额头的汗，敞开灰色的的确良短袖衬衣，里面露出一件白色圆领汗衫，领口汗迹斑斑。"大爷，梁景才现在情况不是太好，初步诊断是脑出血，一会儿要去检查，您老要有思想准备，我们会尽力的。"赵远航坐在他对面。

梁吉才转动着红红的眼睛看着赵远航："我相信您，赵主任，一定救救俺兄儿，俺哥俩还没好好唠话。"

"放心，现在马上要做CT，要收住院。你看谁去交押金。"赵远航站起来，从护士台内侧的抽屉里拿出住院通知单。

姓名：梁景才。性别：男。年龄：68。诊断：——预交押金：——

"梁大爷，要交押金，你带了多少？"

"赵主任，我没有钱，梁斌不在家，我也不知上哪里倒腾钱啊。"梁吉才一时焦急，说话带着哭腔。

"梁斌要什么时候回来？"

"不好说，他是去找俺兄儿的单位，找领导解决治病费用报销的事，来回路上就要一周，加上办事，我说不准啊。"老人说着抹着眼圈边的泪。

"赵主任，甘露醇快滴完了，病人血压是180/100毫米汞柱，心率98次每分钟，心律不齐。"赵远航急忙走过去，他看了一下心电监护的数据，又取听诊器伏身听了心脏，抬起头说："硝普钠静脉点滴，速度要慢。严密观察血压。那个，用後藤院长送的输液泵调控滴速，那个输液泵管还有吗？"

"在仓库，我去拿。"苏杭掏出钥匙急奔仓库，输液泵用的输液管是配套的，和普通输液管不一样。真心感谢後藤院长，他想得那么周到。当年他带来五台微量输液泵和一箱泵用输液管，国内没有这种配套的输液泵管。後藤院长能记住输液泵管失效日期，总是在失效期前叮嘱杉本替换快失效的输液泵管，平时用得不多，存放在库房。

不一会儿辛妮子配好药，这种药必须避光，聪明的辛妮子用报纸卷成一个筒将玻璃瓶罩起来，拿过苏杭递来的输液管，换下甘露醇瓶子，调节滴速。她的眼睛不停地转动：病人面色、心电监护数据、输液泵转动滴速等，又拿起治疗单记录时间。

赵远航又回到护士站。他拿起入院通知书。"这，梁大爷，你看怎么办？医院有规定，我，我给你做担保也不行，少交点也好。"梁吉才看看正守在丈夫身边抹眼泪的梁景才的老伴，急得手直搓。片刻他从裤兜里掏出一个布袋，又捏捏搓搓从里面掏出一个小红本，站了起来，颤抖着交给赵主任，赵远航一眼看到上面烫金的字"中华人民共和国残疾军人证"。

"赵主任，先写这个名字，先救俺兄弟，等梁斌回来再想办法，倒腾钱再交上，您看行吗？"

"梁大爷，这，这可不行。"赵远航一下不知如何是好。

"赵主任，求您了，先救俺兄儿。您还不相信俺？等梁斌回来，再换回来。"赵远航看着眼前三个风烛残年的老人——躺在病床上昏迷的梁景才，守在他身边一直在啼哭的老伴和正眼巴巴祈求他的梁吉才，心里真像是打翻的五味瓶。他知道残疾军人住院可以不交押金。

电话响了，"哦，是我，赵远航。杨主任，我们有个病人，上午刚透完，初步诊断是脑出血，嗯，嗯，马上做CT，嗯，好，做完CT我去病房等你，看情况手术，好。"赵远航放下电话，他看着写了一半的入院通知单，又瞟了一眼残疾军人证小红本，左右为难。一不做二不休，顾不上那么多了，先救人吧。想到这，他把写好的住院通知单撕掉，在手中握搓成一团，放入口袋里，在新的入院通知单填上姓名：梁吉才，年龄：68岁，性别：男，诊断：糖尿病、肾功能衰竭、脑出血。在预交押金处他落笔：残疾军人证件。

"大爷，您老让梁景才老伴去交，一定嘱咐她别出错，住院处工作人员会查看您的残疾军人证书。还有，梁斌回来抓紧交钱把名字换回来。"

"好好，谢谢，谢谢。"梁吉才几乎想叩拜了，他抹着老脸上的泪珠，拄着拐杖走到躺在病床上的梁景才身边。赵远航也走过来："血压怎么样？"

辛妮子拿起治疗单，"现在稳定在 160/90 毫米汞柱，心率 86 次每分钟。"

"抓紧时间转脑外科。"赵远航拿起听诊器，放到梁景才胸前。

"妮子，你送梁景才先去 CT 室做检查，完后把梁景才送到病房。我和病房联系，让他们做好接病人准备。记住一定和病房当班护士交代清楚透析病人的注意事项：不能多喝水，保护好血管内瘘，翻身的时候注意这侧肢体不要压着，严禁在血管内瘘侧胳膊测血压，严禁在内瘘血管输液抽血。每天要听血管杂音，保持血流通畅。"苏杭吩咐说。

"好的。"辛妮子看到赵主任挽起听诊器，又问道："现在去吗？"

"嗯，马上。"赵远航说。

辛妮子迅速地将梁景才氧气管断掉，连接氧气枕，取下心电监护仪。大家齐心合力把梁景才抬上担架车。"陈强一起去吧，"苏杭看着梁景才老伴和拄着拐杖的梁吉才，想着陈强也许能派上用场。

"家文留在血透，走！"赵远航转身推动担架车。

中午血透中心正是最忙的时刻，上午的病人下机，下午的病人上机，每天这个时候也是血透中心最热闹的时刻。病人和病人之间，家属和家属之间，护士和护士之间，两班交替人员最集中，话题也最多。可今天看到躺在病床上的梁景才，看到医生护士严肃的脸色，看到梁景才老伴和他哥哥梁吉才痛苦的面孔，大家都默不吱声。这个大家庭每个人的心情都是复杂的，有的人已经麻木，长期处于病痛折磨中，生生死死见得多了，也就习以为常。有的人担忧梁景才的同时也在为自己忧心忡忡，不定哪一天也会轮上自己。有的人在想，走就走了吧，省得遭罪了。但是大部分人在为梁景才捏着一把汗，默默地祈祷，加油，一定坚持住。

梁景才下午三点被推进手术室，赵远航和杨主任一同进入手术室。

手术五点结束。赵远航刚出手术室，护士告诉他骨科电话找他，让他下手术马上回话。他掏出白大褂的 BB 机，几十个呼叫，连忙拨通骨科电话。"什么，我儿子胫骨骨折？好，好，我马上去。"

骨科病房，赵远航十三岁的儿子赵宁躺在病床上，看到他急匆匆地进来，惨白的脸上露出了笑容："爸爸。"妻子颜文娟，听到儿子的声音，急忙转过身站了起来，看见自己的丈夫焦急的样子，本来还想埋怨几句，也就改了口气："宁儿体育课被同学推倒，刚才拍片子说是骨折了。"

儿子朝他笑了笑："没事，爸，同学是不小心的。"

赵远航听到儿子这样说，心痛地摸着儿子的头，想说的话又咽了回去，心里默默地想，儿子长大了，知道自己担责任。他为儿子而高兴。正在这时骨科谭大夫和

　　一个高个子青年男人边说边走进来，谭大夫手里拿着装片子的白色塑料袋，看到赵远航："哦，赵主任。"他急忙从塑料袋里掏出一张胶片："这是赵宁拍的片子。"谭大夫叫谭永平，四十出头，大个子，圆脸双下巴，五官周正，已有发福迹象，宽松的白大褂也包裹不了他微微鼓起的肚子。他在临床上奋斗了近二十年，仍旧是个主治，因为他前面有两位老主任压着。医院就是论资排辈的地方，他也只能耗着。谭大夫把片子对照窗户明亮处，用手指着片子一处："你看这里有裂缝，还好没有错位，这样用石膏固定就可以。"

　　赵远航盯着片子，担心还有什么遗漏的地方，好半天，他谦逊地对谭大夫说："好的，谭大夫是这方面的专家，听您的。"

　　"只是如果住院需要交住院押金，你也知道医院有硬性规定，除非有院长批条。"谭大夫为难地说。

　　"好的，没问题。我马上去交。"

　　赵远航翻遍口袋只有一百一十五元，他抬头问妻子："文娟，你兜里有钱吗？"正在倒水的颜文娟，放下暖瓶，从儿子赵宁倚着的棉被后面取出一个蓝色皮包，打开翻腾着，"有五十多元。"她拿出来递给丈夫。赵远航不好意思地看着谭大夫笑了笑："先交这点，以后再补上。"

　　"您就是赵宁的父亲？我是赵宁的老师，这个钱我来交。"没等谭大夫说话，一直没说话的高个子青年，从上衣口袋里拿出五百元，歉意地说："如果不够，明天我再来补上。"

　　"您是？"

　　"爸爸，这是我的体育老师，董老师。"

　　"我叫董文涛，赵宁是今天体育课摔坏的，是我的责任，当时学生争夺篮球，我没带好学生，赵宁的医疗费用，我来付。"

　　"哎哎，董老师，这不行，孩子蹦蹦跳跳，摔伤是常事，怎么是您的责任，这钱我们不能要。"颜文娟急忙把他塞过来的钱又硬塞回去。

　　"这不行，怎么能让你付这个钱。不行，不行。"赵远航态度坚决，但董老师又塞回来。几个人拉锯似地来回推搡。

　　"这样吧，赵主任、董老师，你们都不用争执，你看这样行吧？如果住院我觉得至少要花千把元，赵主任也是医生，又住在医院家属楼，离医院很近，所以我想赵宁就在门诊打石膏，回家疗养，行吗？有什么事情我可以去家里看，这样费用也就是一百多元。"谭大夫看着他们争执不下，在一旁插嘴说道。

　　这有什么不好的，这是最好的办法，赵远航感激地说："谢谢，谢谢谭大夫，这样我也省事了。"

大家看着董老师手里的百元钞票已经搓成老奶奶样，都没忍住笑了起来。

直到晚上六点，谭大夫才完成他的杰作：一根直直挺挺的石膏腿。骨外科的医生都是雕塑家，什么弯曲的、裂缝的、错位的，都能在他们手中像是变魔术似地打得绷直，而且严丝合缝。谭大夫带着赵宁又去拍了个片，满意地欣赏自己的作品："好了，回去后会有点疼痛和肿胀感觉，过几天就会好的。如果疼得厉害就吃点止痛药。有什么事及时和我联系。"

"谢谢谭大夫，真的非常感谢，忙活得都没下班。这么晚了，我们一起随便吃点？"赵远航不知该怎么感谢。

"赵主任，别客气，这不都是正常的事吗？今天下班还不算晚。"谭永平说完看着一脸诚恳的赵主任："快回家吧，家里还有一堆事呢，我也赶紧回家。"赵远航连说了几个谢谢。

夕阳完全淹没了西边天际，黄昏悄悄降临，马路两旁高高悬挂的路灯闪了几下亮了起来。家属楼在医院住院大楼后边，相距有一百米左右的距离。赵远航借用医院的轮椅推着儿子在医院和家属楼连接的甬路上慢慢行走，很久没有这种父子亲近的感觉了，医生这个职业，平时忙得多看儿子一眼的时间都没有。他努力回忆最后一次用车推着儿子行走是什么时候，好像是儿子八九个月，不过是婴儿车。那个时候文娟健康活泼，想到这他心里不禁涌起一种说不出的痛楚：岁月无情啊。轮椅碾飞一个小石子颠簸了一下，他紧紧地抓着轮椅把手，恨不得用自己的手垫着轮椅轱辘，心痛地摸着儿子的头："疼吗？"

"能忍受，爸爸。"儿子朝他笑了笑，露出两颗虎牙。赵远航推车的速度更慢更稳些，而且不时地留心路上的障碍物。

赵远航回家把儿子安顿好，突然感觉肚子叽里咕噜叫，这会儿他才意识到中午饭还没吃。先送回轮椅，万一别人用呢，想到这，他和文娟说："晚饭我回来做打卤面。"说完拎着轮椅快步下楼。回来时他顺便去病房看了梁景才，老人颅内出血处钻了个洞，置了引流管，但仍旧处于昏迷中，脑外科值班医生和护士正在交接班。他看没什么可做的，赶紧回家。

而后的几天赵远航在血透、病房、门诊、家四点一线没日没夜地忙活着，把梁景才和梁吉才住院互换名字的事情忘得一干二净。"吉"和"景"胶东人分不清读音，加上血透和病房又是分开收费，谁也没有发现这个问题。梁景才脑出血第六天合并肺部感染离开了人世。虽然医院脑外科和血透医生护士通宵达旦奋力抢救，但上帝还是带他去了天堂。老人平静地走了，最后也没看一眼儿子梁斌。

　　梁景才走后第二天，早上刚上班，苏杭接到办公室电话：尼普乐公司杉本总经理上午八点乘飞机到滨海市，九点到医院，做好迎接准备。苏杭才恍然想起杉本一周前有过电话，说出差路过，顺便过来看看。她心急火燎地通知所有人赶紧收拾整理，一阵忙活，放在被上的衣服、裤子统统塞到床垫下，卫生纸、毛巾等常用的东西放到枕头下，吃的喝的一律暂时放到个人的更衣柜里。杉本在中国待了多年，是半个中国通，对中国的民情民风也一知半解，所以没有什么紧张的，收拾得差不离就行。

　　王克明副院长已经光荣退休，章科长两个月前终于如愿以偿登上副院长的宝座，听说他老婆张淑萍也调到市政府，高升了什么职务。苏杭不清楚什么职位也懒得打听，"阎王爷不管驴的事。"她自己的事情都忙得焦头烂额。让苏杭闹心的是血透中心病人数增加，透析机不够用。四十个病人，十一台透析机，唐维力自己就要占用一台机器。她绞尽脑汁给病人排班，但仍旧落个病人不满意，护士怨声载道。常规透析的病人还好，有固定透析时间。两周五次的透析病人是半固定，也可以忍受，最让人无可奈何的是不固定透析的自费病人，这部分病人占五分之一，他们每次都是攒够一次透析费用或者是身体承受不了才不得不来，没有机器怎么办？只能护士加班，这样的病人并发症也多，失衡综合征、低血压、心律失常等等时有发生，无形中增加了护士的工作负荷，而且急诊病人夜加班也增多。几次向院部申请增置透析机，都杳无消息。医院轰轰烈烈搞基础建设、扩建病房、改建手术室、改善就诊环境，并且新添置了许多先进的设备，苏杭看在眼里，急在心里："我们挣的钱给他们用了。"赵远航劝她："医院有整体规划，不可能我们科一枝独秀，要顾全大局。"道理也对，但偏偏苏杭的拗劲上来，利用等待杉本到来的空闲，她又写了一份申请书。

　　尊敬的院领导：

　　　　您们好，血透中心在院领导的关心帮助下，取得了很大成绩，我们全体血透中心的医生和护士对院领导给予我们的厚爱表示衷心的感谢。目前血透病人急剧增加，现有的透析设备已经满足不了病人透析治疗所用，为了更好地保障医疗护理安全，避免医疗差错事故的发生，杜绝医疗纠纷，特申请三台透析设备以满足透析病人治疗。

　　　　恳望领导批准。

　　　　此致，敬礼！

　　　　　　　　　　　　　　　　　　　　金沙滩医院血透中心

　　　　　　　　　　　　　　　　　　　　1998 年 7 月 13 日

赵远航看了苏杭写的申请书，哑然失笑："哎呀，苏护士长，你好像在要挟耍赖呢！"赵远航今天也是接到办公室的通知，临时找人在门诊替班，在这里等候杉本总经理到来。

"为什么这么说？我对他们够尊重了，用的是'您们'。"苏杭看着赵远航。赵远航坐在沙发上，手里拿着本书看着。几天间他好像老了几岁，嘴巴周围的胡子露出了黑茬，眼睛布满了血丝，一脸憔悴。

"好像不买机器，出了医疗纠纷是领导的责任。"赵远航没抬头，眼睛依旧停留在书上。

"有吗？嗯，我就这么写了，如果领导长眼就会批的，你看内科外科新购置了那么多设备。不公平嘛。"

"好好，就这么写，哈哈。"赵远航被苏杭这种孩子脾气逗笑，他抬头瞅了一眼墙上的钟表。"已经十点了，怎么还不来？"话音刚落门口传来章先廊的声音。

"赵主任，苏护士长。"

苏杭急忙把申请书放在办公室沙发上，跟着赵远航一前一后出去。

章先廊和杉本已经站在门口，多日不见，杉本总经理胖了一圈，白皙的脸庞泛着光泽，只是头发变成了银白色，整齐地梳在一边，看上去蛮有一种特殊的气质。章副院长西装革履，衣服的质地挺括舒展。他又染了墨汁头，这次涂抹了发油，黑亮黑亮。两个人站在透析治疗室门口，一白一黑，黑白分明。

"杉本先生您好，欢迎欢迎。"赵远航伸出了双手。

"您好，赵主任，苏护士长。"杉本操着半拉子北京普通话，笑嘻嘻地伸出了右手。讲中文，显然拉近了距离。

"您好！"每次见到生人或者好久不见的人，苏杭总是微笑多于说话。杉本是她见到的第一个日本人，她对杉本有一种自然而然的亲近感。杉本也嘻嘻一笑，然后低头找拖鞋。

"哎哎，不用换鞋。"章先廊用手挡住杉本准备取鞋的动作。他抬头对赵远航和苏杭说："杉本先生是早上七点半的飞机，北京大雾，飞机晚点了，刚到就急着要来血透中心看看。"

"辛苦辛苦！"赵远航连忙说。

苏杭接过保洁杨大姐手里的蓝色鞋套，递给杉本和章副院长。

上午的阳光从走廊尽头的窗户洒了进来，四周明晃晃的。今天的窗式空调铆足了劲，乍一进门凉呼呼的舒畅，稍待一会儿就会感到汗津津的闷热。走廊一进门处悬挂一个白色磁力板，这是苏杭上个月设计的病人透析一览表。磁力板上密密麻麻用红蓝两色磁力扣标注了每个病人的透析时间。杉本站在磁力板前面，饶有兴趣地看着，一会儿他转过头问："可以拍照吗？"

"没问题，您尽管拍吧！"章先廊站在旁边，脚跟一起一落，二两鸡毛腔的样子。

"病人，增加很快。很好。"杉本的中文，断断续续地吐字，不过能明白。

"是啊，是啊。上次后藤院长来了以后，我们医院声誉大增，来了很多病人，感谢后藤院长啊。"章先廊边说边引着杉本走进了透析治疗室。房间里格外的安静，病人家属知道今天要来外宾，知趣地结伴出去了。躺在床上的病人，大部分闭上眼睛，不知是熟睡、假眯还是闭目养神，也有几个病人看着一行人进来，轻声和赵主任和苏杭打招呼，他们不认识杉本，只知道今天有外宾，猜这个白白胖胖、一头银发的人就是日本人，也就礼貌地朝杉本点点头，杉本也很有礼貌友好地笑着回敬。

"啊——嚏！"一个响亮的喷嚏在空气中回荡，杉本不好意思地掏出手帕："对不起，对不起。"房间里尿毒症病人特殊的味道混杂着福尔马林的气味，刚进门会有些刺鼻。他的脸微微发红，看到房间里的病人并没有受到影响，心里安稳了许多。杉本不是医生，职业本能使他对透析设备特别感兴趣。

"透析机运行还好？"他问。

"挺好，不过偶尔也会出现故障，陈强都……"苏杭转过头，没见到陈强，便低声问身边的许若："陈强呢？"

"在这呢。"苏杭的话音还没落，陈强拿着化验单兴冲冲走进来。

"杉本先生您好，好久不见，您还是那么精神。"陈强脸上发红，朝杉本腼腆地笑了笑。

"杉本问这些设备运行怎么样？"许若在一旁推了一下陈强。

"哦，杉本先生，有几台机器除水有误差，还有就是这几天主机供液设备浓度不稳定，我刚化验了，钠离子浓度正常，看起来没问题，但是最近经常出现浓度报警。"陈强把化验单交给赵主任，赵远航看了一眼又交给杉本，杉本又交给苏杭。

"要做好水洗消毒，再看看。"杉本边走边对陈强说。

"嗯，我今天下机后再做一次。"陈强说。

"杉本先生，日本现在有什么新机器？"陈强对新设备感兴趣。

"嗯，有很多。"杉本的话刚说出来，赵主任低声说："杉本先生，我们到办公室讨论好吗？"赵远航觉得这些问题不宜在病人面前讨论。大家跟着赵主任走出透析治疗室。章副院长正在走廊里踱步，他看到杉本出来，马上迎了上去："辛苦了，我们去 VIP 透析房间看看。"

　　VIP 透析治疗间，唐维力没有休息，他正盯着电视收看十四届六中全会在北京举行的实况转播。唐楠见章副院长带着一个外国人进来，连忙站了起来。艺潼在门后水池洗手，赶紧关上水龙头，两只湿漉漉的手，在胸前不停地甩。

　　"哈哈，唐老，您看起来气色越来越好，在看电视？"章先廊一进门晃着脑袋，笑嘻嘻和唐维力打招呼。

　　"哦，是章副院长啊。"唐维力把眼睛从电视屏幕上移开，抬起头，看着进房间陌生的面孔问道："这位就是杉本先生？"

　　"对，这就是我和您说的日本尼普乐公司总经理杉本先生，这些透析设备都是他们公司生产的，他代表后藤院长来看您。"章副院长的话，听起来让人起鸡皮疙瘩。

　　"哦，杉本先生，欢迎啊。"唐维力放下遥控器，伸出手。

　　杉本嘻嘻地笑着，也伸出了手。

　　"这是我们省里一位德高望重的老领导，专门从省城转到我们这里透析治疗，他相信我们医院的医疗水平，也相信日本先进的透析设备。"章副院长口气带着一种炫耀：我们这里有滨海市一级市宝！似乎这样就能提高金沙滩医院的声誉，也就能提高他的知名度。

　　"那个后藤院长什么时候来？"唐维力问。

　　杉本笑了笑没有说话。章副院长俯在唐维力耳朵边说："您老放心，正在给您安排。"他说完一抬头，眼镜蹭在唐维力的耳朵上，"哎呦。"章副院长连忙抓住眼镜腿，讪笑几声。

　　午饭时间还早，大家在赵主任的办公室就座，陈强就刚才的话题继续向杉本请教，他问杉本："杉本先生，尼普乐公司现在最新的透析设备都有什么？"

　　"现在生产的有 NCU-6 型和 NCU-7 型，除水原理和 NCB 型大不相同，是用硅油泵容量控制除水，更精确，故障发生率低。"杉本谢过苏杭递过的茶杯，喝了一口。

　　"它的原理是什么呢？"

　　杉本放下水杯，从包里拿出纸和笔，动手在白纸上画了两个椭圆形，嘴里念念叨叨："你看哦，这是 VCS 系统，硅油容量除水控制，除水原理是这样的……"苏杭和赵主任也饶有兴趣地听着，不时地问这问那，杉本耐心地解释。

　　坐在沙发上的章副院长有点坐不住了，房间里的人无视他的存在，让他这个副院长找不到存在感。他正坐立不安，突然眼睛一亮发现沙发上的申请书，拿起来看了又看，亮开嗓门问道："呵，又写申请书了？"苏杭正听着杉本讲解，听到"申请书"字眼，连忙转过头来：

"是啊是啊，章副院长你看我们科这么多病人，院领导是否考虑一下？"苏杭瞟了一眼杉本，欲言又止，不知道这个时候在杉本面前能不能谈论这个问题。

"暂时你们自己克服一下吧，医院现在资金紧张。"杉本已经听到他们的对话，他停下讲解，看着苏杭和章副院长，这会章副院长终于又找到那种领导高高在上的感觉，他像是作报告似地向杉本介绍金沙滩医院的发展规划。杉本似乎更感兴趣章副院长手里的申请书，等章副院长讲话停息的间隙，他笑着侧过脸来："苏护士长，我可以拍照吗？"

"哦，当然，当然。"这又不是秘密，苏杭纳闷呢，杉本拍照片做什么？也许为了学中文吧？

时间一晃又到了夏末初秋。"秋老虎"来了，当地有句俗语："大暑小暑不是暑，还有'秋老虎'正当暑。"

胶东人春暖至秋凉有午休的习惯，下午两点是午休后上班的时间。秋老虎的天像孩儿的脸，刚刚还是艳阳高照，酷暑难耐，一会儿片片乌云压下来，狂风大作，不时有震耳欲聋的雷声和刺眼的闪电，大雨马上就要来临。

荆志低着头，弓着腰，迎着风往门诊楼跑去。上午在局里关于深化医疗改革若干问题开了一上午会议。这是老生常谈的问题，医疗改革以来一直围绕医院是不是掉到钱眼里，围绕政府主导还是市场改革，两种思路开始针锋相对。"孰是孰非，莫衷一是；殊途同归，其致一也"。当前国家的医疗改革虽然轰轰烈烈，风生水起，但闹腾到现在还是个无厘头，上面对医疗改革没有一个明确的模式，大家摸着石头过河。但是大方向还是明确的。荆志边走边想。老局长在会上反复强调医疗安全，反腐廉政，党风建设等问题。

荆志走进大楼，抬手理顺了几下刮得乱七八糟的头发，揉着眼睛进了电梯，刚才大风，一粒沙子卷进他的眼睛里，感觉异常不舒服。他低着头出了电梯，边走边掏出办公室的钥匙，正准备开门，办公室宋主任叫住了他，回头一看宋主任身后还有两个男人，这两个人中岁数较大的他认识，姓常，常海峰，是市纪委工作人员。他的心不禁咯噔一下，难不成又出事了？脑袋的血轰轰往上涌。去年药房主任私分药品回扣也是这阵势，也就是那次认识这个常纪委。德高望重的老主任因为两千元回扣钱给药房职工做福利，差点蹲班房，要不是老主任态度诚恳，要不是他四处找关系，还不知会是什么样子。最后老主任落了个处分，医院通报批评，卫生局老局长在高新区领导会议上做检查，还有整个医院的年终奖没了。

他们怎么又来了？这样的不速之客谁都不会欢迎，"既来之则安之"。他打开房门，心里安慰自己，礼貌地和两个纪委人员打招呼，"来来，坐坐。"他的右眼被揉搓得发红，泪眼婆娑，看着两位纪委工作人员进门，笑着对他们说："不好意思，眼睛进沙了。"接着拿起衣架上的毛巾擦拭着，一会儿放下毛巾，眨眨眼睛，感觉好些了，赶紧对还站着的两个人说："坐坐，坐下吧。"

"哦，荆院长您别客气。"岁数较大的常纪委为难地笑着。荆院长看他们不准备就座的样子，他也只好站在办公桌前，依旧笑容满面地说：

"两位领导无事不登三宝殿，是不是又有什么事了？尽管说，我们会配合的。"荆志先发制人，与其扭扭捏捏躲躲闪闪，不如开门见山。

"荆院长，我们要带走赵远航问几个问题。"那位姓常的纪委按照程序递上纪委工作证件和书面通知。

"赵远航？你们没搞错吧？这个人在我们医院……"荆志一脸迷茫，他真想拍着胸脯说：整个医院我最相信赵远航，他不会出问题。但是看着两纪委人员，想说的话又停住，他们突然造访一定是有备而来的。

"荆院长，我们对赵远航也有了解，但是有问题还是要弄清楚，希望您配合。"常纪委说。

"好，好。"荆志无可奈何应声，他转过头问宋主任："赵主任下午在哪里上班？"

"门诊，荆院长。"

"通知他到办公室来，一定不要让更多的人知道，对医院……"

"荆院长，不必了，我们另两个工作人员已经在门诊带走了赵远航，我俩只是来和您打个招呼。"年轻一点的纪委人员毫不客气的口气，似乎把荆志也归类为要提审的人。说完他转过身来和常纪委说："走吧。"接着出门离去，常纪委歉意地转身对荆志挥挥手。

送走了两位纪委人员，荆志颓废地跌坐在办公桌前的椅子上，一红一白的两只眼睛紧盯着桌子一角发呆，进沙子的眼睛一跳一跳地痛。

"轰隆隆——咔嚓"，震耳欲聋的雷声伴随着几道闪电划空而过，把房间照得明晃晃的，接着瓢泼大雨猛烈地抽打玻璃窗户，发出噼里啪啦的声音。荆志转过头木讷地看着雨水顺着窗户像小溪一样流下来，心急如焚。去年药房老主任药品回扣问题，他在卫生系统年终总结会上已经表态，如果再出现医疗腐败的问题，他荆志卷铺盖走人，这真是要他走人？更让他不得其解的是赵远航怎么会出问题？如果出在医院任何人身上他也许会相信，但赵远航，他太了解这个医生了，绝对不可能有事啊。难不成他也变了？也不一定，如今在这个物欲横流、纸醉金迷的时代有几个人能抵住诱惑呢？他想着思索着，无论如何要先弄明白啊。他突然想起老局长，医院出了问题应当向老局长汇报，最主要的是老局长和纪委主任早先曾在一起工作过，是好朋友，可以让老局长出面从中了解一些事情原委。想到这他拿起桌上电话拨通老局长的电话：

"局长，是我，荆志。赵远航被纪委带走了。"对方一阵沉默。

"刚才，不知什么原因，好好，我知道，我知道错了，局长对不起，我马上做。"老局长一听就火了，能不着急吗？前年卫生局下属一个乡镇卫生院院长，利用医院扩建收受回扣，而且贪污公款，吃喝嫖赌都沾上。去年金沙滩医院药房集体分药品回扣事件。今年如果再出问题真的是三连冠。让他诧异的是这个赵远航是医疗卫生系统远近出了名的两袖清风的正派医生，怎么会呢？

荆志放下电话把办公室宋主任叫过来："如果赵主任下班前没回来，你就去趟他家，告诉颜文娟，赵主任下午去市里开会，一两天不能回来。再者告诉血透苏护士长，也这么说，这几天让她主持工作。"宋主任应声出去。

西郊宾馆，赵远航被纪委工作人员带到一个房间，这是一个套间，外面的房间做办公用，里面的房间是两张双人床。两个工作人员已在房间内，看见赵远航进来，礼貌地让了座，其中一位高个子给赵远航倒上一杯水。今天他们找来谈话的人是一个知识分子，是滨海市响当当的医生，高新区就这么一家医院，他们或者是家人找过眼前这个被调查的人看过病，但此时不是医患关系。

"赵远航，您说说最近有什么事吧？"以桌子为分界，组成一个等边三角形，赵远航自己独占一角，对面两纪委挑两角。一位年轻人先说话，这个年轻人长得很精神，脸上轮廓清晰，眼睛挺大。另一个岁数稍大的中年人，五官没什么特别，面部表情冷淡，一看就是久经沙场过来的人。中年人拿起笔，盯着桌上摊开的本子。

"最近的事？我没有什么事。"赵远航不知道问什么事，但他知道到这里来凶多吉少，这阵势他听别人描述过，去年药房老主任就是这样被带来的。但是他怎么也想不出有什么事情可以说。

"再想想，两个月了。"那个先前是绷直腰板坐着的年轻人，这会身子倒在椅背上，两手抱在胸前。他提示赵远航"两个月了"。

两个月，两个月除了上班就是下班，儿子宁儿腿断了，他忙得一塌糊涂。赵远航想。

"我除了上班就是下班，没什么事情，你们可以去医院调查。"

"赵远航，两个月前有什么事情发生，不长的时间，你好好想想。"高个子继续穷追猛打地追问。

"哎，既然你们知道，直接说多好，我确实想不起来有什么事情要和你们交代。说工作、专业你们一定不爱听。"赵远航想到老母亲今早发烧，心里有些焦急，不耐烦起来。

"赵远航，今天请你来，一定是有问题，你自己交代比我们问你要好，这是一个态度问题。"拿着笔的中年男人开口说话，声音慢条斯理但是透着威严。

"有问题我会说，没问题让我说什么。"赵远航倔劲上来，眼睛快速地扫描对边的两个人，然后盯在桌子一角。

"你的态度有问题，你自己考虑清楚。"年轻的纪委也有些恼火。他心里想：所有被叫来谈话的人，进门见到他们吓得腿都哆嗦，说话客气得不得了，怎么这个人竟然无视他们，这么冲。

谈话处在僵持状态，谁都无法再谈下去。雨还在下着，起风了，风追着雨无情地打在窗户上咚咚地响，天像是灰幕一般，房间里显得阴暗。赵远航看了看手表，问那个中年人："谈完没有？我老母亲生病发烧，我要回家看看。"

"交代完了自然让你回家，你也是共产党员，党的政策你知道，'坦白从宽，抗拒从严'。"年轻的小伙说完站了起来。

"什么？你说什么？我成了敌人了？我赵远航堂堂正正做人，没事就是没事。"赵远航"腾"地站了起来，气冲冲地拍着桌子。年轻的小伙子从没见过这种阵势，一脸惊讶，半天嘴里说了一句："不可理喻。"

"给你时间，自己想清楚。"中年人也站了起来，两个人收拾一下桌上的东西断然离开。

晚上，有人送来一盒饭，赵远航无心吃，他心里想着家，老母亲受点风寒，中午体温38℃，不知现在怎么样？窗外的雨逐渐减小，淅淅沥沥，间或听到排水沟哗啦啦的声音。天越来越暗，房间的灯亮得他睁不开眼；他斜躺在床上，用胳膊挡着眼睛，心里涌起一股愤怒，我现在类似被软禁吧？他想起了《红岩》，想起"许云峰"，但现在整个是颠倒的，我成了什么人了？我犯了哪条罪？后来又冷静下来，他的大脑一直想着最近抓医疗回扣的问题，但他从来不和药商联系，别人都骂他："脑子有问题，这钱你不拿，药商都拿去了。"廉家文对他都有意见："赵主任，跟着你就要挨穷。你看人家科室，请吃请喝，外出旅游学习都不需要自己花钱。"但他和小廉说："如果医生和商人一样，这个医生就不是个称职的医生。"小廉是个好医生，他也不会背着我做什么，那还有什么事情啊？他百思不得其解。脑子里又想起妻子，文娟是否知道？她如果知道不定焦急成什么样子。文娟乳腺癌术后有几年了，现在除了身体弱其他指标还好，不能让她再有任何担心。赵宁是个好孩子，他想起儿子嘴角露出一丝笑容。

晚上十一点钟又进来两个纪委工作人员，还是像下午两个人一样，轮番问话。开始赵远航还回答，最后他懒得再说话。说什么，无话可说。两个工作人员哈欠连天，困得眼睛都睁不开，可赵远航依旧精神抖擞。别忘记医院的医生护士二十四小时，甚至四十八小时不睡觉坚持工作是经常的事情。

天亮了，纪委又换了两个工作人员。得到的结果和昨天一样，眼看二十四小时到就要放人，这对纪委工作人员来说，没有问题就弄来谈话，行内人要笑话的。

雨下了一夜终于停了。这场秋雨像鞭子一样猛抽"秋老虎"的屁股，炎热的夏日戛然而止。

早上苏杭一上班，财务科长带着一个穿制服的女人来到血透中心，要检查血透收费。往年物价局工作人员偶尔会在年底查收费情况，今年怎么提前了？而且不是物价局的人。她也没多想，就把所有的血透收费单交上去。但有几张单据在赵主任那里，苏杭给他的 BB 机留言，往日赵主任接到信息，不管时间早晚都会回电话，可是今天等了一上午，没有任何音信。她心里感觉有什么事情发生，忐忑不安的一上午过去，中午吃饭时间被院长荆志叫到办公室。

"小苏，你们有个透析病人梁景才，他怎么样？"荆院长见苏杭进门劈头盖脸地问。

苏杭被问得丈二和尚摸不着头脑，她以为出了什么问题被家属告了，低着头怯怯地说："这个病人两个月前并发脑出血转到脑外科后合并肺部感染已死亡。"

"哦。"荆志若有所思，他又问："他的哥哥是梁吉才？最早沙旺西的老支书？"

"对，他们是双胞胎兄弟，如果不是梁吉才腿不好，生人分不出他们谁是谁。"

"小苏，你谈一下梁景才当初在你们血透中心的情况，主要是他家庭的情况。"

"家庭情况？"荆院长为何对这个感兴趣？苏杭顾不得多想，她就把梁景才如何从东北回来透析，他的费用不能报销等等一五一十告诉荆院长，末了她说："这家人很好，再怎么样也不拖欠透析费用，有一次来透析，他的儿子背了一袋麦子放在血透室，说身上的钱不够，一会儿去集市卖了，回来再补交费用。"

荆志点点头。"梁景才住院写的谁的名字？"

"当然是梁景才的名字，赵主任收住院的，梁景才住院后只在血透治疗一次，就是梁景才自己的名字啊。"

荆院长看着苏杭，没说话，少顷他又说："血透收费和病房收费在一起吗？"

"不不，是分开收费，各科收各科的，血透是门诊收费，病房是住院收费，不在一起。"

"好的，明白了，赵主任今天没上班，你多担当些，听到什么也不要惊讶，更不要传。"苏杭答应着，她心里感觉赵主任出事了，而且这个事与梁景才有关。

梁景才去世后，悲痛之余的梁家人按照胶东当地风俗习惯料理后事，胶东人迷信"人死后七七四十九天自救"，说人亡故后身体死了，但灵魂会流连于棺椁或病榻旁。所以家人为了让亡人安心离去，逃脱苦难，每七天一祭，四十九天才结束。梁家也是按照这种风俗习惯祭奠离去的梁景才。在这期间，梁斌忍着失去亲人的悲痛去公安局户籍科注销了父亲的户籍，他根本没看死亡通知单的名字。梁吉才老人在他兄弟七七四十九天祭奠结束后，心里稍微舒坦些。看到侄子梁斌为了他父亲的安葬，借了不少钱，突然想起抚恤金没领。他心想：这点钱也能给梁斌补贴安葬费用。所以这天一早趁着天气凉快就坐公交车去民政局。当他一瘸一拐地走进民政局和工作人员打招呼时，办公桌前的女孩吓得目瞪口呆，慌忙跑到里面主任办公室。一会儿民政局李主任从他办公室走出来，摘下老花镜，仔细地打量梁吉才，也是半天没说话。梁吉才他认识啊，当年的大队支书，残疾军人，不是去世了吗？这是鬼还是人啊？

梁吉才看到他们的样子，以为自己穿戴不合适或者脸上沾上什么东西，就忙不迭地整理衣服，又摸了一把脸，还没从悲痛里挣脱出来的他，嘿嘿地嘴角一抽："怎么，不认识了，我来领抚恤金。"

这一嘿嘿，更把大家吓坏了，女孩躲在主任办公室不出来。其他不知情的工作人员站了起来，不知发生什么事情，想看个究竟。

"哦，好好，梁吉才，梁书记，那个，你是梁吉才对吧？"李主任还是问，声音有点颤抖。

"废话，李主任啊，你咋不认识我了，我是梁吉才，没错。"梁吉才有些难过，这几天悲伤过度，今早走得急自己也没收拾收拾，灰头土脸不成人样了。

"哦，那个抚恤金还没下来，您先回去，等到账我通知你。"李主任心有余悸，他离梁吉才一段距离，不敢往前一步，怯怯地说。

"行，我回家等着信。"梁吉才转身就往外走，他低着头，忍着眼圈的泪，手杖落在地上，发出清脆的响声"吧嗒吧嗒"。

民政局的工作人员呆呆地目送梁吉才一瘸一拐出去，面面相觑。没错啊，上个月去医院把梁吉才的住院费结算了，这结算单还在这里呢。李主任摇着头，他想了想连忙拨通公安局户籍科电话，得到肯定的回答："是梁吉才，死亡证明就是梁吉才的名字。"

"你们还是再落实一下，刚才梁吉才到民政局领取抚恤金，对，我们亲眼看见的，不会有错，办公室这么多眼睛。"放下电话，李主任还是觉得不踏实，他吩咐吓得哆哆嗦嗦的姑娘把梁吉才所有住院结算单拿出来，这些单据正好没上交。手术费 600 元、护理费 60 元、特护费 185 元、床位费 180 元、药费 2560 元、注射费 98 元、化验费 120 元，心电、X 光拍片、B 超等 310 元，一共是 4113 元。李主任又仔细地核对一遍，没错啊。这可不是闹着玩的，是人是鬼总要弄清楚，阎王那里也不会有民政局吧。

办公室小梁是一个二十出头的小伙子，等弄明白李主任的疑惑后，歪着脑袋和李主任说："李主任，我和梁吉才是一个村里，前几天回家我妈和我说，村里老支书的兄弟梁景才去世了，老人终于落叶归根之类的话。我不清楚梁景才是谁，所以也就没理会，还埋怨我妈怎么就这样容易伤感，这会我想起来，好像我妈说是梁吉才的弟弟去世了。李主任听罢连忙给村里打电话，村长的回话："是梁吉才的弟弟梁景才去世了。"

这会公安局户籍科也打过来电话："是梁吉才，刚又和医院核实，梁吉才于 1998 年 7 月 12 日凌晨 3 点死亡。而且医院还提供了梁吉才的残疾军人证号码，说是住院时提供的。"

到底是谁去世了？李主任觉得这个事情蹊跷，一定在哪个环节出了问题。可能是笔误，或者转抄者疏忽转抄错了，但为何还有残疾军人证件号码？这个编号是对的啊。如果是欺上瞒下，营私舞弊，套用国家的钱，这个问题性质就严重了。他不敢多想，急忙打电话给民政局局长，局长责令如果情况属实，上报纪委，由纪委来处理。纪委立即组织办案组开始调查，才有上面这一幕。

梁吉才也是被调查后才突然想起此事，他捶胸顿足，非要找纪委宋主任谈话。宋主任也是老高新区的人了，当初开发西部地区他来到这里，一晃就是十几年，他对梁吉才太熟悉，刚来沙旺西时多亏这位老支书帮忙，使得这里工作开展起来，特别是拆迁农民住房问题，要不是老支书带头拆迁，那一年的工作就无法开展。宋主任听梁吉才说完，心里明白了。这个梁吉才无视党纪国法，为了他的兄弟竟然敢这样做。梁吉才捶胸顿足，苦苦哀求："我梁吉才糊涂，是我的错，不关赵远航主任任何事情，要处罚就处罚我吧。"七十多岁的人呢，竟然坐在纪委办公室号啕大哭，请求处罚他。宋主任无奈，就给高新区最高领导请示汇报，得到的答复是：特事特办。这是什么话啊，他也不敢轻举妄动，他找到卫生局李局长商量，特事特办，就是商量着办吧。毕竟高新区出了这样的问题，说出去一把手脸上也不光彩。况且这个问题起先就是为了治病救人，没有任何不良企图。

正在这当儿，梁景才原单位的领导得知梁景才已经去世，从东北赶来给梁景才家人送安葬费和抚恤金，报销这近一年的药费，找到卫生局李局长和纪委宋主任，对此事的发生表示歉意。这件事情最终平息了。

最后的处分是：梁吉才同志，在其弟弟梁景才药费报销问题上，擅自使用本人残疾军人证件，用于梁景才药费报销，严重违纪违规。考虑其家庭实际情况及以往对国家的贡献，鉴于认错态度较好，给予留党察看一年处分，停止领取半年的抚恤金。赵远航同志，在其给病人梁景才治疗期间，对梁吉才（梁景才哥哥）使用本人残疾军人证，用于弟弟梁景才治疗费报销，不予以制止，无视党纪党规，给予党内警告处分，扣除一季度奖金。

十二、评先淘末

一九九九年元旦后的第一场大雪，静悄悄地下了一夜。当睡饱的人们早上准备出门时，才发现一夜的积雪已没过了脚脖。滨海市是胶东半岛有名的"雪窝子"。

苏杭和丫丫一同下楼。建宁又出差了，他说他是个宇宙飞人，天天在飞机上。刚出门丫丫就看见她的同学，高兴地挣脱苏杭的手："妈妈再见。"说完就跑，留下深深的小脚印一串。

"哎哎，别摔着。"苏杭刚说完，没跑多远的丫丫一个趔趄摔在雪地上。她咯咯地笑着爬起来，抹了一把脸上的雪，顾不得拍掉身上的雪花又跑了起来，白色的雪花从她衣服上滑落下来，像是吹起的一串泡泡。这小丫头疯跑一会儿就落下她好远，红色的羽绒服，红色的帽子和围巾，还有红色的手套，远远看去就像是一团火苗在移动。

天是灰蒙蒙的，伴随着寒风，偶尔有零星的雪花飞舞，分不清是天上还是树上飘落下来的。宽大的马路一片白雪皑皑，机动车路、自行车道、人行路如果不是被梧桐树、芙蓉树和冬青树分割，都很难分清哪是哪。这三条路上移动的速度几乎差不多，汽车像蜗牛一样爬行，自行车歪歪扭扭晃动，还有人推着车子艰难地在雪地里行走。人行路上已被人们踩出一条雪中路，中间凸起两边凹陷，在这白茫茫的冰雪世界里蜿蜒向前。三三两两徒步行走的人们正小心翼翼地顺着凹形"雪轨"往前行走，有的像T形台走猫步，两脚一前一后顺着"单轨"行走，也有人像鸭子一样左一脚右一脚左右摇摆沿着"双轨"行走。

苏杭上班常走的这条路叫"泰山路"。当年高新区的建设者们用中华大地江河山川命名新建的路，其道路规模程度与其山川雄伟气势相媲美。南北路为山，东西路为川，泰山路从名字上足以说明这条路的规模。泰山路南北贯穿整个高新区，南起G15同三高速，北至渤海湾。冬天的北风毫不留情地从渤海湾直吹过来，风起雪涌，景致也别有洞天。

苏杭低头猫腰，沿着凹陷"雪轨"行走，常常踩偏，留下更大的雪坑。羽绒服帽子将她整个头部包住，围巾绕脖两圈，遮住嘴巴，露出两只眼睛盯着路面。突然后背被人拍了一下，毫无防备的她迈出的右脚没落下，一个趔趄差点摔倒。转过头一看，一个包得和她一样严实的人在笑。"王岩，"苏杭拉下围巾，露出嘴巴，"吓死我了！"

王岩笑个不停："我一看前面的这个人就是你，怎么苏妹妹，走路还这么小心，怕踩死冻蚂蚁啊？"王岩的羽绒服帽子带一圈棕色的皮毛，被风一吹左右扑闪，羽绒服拉链拉到下巴，厚实地裹住嘴唇，说出的话听着声音有些怪。

"嘿嘿，大主任，怎么不坐明源主任的车子呢？"上个月护理部方晓琴主任光荣退休，王岩荣升为护理部主任，虽然她们现在同在门诊五楼上班，但平时各忙各的，很少见面。

一阵风吹来，卷起树上的雪花扑在脸上，凉酥酥的。王岩拉开下巴拉链。"他呀，自己走去上班，离家这么近还要四个轮子？"说着她伸出手拉着苏杭，两个人在各自的凹形"雪轨"行走。"哎，我这个什么主任啊！也就是管事的大妈，护理工作想做出成绩来难啊，每天一堆乱事杂事等着你做。你看到了年底，本来事情就多，又来一个'评先淘末'，想起来就一个头两个大。"王岩叹了口气。

"评先淘末"是今年的新词，评先就是评先进，淘末是末位淘汰。胶东人习惯把农历春节作为新一年的起始。年底的事情多如牛毛：科室总结、个人总结、科室计划、个人计划、科室新技术新项目汇报、科室评先进、全院总结大会等。今年章副院长把先进工作者列为晋升职称的门槛，而且上头不知哪位异想天开，又搞什么末位淘汰。共产党的天下淘汰谁去？谁不和你拼了？

"苏杭，你还记得'阿庆嫂智斗刁德一，水缸藏胡司令'那个化验室主任？"

"记得，听说他已经退休了。"

"嗯，时间过得真快啊。"王岩感叹。

苏杭当然记得，她和王岩刚刚踏入工作岗位的那一年，也就是这样的一个冬季。医院搞什么评先进与工资挂钩，先进工作者长一级工资，那时一级工资是七八元到十元不等。那次评先进"八仙过海各显神通"，评选前拉票贿选，评选中暗地较量，评选后怨声载道。化验室老主任就是没评上先进，少长了一级工资，怨气满腹，春节放假时在家喝闷酒，喝得酩酊大醉，拿着菜刀跌跌撞撞地追着值班的王克明副院长要个说法，多亏药房值班的老主任把王副院长藏到中药柜子里才逃过一劫。酒醒后化验室主任为自己的行为深表懊悔。虽然王副院长出面向卫生局领导说情，没给他处分；但是他还是被调到偏僻的乡镇医院工作再也没回来。多少年后这个故事成了大家的笑柄："阿庆嫂智斗刁德一，水缸藏胡司令，金沙滩医院药柜藏院长"。不过日月如梭，新老更替，记得的人越来越少了，时间将它沉淀为故事。唉，评先评先，年复一年，逐渐演变成如今的应付差事。现医院各科评先进的方法五花八门，丰富多彩，常规方法是：先进轮流做，奖金用请客，荣誉归个人。但今年，章副院长新官上任三把明火没烧着，就想烧个暗火，科主任不是不在乎评先进嘛，但是他们在乎职称，把评先列入晋职称的门槛，他们不会不在意的。再加上末位淘汰，一台好戏就要开始了。

"毛毛还好？"苏杭转移了话题。王岩两年前喜得一女儿，爷爷奶奶取名毛毛。当地人认为，乳名越小，孩子长得越壮。王岩没有奶水，所以这孩子基本是奶奶带着。现在孩子已经两岁，奶奶在这里住不习惯，又惦记爷爷自己不能照顾自己，就带着毛毛回老家了。

"好着呢，海边阳光充足，晒得像个秋天的小苹果。我和明源谁有时间谁回家看她。"又一阵风卷起雪花飘过来，两个人同时低下头。

"王岩，话说回来，真的感谢明源主任。後藤院长每次来，他都主动帮忙，派车啊，派人啊，联系住宿啊，唉，给他添太多的麻烦。"

"他也就能帮这点事，那不是得心应手的吗？多了也做不了。你看咱们医院连一个像样的车都没有，荆院长一破桑塔纳，接一两个人还可以，人多了总不能用救护车去接吧？"

"话是这么说，但明源也可以不管啊，那也不是他的工作范畴，还是明源工作主动，想得周全。"

两个人边走边聊，说话间到了医院。时间还早，静悄悄的门诊楼前院已经被清扫出一条通道，黑灰色的水泥路面从金沙滩医院的南大门牌坊直通门诊楼大门。金沙滩医院坐落在泰山路和黄河路十字路口东北方位，被"两山一海一河"环绕，东为庐山路，西是泰山路，北为医院家属楼，紧邻着一望无际的渤海，海与医院被一片槐树林间隔。南边是医院的正门——南大门紧挨着黄河路。南大门的牌坊足有两层楼高，左右四根粗壮的四方形柱子撑起牌坊顶，坊顶是红色琉璃瓦铺设的亭阁式斗拱，飞檐翘角，宏伟壮观，最耀眼的是坊额上烫金的字体："滨海市经济技术高新区金沙滩医院"，刚劲有力，烘托出庄重肃穆的气势；这是军委副主席、总参谋长兼国防部长迟浩田上将书写的字。迟老是胶东人，几年前路过家乡时正好赶上金沙滩医院奠基仪式，他为家乡的变化而高兴，兴致勃勃提笔书写。西面紧靠泰山路还有一个同样造型的牌坊，是金沙滩医院的西侧门，只是这个牌坊小两号，如果按照衣服尺寸作为标尺，黄河路的牌坊为 XL 码，那么泰山路的牌坊就是 M 码。

苏杭和王岩在五楼的楼梯口急急地分手。她们都焦急扫雪工作，医院规定，每逢下雪各科室必须在上班之前清扫干净分片包干的区域。苏杭推门时才发现血透中心大门还是锁的。"咦，陈强没来？"她看了看手表，意识到自己来得太早。以往陈强都是第一个到血透中心，血液透析中心是医护技三位一体，技师的工作也是举足轻重的，他们要负责透析液配制、透析用水和透析液检测、机器维护等等。早上在医生护士工作之前，技师必须提前到血透中心开水机，查看电导度，根据病人数量配置入A、B液，启动主机集中供液装置，透析液浓度合格后取样化验。本来机器有自检功能，不用每日取样化验，但陈强不放心，总是在主机供液前取样化验离子浓度，确保万无一失。病人上机透析，技师要随时巡查透析机运行状态，如有异常及时处理。晚上，病人下机，技师又开始做后续工作，透析设备消毒、浸泡、水洗，等到进入正常待机状态，他才可以离开。如果说透析机是士兵的话，那么主机供液装置就是将军，指挥将军的最高统帅非陈强莫属了。

苏杭掏出钥匙打开门，"哗啦啦，哗啦啦"熟悉而又亲切的制水声传入耳中，声音虽小，但非常清晰。"陈强，"她喊了一声，没有应答，"谁在里面？"苏杭换上鞋，急匆匆顺着走廊往里去。水机房在走廊最里端，她打开水机房门，哗啦啦制水声更响了。陈强不在，三个像导弹似的铁家伙矗立在靠门侧，分别是砂罐、活性炭罐和树脂罐，三罐各行其责对自来水粗过滤。紧连着是三菱水处理机，双极反渗，对粗过滤的水再精细化最终成为透析用水。大约有一半的自来水被净化为透析用水。"水是生命之源"，对透析病人来说，更是如此。每一次透析，每一个病人大约需要二百四十升自来水或者说一百二十升透析用水。

"哐啦"，血透中心大门开了，是陈强。陈强一进门就脱掉棉外衣，两脚不停地在门垫子上跺着。猛然抬头看见苏杭，咧着嘴笑着："护士长来了，我们已经把血透分区的积雪清扫完了。"他的脸颊冷遇热后红扑扑的。苏杭还没说话，只见艺潼风风火火推门进来，摘下头上的白色毛线帽就向陈强扑打过来："陈强，你太过分！"陈强一边用胳膊挡着一边笑。艺潼突然看到苏杭，不好意思地将举帽子的手落下来，委屈地说："护士长，陈强把雪塞到我的脖子里了。"

"血口喷人！谁见了？"陈强说完笑着就跑进男更衣室里。

"你？"艺潼无可奈何地看着他离去，又朝苏杭嫣然一笑，也去了女更衣室。

苏杭看他们两人斗嘴，没说话，心里乐乐的。陈强和艺潼这对小恋人，工作上比翼双飞，特别是艺潼这几年工作很出色，以后把血透交给她没问题。她瞅了一眼窗外，雪不知什么时候又开始下，片片雪花飞舞。都说瑞雪兆丰年，希望今年有什么好运气。

病人陆续来到。大雪并没耽搁他们透析的热情，这真要感谢司机班的小王，早上见下雪，提前出车接病人。血透中心紧张而有序的工作又拉开了序幕，廉家文在走廊门口诊室处给每一个病人测生命体征，称体重，问病史，检查身体，需要化验检查的顺便开出化验单，然后下医嘱，填写透析治疗单。血透中心如果没有实习进修医生，常规医生就赵远航和廉家文两个人。赵远航原先是泌尿外科医生，他擅长手术，平日是血透、病房、门诊间或手术，还要值急诊三线班，不常在血透中心。廉家文是肾内科医生，天生的内科医生材料，人缘好，性格好，很少和病人急，是血透中心的看家医生。但今天他和一个叫李伟良的病人急了："李伟良，你看你长了六千克，你都吃什么了？喝什么了呀？"

"廉大夫，嘿，渴死了，就溜了一小口。"李伟良嬉皮笑脸地说着。

"溜了一小口？六千克呀，你以为你是鳄鱼嘴啊。"

"下次改，下次一定注意，一定注意。"李伟良看到廉家文真是急了，连忙收住嬉皮似的笑容，低声说。

李伟良透析龄一年，三十岁，大眼睛，双眼皮，阔嘴厚唇，轻度透析脸。透析病人的脸色如果按照烧伤深度来分级的话，一度表皮，二度真皮，三度全皮层到骨头，他属于一度。李伟良水肿的眼泡把眼睛挤成一条缝，眼角的皱纹像是被电熨斗熨开了似的。他佝偻着身子看上去有四十多岁，提着一个杯子往透析治疗室走去。

李伟良原有一个令人羡慕的工作，大学英语老师，也曾有一个幸福的家庭，漂亮的妻子是话剧团的演员，但是就在两个月前，妻子抛下他和上幼儿园的女儿走了，理由也很直接，受不了这种半死不活的生活，她是演员，需要激情。李伟良二话没说只有一个条件：女儿要留下。李伟良刚来透析时，很少说话，但只要说话常常说一件事："我根本不知道自己有肾病，刚开始就是眼疼，胃不舒服去医院。眼科医生说是高血压引起的，先降血压。消化科医生说我是消化不良，要治胃病。后来越治越差，越来越没劲，有一天我正上课，突然两眼一抹黑摔倒在讲台上，送到医院后，医生说需要紧急透析，要不就没命了。当时我血色素只有五克，比正常人一半还少。透析加输血后我活了过来，就想上班，但学校直接让我病退，人人见到我就像是见到麻风病人一样可怕。"刚开始有人同情他，安慰一番，但他反复重复，时间一长，搭话的人就少了。现在李伟良不再提往事，但常常透析完了酗酒。劝他不要喝酒，他总会说："'今朝有酒今朝醉，明日愁来明日愁'。想那么多干什么！"

外面的雪花时大时小，一阵风吹来，悠悠的雪花竟然随风横向飘逸。透析治疗室里，护士们正紧张忙碌地做透析前准备工作，病人们有的坐在床边，有的躺在被窝里，还有的双腿盘坐在床上。看书，发呆，思考，聊天，等待扎针透析。周师傅看似憨厚，但喜欢热闹，这会他看见江照林进来便提高嗓门问道："哎，小江，和那个女徒弟怎么样了？啥时喝喜酒啊？"

江照林抱着一本书，手里拎着塑料袋，正在找他的透析床位，咧嘴一笑，没回答。

"'要想学得会，先跟师傅睡。'睡了没？"墙角不知谁插了一句。

"对对，睡了没？和大家说说，嘿嘿。"李德才对这种话题绝对不会落下。

李德才前些日子一直闷闷不乐，他老婆怀孕而且又生了个白胖儿子，有人背后嘀咕他戴了绿帽子，他心里那个不痛快，但又不敢说。前几天他实在是按捺不住内心的苦恼，怯怯地问苏杭："护士长，您见多识广，像俺这样的人还能有生育功能吗？"苏杭不敢多解释，只是说："怎么会没有？我在日本见过女透析病人还有怀孕生孩子的。"

"哦，还有这事？"李德才半信半疑，不过从那次谈话以后他看起来精神了许多。这会他看见大家谁都不接他的话，侧着脸没话找话地和邻床周师傅聊天。

李："我家刚生的小子和他妈太像了，而且越来越长得像我家大小子。嘿嘿。"

周："哦，那好。"

李："我老婆答应给我再换一次肾，她找法院的人，肾源没问题。"

周："换肾需要多少钱？"

李："得十万八万的。"

周："要血命了，上哪讨吃（找）这么多钱？"

李："俺老婆说了，钱不成问题，就是打水漂也要换。嘻嘻，还是老婆想着我啊。"

谁都很难想到，往日那个吆五喝六的李德才如今却是看人脸色、唯命是从的人。

江照林是一个闷葫芦，很少说话，常常一笑了事。他瞟了一眼透析机还没准备好，就坐在透析床上，背部靠在床档，摊开带来的书。这本书是《电脑入门及维修技术》。据说江照林扩大了维修店面，还准备开一个电脑和手机维修培训班，他的女徒弟最近正在为这件事忙活着。苏杭没见过那个女孩，听朋友说是普通女孩，性格开朗，朴实大方。

王建国走了进来，手里拿着《滨海晚报》，一进门高兴地对房间里的人说："哎哎，大家都听着，好消息，今早的头条新闻。"

大家的眼睛都盯着他，周师傅说："哎哎，老王，什么好消息，快说嘛。"

"哦，在报纸上呢。"王建国把水杯放到透析移动桌子上，摊开报纸，一字一句地读着："国务院召开全国医疗保险制度改革工作会议，发布了《国务院关于建立城镇职工基本医疗保险制度的决定》。大家听到了吗？国家要出台医疗保险制度了。"

"昨晚电视新闻报道俺看了，就是不太明白。"周师傅似乎对这个新闻不感兴趣。

"是啊，是喜事啊，前几天官方报纸已经透过风了。"谁也没注意到，赵远航不知什么时候进来的，他坐在护士台内正写透析病历。护士台是半圆形，外层高内层矮，赵远航坐在里面，外层高的台面上堆着干净的床单被套挡住了他的脑袋，如果不说话，没有人发现他。

"赵主任，你这什么时候来的？"王建国拎着报纸转过头来。

正在拖地的保洁杨大姐看到那摞被服，赶紧过来抱走。赵远航的脸露了出来。他抬起头来朝王建国笑了笑，又继续低头写病历。

"赵主任，你说说什么是医疗保险？俺不懂这是怎么回事啊。"周师傅问。

"这个吗？报纸上有解释，"王建国急忙翻页找到相关的那一栏目读起来，"医疗保险制度是指一个国家或地区按照保险原则为解决居民防病治病问题而筹集、分配和使用医疗保险基金的制度。"王建国读完抬起头看周师傅，可周师傅和大家迷茫地看着他，好像还是没弄明白，王建国转身朝赵远航笑了笑："嘿嘿，让赵主任解释一下。"

赵远航听到叫他，抬起头说："哦，简单地讲，医疗保险就是参加医疗保险的人员交付保险费，成立一个基金，生病后的医疗费由基金按比例支付，也就是上面所说的筹集、分配和使用医疗保险基金的制度。"他停顿了一下又说，"也就是没病，或者年轻的时候交钱，这部分钱国家给你保管，别人生病可以用，你生病也可以用，参保人之间分摊治病费用，一方有难，八方支援嘛，明白了吧？"

"如果我不生病，这个钱就白缴了？"李伟良瞪着肿眼泡问。

"当然，不生病那不更好吗？谁愿意生病！"王建国说了一句。

"那我以后报销不用回原来单位了？"周师傅又问。

"对，不用回原单位，到社会上报销。"王建国走到自己的床位前，把报纸往床上一撂，低头脱鞋。

"太好了，他妈的，再也不用看那些死猪脸，报销个费用，费劲呢。领导从没给我好脸看，王八羔子，他不得病啊。"周师傅说着说着，气愤得嘴角泛着白沫。

"是啊是啊，俺单位那个鳖养的领导，屁股底下垫着豪华车，对老百姓，唉，真他妈的扣扣屁眼咂咂嘴——抠门。每次我去报销找他签字，都要找好几回，躲我就像是躲瘟神似的。"李伟良晃着那头枯草脑袋。

"那我们呢？城市户口的老百姓？城里人也有保险吗？"一个上年纪的女病人问道。

"这个报纸上只说城镇职工基本医疗保险，没提城镇居民。"王建国坐在了床上翻着报纸。

"农民就更是后娘养的。"里面的一个小伙子没好气地插了一句。

"这只是个开头，这么大的国家也要一步一步来，总不能一口吃个胖子，别急，面包会有的。"王建国解释道。

"牛奶也会有的。"不知谁在房间里接了一句，冷不丁丢出这么一句变音的腔调，大家轰然大笑。

赵远航继续坐在护士台内，两手拿着竖在台面上的铝合金病历夹，眼睛却不知道看着什么地方。他胡乱地想着一些事情，前几天他给医院提交了一份申请："关于成立肾移植中心可行性报告"。有理有据正反两方面论证了肾移植的可行性，建议医院成立肾移植中心。但在院务会讨论这份报告时，遭到章副院长强烈反对，理由是金沙滩医院是基层医院，基础设施不完善，化验室设备、手术室设备陈旧落后，不具备开展这个手术的条件。当时开会的其他领导也质疑赵远航，肾源在哪里？肾移植费用考虑没？有多少人能接受？

赵远航一一举证，他胸有成竹地说："肾源虽紧张但也会有，来源有很多途径，比如直系亲属、夫妻、器官捐献等。费用嘛，最近的新闻动向一直在强调医疗保险的问题，而且随着社会的发展，有条件的病人会考虑更好地生存，就会接受肾移植。"

最后是荆院长力排众议，拍案定夺："我们医院血透技术已达到国家甚至世界先进水平，日本後藤院长一个外国人能这样无怨无悔地支持帮助我们，我们如果还停留在原地踏步，就有点说不过去了。应当顺势而行，我觉得肾移植可行，资金的问题我来向上级反映。"荆院长说到做到，据说高新区管委领导已经同意，由医院向财政局申请援助，这件事终于尘埃落定。

但是最近让他苦恼的是申请进修的事情遇到的麻烦，章副院长主张让年轻医生进修学习，理由是注重培养年轻的一代，而且他强调赵远航刚犯了错误，党内警告，不能出去进修。章副院长是主管业务副院长，在这个问题上他是有话语权，而且分量挺重。但是荆院长力推赵远航，荆院长说赵远航经验丰富，工作认真，犯错误也要允许改正。办公室宋主任和新上任的医务科长看到两位顶头上司争执不下，也三缄其口没敢表态。刘洋党校回来后在基层医院锻炼，行政副院长职务暂缺。这样形成一比一对衡的僵局。据说荆院长已经向卫生局汇报，请上面领导定夺。所以这件事暂时搁下了。

"为什么想干工作却会这么难！"他心里嘟噜了一句，放下病历走到透析病人床前。

转眼就要到小年，过了小年不用算，还有六天半过大年。大年前最后一道菜，"评先淘末"，虽然是一道酸甜苦辣的菜，大家嘴上挑剔，说三道四，心里还是蛮期待。这是对一年工作的认可，而且又可以拿上一笔奖励。今年这道大餐上又加上了"胡椒粉和辣椒面"——晋升职称和末位淘汰，即使再不在乎的人也是忐忑不安，金沙滩医院上上下下，沸沸扬扬，话题离不开"评先淘末"。很多人愤愤不平，晋升职称怎么可以和先进工作者相提并论？时传祥是掏大粪的劳模，也给他评职称吗？如果那样算起来，全国劳模就应当是高级职称。但职称代表的是业务技术能力，而"先进"又是什么呢？

荆院长心里清楚，弄不好，今年春节都会过不安生，特别是"末位淘汰"，但上面的命令又不能不做。为此他召开院领导会议研究好几次，最后将"评先淘末"列出几项标准。以下几项不列为评先进范围之内：

1. 本年度事假超过一周，病假超过三天。

2. 工作不满三年，本专业不满一年。

3. 出现差错事故和医疗纠纷，被病人投诉，同病人争吵打架。

4. 处于产假、哺乳期等，不列为评选范围。

这种规定是霸王条例也好，温和条约也好，反正是金沙滩医院的评先条约，是家事，外人无权干涉。

以下几项列入末位淘汰的范围：

1. 本年度出现重大医疗事故和医疗纠纷，法院已立案并追究刑事责任者。

2. 年末即将退休人员。并列举的名单：张某某、李某某、王某某。

真是"道高一尺魔高一丈"，这种别出心裁的评选方式空前绝后，可以载入史册了。这两条规定第一条，法院立案，已经追究刑事责任自然就会被除名，根本不用再淘汰。第二条即将退休人员，虽然对退休的薪资待遇没有任何影响，但谁愿意在临退休前背黑锅啊，听说荆院长用了几天时间苦口婆心地劝说，并答应有丰厚的奖励，老同志们精神觉悟高，看着荆院长的面子勉强同意了。

血透中心按照人员比例拿到两个评先名额，按照医院规定，苏杭把够标准的和不够标准的分开：赵主任犯错误，许若处于哺乳期，刘芳退休，现在只是返聘，陈强属于设备科人员。那么够评选资格的只有：廉家文、张淑琴、肖丽云、唐艺潼、辛妮子、蒋小燕、李文和苏杭。评选前苏杭和赵主任商量，既然评先与晋职称挂钩，今年的评先优先照顾需要晋职称的人员。赵远航爽快答应，但有一条，明年廉家文晋职称必须给他一个名额。苏杭主动宣布退出评选，虽然她也够晋升职称的年限，但她考虑前面还有张淑琴和肖丽云，也许对她们来说是最后一次机会。说来可惜又可气，去年和前年连续两年血透中心晋职称的名额都给了张淑琴和肖丽云。但这两位老祖宗太不争气，最后考试都被双双淘汰。最终的局面是：今年晋升职称有张淑琴、肖丽云和唐艺潼，张淑琴和肖丽云晋升副主任护师，唐艺潼晋升护师。

肖丽云半年前已经开始做晋级职称的准备工作，花钱买论文论著，找关系托门路从市卫生局到医院领导上上下下地打点，并已经找妥人替她考试，万事大吉，只欠东风，半路却杀出个程咬金来，评先与职称挂钩。凭她的人缘评先根本无望，所以她最近又开始活跃起来，先后几次请年轻护士吃饭跳舞唱卡拉 OK，花了一番功夫。肖丽云也知道今年是最后一次，孤注一掷。因为明年开始晋升副高职称要从学历限制，对她这个"白卷英雄"时期的高中生来说，拿个高等学历比上青天都难。

张淑琴和肖丽云是同样的情况，不过张淑琴有她姐夫章副院长罩着，一切当然也在运筹帷幄。张淑琴在工作上没什么可挑剔的，很认真，能够完成本班工作，当然多余的工作她也不做。

唐艺潼完全不一样，国家本科统招生，学历和能力都和上述两位不在一个层次。而且唐艺潼晋升是初级职称，原先初级职称是到了年限如果没有什么重大差错事故就会自动晋升，但今年也列为评职称范围。

周四下午，这个紧张的时刻到来了。血透中心周四只安排一班病人，下午主要是清洁消毒大扫除和业务学习，所以利用周四下午"评先淘末"最合适。评先的历来程序是：个人总结，无记名投票，唱票，评选，结束。个人总结分两大部分：政治思想和业务成绩，不足和如何改进以及今后计划。以往赵远航常常找借口不参加这种活动，他一贯讨厌这样的评先，也不在乎是否选他。但今年荆院长反复强调科主任一定要主持"评先淘末"活动。昨晚赵远航值急诊三线班，忙活半夜才回家。这会他坐在最里面的椅子上，听完大家各自的总结，抬起昏昏欲睡的脑袋，做了一个深呼吸，提高嗓音说道：

"我们血透中心每个人都应当是先进工作者，但是只给两个名额。我和苏护士长商量了，既然晋职称必须是先进工作者，今年我们科主要照顾要晋职称的人员，以后大家都会遇到，都会得到这种照顾，但是有一点要说明，照顾就是照顾，也只有一次机会，明年有新人晋职称这绣球就不会再落到你的头上。当然，我们也不勉强，评选权在你们手里。好了，下面由苏护士长讲一下选举注意事项。"

苏杭站了起来，她手里拿着刚打印出来的选票："像往常一样，每张票可选两人，多选无效，也可以弃权。未能入选的人员有评选权，没有被评选权。"然后她把选票交给最近的刘芳大姐，刘芳传给下一位，以此类推。

大家拿到自己的票，不到五分钟就完成，这件事大家揣摩已久，早已腹定。评选结果四个人得了同样的票数。辛妮子、唐艺潼、张淑琴和肖丽云。

苏杭拿着选票看着赵主任，赵远航没犹豫地说："再选一次，已选的四个人当中再选出两个人员。"苏杭连忙重新打印选票，房间里异常的安静，这一次的时间却很长，最后的结果出来，苏杭让廉家文宣读结果，廉家文站起来煞有其事地读道："本次选票共 11 份，结果如下：唐艺潼 7 票，辛妮子 6 票，张淑琴 4 票，肖丽云 3 票。评选结果从最高分取：唐艺潼、辛妮子被评为上一年度血透个人先进工作者。"

肖丽云的脸色瞬间像蜡染红布，她气愤地抢过评选票，一张一张翻看，半天抬起头说："这不公平，赵主任，不是说要照顾今年晋职称的？怎么？"

"是照顾晋职称的，但是评选权在每个人手上，我们不能勉强。"赵远航捂着肚子说。看样子他的胃病又犯了。

"护士长，你为什么把我的名字写到最后，大家打钩只看到前面的人名。"

苏杭看了看肖丽云没说话，这种无理取闹的话最好少解释。其实苏杭也感到意外，选票前反复说明优先照顾晋职称的人员。她看着围坐的几个年轻的护士，她们一副若无其事的样子：有的搬弄着圆珠笔，有的揉搓自己的手指头，有的盯着桌面，还有两个竟然会心地笑，心里明白了。七〇八〇后有个性有主见，不像六〇后乖乖地像绵羊。

末位淘汰更爆冷门，章先廊副院长中标。据说章副院长火冒三丈，到卫生局大闹一番，最后是他老婆张淑萍出面摆平，轰轰烈烈的末位淘汰就这样销声匿迹地流产了。

十三、过年

忙碌中年关将至，全国上下都热闹得天翻地覆。商店里的人群摩肩接踵，农贸市场堆满了年货，琳琅满目；街上人流涌动，《相约九八》在街头小巷中回荡："打开心灵剥去春的羞色，舞步飞旋踏破冬的沉默……来吧！来吧！相约九八！"九八过后是九九，九九归一，大年三十到了。

凌晨四点，天灰蒙蒙的，街边路灯和光秃秃的树枝一整夜在寒风中相依相伴，静待黎明的到来。此刻人们还在沉睡中，血透中心已经是灯火辉煌。赵远航第一个来到中心，他今天身兼数职，既当技师，又是医生和护士。本来廉家文坚持值班，赵远航开玩笑说：得了得了，我就住跟前，回家吧，趁这个假期找个媳妇回来。陈强自从在血透中心工作就没回家过年，去年就答应艺潼回她老家过年，正好唐维力今年春节回省城，艺潼这个专职护士也该休息一下。陈强在走之前把所有透析设备都维修调试了一遍，把所有设备资料交给了赵主任，还是不放心，要请示设备科派人春节期间到血透中心工作；赵远航拍了拍他的肩膀说："小伙子，放心回去过年吧，我没问题；派一个人来还不如我呢，有问题我随时打电话请教，放心。"水机已经哗哗啦啦开始运作，流动的水声清脆悦耳。赵远航配完液，核对一遍，又检查一遍，将取样的试管交给保洁大姐送化验室检验，然后来到透析治疗室和护士们一起安装管路。

"赵主任，要抢我们的饭碗啊。"辛妮子边说边手脚麻利地装管路，今天所有的病人用全套新的，历年的规矩，辞旧迎新嘛。

"抢饭碗？这倒提醒我了，这个，这个动脉管路的泵管——"他手里拿着血路管的泵管部分，打开透析机的泵盖，自言自语说："怎么装的？"

"要我帮你吗，赵主任？"辛妮子狡黠地问道。

"暂时不用。"赵远航边说边斜着眼睛看着辛妮子的动作。一只手按照血路管的方向将泵管送入透析机血泵，另一只手顺势一转。"看我这不是安装上了？谢谢辛老师。"赵远航心情特好，他去上海进修的事情已经批准，如果顺利五月份就可以动身。

"不谢，请我们吃饭就可以了。"辛妮子笑说。

本来辛妮子春节是可以休息的。肖丽云偏拿先进说事，先进工作者就要起模范带头作用云云。苏杭坚持要按血透休班制度执行，但后来辛妮子主动找到苏杭："护士长，别麻烦了，还是我上班吧，过完年我再回家好好休息。"

春节是苏杭最打怵的日子，每年春节如同过关。血透中心的春节就像无烟战争，在年关前一个月就拉开序幕。首先是护士排班，谁不想回家团团圆圆过大年啊？没办法，只能用制度去约束。苏杭制定的血透中心节假日轮休制度是这样的：1.严格执行医院制定的员工休假规章制度。2.国家法定节日，按照轮休制，服从中心工作安排。3.春节、中秋节、清明节三大传统节日，在不影响中心工作的情况下，尽可能安排轮休，原则上每年每一员工只能休其中之一，三年内没有特殊情况不得重复休假。4.既定的休假，不得私自更改，如需变动，必须经护士长同意。5.如遇有中心特殊情况，休假的人员随叫随终止假期，不得推诿。

但病人呢？病人的排班本来就伤脑筋，透析机不够用更是雪上加霜。胶东人风俗习惯多，什么年初一不能见血，年三十不能扫地，年夜饭要有剩饭等等，所有的病人都想在年三十这天透析，意思就是吐故纳新。平日不规律透析的病人，春节期间就会要求加透。规律透析的病人，稍微管不住嘴，就要急诊加班。所以春节对于血透中心所有的工作人员就是一次炼狱般的大考验。休班的不安宁，每时每刻担心医院电话。上班的是平日三倍的工作量，累得像狗熊，根本没有心情过年。苏杭把在透病人从轻到重分为一、二、三等，按照等级排班，对还有残余肾功能的病人和外地的病人排到农历二十九透析，因为长途汽车年三十也休息，即使有几辆车也是人满为患。其余的排在今天就是年三十透析。她三番五次，磨破嘴皮和病人做解释工作，这个春节的班终于搞定了。

一九九九年二月十五日，星期一，农历年三十。透析病人三十人，护士四人，医生一人，技师无，连三班。不用战前动员，大家都知道今天意味着什么。

这天值班的护士有刘芳、辛妮子、许若和苏杭。刘芳大姐已经退休，因为血透中心工作处于青黄不接状态，苏杭请示护理部留她继续工作一段时间。刘芳大姐自告奋勇参加她最后一个春节值班，春节过去后她就解甲归田。苏杭既感激又佩服：不愧资历老，有老护士的风范。每年的春节苏杭和赵主任都坚持工作，这是血透的传统。

门外一阵躁动，病人来了。赵远航安装完管路，丢下一句"我只管上管路，不负责正确与否，谁的机器谁再检查一遍。"急匆匆地走出透析治疗室。

"赵主任早！""赵主任好！""提前给您拜年，赵主任。"接诊台那边传来亲切的问候。

透析治疗室里，护士们马不停蹄地忙着准备用物：生理盐水、穿刺针、抗凝剂肝素盐水、治疗巾、消毒用品；准备透析机：开机，装管路，预冲，待机；准备病人……

"给大家提前拜年了！"王建国第一个进来，他理了发，干净利落，完全是准备过年的行头。

"王工也给您拜早年，祝您身体健康，万事如意。"刘芳笑着看了一眼王建国，又低头忙着预冲盐水。刘芳又烫了发，一头小绵羊卷，在灯光下不停地晃动，看久了感觉有点发麻。

"健康谈不上，如意还是可以。哎，听说没？哪个预言家说一九九九年是世界末日。"王建国坐在床上慢条斯理地撕着胶布。他总会带来新鲜的话题。

"周师傅，别到处看，撕胶布，你看人家王工。"辛妮子眼睛盯着盐水瓶，一只手按着血泵开关，脚移动着透析机旁的红桶，预冲的废水都流到红桶里。

"我没到处看，我在听王工说世界末日。"周师傅把携带的东西放在透析床上，抬头又对辛妮子说："世界末日到了，如果真有那么一天，妮子，你还给我扎针透析。"

"得，我才不干呢，爱找谁找谁。世界末日，今天就像是世界末日，三班病人呀，非要扎针扎得手抽筋不可。"辛妮子换了一瓶肝素生理盐水，对周师傅说："帮我看着点，剩半瓶叫我。"说完又忙活下一台透析机。

"你怎么长这么多啊？"许若在对李伟良说话："下次一定要注意，少喝水。"

"许护士，今天过年，饶了我吧。别提不高兴的事好吧？你没听说，今年世界末日就要到了吗？大家好吃好喝，过一天算一天吧。"李伟良也理了发，鬓角泛着青色，四方脸干干净净，他一边伸出胳膊一边又说。

"说点好听的好不好，大过年的，那个什么，今年的春节晚会，又有本山大叔的节目，逗吧？"王建国把话题转移到春节晚会。

"对啊，去年本山大叔的《拜年》，那个三胖子，还有那句：'你让潘长江去吻郑海霞，他根本就够不着嘴。'真是逗乐。今年……"周师傅开头说话声音挺大，越来越小，以至于听不到他后面说什么了。苏杭抬头，看到他正眼巴巴地盯着辛妮子拿着的针头。说来也怪，别看周师傅岁数最大，透析龄长，但最怕扎针，每次扎针时都会紧张，让他闭上眼睛他也不干。辛妮子拿着针头，在周师傅眼前一晃，笑着说："你招不招，招了就放了你。"说时迟那时快，她一针见血，麻利地松开止血带静推肝素盐水固定，系列动作一眨眼完成。

"你这个小妮太厉害，谁娶了你谁就要遭罪了。"周师傅舒了一口气。

"妮子，下回他要不招就多扎几针，周师傅是共产党员，钢铸的骨头。"不知是谁说了一句。

"嗯嗯，等着瞧吧。"辛妮子话刚落，又是一针，推肝素盐水防血凝，固定，又是一眨眼的工夫。

"啊哟，你这个小妮，咋的，完了？"周师傅没做好准备，他瞅了一下胳膊，松了口气。辛妮子已经启动血泵，殷红的血跳跃着流了出来。常规透析病人每周三次透析，每次动静脉两针，每年在一只胳膊上要扎三百多针。年复一年，日复一日，内瘘血管可用长度大约是十五厘米左右，三百多针重复累积在十五厘米左右的皮肤和血管上，想象一下会是什么样子？他们常常自嘲"纳鞋底"或者"马蜂窝"。

"唉唉，"已经上机透析的王建国，朝苏杭努了努嘴。苏杭抬起头看到江照林走了进来，身后跟着一个娇小的女孩。房间里突然安静下来，大家的眼睛都集中到女孩身上。这个姑娘二十岁出头，皮肤黝黑，眼睛不大但很有神，梳着马尾辫，露出饱满的前额。她似乎觉察出大家的眼光，不好意思地低下头，脸红了起来。

"江照林在这里。"苏杭朝他招了招手，女孩跟着江照林走过来，走近时江照林对女孩说："这是苏护士长。"

"护士长好，我姓林，双木林，林元英，叫我小林好了。"女孩声音很脆，笑起来有两个深深的酒窝，给这张很普通的脸增添了一些妩媚，她的鼻翼两旁散着一些雀斑，乍一看别扭，再一看倒也耐看。小林弯下腰帮着江照林摇床抬高床头，又把常规口服药和水放在江照林手能够得着的地方，她看着江照林上床躺下后，两只手垂下站在一边。

"小林，你可以出去了，外面有凳子，在那里等会。"江照林对女孩说。女孩点了点头："护士长，我出去了，谢谢您。"说完转身走了出去。

要是平时，大家一准会和江照林开玩笑，可今天谁都没说话，视线范围能看到的人，都在盯着这个女孩的一举一动，眼睛耳朵鼻子随着这个女孩走了出去。

"江照林，这姑娘不错。"苏杭已经听朋友说过，江照林正和他的女徒弟处对象，今天终于见到这个姑娘。她边说边麻利地消毒铺治疗巾，又一遍消毒、穿刺、固定。

江照林看到血涌到穿刺针，对苏杭说："唉，是很好，但总觉得亏了人家，人家是大学生，找什么样的都行，干嘛找我这样的病人？"说完叹了口气，盯着苏杭操作，心里不知在想什么，眼神若离若现。

"听说赵主任要出去进修肾移植？"江照林问。

"消息挺灵通啊，是的，五月份去上海进修。"苏杭启动血泵，血泵轻盈地转动引出来的血，粉红——通红——殷红，关泵，接静脉，再次启动血泵，一会儿红遍了整条血路管和透析器。透析开始。她拿起血压计，江照林伸出胳膊："小林今天来就是想找赵主任咨询换肾的事情。她想给我换肾。"

"换肾？"苏杭将听诊器头塞进袖带，惊奇地反问。

"是啊，她想用她的肾，我没同意。"

"真的？这姑娘有这份心就了不起！"苏杭从心里感叹。捏着血压计皮球开始打气，眼睛盯着血压计水银柱缓缓上升，又缓缓下降，心里默默比照数据："最近血压控制不错。人逢喜事精神爽，江照林你真有福气。"

江照林只是笑，灰暗的脸上漾起幸福的涟漪。

大家又把话题转移到医疗保险。"今年城镇职工医疗保险能实行吗？"不知谁在问。

"我看不会那么快，哪会这么简单？城镇职工基本医疗保险，'基本'什么是基本啊？还没有细则，需要过程的。"王建国的声音。

"以往过年我都让儿郎给领导多少送点东西，今年没送，没个啥用，反正报销多少他也说了不算，如果国家医保开始，就再也不用看领导的猪脸喽。"周师傅在说话。

"这个城镇职工医疗保险和长寿保险有什么区别啊？"一个女病人的声音。

"公与私的区别，城镇职工医疗保险是国家的，长寿保险是私人的。"又是谁在回答。

李伟良没有参与讨论，江照林和苏杭的对话在他心里发酵。他盯着天花板，想起这几天女儿一直说想见妈妈，听说那女人辞职去了省城。哎，早知如今，何必当初啊。李伟良原先有一个恋人叫林伊宁，他们父母都在一个单位工作，两人从幼儿园开始，小学、初中、高中形影不离，熟悉得就像是左手右手，直到李伟良考上本市的大学，林伊宁上了外省幼儿师范学院离开本市。几年后林伊宁回滨海市当了一名幼儿教师，李伟良留校当了英语老师，他们的婚姻水到渠成，波澜不惊，双方父母都很满意。但李伟良总感觉缺点什么，但又说不出是什么。林伊宁为人善良，孝顺懂事，而且长相端庄秀丽，街坊邻居无人不赞，真的无可挑剔。两个人顺理成章地拿到了结婚证，准备十月举办婚礼。可偏偏那一年的暑假，大学和话剧团搞什么联谊会，共同出演话剧《罗密欧和朱丽叶》，李伟良英语特好那就是罗密欧，一个大眼睛秀色可餐的姑娘出演朱丽叶。这个姑娘名叫张燕，两个月彩排演出结束，竟然假戏真演，姑娘要死要活非他不嫁。李伟良开始拒绝，后来动了心，也许这才是真正的爱情吧，爱情就应当像罗密欧和朱丽叶那样爱得死去活来。母亲苦苦相劝，亲朋好友反复地规劝，鬼迷心窍的李伟良哪能听进去啊，毅然决然和林伊宁办了离婚手续。

"李伟良，来扎针。"苏杭走过来打断李伟良的沉思。李伟良伸出胳膊，左手清晰可见两条横向疤痕，像是蚯蚓一样俯卧在腕部，乍一看有些瘆人。

苏杭每次扎针都会看到这两条疤痕，但她始终装得若无其事，小心谨慎不去碰它。她一边找话和李伟良搭讪一边消毒。"吃什么好东西了，体重长这么多？"

"哎，喝了几瓶啤酒没控制住。"李伟良淡淡地说，眼睛依旧盯着天花板，依旧想着自己的事。鲜红的血随着血泵的旋转流进动脉管路，苏杭将动脉管路固定在手腕上，两条疤痕又跳入眼帘。

两个月前的一个晚上，苏杭突然接到急诊电话，李伟良割腕自杀，已经送到急诊科，等苏杭赶到急诊科时，赵主任已经在手术室给李伟良修补血管。李伟良的母亲哭哭泣泣在和旁边的人诉说，那个恶毒的女人抛下他和女儿走了，儿子才会想不开……老人不停地抽泣着，身旁的人不停地劝说安慰。

老太太讲的那个女人就是李伟良的妻子张燕。李伟良刚来透析时，张燕每次都会陪伴他，透析中心那个靠窗的透析机几乎成了李伟良专用透析机，因为那里宽敞。张燕小鸟依人似地靠在李伟良床边，两个人窃窃私语，偶尔相视而笑，那情景真的羡慕死血透中心每一个人。可是后来张燕来的次数越来越少，问及李伟良，他总是说工作忙，再后来张燕不见踪影，李伟良变得沉默不语。

李伟良想自杀，想到割腕部的血管内瘘比较方便，血管表浅，肉眼可见，直接迅速。但他却没找对位置，在血管内瘘吻合口的下方切了两刀，损伤了小动脉，动脉血像水枪一样射出，他闭上眼等待死亡，可是老天爷偏不让他死。患有风湿病的母亲夜不能眠，鬼使神差地来到他家，母亲看到此景，吓得大呼小叫，惊动了邻居，把他送到医院。

"已经透析了，来，测血压。"苏杭整理用物，拿起听诊器，转到右边。李伟良眼睛从天花板转到透析机上，他伸出右胳膊。

"血压高啊。吃药了？再观察一下，如果感觉不舒服一定要告诉我们。"苏杭收起血压计，掏出笔在透析记录单上记录各个数据。

"嗯，好的。"李伟良看着旋转的血泵，漫不经心地应答。透析机绿灯闪烁，他安心地侧过脸来，盯着天花板继续他刚才的思路。

老天爷真是捉弄人，生病、透析、离职、离婚，短短一年间，一系列悲剧都在他身上上演。倒是林伊宁和她的老公隔三岔五上门看望他和女儿，嘘寒问暖。林伊宁后来一直到三十多岁才结婚，老公是中学老师，他们俩一直没有孩子。唉，下辈子要还多少人情债啊，他痛楚地想着。

一个小时后，所有的透析设备进入透析治疗状态。透析机高高的盐水架上并排着红黄绿三种颜色的灯，就像是交通指示灯，红是警报，黄是预警，绿是一路畅通，此刻十盏绿灯同时闪烁。窗外不知不觉已经泛起了鱼肚白，远处的大海泛起浪花层层叠叠涌在沙滩上，又层层叠叠欢快地退去。近处的槐树林光秃秃的树枝在寒风中相互桠轧，树下的黄土地隐隐可见尚未融化的一堆一簇的雪迹。路灯寂寞地立在寒风中，四个浑体通红的大灯笼悬挂在金沙滩医院西侧门牌坊的坊额下，"春""节""快""乐"，每个灯笼都烙着一个金字，金灿灿的穗子随着灯笼缓慢地摇曳。喧闹一年的医院只有此时会有短暂的安静，门诊楼后院三三两两的人在走动，病房里除了较重的病人在床，其余的能回家过年的都选择三十这天出院或者是请假回家。

透析治疗室此刻也安静下来，在透的病人们有的睡着了，有的戴着耳机享受录音机的歌曲，有的在吃过年的小食品，有的看着窗外怔怔地发呆。此时是透析病人最舒服的时候，按照浓度梯度渗透压变化的原理，在开始透析的一到两个小时内体内的毒素浓度最高最集中，清除得最快最积极，病人也直接地感到轻松舒展。有人说透析就是抽大烟，也许有些道理，抽大烟给人欣慰舒服感，透析也是如此。但是两者之间又有着本质的区别，前者是糟蹋生命，后者是挽救生命。

"饭来了护士长，"随着保洁大姐的声音，来的是早饭。苏杭看了看墙上的钟表，六点整，今天统一四个半小时透析，如果顺利，十一点左右第二批病人可以开始透析，以此类推，下午四点左右上第三批病人，晚上十点就能回家过年。苏杭常常是一个人过年，今年也是，父母回老家，建宁带丫丫回爷爷奶奶家。节假日对于医护人员是陌生、迟钝、没有感觉的，如果有感觉也就是一个字"累"，用胶东话说就是"草几"！苏杭吩咐大家抓紧时间轮班吃饭。她来到餐厅，桌子上堆满吃食：香蕉、苹果、橘子、瓜子、花生，还有胶东小吃油炸麻花、饽饽、面鱼等等，不用问，一定是病人家属送的。每年春节病人家属们都会送一些自己做的食品或买一些食品以表达她们的心意。

"桌子底下还有，"许若边吃早饭边指着桌子下面的空档，苏杭看见是整箱的啤酒和牛奶。她叹了口气："真难为他们了，许若，吃完饭你和保洁大姐拿一些分给病人和病人家属。"

"好咧。"

"赵主任哪去了？吃饭没？"苏杭喝了一口小米粥，米粥有些烫，她拿起勺子搅拌。

"不知道，刚才好像见保洁大姐拿走一份饭，可能是给他送的。"许若低头一边剥鸡蛋外壳一边回答。

"哦。"一碗热米粥、一个鸡蛋和一个油炸麻花，让苏杭的胃沉甸甸的有满足感。她来到赵远航办公室，敲了两下推门进去，看到林元英坐在里面，小林看见苏杭进来，连忙站了起来："护士长。"

"哦，我没事，你们谈。赵主任，早饭来了，一会儿吃饭。"

"嗯，我这有，刚才保洁大姐送来的，还没觉得饿。"赵远航指着桌子上的盒饭。

"我没事了赵主任，耽误您这么长时间，谢谢您。"小林侧着身子对赵远航说，又转身朝苏杭笑了笑。

赵远航站了起来，"好啊，回去再好好考虑。"

"谢谢赵主任，我会考虑的，不打扰了。再见。"

赵远航目送着小林走出门，感叹地对苏杭说："这世界还真是有真情啊，在血透中心待长了，真的感觉世界末日要到了，但你看江照林的小对象，跟我谈肾移植的事，要用她的肾脏。"

"嗯，江照林刚才也和我说过，但他说暂时不想换肾，即使换肾也不想用小林的肾。"苏杭说完转而又问，"他们俩配型能成功吗？"

"我和她谈了，虽然他们都是 B 型血，但配型不一定合适。还有费用问题，这姑娘挺坚决，她说费用没问题，她父母承包果园，为了她结婚，本来要给她十万元买房，这个钱可以用作肾移植手术费用。"赵远航坐下打开饭盒狼吞虎咽吃着。

中午时分第二班病人已经接到，今天除了少数几个离家近的病人，其他都是车接。走廊里瞬时一片喧哗声，也许是春节的激动，大家叽叽喳喳有说不完的话。苏杭走过去轻声制止了他们："哎哎哎，说话声音小点，里面正在下机，谁都不要进去，等全部下完，我们喊谁谁进去。""遵命护士长，他们谁再大声说话，今天就不给谁透析。"说话的是刘丽，生病前在区公安局工作。刘丽三十多岁，浓眉大眼，透析面孔，一米六五左右的个头，说话声音清脆，看得出生病前一定是个英姿飒爽的女公安。

透析治疗室下机，上机，一个排着一个，一个接着一个，血透中心呈现双倍的繁忙景象。停透，降低血泵速度，拔动脉针，返血，压瘘，测生命体征。血泵轻盈地转动，殷红——通红——粉红。透析结束的病人，大部分蔫头耷脑，无精打采。

四个半小时的透析让他们的体内经历了一场浩劫，会有疲倦劳累感。

"哇——哇——"

"李伟良吐了，谁过来帮忙。"辛妮子在喊，苏杭正在给王建国下机没有办法帮她，她看到赵远航急急地从走廊走进来。

"收缩压 60 毫米汞柱，舒张压听不清，脉搏 100 次每分钟。"辛妮子耳朵挂着听诊器，血压计袖带还在李伟良的胳膊上，她头也不抬向赵远航汇报病情，白大褂的口袋处一片污迹。

赵远航快速按停透，降血流量，接着打开生理盐水输液管的夹子，滴壶盐水如柱流下，高高挂起的盐水瓶瞬间发出气过水声，咕噜、咕噜咕噜。这是透析病人下机前常见的并发症，大多是透析不规律除水过快或者过多造成。

李伟良"呕——呕"地又想吐。许若急忙跑过去掏出床垫下的黑色塑料袋，一只手使劲搬过他的身子，另一只手将打开的塑料袋放置在他的脖子下。"注意他的胳膊，别脱针了。"她的话还没说完，辛妮子已经将他的胳膊托起放在身子侧面，轻轻地拍打后背。

李伟良额头上渗出一层的汗珠，从胸廓里传出低微急促的呼吸声，100 毫升盐水进入体内，他睁开眼，转过身来，平躺在床上，木讷地看着周围的人，目光瞟了一下机器上的空盐水瓶。保洁大姐拿着抹布和污水桶在擦拭床边和地上，诧异怎么只是斑斑点点的污迹，呕吐物呢？大家盯着辛妮子白大褂口袋，已经浸润一大片污迹，好家伙，李伟良呕吐时她正好测血压，胃内容物全倒在她弯腰时张开的白大褂口袋里，她竟然没发觉。

"呀——"辛妮子也发现了："口袋里还有钥匙呢。"她的嘴歪到一边。

"沾光了。小李就是偏向你。"周师傅哧哧地笑出声来。

"周师傅你呀。"辛妮子紧鼻皱眉，小心翼翼地脱下白大褂，生怕口袋的内容物翻了弄得哪里都是，她拎着白大褂，快速离开透析治疗室，玫红色的毛线衣很漂亮。

赵远航拿出听诊器掀开李伟良的前胸，片刻抬起头来，听诊器胡乱地塞入口袋，看着透析机面板。"还有半个小时结束。"他转过身问李伟良："怎么样李伟良？回血下机？"

"赵主任，那个，再等会吧，你看我没脱多少水，又灌进不少，我再坚持一下，我最后一个下机可以吗？"李伟良祈求的声音。透析病人对他们体内的水不是斤斤计较而是两两计较，每一次都想把体内多余的水脱干净，回家能多喝一口。

赵远航看了看透析记录单，抬头对李伟良说："血压还可以，好吧，那就继续透析，实在不行就要下机。"

"谢谢赵主任，嗯，那个，赵主任，你说除水多了怎么会掉血压？"

赵远航正看着透析板面，听到李伟良问话，他转过头来："这是身体的应激反应，打个比方，这就像是抽水机在河道里抽水，抽得太快，上游的水下来得太慢，河道水流就会变小变稠甚至干涸。透析脱水是一样的道理，脱得太快，体内存的水又不能马上到血管里去，身体就会出现一种应激反应，血压下降，以至于危及生命。"

"哦，原来这样！我一直不理解，为什么不能喝多少脱多少呗，这里面还有道理啊！"李伟良苦笑地说。

"李伟良，你以为你占便宜了？说你多次了你也不听，限制喝水，限制喝水，你看你今天除水5.5千克，多危险啊。以后最多只能4千克，多了你自己带回去。"刘芳在对面机器上正忙着下机，已经累得帽子都斜挂在羊毛卷头发上，顾不上整理。

"那倒是，刘护士，以后你们按脱水重量计算费用，你看他们心痛不？十元钱一两水。每次来透析时，'来，给我除一百元的水。'那你再看看会是什么情景。"王建国慢条斯理地说。

"哈哈哈，老王真有你的！"

"下次给李伟良来二百五十块大洋。"

"唉唉，这办法不错，省得除水少了好像吃亏了！"透析治疗室瞬间爆发出一片喧哗嬉笑声。

忙碌中时间飞快流逝。冲锋打仗似的节奏，前一批病人下机第二批病人上机，透析治疗室里，守护生命的医生护士们没时间休息，忙碌的身影一直在血透中心晃动，整理用物，巡视透析机和床上病人，监测生命体征，做下一班病人透析前的准备工作，还有一堆血路管和透析器必须马上复用。

不知不觉，一抹夕阳的余晖又洒进血透中心，下午五点钟最后一批病人开始上机透析。

苏杭巡视了一遍在透的病人，透析机高高的盐水架上，又见一盏盏绿灯闪烁，心里舒了一口气。直到现在她才有一点轻松，如果这班病人安全下机，一九九八年就可以画一个完美的句号。

她走到走廊看挂在墙上病人过年期间的排班，胶东人的年味一直会持续到正月十五，这期间病人走亲访友，吃喝不注意特别容易出问题。"希望今年过个轻松的年。"她心里祈祷，转身突然看到李伟良还躺在走廊躺椅上，手里拿着本书看着，便走过去轻声问道:"李伟良,你怎么样?怎么还没走?"

"哦,护士长,刚才有点心慌,躺一会儿,现在没事了,我等最后这批一起走,真是起了个大早赶了个晚集。"李伟良坐起来,把书倒扣在排椅上。

苏杭看到书皮上《平凡的世界》,顺手拿起来,"这书不错,路遥写完这三部书就累垮了。"她翻着书页。

李伟良张开五个手指头理了理灰蓬蓬的头发,"是啊,是啊,那个孙少平这么艰难的生活都没压垮他。"他叹息一声,又抱歉地说:"对不起,护士长,今天又给你们添麻烦了。"说着眼睛一亮,放开嗓子对着走廊:"辛护士,真不好意思,我来给你洗衣服吧?"苏杭转身看到辛妮子无精打采地从复用间出来,手提着红桶。

辛妮子听到喊她,放下红桶走过来,边走边摘手套。"没事啊,我都洗完了,呵呵,李伟良你今年干干净净地过年,明年一定会有好运的。"辛妮子的声音恢复了底气。

"借你吉言,我们大家都好,拜个早年了。"李伟良沙哑的嗓音。

苏杭随意翻着书,书的扉页一行娟秀的字体映入眼帘:"世界上只有一种真正的英雄主义,那就是认清生活的真相后还依然热爱生活。林伊宁赠,1998 年 10 月。"

这是林伊宁送给他的书,苏杭记得这段话是罗曼·罗兰在《米开朗琪罗》里的一段。

"这——"苏杭想说什么,又不知怎么开口。

"哦,去年朋友送给我的,草草读了一遍就放着睡大觉了。"李伟良不好意思地把书拿过来,急急地放进身旁的包里。

"李伟良,上次我和你说的事你考虑没?"苏杭就此转移话题,"你看人家江照林准备自己办电脑学习班,你也考虑办个英语补习班嘛。"

"护士长,这事是将来时,将来时。"

"什么?"

"你不能告诉我们是现在进行时?"辛妮子已经走到跟前抢了一句。苏杭这才反应过来,他们说的是英语时态。

"希望不久的将来是现在完成进行时。"苏杭也插了进来。

"好的,过完年,就来个现在时或者现在进行时。放心,等我的好消息。"李伟良脸上露出了久违的笑容,眼角的皱纹更深了。

"啊呀,抽筋了,鳖养的!痛死我了!"透析治疗室里传来李德才凄厉的叫声。苏杭和辛妮子一起奔了进去,见李德才已经起身坐在床上,一只手拼命地抓着床挡,脚使劲地蹬着床尾栏杆,床旁的透析机红灯不停地闪烁并发出吱吱刺耳的报警声。

"躺下，把胳膊放平。"许若已经到跟前，眼明手快，消除警报，停止透析。李德才满头大汗，痛得哎呀，哎呀叫着，五官都扭在一起，像是古代门神钟馗。他不停地用右手砸着自己的大腿。突然一个鲤鱼打挺，一起身两脚落地站了起来。

"李德才躺下，"苏杭大声喊着，大家把李德才扶到床上，按胳膊，按腿，按摩他抽筋的脚。"25% 葡萄糖 40 毫升加 10% 葡萄糖酸钙 10 毫升静脉缓推。"赵远航不知什么时候进来了。

刘芳推来治疗车，麻利地打开 50 毫升空针管，快速抽吸药液，打开静脉壶上的注液口，缓缓地推药液。

药到病除，李德才舒了口气，痛苦的脸舒展开来，嘴里又开始不老实："鳖养的，真他妈厉害。"

"李德才你也长本事了？赶上李伟良了。"刘芳看着他说道。透析抽筋，也是常见并发症，通常是低血钙、透析不充分、除水速度过快等造成。

"嘿嘿，昨晚和几个弟兄哈（喝）黄的，弟兄们好久没见，我不能不仗义吧？这不要过年了嘛，哈大发了。"哈大发了就是喝多了，黄的就是啤酒，胶东人说话常常是既形象又简明扼要。

李德才说完看着赵远航铁青着脸，赶紧嬉皮笑脸地说："今儿就留点吧，下次一定注意。过年不是有'隔年菜'嘛，我这叫作'隔年水'，年年有余。"李德才自嘲地说着，擦着一把脸上的汗。

天色暗淡下来，马路上的路灯又亮了，透析中心又见灯火辉煌。室外不时地传来鞭炮声，时缓时紧，时强时弱。噼里啪啦，咚，咚，鞭炮夹着二踢脚，除夕的年味正越来越浓。

"苏杭，苏护士长，"门口传来王岩的声音，苏杭急忙跑出去。保洁大姐正在找拖鞋。"王岩，你怎么还没走？有事？"苏杭突然看到旁边还立着一个人，"章副院长也来了。"

章先廊站在门口背光处，"嗯，"他应了一声，"护士长，春节了别那么会过（节约），给个鞋套吧？脱鞋麻烦。"章副院长看样子今天心情很好，笑容满面。

"哦，好的，一个鞋套两毛钱，平日放在这里谁见谁用，都不换拖鞋，多浪费。"苏杭笑着解释着，转身吩咐保洁大姐："杨大姐，去拿鞋套。"

王岩已经脱下靴子，穿上拖鞋。"什么还没走，是刚上班，我值今晚的行政班，荆院长要我来看看你们晚上是否要饺子，章副院长也过来看看。"

"哦，不用，我估计十点左右第三班病人下机，整理收拾完了，十一点就可以全部结束，大家都想回家吃年夜饭。"苏杭边走边和王岩走进透析治疗室，章副院长没有进去，他立在走廊上看病人排班。

一进门王岩不自觉地捂住了鼻子，正在忙碌的许若看见她，扶了扶掉在鼻子上的眼镜笑着说："王主任好。"刘芳和辛妮子听到许若叫王主任，也抬起头来打招呼。王岩赶紧把捂着鼻子的手放下，"大家辛苦了，今天三班，够累的。"

"还可以，明天就可以休息啦。"许若刚给李德才测血压，她取下听诊器，转身又对李德才说："血压还好，自己注意，不舒服赶紧告诉我。"李德才点点头，他的心思在门口，歪着头看着苏杭和王岩。

"王主任，你呔饭（吃饭）了？你是护士最大头，头顶上这么多杠杠，提个意见呗，血透护士太辛苦，多给她们发奖金。"胶东人见面打招呼都喜欢用"吃饭"代替"您好"。

"对对，应当多给她们发奖金。"不知谁附和一句，一时间很多透析的病人掺和进来，你一言我一语，称赞的，为护士争取利益的，为护士鸣不平的，七嘴八舌。

苏杭侧身扭头看去，刚才在走廊溜达的章副院长，此刻打开了VIP透析间的门，往里瞅了瞅又关上门。原本唐维力的透析机春节期间要排上病人的，后来考虑单独的房间浪费一个护士，反正要三班透析，也就闲置了。

"好啊好啊，谢谢你们这样认可我们护士，我都记着呢，不过她们如果有错误也要及时告诉我哦。"王岩说完转身看着李德才："您是李德才吧？看气色真不错啊！"

"您怎么知道我的名字？"李德才看看苏杭，又把视线转移到王岩，半天自嘲自解地说："看来我名声在外啊。"他想起那一年后藤院长来血透查房，他闹腾着要跟着去日本换肾的事，不好意思地笑了笑。

王岩一边笑一边转身对大家说："我代表医院提前给大家拜年，祝大家春节快乐，阖家幸福，万事如意！"

"好好，也祝王主任春节快乐。"血透中心欢笑一片，大家又在议论三十晚上吃什么，女病人在讨论今年买的新衣服，还有人在聊孩子和老人，外面又传来一阵紧似一阵的鞭炮声，除夕夜将近。

王岩走到血透中心大门口低声地对苏杭说："房间的味道太大，一进门憋得我喘不动气，注意开窗通风。"

"好的，今天三班病人，开窗换气时间不够，下机后一定彻底通风换气。"苏杭看王岩换上自己的鞋子，又风趣地说："不过血透的医生护士鼻子是特殊材料制作的，在房间待的时间一长，鼻子也就麻木了。"她心想如果今天遇见不能自理的病人在床上解大手，那味道更是"芳香浓郁"。

"那个，苏护士长，唐维力回省城过年，也好，你们也轻快些，过完年他还要回来，做好准备哈。"章副院长边说边脱掉鞋套，保洁大姐连忙接过来，握成一团扔到门口垃圾箱里。

"哦，没问题。"苏杭答着。

章先廊走到门外，转过身来，"辛苦了护士长！春节快乐！"苏杭一时没反应过来，顿了一下连忙说："谢谢章副院长，春节快乐。"

王岩拍拍苏杭："辛苦了苏杭，荆院长他们一会儿就到，今晚要和全院值班的职工一起吃年夜饭，我和章副院长去食堂看看，提前预祝新年快乐。"

"你也是，春节快乐！"

苏杭拖着疲惫的身体回到家时已经十一点半，她顾不上劳累，急忙打开电视，春晚节目正在演唱《春天的钟》，"朋友朋友让我们静静地等，还有还有几分钟，未来的希望和光明就要敲响春天的钟……"她边跟着哼哼着边从冰箱里取出爸妈临走时给她包的冻饺子，打开煤气灶烧水，又急忙折身进书房打开电脑，可是怎么也上不去，"天哪，今天网络也是'春运'了。"她心里嘀咕着，只能关机重启，等待电脑自检。好久没收到後藤院长的邮件，一个月前苏杭把血透中心的一年总结和新一年的计划已经发给他，但不见回信。前几天她又给後藤院长发了一封邮件，专门描述了中国的春节，也许今晚能收到他们的邮件。她边想边走进厨房，水开煮饺子，年夜饭一定要吃饺子，要把幸福都包在饺子里，这是中国人过年的风俗习惯。炉灶的火苗蓝盈盈红澄澄，她跟着电视哼着歌，大脑在想互联网。

两年前家里买了电脑，并开通了电话拨号上网。她就开始用电脑和沼崎联系，先是邮件，后来按照沼崎指导安装 MSN 聊天软件，当视频电话开通的那一瞬间，苏杭吓得脸都白了，後藤院长慈祥的面孔出现在屏幕上，微笑地向她打招呼："你好，小苏。"

苏杭惊奇地张着嘴，半天没有合拢。她定了定神，试探地用日语说："您好，後藤院长先生。"

後藤院长笑了，画面一会儿又切换出沼崎的大头，头像晃了几下，沼崎才稳稳地落在屏幕上，咧着嘴："苏护士长好。"

"您好沼崎，简直不敢相信，这是怎么回事？"

沼崎解释这是一个视频聊天软件，也可以打电话，但必须在互联网上使用。太不可思议，苏杭喜出望外，而后的一些日子她每天上网学习互联网知识，经常在网上用磕磕巴巴的日语请教後藤院长有关血液透析的问题，也在视频中和沼崎练口语。沼崎的肩膀上总是立着一只鹦鹉，通体雪白，头顶黄色羽冠，乖巧地站着。苏杭日语发音不标准时，那鹦鹉的羽冠就像扇子一样竖立起来，嘴里发出咕咕的声音，太可爱。

但苏杭没想到的是，一个月下来电信局催款单吓了她一跳，上网费！他们夫妻两个人的工资全都网进还不够。她忘记了上网费是按小时计算的，建宁埋怨她说："以后我们就喝西北风吧。"

从此苏杭再也不敢轻举妄动，她不仅心痛网进去的钞票，更为自己莽撞地占用後藤院长的时间而愧疚。她和沼崎约法三章，时间、事件、人员。时间是每周六晚上，中国时间八点，日本时间九点，MSN上见面，一个小时，简称891MSN。如果对方有事不能及时上网，留言就行。

饺子好了，苏杭端着热气腾腾的饺子，坐在电脑跟前，鼠标一点上网了。她兴奋地放下饺子，输入登录号和密码。是沼崎的邮件，大红的中文字体：春节好！点击附件，屏幕突然跳出来一个录制的视频，伴随着喜洋洋的音乐，後藤院长和血透护士在透析室摆着各种Pose齐声说："过年好！"日式的中文发音，听起来怪怪的，但是苏杭的心里却是暖暖的。录制的视频太短，太不过瘾，重新再一次播放，再一次。咚－咚－咚——新年的钟声已敲响，窗外突然鞭炮齐鸣，五彩斑斓的焰火划过天空。"新年好！""新年快乐！""给大家拜年了！"电视机里拜年的声音和窗外震耳欲聋的鞭炮声交杂在一起，融合在一起，春天到了，新的一年开始了。

十四、辞职

新千年，金沙滩医院血液透析中心十岁。

"苏护士长，有人找。"许若吃力地抱着一箱生理盐水进来。一箱盐水二十瓶，重约三十斤，她将盐水箱顶在肚子上，两手像是抱着一个巨大儿，憋得满脸通红，呼哧呼哧的就怕摔了。苏杭急忙放下手中的笔，跑过去接过盐水箱，两个人各持一边，往治疗室走去，她边走边埋怨："你不能用平车吗？"

"平车上有 A 液，盐水没了，万一有抢救病人呢。"

"那也可以叫人帮忙啊！"

"叫谁啊？我自己能干。"

苏杭瞪她一眼，许若的眼睛前些日子做了近视眼矫正术，冷不防摘下眼镜，看着有些别扭。她们把盐水抬到治疗室，每天治疗室的物品都要检查，核对，补充。

"谁找我？"苏杭放下盐水箱，拍了拍手中的灰尘，走到洗手盆前拧开水龙头。

"是一个女的，好像见过，你出去就知道了。"许若最近一直阴沉着脸，好像心里有事，不知是累的？还是孩子又生病了？苏杭没顾得问。自从赵远航主任去上海进修，血透中心所有的事都压在她的肩上，压力山大啊。

苏杭拎着湿漉漉的手走出透析治疗室，走廊大门口站着一个穿着湖蓝色毛衣外套的女人，一头瀑布一样的自来卷发搭在肩上，是陆语。

"啊，陆语，什么风把你吹了回来？"苏杭三步并两步地小跑过去，两只湿手往白大褂胳肢窝中一插，抱着陆语的肩膀不停地晃："你什么时候回来的？怎么样？还好？"陆语去年被派到滨海市驻日本东京办事处工作，她们很久没见面。陆语笑得嘴巴咧到耳根，俯耳低声说："我昨晚回来的，什么时候下班？有时间一起坐坐。"她边说边朝走廊努努嘴，苏杭扭头看到走廊的病人家属正看着她们时，不好意思地笑了笑。转过脸来压低嗓音："要晚上才能下班。你回来住多久？"

"我回来住两周，国内还有很多工作要做。咦，今天不是周六吗？我刚从荆院长那里过来，他说你们医院每周休一天半？周六下午休息啊？"

"嘿，那是行政人员的休息日，临床一线哪有固定休息日啊，国家还规定双休日呢，哎，什么时候能熬到退休。"苏杭叹了口气。

"得了吧，正当年还轮你退休？好好干吧。"陆语笑着把手里的手提袋递给她："这是後藤院长让我捎给你的。"

"你见到後藤院长了？他还好？好久没和他联系，不知他怎么样？还那么忙？"苏杭瞪着眼睛等着陆语回答，又迫不及待地接过来沉甸甸的尼龙手提袋，"是书？"

"嗯，後藤院长说，这是日本最新出版的血液净化方面的书，也许对你有用。让我捎给你。"苏杭打开一看，是几本包装精致的书：《血液净化》《血管通路护理》《血液透析院内感染控制》《透析病人饮食指导》等，还有一些血液净化杂志。

"後藤院长已经接受滨海市政府的邀请，准备今年十月同宫古市市长一起访问中国，正好参加友好医院十周年纪念活动，我把後藤院长的信转交给荆院长了。"陆语没有回答苏杭的问题，却给她带了一个好消息，苏杭心里有点小激动但嘴上却说："哦，原来不是专门来看我。哎，我的心拔凉拔凉的。"说完用手捂着胸脯，装作很难受的样子。

"得了吧，装模作样的，要不我把书再捎回去。"陆语嗔怪地推了一把苏杭。"这是给你的。"她又从包里拿出一个小盒子。

"哇噻，知道我老了，要送我眼霜，这是我最喜欢的牌子。谢谢！"苏杭高兴地翻转着盒子，盯着上面的使用说明书。

"客气什么，小苏，别整天说老了老了，会把自己说老的。"

"嘻嘻，老了就是老了，还用说吗？快，进来坐一会儿。"苏杭拉起陆语的手。

"不了，既然你也忙，我还是回家吧，有时间再聊。习习住校，每周六从学校回来，抓紧时间回去和女儿热乎热乎。"陆语笑说。

"哦，就这么走了？那你等等，我送你。"苏杭急忙走进更衣室打开柜子，放下东西又从皮包里掏出手机，走进透析治疗室和护士们交代：如有事手机畅通。返身回来，亲昵地拉着陆语："走吧。"

两个人挽着胳膊又说又笑走到楼下，不知不觉地走进门诊楼后院，陆语突然停下脚步环视四周，惊奇地说："医院好漂亮，一年不见变化真大。"

"不会吧，我怎么没感觉。"

陆语朝她笑了笑："你是'身在福中不知福'，所以没有感觉。"

苏杭抬起头漫不经心地环顾四周，眼前的情景她自己也感到有些陌生，平日待在血透这个"固若金汤"的城堡里，忙得四脚朝天，根本没在意。

后院的停车场修整得又宽又大，原来的痢痢头草坪缩成靠楼房一窄条，已种上低矮植物，绿油油的一片。东边紧靠停车场是一条青石路，从青石路再往东原先只有樱花和皂角两棵孤单单的树。现在已被冬青树围成一圈，绿色的冬青树圈内，一片玫瑰正在怒放，姹紫嫣红，衬着园中心的樱花和皂角格外脱俗。

"走吧，咱们溜一圈。"陆语不容分说拉着苏杭往玫瑰园走去。

青石路从门诊楼后门穿过整个院区直通家属楼，将医院分为两大部分。西面是临床一线工作区：门诊楼和三层小楼及病房大楼，三栋楼构成一个"匚"型，三层小楼和病房大楼之间隙是医院西门牌坊。"匚"中间是新改建的停车场。东面是后勤补给区。那片玫瑰园后面是三排平房，它们分别是总务后勤办公室、职工和病人食堂、器械、耗材、药品库房。

她们穿过青石路走进玫瑰园，沿甬路来到樱花树下，这棵樱花树是金沙滩医院和日本後藤医院建立友好医院时种植的，算起来有近十年了。十年风雨沧桑，原来的小树已长成两人高的大树，树冠像油纸伞一样撑开，一簇簇粉色的花朵遮天蔽日。樱花树前，立着半人高的黑色花岗岩纪念碑，碑上镌刻"日本宫古市政府赠送血液透析设备纪念碑 一九九〇年十月十日"。後藤院长是通过宫古市政府赠送的血液透析设备。

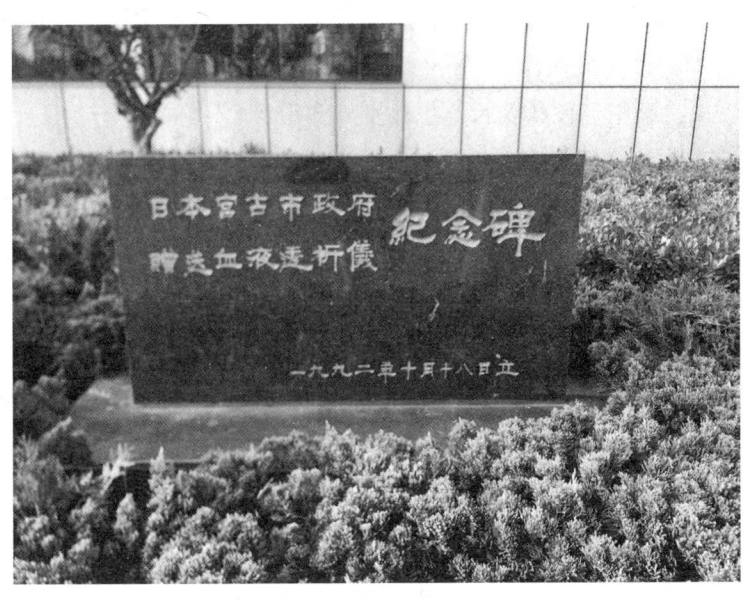

图4　纪念碑

"时间过得真快，十年了。"陆语自言自语。

"是啊，常想起我们第一次去日本的情景，那段经历真的永远不会忘记。"苏杭看着花岗岩纪念碑由衷地感慨。

紧挨着樱花树旁边是一座假山，假山后面是一棵皂角树，这棵皂角树是病房大楼落成时荆院长从南方移植过来，如今树干已皱折纵横，像是老人深思的额头。正是五月花季，一串串淡黄色像蝴蝶似的花朵夹杂在绿叶中，美不胜收。苏杭扯了扯不知在看花还是在沉思的陆语，"後藤院长还好？还有小胖子、大眼睛、机器猫、花仙子、小成总护士长、青木，他们都好？"苏杭和陆语在日本学习时私下给他们起的名字，这些名字好记好听，小胖子沼崎，机器猫杉本，花仙子酒井，大眼睛是一个技师的名字。

"嗯，他们都挺好，那个大眼睛没见到，听说已不在後藤医院工作了。就是，就是後藤院长前些日子因心脏病住院治疗了一段时间。"

"什么？心脏病？现在怎么样了？"苏杭盯着陆语焦急地问，脑海里突然想起两年前滨海市举办 APEC 国际贸易博览会，後藤院长来医院讲课时中间悄然退场，躺在沙发上面色苍白的情景，又想起半年了，MSN 视频中没见到後藤院长，原来是发生这么一件事。

"两个月前做了手术，心脏搭桥手术。"

"心脏搭桥手术？"

"嗯，手术很成功，我见到他时和以前差不多，没太大变化，只是面色有点苍白。私下问青木，青木事务长支支吾吾告诉我，院长突发心肌梗死，住院做了心脏搭桥手术，他反复嘱咐，後藤院长不想让别人知道。"

"哦。"这个沼崎这么保密，视频中怎么问他都不说，我又不是"别人"。"後藤院长还是每天上班？"苏杭盯着陆语问。

"当然，後藤院长除了工作就是工作，不上班那不要他命了？"

"哎，这个老院长——"苏杭低头盯着脚下飘落的花瓣。

"苏杭，我该走了，反正你也没有时间，以后找时间再聊。"陆语抬手看一眼手表，"现在是十点半，我去超市买点东西，回家做饭，好好犒劳老公和女儿。"

"哦。"苏杭故作惊讶，接着莞尔一笑，"好吧，好吧。"她挽起陆语的胳膊，"不耽误你回家当贤妻良母。"

"嘻嘻，你这是什么话呀。"

俩人离开玫瑰园边走边聊，走到西侧门牌坊下等路边出租车，不知怎么回事今天的出租车几乎没有空车的，即使有几辆也是疾驶而去，陆语几次招手都没停。

"不急不急，今天周六的缘故。"苏杭笑着解释，她心里希望和陆语多待一会儿。陆语笑笑抬头看着紧挨西侧门的三层小楼，"早先的金沙滩医院只有这三层小楼，血透就在三楼，医院发展多快啊。"陆语又在感叹。

苏杭抬头随着她的目光看了一眼，点了点头没说话。现在这个三层小楼已经退居幕后，当图书馆、病案室、职工会议室、职工娱乐中心和工会办公室用。金沙滩医院虽然各个楼宇内部布局不尽相同，但是外部建筑风格完全相同，红色的琉璃瓦，白色的墙，棕色的铝合金窗户。

"後藤院长现在是宫古市日中友好协会的会长。"陆语瞥了一眼马路，见没有车过来，又低下头盯着移动的脚尖。"後藤院长真了不起，在当地很受尊重，我在日本工作时也得到他不少帮助。这几年滨海市和宫古市两市交流频繁，工业、水产业、教育以及体育运动等，後藤院长起了决定性的作用，就在前几天滨海市的教育访问团访问了日本，而且第一届中日友好运动会成功地在日本宫古举行，我市去了不少选手，而且还得奖啦。"

"是吗？那他不更忙了？"

"不忙就不是後藤院长了。"

"嗯嗯，说的也是。"

一辆出租车从泰山路北边开过来，陆语连忙挥了挥手，车"吱——"地急刹车停在路边。陆语拉起苏杭的手晃了两下，"苏杭，耽误你这么长时间，快回去上班吧，有时间我们再好好聊聊。"

"嗯，好啊，再见。"苏杭挥动着手，目送她上了出租车远去。

又近黄昏，下班了。苏杭按习惯检查所有的设备和门窗确定平安无事后，走进更衣室，发现许若一个人坐在更衣室长凳上发呆。这个好朋友最近总是这么郁郁闷闷的，不知道她苦闷的啥劲？她走到自来水盆前打开水龙头边洗手边问："许若，怎么了？"

见许若不语，苏杭关上水龙头，笑着说："要不咱们去槐树林撸槐花？晚上叫上王瑞带童童到我家吃槐花饼？"童童是许若的宝贝儿子，一晃三岁了。许若依旧低头不语，少顷竟然嘤嘤地哭了起来。"怎么了？许若。"苏杭这回意识到真有什么事情发生，她急忙取毛巾擦干手，坐在许若身边，轻轻地摇着她的肩膀："怎么了许若？你倒是说话啊。"

门"吱溜"一声开了一个小缝，一阵风刮进来，苏杭站起走到门口，看到陈强正打开血透大门准备外走。"护士长，机器我已经水洗消毒完了，"陈强说着眼睛盯着更衣室，悄声说，"怎么了？"

"没事，你关上门。"

"哦，那我先走了。"陈强又瞟了一眼更衣室，大声说："许若姐姐，哭花了眼可是难看哦。"说完吐了舌头关门离开。

"来来，没人了，我们姐俩说说话，怎么回事啊？看你最近不太高兴，好像谁欠你似的。"苏杭回位坐下。她一只手搭在许若的肩膀上，另一只手把许若前额掉下的头发撸了上去。许若抹了一把眼泪，依旧低头不语。

"哎，许若，有话要说的，你不说我怎么知道发生什么事。是王瑞？他欺负你了？"苏杭有些急。

"王瑞就是要辞职，我和他为此争吵，他说我不可理喻，干脆不理我。前天我把两家老人都搬来说服他，他非常生气，埋怨我惊动老人。"许若低声说。

"他还要辞职啊，春节时候为这个事都谈论过，他也决定不辞职，怎么这个人哪根筋又错位了？"苏杭的手从许若肩膀抽回来，声音有些气恼。

"他有一个同学从美国回来，办了一个医疗器械公司，动员他辞职一起做，所以就又动了心。"

"赵主任进修前还和我说，如果肾移植能开展，把王瑞调到移植中心，一起开展手术。这——"苏杭说着停顿了一会儿，转过头看着许若："许若，王瑞那么坚决，家里老人都说服不了，你的意思是？"

"我想你和大哥可能说服他，你们再试试？"许若抬起头，一双眼睛微微发肿。

"你大哥？建宁？让他去说服王瑞？"苏杭把视线瞥向别处，心里想，和他说了也白搭，因为建宁早在几年前就想自己干，最近更是加紧吹枕头风，什么国家形势大好，应当自己试试。但苏杭不同意，在银行端着国家饭碗怎么不好？干嘛要自己下海扑腾。没同意并不会阻止他的想法，苏杭看得出建宁也是跃跃欲试，说不定哪天又会冒出来。说来苏杭私念挺重，一来，建宁在家，她和丫丫会得到照顾。二来，建宁现在的工作和位置满足了她的虚荣心，"个体户"多难听啊，自己的丈夫是一个"个体户"，和摆地摊满街吆喝卖东西的差不多。她抬头问道：

"那许若，你为什么不同意王瑞辞职？"

"这个，嗯——我当初和他结婚就是看中他是医生，我喜欢医生，我一直以王瑞而自豪。你也知道王瑞，做事认真，为人直率，处世简单，他怎么会做医疗器械推销商呢？像咱们在医院看到的那些人一样，天天在医院晃，低三下四地求人。"许若说得很快，也许这些话在她心中已经储存很久，接着她又低声说："如果同学朋友知道我的老公是一个医疗器械推销商，药贩子，我会感觉没面子的。"苏杭听到后一句，心里咯噔了一下。

两个人都盯着自己的脚不说话，良久苏杭抬头轻轻地拍了拍许若肩膀说："王瑞今天在家？到我们家去吧？或者让建宁请客，我们出去吃饭聊聊。"

"今天他值班，刚才我下去看他在外科门诊。"许若的眼睛依旧盯在脚上。

"好吧，许若你先回去，我去外科看看，如果不忙，我先和他谈谈。"苏杭站起来。

外科诊室门窗大开，风吹着窗帘哗啦啦响，里面空无一人。窗口处，窗外一朵深红色的玫瑰花探出头，颤悠悠地随风东摇西摆。王瑞哪去了？苏杭立在诊室门口，环视周围。周末，又是下班时，走廊显得比往日寂静，紧靠外科诊室的排椅上一个老人低头坐着，远处可见三三两两的人在走动。她听到对面的处置室有声响，快步走过去，坐在椅子上的老人抬起头，盯着苏杭进了处置室。

"别动啊，你是小英雄，看《海尔兄弟》了吗？"王瑞正给一个男孩清创，他右脚跟皮肤绽开，渗出汩汩血流，看样子是自行车辐条拧搓的。男孩四五岁左右，痛苦地斜躺在治疗床上，左膝弯曲，右腿伸直。

"看过。"男孩两只手握成一团，放在胸前，紧张得满脸通红，咬着牙低声说。

"你喜欢海尔哥？海尔弟？还是克鲁德？"

"都喜欢。"男孩说。

"最喜欢哪一个？"

"海尔哥。啊——啊——"

王瑞用生理盐水冲洗伤口，自行车辐条沾满油灰。男孩疼得"啊，啊"叫了起来。

"哎呀，海尔哥是勇敢的，有智慧的，要坚持哦，马上就好。"门吱溜开了一个缝，苏杭回头见是刚才坐在走廊排椅的老人。王瑞停下手，他和床上的男孩同时发现苏杭和门口的老人。"大爷，没事，我在给海尔哥治疗呢，他很坚强，一会儿就好，您在外面等着吧。"

"爷爷，我没事。"男孩眼里蓄着泪花，嘴上很要强。

"护士长，帮忙按住他的脚。"王瑞拿起注射器，对男孩说："我们唱首歌吧，海尔兄弟的歌。"他麻利地打上麻药，然后手持缝合针。苏杭按住男孩的脚，眼睛盯着王瑞，心里不由得暗伤，这么一个优秀的医生又要流失了，可惜。王瑞用镊子夹起皮："大声唱哦。"他对男孩说着，自己提高八度，他唱声掩盖了男孩的声音：

打雷要下雨，嘞哦（什么）。

下雨要打伞嘞哦（这我也知道）。

天冷穿棉袄嘞哦嘞哦诶哦。

天热扇扇子智慧就是（说呀）。

智慧简单又不简单……

"好了，就这么简单。"王瑞用镊子再次对合刚缝合的皮肤，就像是欣赏自己的作品一样。"海尔哥真勇敢,这几天不要活动,海尔哥也要休息对吧?"男孩挂着泪痕的眼睛斜看着他,"嗯。"

门口的老人一堆感谢地走进来,他抚摸着孙子:"疼吗?"

"不疼爷爷。"男孩的声音在颤抖。

王瑞给他开处置单,老人还是一堆感谢话,接过处置单,脸上的表情不自然起来,他翻着口袋为难地说:"对不起医生,我是接孩子的,没带这么多钱。"老人把身上所有的钱摊在手上,"这,这,你看还差二十元。"

"没事,你还要来换药,等换药时再交也行。"王瑞疾笔把处置单改了,交给老人。老人又是一堆感谢话走出去。

王瑞抬头,"苏杭姐,你下班了?要开药?"

"什么要开药,到你这里不只是病人的权利吧,我健康着呢。有事找你。"苏杭说。

王瑞笑了笑,转身抚摸男孩的头,"等爷爷回来哦。"

"嗯。"男孩朝他点点头。

王瑞和苏杭来到外科诊室。"快坐。"他拉过一条凳子。王瑞长得敦实,圆脸圆眼睛,蒜头鼻,嘴巴也厚,可以说是虎头虎脑。他毕业于北京医学院,聪明敏捷,动手能力强,赵远航一直很看重他,常说:金沙滩医院年轻医生王瑞最适合做外科,将来前途无量。

"大夫,这是缴费的票据。"刚才那个老人抱着男孩出现在门口,男孩使劲扑腾着从老人身上溜了下来,单腿立在老人身边,黑黑的瞳仁盯着王瑞。

"海尔哥很勇敢!"王瑞对抱着老人腿的男孩说。他接过老人手里的票据,看都没看,顺手"噗"地一声插到插票钉板上。"这几天孩子的脚不要着地,注意不要沾水,保持干燥。"

苏杭看到钉板上的票据只有稀稀拉拉几张,这些票据月底可以到财务科兑换人民币,不仅如此,处方啦、化验检查单啦、手术啦……都有提成。医院为了增加收入,给医生们不少优惠政策。

"哎哎,谢谢大夫,那个什么,不需要吃药,打吊针什么的?"老人诚惶诚恐地问。

"不用,如果疼得受不了就吃片止痛药,不疼就不用吃。"王瑞走过去抚摸男孩的头,"海尔哥表现不错,记住三天后来换药。"

"谢谢叔叔。"男孩咧嘴笑了笑。

"谢谢,谢谢大夫,那您忙。"老人蹲下,男孩趴到他背上,老人站起的同时将背后的男孩往上一颠，男孩紧紧地搂住老人的脖子。

"叔叔再见。"男孩歪着头，腾出一只手，笑着挥了两下。

"再见，"王瑞目送着爷俩出门，脸上露出满意的笑容，他转过头，"苏杭姐，怎么不坐呢？坐。"

苏杭没坐在他拉过的凳子上，一屁股坐到诊桌对面的椅子上，打趣地说："坐在这我就不像是病人了，别误了你看病，前途无量的大医生。"说这话也许为了刺激他，但从心里是赞美他。

"哎，像我这样的医生，哪来的前途无量啊，上面有主任，下面有住院医，我是挑担的。"王瑞坐在对面诊桌前。

"说得多凄凉啊，谁不是从这里过来的，说正事，我听说你坚持要辞职，真的想好了？"

"哦，这事啊，又是许若和你说的？"王瑞的脸拉得老长。

"不管谁说的，是不是吧？家里闹翻天了，这个是事实吧？"苏杭盯着暂不说话的王瑞，"医生这个职业多好，你现在正是炉火纯青时，再加一把火，等到老主任退休，这里不就是你的了。"

"苏杭姐，我这样的医生一撸一大把，到处都是，我也不想等老主任退休，那个位置我并不看好。医生这个职业是崇高，也就是上学时和刚上班穿上白大褂时会有这种感觉，现在我的感觉是想尽快逃离。哎——"王瑞叹了一口气，凝视着窗外，片刻转过头来，"苏杭姐，我真是佩服你，这么多工作净你挑，怎么就非要做护理啊，干这么多年不烦吗？你看看你们整天守着一群活不能好好活，死又不能痛痛快快死的病人有什么意思？活遭罪。而且累死累活的就这点工资，我觉得你也别干了。"

苏杭瞪着眼看着他，感觉眼前的人和刚才在给男孩缝合的人完全是两个人。"哎，哎，怎么说起我来了，我挺好的，还是说你吧？为什么要辞职，是因为钱吗？"

"当然不全是，钱只是一方面，哎——"王瑞又叹了口气，头转向窗外，窗外那只深红色的玫瑰花，摆动着花姿像是和他点头。王瑞视而不见，两眼盯着前方，他的嘴角和下巴露出一层黑黑的胡茬，增添了沧桑感。少顷他转过头："苏杭姐你看我们医生哪有尊严？你也知道最近医院里开会，什么医疗反腐倡廉，什么医德医风。反腐应当从当官开始，可是每次就知道拿医院开刀。上头给了个公开账户，让医生们把药品好处费自觉转到指定的账户里，这叫什么事啊？这个钱拿得提心吊胆，不拿吧不甘心，全都让药贩子赚了。转给公开账户，更他妈的让贪官腐败去了。"王瑞边说边提高声音，没等苏杭回话，他又接着说："还有上周五院中层领导会议，你参加了吧？我们主任传达会议精神，气得都骂娘了。领导要求在入院通知单上加上病人知情书，这我们不反对，但是其中有一条'本院拒绝收红包'，每一个医生必须签字。你再看看我们诊室'医药代表免进'，这不是此地无银三百两吗！我们医生的尊严哪里去了？这就像是在我头上贴了个标签'我不是小偷'，我感觉是对我们人格的侮辱。"王瑞说得脸都变了颜色，他拿起桌子上的水杯咕咚、咕咚地喝了几口，似乎平静了一些，他看着苏杭说："苏杭姐，你喝水吗？忘问了。"

"不，我不喝，谢谢。王瑞，你说的都是事实，但这是暂时的社会现象，赵主任非常看重你的能力，他有想法把你调到移植中心——"

"苏杭姐，"王瑞打断她的话，他两手交叉放在胸前，低下头沉思一会儿抬头说，"赵主任这样的医生，我们都很佩服，但是你如果问谁愿意跟着赵主任，我想没有几个，廉家文说了：'跟着赵主任就要做好受穷的准备。'我们医生一年三百六十五天，几乎天天在医院，连休息日都要到医院看看在床的病人，可是这点工资少得可怜，养家糊口都不够。我们甚至连自身安全都不能保证，上个月急诊科主任看到小医生被病人家属打了，上去拉架，竟然被家属猛踢倒在地上，椎间盘突出，躺在床上到现在还没起床。章副院长还要那个急诊科医生赔礼道歉，医院竟然规定'打不还手，骂不还口'，太荒唐！反正我的主意已定，干干净净地挣我自己应得的钱，不受这个窝囊气。"

"廉家文还说，跟着赵主任不吃亏，最主要的是学会做人做事，还有医疗技术。你怎么不说呢？"苏杭反驳了他一句。

"是，当然，赵主任的人品没说的，但是，我不是赵主任。"

苏杭不知道是怎么回家的，她拖着水桶般重的腿打开家门，建宁和丫丫正在电脑上打牌："爸爸，爸爸，出红桃 K，快快。"丫丫在一旁叫道。丫丫看见苏杭高兴地说："妈妈，我爸爸正和三大美人打牌呢，西施、昭君和貂什么来着，爸爸？"

"貂蝉。"建宁头也不抬。

"貂蝉，妈妈。"丫丫歪着头说。

"你爸爸是什么？"苏杭有气无力的声音，她用鞋头踩着另一只鞋的后跟，脱下鞋。

"爸爸是曹操。"

呵呵，这个建宁真够可以的，四大美女占了三个。苏杭趿拉着拖鞋心里咕噜一句，懒洋洋往里走。

"赢了，哈哈。"建宁在丫丫脸上亲热一口，"谁都没有我姑娘漂亮，我姑娘才是'沉鱼落雁之美'。那个什么？今晚想吃什么饭？"

"爸爸，我想吃肯德基。"

"好吧，我们今晚全家肯德基。丫丫让你妈妈休息一下，一会儿肯德基。"

"你和丫丫去吧，我累了，你们打回吃食给我就行，晚上八点电脑归我。"苏杭像一个十字架似地倒在床上，盯着天花板，脑子里想着後藤院长，心脏病，搭桥手术，王瑞，辞职。"建宁，王瑞要辞职，你不去和他谈谈？"

"你真是'看三国落泪，替古人担忧'，我觉得他的想法挺好的。"建宁扔过来一句。

嗯，原来他们早已经沟通过，"王八看绿豆对上眼了"。她心里想着眼皮直打架，一会儿迷迷糊糊中听到丫丫和她爸爸的对话："爸爸，不要吵醒妈妈，我们给她带回一个大大的汉堡包。""好的，快走。"穿鞋声，开门，关门声。她想睁开一只眼，但睁了一半又闭上。不知过了多久，感觉脸痒痒的，睁开眼看到丫丫正在挠她的脸："妈妈，快醒醒，八点了。"

"哦，是吗？"苏杭睁开眼，脑袋还是昏昏沉沉的，她瞥了一眼墙上的钟表——都五十七分了！一下从床上蹦了下来，胡乱趿拉着床下的拖鞋，奔到书房，打开电脑，用五个手指头梳理头发。屏幕闪了几下，打开 MSN，登录。八点整，谢天谢地，她心里暗喜。屏幕闪了一下，沼崎准时地跳了出来，一头自然卷发，一张被摄像头放大的脸："嘿，小苏，晚上好。"

"晚上好，沼崎，院长先生可好？"苏杭顾不上客套，单刀直入，"今天从陆语那里得知院长先生前些日子心脏做手术了？现在……"画面突然定格，沼崎的大脸固定在画面上一动不动。不一会儿，後藤院长的脸出现在了屏幕上。"小苏你好，好久不见，一切都很好吧。"

苏杭有点激动，赶紧把手放到电脑桌上，"院长先生，您好，好久不见，您可好？"

"托您的福，我很好。嗯，前些日子做了个小手术，看我现在比以前年轻了吧？"他直接回答了苏杭想问的问题。也许他听到苏杭和沼崎的对话？或许是沼崎告诉了他？屏幕上又传来後藤院长的声音："放心吧，上帝还不收我。我还要继续工作。如果真的在工作中离去了，那是我最大的幸福。哈哈！"後藤院长爽朗地笑着，做了一个动作，头一耷拉，眼睛一闭，好像人没了。他的声音很远，断断续续，但听起来却很真切。

"最近怎么样？工作上有什么问题？"後藤院长关切地问。

"谢谢院长先生，托您的福，一切都好。赵主任去上海进修肾脏移植手术，护士刘芳退休，病人的情况还可以。"

"现在病人增多，机器不够用，很辛苦，会解决的。"後藤院长深邃的眼睛充满了信心，他的目光落在手里的一张纸上，少顷他朝苏杭展示了手中的纸。天哪，是苏杭写的申请书，向医院申请增设透析机的申请书，这个杉本竟然把申请书转交给後藤院长了。实际上杉本去年来金沙滩医院是受後藤院长委托，这份申请书自然地会交给後藤院长。"加油。一起努力！"话音一落，他的手在空中挥了一下又握紧拳头。图像又定格了，後藤院长一动不动，握着拳头一直在屏幕上，过了一会儿他的嘴巴又开始动。

"我准备今年十月份随宫古市市长先生一同访问滨海市，到时会去金沙滩医院，已经让陆语给荆院长带了一封信件。如果你们有什么需要的，一定告诉我，我一定会……"正在说话的後藤院长嘴巴还没闭上，转过头听旁边的人说话，声音很模糊但听得出很急促，少顷他转过头来。"对不起，病房有一个病人要去看看，再见小苏。"

"再见，後藤院长，保重。"苏杭不知道他能否听到。周六晚上经常网络大堵车，信号极差。

屏幕跳跃几下，出现沼崎的大圆脸，晃着一头卷曲的头发。他朝苏杭扮了个鬼脸，手上拿着手机："Ha-i 嗨嗨，我明白了，放心。Ha-i 嗨嗨。"沼崎放下电话对着屏幕："不好意思，换人了，刚才是院长电话。让我转告给你，病房有危重病人不能和您多聊，请原谅，如有什么问题，先告诉我就可以啦。"

十五、荣誉市民

六月一过，下半年的时间给人感觉是在飞逝，转眼到了九月末。

後藤院长的诊室分为四个区域，诊疗室、检查室、治疗室、门诊小手术室，四室就像是"田"字，各占四分之一。诊疗室在"田"字右下角，靠近门诊大厅候诊室。时间已过正午，後藤院长在诊室送走病人，刚转身坐下，酒井护士长敲门进来："对不起，院长先生辛苦了，上午的诊疗已经结束。"说完她动手整理诊桌上的东西。

"哦。"後藤院长抬头看了一眼墙上的时钟，"请把上午的门诊日志拿给我。"说完起身洗手。

"院长先生，您还是回楼上休息吧？午饭已经送来了。"酒井护士长抬头说。

"没事，我先看看。"後藤院长擦干手，又坐到椅子上。

酒井护士长走了出去，一会儿把门诊日志送给他。後藤院长低头翻看，酒井护士长继续整理诊桌上的东西。

"咚咚咚"，轻轻的敲门声，紧接着门被悄然地推开。

"对不起院长先生，打扰了。"进来的是一个面容清秀、略施粉黛的老妇人。

"哦，浅田夫人，中午好，请坐。"後藤院长站起来。透析病人浅田真子，透析龄十二年，从装束、面容、身材就知道她年轻时一定是个美人。浅田真子早年在东京和丈夫开了个茶屋，取名为"风清茶屋"，在东京很有名气。十年前老伴去世，无儿无女的浅田夫人悲痛欲绝。她患有糖尿病和先天性多囊肾，一度没有控制好，并发肾功能衰竭，不得不在东京一家医院透析治疗。心灰意冷的浅田夫人卖掉茶屋只身来到宫古这块净土，希望有一天能够安息在这里。

浅田夫人踱着小步，後藤院长发现她的右脚好像不敢着地。她坐在诊室桌前，低头搬弄着精致的手包。这手包是她丈夫送的，有一个巴掌大小，包面上垛叠着粉色金属形状的樱花瓣，很漂亮。"不好意思，院长先生，打扰您了。"浅田夫人抬起头。

"哦，没关系，今天透析？最近怎么样？"後藤院长关切地问。

"院长先生，我刚透析完，透析治疗很顺利，就是……"浅田夫人欲言又止，她想抬脚，瞬间又感到钻心的疼，眉头骤然皱起。

"脚不舒服？"後藤院长问。

浅田夫人咧着嘴似笑非笑："是的，脚出了点问题，前几天我追小花，穿着拖鞋，被地上的树枝扎破脚趾，这几天走路都不敢走。"浅田夫人低声说着。小花是她家的黑猫，平日浅田夫人与小花相依为伴。

"是吗？我看看。"後藤院长转身对酒井护士长说："扶浅田夫人到治疗室。"

"请到这里，坐在床上。"酒井护士长扶着浅田夫人坐到床边，将她的脚搁到一个升降治疗台上，後藤院长戴上手套进来，他看了看：大脚趾颜色发暗，皮肤已破溃。他轻轻扳动了一下脚趾。

"哦，哦，好痛。"浅田夫人咧着嘴像个小孩似的叫起来。

"嗯，是感染了，几天了？"

"有三天了，我没在意，在家里用消毒棉擦，但是越来越重。"

"最近血糖控制得好吗？"

"我用试纸测呢，基本正常，您给我的小本本在家里，每次吃什么饭呀、血糖值呀、血压值呀，锻炼内瘘呀，走步运动等等，我都记着呢，下次拿给您看。"浅田夫人疼得咧了咧嘴。

"别担心，我来处理，会好的。用汉方洗效果很好。"汉方就是中药，後藤院长对中药很感兴趣。他摘下手套，消毒双手，又换了一副手套。问浅田夫人："透析时没有和血透医生护士说你的脚？"

"哦，没有，我觉得没什么，他们又那么忙，刚才下来看到您在门诊就顺便想让您看看。"

"哦，这是我们的疏忽。对不起。"

酒井已经把治疗车推过来。後藤院长麻利地消毒皮肤，动作迅速地用手术刀切开坏死创面，又用无菌纱布蘸汉方制剂清洗患处，然后用无菌纱布敷在创面上。抬起头来和蔼地对浅田夫人说："每天要换药，这段时间走路要受限制，最好不要动，过几天就会好的。放心。"

"谢谢，您辛苦了，给您添麻烦。"

"你也辛苦了。"後藤院长取过听诊器，"最近心脏还好？"

"嗯，偶尔会有不舒服，休息一下就好了。"

後藤院长收起听诊器抬头说："我建议住院治疗，调整药量，再者患脚要每天换药。"

"那个，嗯，院长先生，我家那只猫没人看护可不行，我还是回家吧。给您添麻烦了。"浅田夫人为难地说。

後藤院长没说话，他知道浅田夫人离不开她的猫，但她独自一人居住是不行的。他想了片刻，拿起电话联系介入护理中心，电话那头传来抱歉的声音："哦，对不起，真的很对不起，现在预约的护理已经到了下个月，不能马上派人去，请多原谅。"介入护理是英文（*Nursing Intervention*）的直译，通常称为介护，是日本对老人护理的一种新型护理介入模式，可以居家护理。他手里拿着电话，等对方挂下好久才放下。这时他听到酒井护士长低声说："浅田夫人，小花到我家养几天吧？我家也有一只猫，正好作伴。如果你想小花了，"酒井护士长趴在她耳朵上，"我可以带它来看你。"浅田夫人咧着嘴点头笑了。

把浅田夫人收住院后，院长先生重新回到诊桌前坐下，他仰起头看着天花板。日本老龄化日趋严重，像浅田夫人这种独居在家的老人很多，特别在宫古，养老院虽好但老人们喜欢独居，不到万不得已不去。他叹了口气，直起腰拿起上午门诊病人的日志，脑子里又像录像机快速倒带一样过了一遍上午就诊的病人，接着拿起笔在门诊日志上用颜色把病人分类，按照轻中重分别涂上蓝黄红颜色。

诊桌前靠墙的是一排墙柜，整齐地摆放着许多书籍，其中汉方书较多，大塚敬节所著的《伤寒论解说》《汉方诊疗三十年》，藤平健著《汉方选用医典》，矢数道明《汉方临床四十年》《汉方临床四十五年》，龙野一雄《中医临证处方入门》和奥田谦藏《伤寒论阶梯》，还有几本显眼的《黄帝内经》《难经》《伤寒杂病论》《神农本草经》；他把这四本书看作中医四大经典。他最喜欢《黄帝内经》书内传递的思想——"治未病"，尤其是书中的"不治已病治未病，不治已乱治未乱"。是啊，病以预防为主，病不会独立存在，是有因果关系才导致的，只治疗已得病，就是顾头不顾尾，按倒葫芦起来瓢。他想起自己的病，如果不是喜欢运动，有一个健壮的身体，也许早就被病魔压垮了。但也正是他对自己的身体过于自信，什么都不在乎，才使病情没有及时得到控制。想到这，他不经意地笑了笑，抬头快速扫描墙柜里的书，拿出上次访问中国时荆院长送他的《糖尿病中医疗法》翻阅着。

"院长先生，杉本部长已经到医院，青木事务长陪他在楼上等您呢。"酒井护士长把浅田夫人送到楼上病房，回来发现後藤院长还在诊室内。

"哦，我差点忘记了，让餐馆再送两份饭。"後藤院长说完又急忙拿起电话："沼崎，嗯，血透病人没事？哦，那好，辛苦了。"他脱下白大褂两步三步跑上楼去。

"不好意思，让你们久等了。"後藤院长一进门对房间内的青木和杉本说。

青木和杉本看见後藤院长进来急忙起身哈腰，"院长先生辛苦了。""辛苦了院长先生。"後藤院长坐到办公桌前，一个小护士进来倒茶水，然后微笑着悄然退去。

"请坐吧，上午病人多，请你们原谅。"院长喝了口茶水，放下水杯，他急不可待地翻看桌子上的文件。

"周四出发，还有一周时间，这次同市长、议长一同访问，日程安排好了？还有赠送的设备准备好了？"後藤院长抬起头问。

"透析设备没有问题，按正常程序，申报、离港、运输、到港、通关等等手续估计一个月的时间，设备到金沙滩医院时，尼普乐驻上海公司会派工程师去安装调试，确保正常使用。您放心吧。"杉本笔挺地坐在沙发上，圆圆胖胖的脸堆满微笑，恭敬地看着後藤院长。他是今年三月份调回日本尼普乐公司总部，现在是国内营销部部长。

"熊坂市长和三上敏议长一行的访问日程表也发过来了，前三天分头行动，后两天在金沙滩医院会合。这是滨海市外事办公室拟定的日程表，您看一下。"青木走到後藤院长桌前，从手里抱着的一堆资料中抽出一张递给後藤院长。

"哦，那好啊，就让熊坂市长一同查房，看病人，哈哈哈。"後藤院长郎朗的笑声在房间里回荡，青木和杉本都笑了。宫古市几任市长都是医生出身，这与後藤院长有很大关系，每次竞选市长，他全力以赴支持医生参与竞选，并鼎力相助。熊坂市长就是糖尿病专业的医学教授，去年刚接任宫古市市长。

"院长先生，有关赠送透析设备您是否再考虑一下？"青木在一旁低声说。

"不用考虑，金沙滩医院血透中心发展很快，这是去年苏护士长给医院的申请，至今没有解决，我也是院长，应当帮助他们。"後藤院长拿起桌面的一张纸，凝神地看着。

青木事务长提到赠送透析设备之事应再考虑一下，是因为几天前在这个办公室里，後藤院长和他多年的好朋友麻生君就因赠送透析设备的事情发生了争执。十年前後藤院长赠送透析设备时他的朋友麻生就持反对意见，这次後藤院长决定再次赠送透析设备，朋友更是觉得不可理喻，他专程跑来力劝後藤院长：你已经帮他们了，他们应当自己发展，而不是像你这样无度地赠送。

後藤院长：我是金沙滩医院的名誉院长，不能见到困难置之不理。

麻生：用原先你送的透析设备赚的钱可以再买新的设备，怎么非得要你再送？他们是不是有点过分了？

後藤院长：不不不，是我自己自愿的，当初我曾说过，如果需要我会继续赠送。

麻生：那你图什么？名利？钱？你什么都不图，何苦呢？

後藤院长：医学是没有国界的，我是医生，哪里有困难就要帮助哪里，不能袖手旁观。

麻生：这是一个荒唐的决定，是一个无底洞，你这样善良无度最终会后悔的。

两个好朋友为此闹得不欢而散。

後藤院长喝了一口水，两眼盯着前面的空气出神。他知道青木的意思，但他坚信好朋友麻生君迟早会理解的，此时他的脑子里却想起另一个问题。

"如果有一台做 HDF 的血滤机就好了。"他抬起头像是对杉本说又像是自言自语。HDF 全称是血液透析滤过，是血液净化的一种治疗模式，可以清除长期透析病人体内无法清除的中分子毒素。杉本看着他没说话，他不明白院长先生究竟想说什么。

青木事务长明白後藤院长的意图，但他心里想，赠送这五台透析机好多人不理解，怎么又出来 HDF 血滤机了，血滤机几乎是透析机两倍的价格。而且金沙滩医院血透中心透析治疗室已经容纳不下更多的透析机。

"就这样，调换一台透析机，四台透析机，一台 HDF 血滤机，一定要最新型号的。"後藤院长主意已定，抬头对杉本说。

"好的，这没问题。"杉本从沙发上欠了欠身，嘻嘻地笑着。

後藤院长拿起桌子上的电话，一会儿一个中年男人进来："打扰了。"中年男人看到杉本和青木又连忙哈腰问候："你好，中午好。"边说边径直走到後藤院长身边。

後藤院长和中年男嘀咕几句又转身对杉本说："这位是铃木会计，关于透析设备费用的事你找铃木。"後藤院长笑着站了起来："铃木是我们的财神爷，我都不知道医院有多少钱，他却清清楚楚。"说话间工作人员送来两份午饭。後藤院长来到沙发坐下，"来来，吃饭吧，没有什么好招待的。"

午餐很简单，是中餐馆送来的拉面、鱼子酱和水果沙拉。三个人围桌而坐，边吃边聊。

"金沙滩医院准备开展肾移植手术，青木，麻烦你今天下午去岩手医科大学附属医院，有关中国金沙滩医院的医生研修肾移植手术、急救和核磁共振等事项，我已经和大崛勉先生电话联系了。你辛苦再去一趟，有关事项确认清楚。"

"好的，这就去办。"青木嘴里含着一口饭呜噜噜地答了一句。

"还有什么要准备的？"後藤院长自言自语，筷子缠着面条，一圈、两圈……

"按照您的吩咐，血液透析医学书籍和日本医学最新杂志，还有透析用麻醉贴、套管针已经准备好了。"青木事务长指着墙角的一个大箱子说。

"日程安排要和金沙滩医院沟通好，主要服从他们的安排，来回一周时间，路途就要两天，前三天我陪同市长访问，小成总护士长和沼崎、中村护士在金沙滩医院，后两天我们一同去医院，在医院的时间只有两天，很紧张。"後藤院长端起杯子喝了口水。

"是的，院长先生，日程安排得很紧张，您和市长先生在血透中心就是一整天，第二天参加周年庆典活动。您早先想去西安看看，看来还是没有多余的时间。"青木放下筷子给後藤院长倒茶水。

"嗯，来日方长，以后再说，小成总护士长他们在金沙滩医院的食宿都准备好了？"他又问。

"还是原先住的时代宾馆，我已经电汇预交了定金，放心吧。"杉本说完又关切地问："院长先生您的身体可以吗？"

"哈哈，没问题，零件坏了修理一下，比以前更好用，放心吧。"後藤院长风趣地说着。他边吃饭边想着自己的心思：金沙滩医院，讲课，查房，赠送透析设备，研修，还有什么需要的？自己医院有什么事情还需要做？他已经请宫古市立医院的弟弟请假过来帮忙，但是有几个病人他还是不放心，特别是几个老年病人：铃木先生、浅田夫人……

荆志在电话里听到市政府办公会议已经通过後藤院长滨海市荣誉市民的申请时，高兴得咧开了嘴，但又听到荣誉证书必须市长签字才生效，市长马上动身去北京开会，要等市长开会回来才能拿到。他咧开的嘴角瞬间又凝固了，慢慢地又缩成一起。

"这怎么能等啊？市长出差不知什么时候回来，再者後藤院长明天就到，他在滨海市也就是几天，如果等到下一次，後藤院长再来，还不知行不行，我找市长去。"荆志顾不上多想，叫上司机，急三火四地驱车直奔市政府，进了市政府大院，他见到市长秘书，第一句话就问："杨市长在哪里？"

秘书认识他，荆院长因为後藤院长的荣誉证书打过好几次电话，而且也见过面。

"哦，荆院长，杨市长在三楼开会，他没有时间，你看楼下司机已经准备好，开完会就走。"

"那我去三楼等等吧？"

"这？"秘书犹豫地看着他。荆志拉着他的手说："谭秘书，这事不能等啊，这个日本老人这次来正好参加两院建立友好医院十周年庆典，老人身体也不是太好，等下次还不知——"他停顿一下，看秘书的脸色没什么反应，又继续说："我是见证这个後藤老人十多年来是如何无怨无悔，不计个人名利帮助我们的，杨市长也知道，谭秘书，帮帮忙，这件事意义重大，我必须办，否则我……"话到嘴边他又吞了回去。他想说，否则我就不走了，突然意识到这样有失身份。但他特意把杨市长的名字加了着重音。

秘书看着满脸通红，额头冒汗的荆志，他低头不语，沉思一会儿，扫了一眼手表，然后抬头说："荆院长，那您就到三楼走廊南头等着，杨市长开完会一般会从那里出来。"

"谢谢，谢谢！"荆志擦了一把脸上的汗，嘴角露出了笑容。

谭秘书把他带到三楼，笑着指了指走廊的椅子，"您先在这坐一坐。"

"谢谢。"荆志没有坐。

谭秘书匆匆走进市长办公室，一会儿又出来，把等待签字的荣誉市民证书拿给荆志，"荆院长，您和杨市长认识，我才敢这样。你在这里慢慢等吧，我还有事，一会儿我再过来。"

"谢谢，谢谢谭秘书。"荆志接过再三感谢。

有几次後藤院长和宫古市政府一同访问滨海市，市政府宴会时也邀请荆志参加；所以他和杨市长认识，也是後藤院长的缘故。

走廊里静悄悄的，市长在小会议室开会，这证明滨海市几号头面人物都在这里，会议一定很重要。荆志眼睛盯着会议室大门，一个服务员端着水瓶出来，进了旁边的房间，一会儿又端着水瓶轻轻地推门进去，看来这个会议还要等一段时间。他捧着大红的荣誉证书，边看边在走廊上溜溜达达，大脑思绪在翻滚。荣誉市民是滨海市政府为了奖励对滨海市做出杰出贡献的外籍人士设立的，有很严格的标准。半年前他就把後藤院长的资料报上去，为申请後藤院长荣誉市民他跑了无数次区卫生局、区政府、市卫生局、市外事办、滨海市政府，一级一级考核审查，今天市政府办公会终于通过了，现在只差市长这个名字。他心里涌起一阵激动，为了平静自己的情绪，他走到窗前，两手交叉抱着荣誉证书于胸前，眼睛看着窗外。视线内一棵白杨树，挺拔的树干一直向上延伸，树冠平齐三楼，浓绿而夹杂着泛黄的叶子随风翻腾着，发出哗啦哗啦的声响，几片金黄的叶子飘飘悠悠在空中滑翔，落到地上。他的眼睛盯着白杨树冠，脑子还停留在荣誉市民这件事，只要能见到杨市长就没问题，他很有把握，因为滨海市和宫古市友好城市是杨市长签署的，杨市长非常了解後藤院长。

时间一分一秒地过去，他的心也一分一秒地开始不平静起来。来回不停地在走廊上踱步，时而扫一眼市长办公会议室大门，时而瞥一眼窗外。太阳已经西斜，阳光透过白杨树浓密的叶子映照在三楼窗户上，折射出斑驳陆离的光影。市政府大院静悄悄的，他不由自主地看了看腕表，六点三十分，刚才谭秘书说杨市长是七点二十分的飞机，从这里到机场驱车顺利的话，也要半个小时的路程，这能赶上吗？是不是杨市长从别的门走了？正想着，会议室的大门开了，谭秘书引着杨市长急急地出来，低声在和他说什么。荆志立即迎了上去，"杨市长。"

"哦，荆院长。"杨市长抬头，荆志急忙把荣誉市民证书递过去，"不好意思杨市长，麻烦您了，这是後藤院长的荣誉证书。"杨市长没说话，这时秘书把笔递给他，他迅速地在上面签上名字，抬起头对荆志说："这个後藤院长真了不起，这么多年一直默默无闻地帮助我们，很令人感动。在滨海市医学界这是我签的第一个荣誉市民，麻烦告诉後藤院长，我公差在外，不能迎接他，请原谅。"

"谢谢杨市长，谢谢，我一定转告。"荆志捧着荣誉市民证书，激动地看着杨市长。

血透中心又呈现一片兴奋和紧张状态，昨天晚上後藤院长和市长一行已经到达滨海市，按照日程，今天小成总护士长、沼崎血透主任和中村护士来血透中心指导工作。现在是八点，透析治疗室的病人们已上机透析，房间里一群白大褂还在紧张地忙碌着，日程表上九点整到血透中心。

苏杭这会正在血透中心检查来访的准备工作，这次日本代表团访问，荆院长把接待工作交给了她。她是血透和接待两头忙。一大早她就去宾馆等候，七点五十分陪同他们到医院办公室，趁荆院长在和他们交谈之时，她拉王岩溜到走廊。"王岩，我实在忙不过来，这里就交给你吧，我先回血透看看。"

王岩埋怨道："没有这个金刚钻，就不要揽这个瓷器活，看你忙得像个陀螺似的。"

"荆院长安排没法推辞啊。"苏杭心里有些冤。

"好好好，快走吧，一会儿我带他们去血透。"王岩笑着轻轻地推了苏杭一下，朝她摆了摆手。

荆院长是谁啊？他说的话命令如山倒，你想推辞也没办法。她想起荆院长的话：小苏你去日本多次，对日本很熟悉，日方对你的印象很好，这次访问意义重大，接待工作就交给你了，我相信你能做得很好。苏杭找理由：血透怎么办？血透是重头戏啊。荆院长说：章副院长已经电话联系赵主任，赵主任九号回来，还有我安排车辆和办公室人员听你指挥。就这样苏杭纵有一万个理由也没有办法推辞。

"那个，我说几句。"苏杭看着大家的工作基本完成，站在护士台前面，双手握着卷成一卷的日程安排表，放在胸前。

许若蹲在地上在擦透析机底座，站了起来，蒋小燕却像是没听见一样正和一个病人嘻嘻笑笑。

"别说话了，听护士长战前训话。"王建国看着蒋小燕，一句幽默话逗得大家笑了起来。蒋小燕羞得脸通红，闭上嘴巴看着苏杭。

苏杭整理了一下自己的心情说："从今天开始有三天的时间，日本访问团在我们中心，前两天是後藤医院的总护士长、主任和护士三人，最后一天，也就是九号——"苏杭看着手中的日程表，接着抬起头："十月九号，後藤院长和市长在血透查房，市长是糖尿病医学专家，到时如果不是这天透析的病人也可以来。"

"市长是医生啊，哇，我得来，我没有糖尿病也得来看看，他不是作秀吧？"

"悄悄地吧！（闭嘴）也就是你能这么想，人家市长是老百姓选出来的。"

"後藤院长是滨海市人了？那以后就不能把他当外宾了。"宋师傅说。

"这怎么可能？是荣誉市民，因为他为滨海市做了这么多贡献才能得到这份荣誉。人家还是外国人。"王建国说。

"少弄这些虚的，以后多送几台机器就可以了。"李德才睁开肿得像铃铛似的眼睛。

"大家静一静，听苏护士长说完。"廉家文插了一句。苏杭笑着看了他一眼，等到房间里安静下来，继续说："九点钟，日本的三位护士就到血透中心，我强调几句，1. 房间内保持安静，2. 不利于友好的语言不要说。3. 大家把自己收拾干净，衣服和水杯，带的吃的什么都不要摆在面上，该藏起来就藏起来。大家记住了？"

"没问题，护士长，我们该藏的都藏起来，该显摆的都搬到桌子上。"李伟良笑答。

"周师傅，看你的头像个鸡窝，该藏起来就藏起来。"不知道谁说一句，引起大家哄堂大笑。但是笑归笑，有几个病人站了起来，把移动桌上的药品、卫生纸等塞到枕头底下。每个护士开始收拾整理他们分管的病人床位。

"嘿，我听说他又要赠送透析设备？是真的？"说话的这个病人是上岛人，名叫马俊志，四十岁，透析龄三年，一度透析脸，胖头大耳的，他是透析治疗不错的血透病人之一，直到现在还担任商业局领导。因为上岛医院没有透析设备，他只能租房在这里透析治疗。血透中心像这样的外地病人有三分之一，他们有的常年在附近租房子住，有的住在亲戚家或者是儿女家。

"是的，一共五台，其中有一台做血滤的，你们再也不用叽叽歪歪要去市医院做血滤了。"李文看苏杭没答话，急着插嘴，她的语音语调中透着张扬的语气。

"看把你胀饱（得意）得都不知姓啥了。"周师傅看着李文。

"这个後藤院长真的把自己当作滨海市人了，就是中国人自个也没见谁这么大方的，他这是搞慈善啊。"王建国说。

马俊志没理会王建国的话，他继续追着说："护士长，让後藤院长给上岛医院送几台设备呗，我也不用撇家舍业跑你们这里来透析，工作都耽误了，而且这一年到头租房花老钱了，承受不起啊。"

"是啊，是啊，也给俺县医院送两台，俺透析到你们医院要提前来住一宿，透完了还不一定赶上车，太麻烦了，护士长你和後藤院长说说。"

血透中心像这样乘长途汽车来去的病人也有几个，他们常常要提前一天到，临时住一晚上，然后第二天透析完赶末班车回去。这些病人大部分是自费的，没有能力租房或者住宾馆，苏杭常常违背医院的规定允许他们在血透病人更衣室里临时凑合一晚上。

苏杭正低头看着日程表，根本没听他们说什么。昨天晚上荆院长、办公室宋主任和她去机场迎接後藤院长和市长一行，她脑子里一直在徘徊院长生病的事情，但接到时，後藤院长却一副精神抖擞的样子，根本看不出是病人，走路和小伙子一样，大步流星。机场警察在维持秩序，记者和摄影师不停地跑动，四周是接机或者乘机待机的人群在围观。献花，握手，站立，照相，标准的见面仪式，镁光灯噗啦噗啦地闪，十分钟后，访问团兵分两路，一路是警车开道，宫古市市长、议长和市长秘书、後藤院长、後藤玛丽、青木还有翻译秦东同行。另一路是荆院长、宋主任、苏杭、小成友子、沼崎、中村和翻译刘老师。刘老师是苏杭在北京进修的带教老师。今天是十月六号，六号、七号、八号，後藤院长和市长由市政府安排行程，八号要陪同小成护士长、沼崎和中村去蓬莱阁游览。九号一整天後藤院长和市长在血透查房看病人，十号举行友好医院十周年庆典和後藤院长荣誉市民颁布仪式。小成、沼崎、中村三人这几天一直在血透，今天下午全市护理会议在医院召开，小成友子讲课，明天、后天，沼崎和中村在血透中心给病人和医护人员讲"血管内瘘的自身维护""透析病人饮食管理"，都是不错的课题。沼崎自己带来的投影仪是不是要提前试一下？投影在哪里合适？……

"护士长，吓得都不敢说话了。"她听到有人叫她的名字，迷惑地瞪着眼睛看着，只听到廉家文说："哎——你们把护士长当作什么人了？再者张手要饭不嫌丢人啊。"

李文的嘴巴跟得快。"是啊，自力更生嘛。"

李文话音刚落，保洁大姐探进头来，"护士长，王岩护士长带他们来了。"

"哦。"苏杭和廉家文立即走了出去。透析治疗室突然安静下来。

"啊，大家辛苦了，快请进。"早上见面已经问候，所以再次见面少了不少客套。苏杭忙不迭地和保洁大姐给他们拿拖鞋，等把拖鞋递给王岩时，"你怎么也不问我辛苦了？"苏杭抬头，用胳膊肘推了她一下。在一旁的刘老师看到禁不住嘻嘻笑了起来。刘老师一点都没变，只是稍微胖了一点，她的个头和王岩差不多，圆脸盘，皮肤白净，眼睛不大，齐耳短发。

"苏护士长，从今天开始要给你添麻烦，请多关照，谢谢。"小成护士长弯下腰。

"小成护士长，我才是要请您多关照，欢迎你们到来。请！"苏杭连忙也弯下腰，边往血透中心里面走边寒暄：今天天气真不错啦，小成护士长越来越年轻啦，大家都好吗之类的话语。

苏杭领着他们参观血透中心，沼崎来过数次了，对这里了如指掌，有的时候不用苏杭介绍，沼崎就告诉她们，那是哪，哪里是做什么的，好像他是这里的主人。

"沼崎早上好。"陈强从水处理间迎了出来。

"啊，陈强，早上好。"沼崎见到陈强，眼睛笑得眯成了一条缝，他们俩搂搂抱抱，拍拍打打，像是多年没见的哥们，英语、日语、中文加手势，说得热闹。

透析治疗室，苏杭引着小成护士长、中村和刘老师查看每一个病人、每一台机器。小成友子和中村是第一次来，对这里一切都是陌生好奇的，透析器上的数字引起了中村的兴趣，她问苏杭："这是什么？为什么要写数字？是病人的编号吗？"小成护士长也凑过来。

"不是，是复用的透析器，要标明复用几次。"苏杭回答，但她看到小成护士长歪着脑袋还在盯着透析器时，又继续解释：

"我们的病人透析器要重复使用，必须不太昂贵，否则病人承担不起。"

小成友子和中村点了点头。

"Good morning！ Welcome to China！"李伟良看着两个日本人站在他的透析机前，蹦出英语。突然换了语种，中村不知该怎么回答他，害羞地嘻嘻笑着，李伟良看到这个场面，脸腾地红了，房间里瞬间安静下来。"你这是说的哪国鸟语？"宋师傅沙哑的声音突然出现，接着透析治疗室里又充满了喊喊喳喳的笑声，夹杂着病人之间的揶揄、开玩笑声："李伟良看小嫚长得俊想舔摸（讨好）人家。""李伟良翻弄（卖弄）什么？说人话。"

苏杭瞪了一眼说话的病人，许若用手推了一下正要接话的李德才，房间又恢复平静。

刘老师连忙和小成友子和中村解释：他们在开玩笑，那个老的病人取笑年轻人说的话是鸟语。

小成和中村捂着嘴笑了。

秋天的阳光映照在透析治疗室里，温和清新。接近中午时分，王岩告辞回去，因为下午是小成护士长和中村护士讲课，一个月前已经给滨海市各个医院的护理部发了邀请函，要参加的有一百多人，她着急回去再检查一下会场。

沼崎和陈强从水机房进来，沼崎比比画画说着，陈强一脸茫然走到刘老师面前，"刘老师，沼崎刚才说什么我没明白，您帮忙问一下。"

刘老师和沼崎交谈着，苏杭听明白了，还是透析用水的问题，对透析用水一定要检测细菌和内毒素，沼崎又强调控制院内感染的重要性。小成护士长边听边补充，陈强点点头，"明白了，我们会尽力做好的。"

陈强侧头看着苏杭，悄声问道："护士长，我们现在能查内毒素了吗？"苏杭摇摇头没说话，她不想提这件事，总感觉有点丢人。後藤院长上次已经一遍一遍地强调，但是医院没有这个检查项目，而且国家也没有标准。她示意陈强不要再提。这时沼崎两只眼睛盯着正在给病人下机的李文，等她拎着盛有复用的血路管和透析器准备离开时，他走了过去，在透析机旁蹲下，苏杭连忙递过一个红桶，沼崎戴上手套打开膜外接头，"每周都要用75%的酒精喷雾擦拭膜外接头，避免细菌和内毒素生存，这点很重要。"他很认真地说，看到大家都点头，才直起身来。

下午两点整，金沙滩医院的会议室座无虚席，窗户已被红色金丝绒窗帘遮挡，房间里显得幽静昏暗，入眼只见黑魆魆的一排排椅子和一行行后脑勺。苏杭等第二班病人上机透析才到了会场，她踮着脚尖，看到王岩坐在最前面，旁边留有一个空座，便猫着腰走了过去。王岩抬头看见她，赶忙把空位上的文件夹拿开，眼睛继续盯着前面，主席台上有一个白色的大屏幕，幻灯背景是深蓝色，字体是白色，很醒目。小成友子讲课的题目是《日本护理现状》，她的语言被刘老师翻译成中文，不过多数人是盯着屏幕上出现的中文字。

王岩凑到苏杭耳朵上："日本医院的护理结构和我们的差不多，你看她们的组成。"屏幕上出现的信息是：

日本医院护理结构

护理部主任 → 护理部副主任 → 护理干事 → 护士长 → 主任护士 →
护士 → 助理护士 → 准护士 → 事务员

"嗯嗯，但是她们的护理部权限可大了，聘用啦，调动啦，提升啦，任命护士长啦等等都是由护理部决定的。"苏杭低声说。

"是啊，咱们的护理部就是提鞋的，净管一些乱七八糟的事。"

"但有一点，日本的护士和医生的薪资待遇那是相差十万八千里，我们的护士和医生工资是一样的。"

王岩点了点头，"哎——我们的医生不明收入多啊。""啊"的余音像是一声叹息。

苏杭看她一眼，没说话。

十月十日是中国滨海市金沙滩医院和日本宫古市後藤泌尿专科医院建立友好医院十周年的纪念日。

昨天滨海市下了一场秋雨，天气骤然凉爽不少，空气格外清新。宫古市熊坂市长和後藤院长在金沙滩医院查房的新闻在《滨海日报》和晚报头条报道后，在滨海市引起不小的反响；特别在金沙滩医院，很多人目睹了市长和後藤院长在血透中心查房的情景，纷纷议论，"日本的市长是医生啊，我们的医生是否也可以当市长啊？"

"这市长一点架子都没有。"

"後藤院长每次来都看病人，他又给血透中心赠送透析设备了。"

"咦，这个老後藤真把滨海市当作他自己家了？"

"弄不明白，这老头是不是糊涂了？人家都愿意攀一个富裕亲戚好沾光，他怎么非要帮我们这个穷亲戚？"

……

金沙滩医院到处洋溢着节日的气氛，"热烈欢迎日本宫古市市长、议长和後藤院长一行访问我院"的巨大横幅悬挂在正门牌坊两根柱子间，小三层楼门前铺上红色的地毯，周围是一片盆栽菊花和一品红。会议室里迎来了八方来宾，有近三百人参加今天的庆典仪式。

在一片掌声中，後藤院长庄重地从滨海市张副市长手里接过滨海市荣誉市民证书，他激动地说："医学无国籍，我会更加努力，让更多的透析病人能够得到治疗。"

下 篇

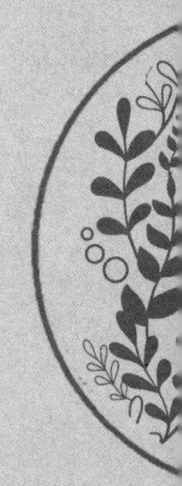

十六、曙光

2001年3月，一声春雷隆隆响起，砸开了中国医疗改革几十年的冰封。3月15日也是农历二月二，民间叫作"龙抬头"，期待已久的《滨海市城镇职工基本医疗保险制度实施办法》正式开始实施，尿毒症被纳入大病种统筹之一。这无疑是医疗改革划时代的里程碑。

农历二月的胶东半岛，春寒料峭，断雨不断雪。在金沙滩医院血透中心，新医保政策给透析病人划了一道分水岭。享受医保政策的人欢天喜地，神采飞扬。这春风像把剪刀，破开了他们常年聚集在心头的冰雪，他们腰板直了，说话声音也洪亮了。没享受到医保的透析病人，不管是城镇居民还是农民，这春风像锥刀，使他们心疼、心乱、长吁短叹。

以往透析治疗费用大部分是本单位报销，李德才是私营企业，只能自己负担。社保开始后，按照李德才卖李钻核的一贯风格，他想方设法逃税漏税，社保费用能赖就赖，可如今医保政策实行，尿毒症纳入大病统筹范围，没有他的份，他急红了眼，这不一大早就在血透中心嚷嚷。"鳖养的，都是共产党的天下，凭什么分前窝后窝（*亲生的和非亲生*）。"没有人搭话，大家都知道他那张臭嘴。"我就不相信，老子还有办不成的事，等着瞧吧。"

果然，两个月后，李德才也享受医疗保险政策。当有人向他取经时，他诡秘地笑了笑，伸出右手，大拇指和食指使劲捻搓，意思简洁明了。这年头"有钱能使鬼推磨"。后来听说，他老婆托人找关系，补交了以往拖欠的社保费用才有了医保。

下班了，血透中心又恢复了宁静，赵远航没有离开。赵远航从上海进修回来接着又应後藤院长邀请去日本学习，回国后立即组建肾移植中心，荆院长对他大力支持，资金、人员、检验设备、手术室改建等等一路绿灯。现在万事俱备，只欠东风——病员。

他的办公桌上摆了一堆资料，有病历、化验单、B超、心电图、肺部X光平片、HLA配型、PRA检测、淋巴毒实验，等等，这是他最近准备做肾移植手术的两个病人的检查情况。第一个病人就是江照林，供体是林元英。就目前的医学水平，HLA配型采取六抗原配型原则，江照林和林元英的配型不错，血型、PRA、淋巴病毒和交叉配型都没问题，比较乐观，术后注意用药基本没问题。另一个病人是老同学高奕转过来的，配型不太理想，不适合移植手术。但江照林和林元英的问题又出现了，按国家有关规定，活体器官的接受人限于活体器官捐献人的配偶、直系血亲或者三代以内旁系血亲，江照林和林元英他们尚未结婚，所以不能实施手术。当他把这个消息告诉江照林和林元英时，林元英当时就说："赵主任，江照林的肾移植手术一定要做，我不会食言，请您相信我，给我一点时间。"赵远航想起林元英说的话，既佩服，又担忧。无形中也给他不少压力，这个手术要么不做，要做只许成功不能失败。

怎样提高肾移植术后移植肾脏的存活率，怎样减少肾移植术后排斥反应，这是目前器官移植最需要攻破的难题。除了药物，还有什么别的好办法？後藤院长送给他的是英文和日文医学书籍，他上学时最烦学外语，用他自己的话来说，天生语言中枢发育不良。现在只能凭借学过的一点点啃，不明白之处用红笔圈起来，然后请教他的老同学高奕。

他正在聚精会神地看资料，门轻轻地敲了几下，接着开了一条缝。

"赵主任，您好，还没下班？"一个三十岁左右的男人探出头来，露出半个身子和一脸笑容。

"您是？"赵远航抬起头。

"哦，我叫刘海波。"来人走了进来，把背包放在写字台旁的沙发上，点头弯腰双手递上名片，后退一步，毕恭毕敬地站着。"赵主任，前几天我们见过面，在门诊，是王瑞经理介绍我认识您的。"

赵远航迷惑地看着眼前人，又低头看着名片，"中国金峰医疗器械有限公司，业务经理刘海波"。好像有点印象，前几天坐门诊，王瑞来了一趟，当时正看病人，只接过名片点头打了个招呼。

"哦，刘经理，您有什么事？"他问道，心里不由涌起一股焦躁：第一耽误他宝贵的时间，第二他不喜欢同器械商和药商接触，倒不是厌恶他们个人和他们的工作，是因为他们做事的方法，像耗子一样的窜，鬼鬼祟祟的。医院有专门部门负责采购，为什么不能光明正大地工作？

"哦，没事，没事，我路过，随便进来看看。"刘经理两手垂在胸前，两掌不停地搓捏着，像要搓出火星。

"哦。"赵远航答应一声，眼睛又盯在桌子上的一堆资料上。房间里出现尴尬的沉默。

"赵主任，你们中心前些日子购买了两台美国产的复用机，不知用得怎么样了？有什么问题？"刘经理讪讪地笑着。

赵远航不情愿地抬起头，"没听苏护士长说有什么问题，这个你还是要问护士，她们操作机器。"他又低下头，紧接着又抬头，"你和王瑞是一个公司？"

"哦，不是，王瑞比我可厉害，人家是胶东地区总经理，他们公司是海外投资的大公司，有自己的工厂，自己的生产线，哪像我们是小公司，小打小闹的。"刘海波看到赵远航和他搭话，脸上的表情舒展开来。

赵远航的思绪又游离了，他怔怔地看着桌子上一堆白纸黑字，刘海波的话，只是在他大脑边缘游荡，没留下什么痕迹。

夕阳逐渐隐退，一缕阳光恋恋不舍地照在窗户一角，映得房间里一片红晕。刘经理傻站着，不时左右脚轮换稍息立正。他想起王瑞的话：金沙滩医院赵远航是块钢，最好别惹他。今天可真是见识了！他看天色已暗，讪嗒嗒地走过去打开灯，赵远航抬起头，好像刚发现房间里还有人。"谢谢，你还有事？"

"没没。"刘海波不知该说什么。他走到沙发前，拿起包准备告辞，突然瞥见赵远航桌子上的书籍，似乎找到一根救命稻草，急忙凑到桌子前："赵主任要开展肾移植手术？太好了，现在有一种血液净化治疗方法可以减少移植术后排斥反应。"

"哦，有这种方法？"赵远航抬起头来，眼睛闪出光亮。

刘经理从随身携带的皮挎包里，取出早已准备好的一堆资料，半弓着腰笑着递给赵远航。

"这是美国生产的连续性肾脏替代设备，我们简称为 CRRT，是英文 Continuous Renal Replacement Therapy 的开头字母缩写。"他笨拙地读着那几个英文单词，接着又说："也就是连续性肾脏替代治疗，是血液净化的一种方法。"

赵远航知道这种血液净化设备，他也考虑向医院申请购置一台。这种设备主要用于临床急救，方便快捷，可以 24 小时运行，不过——

"用在肾移植手术上是什么原理呢？"赵远航手里拿着 CRRT 设备产品介绍彩页问道。

"这台机器可以做血浆置换。"刘经理眉开眼笑，"血浆置换可以除去免疫复合物，特别是对移植的病人能降低排斥反应，这个，这个，在你们专业人员面前，我说不上来，我这里有几本医学杂志，您看一下。"刘经理急忙从包里拿出早已准备好的医学杂志。"这里面有血浆置换这方面的临床应用。"他翻开一本已经做标记的一页。

"哦，是这样。"赵远航接过杂志，细细地浏览，他盯着一行读出声来："血浆置换是将病人的血液引出体外，经过膜式血浆分离方法将病人的血浆从全血中分离出来弃去，然后补充等量的新鲜冷冻血浆或人血白蛋白等置换液，可以清除病人体内的各种代谢毒素和致病因子、免疫复合物、抗原、过敏因子……"

手机响，赵远航边看书边摸出裤袋的手机，瞥了一眼，是儿子打来的。

"喂，宁宁。"他的眼睛还留在书上。

"吃饭了，爸爸。"

"我马上回家。"赵远航合上手机抬起头，瞥了一眼窗外，街上的路灯不知什么时候亮了。他恋恋不舍地又盯着翻开的页面上，缓缓地站起来，立着看了一会儿，然后合上，抬头对刘经理说："我可以看看这本杂志么？"

"当然，当然，如果你还有需要，我还可以送你几本。"

"谢谢，如果你有好的资料，我不介意。"

"没问题，没问题！"刘经理笑得灿烂。他看到赵远航准备离开，连忙把赵远航挂在衣架上的夹克衫取下挂在手臂上，满面笑容地说："赵主任我正想请您和您的家人一起吃饭，不知是否可以？"声音像是祈求。

"当然不行，家里已经做好饭了。"赵远航把桌子上的资料和书籍归拢了一下，走过来伸出手要拿夹克衫。刘经理忙说："您先锁门。"赵远航看着这么殷勤的刘经理，没再坚持，笑了笑，边掏钥匙边走出去，钥匙在锁孔里"咔咔"两下，他顺手又推了推，确认锁好了。

当他回头时，刘经理已经站在电梯口，手扶着敞开的电梯门在等他，赵远航一步跨进，接过夹克衫，说了声："谢谢。"

"您太客气了赵主任。赵主任，按照你们血透中心的发展，现在最需要购买一台 CRRT 机。"刘经理又把话题转了过来，随即按了一楼。

赵远航把夹克衫搭在胳膊上，眼睛瞟了一眼电梯框上蹦出的数字：5、4、3……他转过头，看着这个比他矮半头的小伙子："刘经理，你说得对，我们的确需要一台 CRRT 机，据我了解医院现在资金紧张，而且——"

电梯门开了，一个老妇人站在门口，想进电梯又犹豫地看着他们，"是上吗？"她怯怯地问。

"不是大妈，是下。"赵远航说。

"哦，对不起。"老妇人说完，晃到一边，紧接着电梯门关上。

"您可以申请啊！"刘经理依旧笑得像向日葵。

"是可以，不过刘经理，购买机器是医院设备科负责，最后的决定权在院长手里，不要在我这里浪费时间。"赵远航又盯着电梯数字，3、2、1、电梯停下。

一楼门诊和楼上完全是两个世界。救护车刚送来一个病人，停在急诊科门口，一群人簇拥着担架往里走，不时地传来抽抽搭搭的哭声和嘈杂的说话声音。

赵远航站在走廊上，心里想："今晚又是一个不眠之夜，不知哪个倒霉蛋值班。"正想着，听到骨科谭永平的声音："联系手术室，快点！"说话间担架车就到跟前。

"怎么回事？"赵远航问。

"酗酒打群架，动刀子了，撂倒好几个，这个刚拍片，尺骨骨折，怀疑脾破裂，去二楼做 B 超。"急诊科对面是药房和收款大厅，再往里就是影像科，B 超和心电图室在二楼。

"用我帮忙？"赵远航问。

"不用，谢谢。"谭永平紧跟着护士往电梯口走去，突然想起什么，转过头，"对了，赵主任，我科有个外伤病人手术后一直没有尿，我担心别他妈的急性肾功能衰竭了，你们中心随时可以透析吗？"谭永平冒了一句粗话。

"没问题，如果需要及时通知我。"

电梯到了，谭永平和护士急忙将担架车推进去，他疲惫地朝赵远航看了一眼，挥了挥手。

"哎——"赵远航叹了一口气。"有台 CRRT 机就可以在床边做治疗，那就方便了。"他心里想着，转身走进夜色中。

后院青石板路上已经搭建了长长的塑料遮阳棚，两侧是排列整齐的路灯，数只飞蛾围着一盏盏黄莹莹的灯飞快地旋转着，有几只撞到灯罩上，如同触电似的，紧接着又开始没头没脑地旋转。

"赵主任，赵主任。"

"哎，刘经理，你怎么老跟着我啊？"赵远航停住脚步转过身来。

"赵主任，关于 CRRT 机，您考虑一下，我等您的信。"刘经理几步走到他的跟前，压低声音说。

"我不是和你说过，不要在我这里浪费时间。"赵远航有些不悦。

"这个，这个，我怎么和您说呢？"刘经理站在赵远航前面，背着路灯他低下头，两手又开始搓。"这样和您说吧，章副院长和设备科都没问题，主要是您是否需要？"刘经理一句话戳到点子上。

"我告诉你刘经理，用，我是要用，但是用谁家的我不管，今后少来找我。"赵远航听到这句话，气不打一处来，声音也变得含有火药味。

"好的，好的，赵主任，只要您提申请就可以，其他不用您费心，谢谢赵主任。"刘经理点头哈腰地笑着。

赵远航转过身快步离去。

"再见赵主任，拿好夹克衫。"暮色中刘海波向他摆手。

赵远航低头看了一眼胳膊上的夹克衫，头也不回，消失在夜色中。

一早，苏杭接到赵远航电话，"苏护士长，我去肿瘤医院，上午够呛（不可能）回来，你和廉大夫说下，有事电话联系。"说完匆匆挂了。电话那头声音很嘈杂，好像是在出租车上，除了汽车喇叭声就是老掉牙的歌曲《红尘滚滚》。

去肿瘤医院？苏杭马上明白赵主任夫人出了什么状况。他那个家啊，不知什么时候就会出事。

建宁终于下海了，改革开放的浪潮让众多人不安分，都想成为弄潮儿，都想下海捞金。软磨硬缠，苏杭不得不同意，临走时建宁信誓旦旦告诉她，不混出个样来不回家，一幅"壮士断腕、背水一战"的样子。建宁走后家里倒是清闲，丫丫住校，平日吃饭去父母家，自己的那个家就成了旅馆。

最近透析病人并发症减少，透析质量显而易见，但是新的问题又出现。职工医保开始，透析治疗有保障，原先那些不规律透析的病人，一周两次或者两周三次，有的甚至是忍受不了才即时来透析的；现在要求每周三次，雷打不动。原先动员他们做血液透析滤过，就像是抢他们手里的钱似的，现在主动要求做，而且常常为那台血液透析滤过机闹得不可开交。更有几个病人问苏杭能否买台机器回家自己透析，还振振有词地说，多简单啊，买台机器，接上水，自己扎针，泵转起来就行，省得往医院跑。苏杭无语，辛妮子半开玩笑地说："那试试吧，看今年能否吃上过年饺子？"

今天周五，透析病人满台，要是没有後藤院长送的那五台机器，这几个护士三班透析，更要忙得昏天暗地没有出头之日。中午吃饭时间，透析治疗室传来一阵嘈杂声。"他妈的，我就想做血滤，为什么不给我排？"是李德才的破哑嗓子。

"今天排到我了，凭什么你要多吃多占。"一个女高音，充满火药味，是公安刘丽。

"鳖养的，我砸了它，谁都不要做。"又是李德才的声音，同时传来许若和其他护士及病人的推嚷声，苏杭撂下饭盒跑了进去。

"李德才，你砸砸试试看！"苏杭不知哪来的勇气，声音提高八度，涨红着脸怒瞪李德才。李德才刚想犯浑，张开的嘴还没出声，被苏杭一吼，嘴巴张了几下又闭上。他使劲地咽了一口吐沫，没再说话。也许他从来没看见苏杭这个架势。

"血透中心不是你想怎么样就怎么样的，这是医院，是治疗的场所，必须服从医生给你们的治疗安排，谁都不许更改。"苏杭气呼呼拿起移动餐桌上的透析记录单，"今天是刘丽做血液透析滤过。"

片刻后鸦雀无声，苏杭感觉很多眼睛在盯着她。

"血透中心是一个大家庭，在这里透析治疗，抬头不见低头见，你争我夺有意思吗？大家都要互相体谅，以后排谁就是谁。"苏杭仍旧不依不饶，但口气缓和了许多。

"是啊，谁都不容易，医生护士也不容易，大家互相体谅。"王建国的声音。

"是啊，说的就是。你不舒服说加班就给你加班，还至于为血滤弄得脸红脖子粗的？"不知谁在低声说。

苏杭看大家七嘴八舌帮她，心情也平静了许多。"血滤机只有一台，我们尽量照顾大家，但是医生也是根据病情需要才下医嘱的，大家要服从医生的治疗方案。"

李德才的气势消沉下去，他骂骂咧咧回到自己的床位。辛妮子正在给他冲血路管，她敲着透析器，哒哒哒，没好气地说："李德才，前天晚上是怎么给你加透的？怎么你想怎么样就怎么样？"哒哒哒，又是几下敲击透析器的声音，透析器说明书上明确标明：严禁敲打碰撞。可是复用的透析器不敲打，真空纤维丝内聚存的小气泡排不出来，影响透析质量。哒哒哒，辛妮子似乎通过敲打解气。哒哒哒——

"猜个谜语好吧？透析护士敲打透析器，打一习语，我们常用的。"李伟良一本正经地看着大家。

一阵沉默。

"什么？别卖关子，酷喽点（快点）说。"周师傅歪着脑袋看着李伟良。

"气不打一处来。嘻嘻。"李伟良自己先笑了。

"嘿嘿，有意思。"宋师傅咧开嘴露出残缺的牙齿。

房间里的气氛缓和了许多。苏杭听到李伟良的谜语，心里也笑了。

"下次晚上再喊不舒服，自己憋着，我们也要休息，谁愿意深更半夜起来陪你折腾。"辛妮子并没有被李伟良的谜语逗笑，她仍旧没好气地说。李德才不说话，眼睛快速地扫了周围的人，显然有些理亏。

辛妮子今天负责李德才的治疗。"来测血压，可能到顶了，折腾的啥劲，抢的东西就是好东西！"她握着血压计皮球，扑哧、扑哧，眼睛盯着血压计的水银柱，少顷，松开绑带，李德才一直盯着辛妮子。辛妮子不紧不慢地卷好血压计绑带，塞进立式血压计后面孔里。递了一句："等会再透析吧，血压平稳了再说。"说完转身离开，"宋师傅，你几号？"

"5号。"

"准备上机。"辛妮子推过治疗车来到宋师傅床前。

"我的血压多少？我先来的，先给我上啊。"李德才急了，拿起一张纸晃着，"我是4号。"

来到透析中心的病人都有一个通病，希望最早上机，好像第一个上机是一种荣耀。因为上机早晚，病人和病人之间起摩擦，病人和医生护士闹腾，有的直接找苏杭评理，谁谁来得晚却上机早，谁谁和护士关系好才第一个上机，哪个哪个护士甩脸子了，闹得沸沸扬扬。前些日子征得大家同意，取号透析，就像是银行叫号一样，到透析中心按照号牌的先后顺序上机。

"血压这么高，上机透析有危险，躺着，平稳了再上机透析。"辛妮子声音提高到八度，意思明了，这叫作"杀鸡给猴看"。大家来透析中心都别瞎闹腾，听从分配。

李德才骂骂咧咧躺下，透析治疗室又恢复了平静。苏杭像往常一样，检查每一个上机的病人。她走到王建国透析机前。"苏护士长，第一次看你发火啊，这老实人发火真的很可怕。"王建国枕着一只胳膊，头微微地抬起，歪着脑袋看着苏杭。

"可怕？那是逼的。"苏杭叹了口气，看着透析机板面，拿着透析记录单认真地核对着。每次上机后她都要把所有的机器、病人和透析记录治疗单核查一遍。王建国曾经取笑她是公检法执行官。

"护士长，血透给医院挣这么多钱，就再买一台血滤机呗。"王建国说。

"王工，你也不是没在机关待过，哪么容易啊，申请报告打一摞了。"苏杭说。

"让那个後藤院长再送一台。"周师傅在旁边搭话。

"那我们多丢人啊，好意思吗，成要饭的了。"苏杭拿起血压计，王建国将枕在脑后的胳膊抽出，身子向床的另一侧挪了挪，胳膊平放在床上，"後藤先生什么时候再来？"

"去年刚来的，记得不？你还问他日本有没有随身携带的透析机，怎么过完年就忘了？"没等王建国回话，苏杭又接着慢条斯理地说："去年十月份，咱们滨海市授予他'荣誉市民'称号，也就是过去半年时间。"

"对，想起来了，他和那个日本市长一起来血透查房，我还问过他一些问题。报纸和电视台连续几天都有他的名字，张副市长给他颁发'荣誉市民'证书。这个後藤先生真是了不起，看样子把滨海市当作他的家乡了。"

马俊志伸出胖胖的手，朝她晃着。苏杭急急地走过去，没等问话，马俊志先开口：“护士长，我后天要回上岛，上午九点的船，能否给我早点透析？”上岛是滨海市的一个岛屿，每天只有两班船去岛上。

“哦，没问题，我安排一下，还是和以前一样早上四点开始透析？”

“行！谢谢护士长。”

“不客气，我安排人员早上四点给你透析。你回去尽量控制喝水，早点回来，别有什么意外。”苏杭指的意外是天气，上次马俊志回家遇见大风，船不能出海，多亏岛上的部队，用军用快艇把他送出来紧急透析，这才捡了一条命。

“我查看这几天的天气，都是晴天，您放心吧，谢谢护士长。”

三十分钟后所有的病人上机透析，喧闹的血透中心趋于平静。大部分病人舒坦地睡着，有的仰着脸打着呼噜，有的侧着身子流着口水，有的假眯着眼想着自己的心思，有的盯着天花板放空大脑。

苏杭离开了透析治疗室。一个中午的马不停蹄，口干舌燥，她来到餐厅拿起杯子喝水才看到饭盒的剩饭，一屁股坐在凳子上，没胃口再吃。王建国的话又在她耳边响起：第一次看你发火啊，真的很可怕。有多可怕？不过最近脾气越来越糟糕，也许是人到中年，肺活量也大了，说话嗓门像充足气的皮球，一碰弹老高。建宁的话又在她耳边响起，“你成女强人了。”女强人像我这样？她心里叹口气。

暮色徐徐降落，城市笼罩在灰暗中。血透中心上班时，整个城市从睡梦中刚醒；下班时，城市又从喧闹中恢复了平静，做起它们夜生活的美梦。金沙滩医院外围商铺，五颜六色的霓虹灯闪烁着撩人的光线，各式各样各种口味的饭店彼此紧挨着，灯火辉煌，里面不时地传来猜拳碰杯的声音。洗脚房、洗头房、按摩健身房一个排一个，打扮鲜艳的女郎有倚在门边的，有坐在玻璃门内沙发上嬉笑的，不时地向街上瞟几眼，惹得附近打工崽每天都在这里溜达。卡拉OK、鲜花店、水果店，夹着一家寿衣店，大大的黑色“奠”字作为门头标识，与周围一片歌舞升平极不协调。店内音箱播着低沉的挽歌，这种音乐以前只有大人物去世才用，改革开放，平民百姓也能用上。人嘛，生生死死，万物轮转，天地归零，谁又能逃得过这命运的束缚。

苏杭出了医院西大门牌坊，沿着医院外围商铺行走，建宁和丫丫不在家，她也落得个清闲，所以经常步行上下班。五月的花香，海风的苦涩，饭店的菜肴和女人身上浓浓的香水味一统袭来，顶得人头晕。她刚想离开外围的商铺地盘，突然感觉身后一股气流扑来，一转身，一个男人已经到了跟前。“苏护士长，苏杭姐。”男人上气不接下气，看着苏杭。

“王瑞，哦，王经理，你这是干什么？有什么事？”王瑞整个人像是气吹似的，大腹便便，梳着朝后的大奔头，由于奔跑，一缕头发散落在前额。他用手将散落的头发撸上去。

"苏护士长，等着你下班，一转眼就不见了，电话也不接。"王瑞大口喘着气，从胳肢窝取出皮夹子，拿在手上。

"有事吗？这么焦急，有事你可以让许若捎信啊，也可以打血透座机电话，上班的时候我的手机是静音。"

"你从哪里下楼的？"王瑞没有回答苏杭的话，他仍在气喘。

"楼梯。"

"哦，这不两岔了吗？我是从电梯上去，你们中心没人，在门口碰见陈强，他告诉我你刚走。"他边解释边看着苏杭，"苏护士长，不不，苏杭姐，今天有时间吗？您一定还没吃晚饭，请您吃饭好吗？"

"什么节目？许若呢？"苏杭反问道。

"看你说的，必须有节目才吃饭，许若在家，我没叫她，就算是老弟请姐姐吃顿饭可以了吧？"王瑞笑容满面，边说边半推着苏杭往前走，几步走到一辆黑色的轿车前，他拉开手包，掏出车钥匙。

"这是你的车？"苏杭吃惊地问。

"是啊，低配的，过些日子换成高配。"王瑞说完按了一下钥匙的电子锁键，"啾"的一声。

"好家伙，真是暴发户了。"苏杭对车没有什么概念，但是这种车她是知道的，奔驰车，Logo像心脏的三尖瓣。王瑞像《上海滩》中许文强那样绅士地弯下腰又同时伸出了右手，"请！"

苏杭无意中瞥了一眼王瑞，忽然发现他在说"请"时，眼睛瞟向远处，顺着王瑞的视线，洗头房一个浓妆艳抹的女人正向他抛眉挤眼。王瑞笑着的嘴还没闭上，看到苏杭的眼神，马上转过来，"请请，我的亲姐姐。"还没等苏杭反应过来，王瑞把她推进门去，动作麻利地关上车门，从另一侧坐到驾驶室内。

"到哪里吃？"王瑞系上安全带，把手包放在车挡位置上，问苏杭。

"哪也不去。我想问你，你可要对得起许若，要不我不会饶了你。"

"哎呀，我的亲姐姐，天地良心，我有这个贼心也没这个贼胆，那都是些什么人啊！"王瑞拍着胸脯说。

"那就好，不过我的确哪也不去，就想回家，你把我送回家吧。"苏杭抬手看手表，每天晚上八点她要和建宁通电话，这是雷打不动的时间。

"你要和大哥煲爱情粥？真服了你们，这个年纪还有少男少女的情怀。"王瑞笑着说，并没发动车。他侧过身从副驾驶前面的盒盖内取出一个鼓鼓囊囊的信封，递给苏杭。"这是姐姐的辛苦钱，没人知道，许若也不知道，你数数，透析粉每袋提三元，你们科上个月一共是……"

"你怎么能这样啊，王瑞，王经理，你发财我不羡慕，我恭喜你，但你也别小看我。"苏杭的声音变了调，她把信封摔在王瑞身上，转身想拉开车门出去，但是用尽力气，车门纹丝不动。

"你，你，这没有什么啊。"王瑞看着苏杭，一时语塞。以前苏杭说话温柔怕吓跑蚂蚁，现在像炮仗，吓他一跳。他停了一会儿，看着仍在生气的苏杭："许若说你变了，还真的是变了，苏杭姐这没什么，现在都是这样，你要与时俱进嘛。"

"得得，少说废话，别让我瞧不起你。"

"好好。"王瑞将信封放到皮手包里。他看着前挡风玻璃片刻，侧过脸来："苏杭姐，这不是回扣，这是公司的教育培训费，国外也是这样，当然到了中国就有点变味，中国人比较现实。哎，你也替我想想，替你们血透想想，这是我们公司的专款，必须用在临床科室，我也好有个交代啊。"

"你们公司的专款，用不到我的身上，你自己用吧。"苏杭的气还没消，她涨红着脸又说："把门打开，我下去。"

"好姐姐，你得让我把这个钱花出去。"王瑞几乎是哀求。

苏杭看着他，沉思良久，"这样吧，十月十日是我们血透成立周年纪念日，你给所有病人买礼品吧。如果还花不出去，我们准备近期开肾友会，你们公司组织一下。"

"哦，这倒是个好主意，不过对血透的人总要表示一下吧？她们那么辛苦。"

"不是教育培训费吗？"苏杭反问。

"是啊是啊，不过也可以让大家轻松一下，比如一起踏青，摘樱桃，泡温泉，爬山等。平日工作那么紧张，让大家放松一下嘛。"王瑞嬉皮笑脸地说道。

王瑞说的有点道理，最近许多科室都在周日组织近郊游玩，前几天她听到蒋小燕和李文嘀咕抱怨做血透护士闷。那好，让大家放松一下。苏杭心里想着，嘴上却说："既然是教育培训经费，下次有学术会议什么的，可以介绍我们学习开会。这次就这样，周日你组织医生护士出去玩吧，我就不去了。"

"那怎么成？请的就是您啊，姐姐。"

"开车吧。"苏杭低头又看了看手腕的表，"我不能去，丫丫周日回来，我还要陪她去市工人文化馆学钢琴。"

"哎——"王瑞摇了摇头，"好吧。"

汽车发动起来，一脚油门飞速地驶入夜色中。

十七、特殊的婚礼

6月26号是农历初六，黄道吉日。透析病人江照林和林元英大婚，婚礼在金沙滩医院血透中心举行。透析病人结婚本来就是不可思议的事，结婚当日新娘要送给新郎一个肾脏更让人感到神乎其神。这件事情不用宣传也引起很多人的关注，一登报，滨海市街头小巷议论纷纷，惊讶、好奇、佩服、担忧、遗憾、祝福什么都有。

"谁家的闺女，这不要把她妈气死。"

"这女人彪了（傻子）吗？早晚要后悔的。"

"人家这叫作爱情，懂不懂，庸俗。"

"这小子真他妈有福气，等着看吧，长久不了。"

……

天蒙蒙亮，赵远航来到七楼，移植中心和泌尿外科共用七楼病房。夜班护士正在做早交班前的工作：测体温、脉搏、呼吸、血压、发药、备血样、留尿便痰化验标本、对特殊病人记录各种出入量、危重病人护理记录、备上午病人静脉点滴药液和注射药液、手术病人术前准备、书写交班，等等。走廊里很安静，地灯闪着微弱的黄光，已有病人起床，水房里可见几个人影晃动。

"早，廉大夫。"赵远航走进医生办公室。

"哦，赵主任早。"廉家文正在翻看交班报告，转过头看是赵远航，连忙站起来。

"我刚看了病人，还不错。"

"是的，各项检查和生命体征都不错。就是有些紧张，特别是江照林，昨夜十二点也没睡着，口服了两片西地泮（镇静药）才——"廉家文话未说完，夜班护士抱着病历夹进来，"赵主任，廉大夫早，江照林和林元英术前清洁备皮暂时不做吗？我看医嘱单上写着七点。"一夜忙碌，她说话的声音都变了调，低头翻开医嘱单。

"是的，六点在透析中心举行婚礼，七点做术前准备。"赵远航伸手取病历夹。

"护士，三床吊针完了。"一个病人家属露出个脑袋。

"哦，好，我马上去。"夜班护士急忙跑进治疗室，一会儿端着治疗盘往外走。"我真是个财神爷，值夜班从不消停。"走到门口转过头来，"赵主任，需要做什么找我。"说完一溜小跑。

"刚才听值班医生说，昨晚收了三个病人，三床是肾结石，疼得叫了一晚上，用吗啡才缓解。"廉家文喘了口粗气。

"嗯，临床一线太辛苦，根本没有休息时间。"赵远航低着头翻着病历，灯光下散在两鬓白发清晰可见。病历有一整沓，体温单、医嘱单、住院病历、肾移植专科病历、透析记录单、手术讨论记录、术前知情同意书、术前小结、会诊单、临床护理记录单、特殊检查报告单、临床化验报告单……

"是啊，是啊，医生这个工作太辛苦，连找对象谈恋爱的时间都没有。"廉家文苦笑地咧了咧嘴，搬过椅子让赵远航坐下。

"内部消化。"赵远航抬起头。"医院的医生大部分都这样，这么多年轻的医生护士，挑一个嘛。"他笑着拍了拍廉家文的肩膀坐下，随即收住笑容。

"两个人都在临床……"廉家文摇摇头。

赵远航没有答话，他的眼睛盯在检查报告单上：血常规、尿常规、血型、大生化、血凝四项、免疫五项、HLA+PRA化验。看完了，又来回扫医学影像检查资料：心电图、心肝脾肾彩超、肺部X光平片、髂血管彩超。看了一会儿他又往回翻到透析记录单，"昨天江照林透析怎么样？"

"顺利，上周加透了一次。"

"嗯。"

赵远航合上病历夹子，一抬头看到窗户玻璃上大红的喜字，心情复杂地说："手术室新启用，准备好了？"移植手术室在病房十二楼，原先是康复治疗中心。医院大手术室房间紧张，荆院长决定把康复科治疗中心改建为移植手术室，也为以后开展工作有利。康复科主任为此很有意见，在背后大发牢骚：康复科就是虾兵蟹将，血透中心是医院的龙头，赵主任是龙头的头，是海龙王，呼风唤雨，想怎么样就怎么样。赵远航想起康复科主任的这番话，不由得咧了咧嘴。

"已经准备好了，昨天手术室护士长电话，今天特派了两个经验丰富的护士配台。"廉家文说。

赵远航点了点头，站了起来，走到窗前，透过红喜字的玻璃，看到远处的大海披上点点碎金，太阳正在升起。他低头看了一眼表，问道："高主任怎么来？医院有车接吗？"

"早上司机要了高主任的电话和地址。"廉家文说。

"哦，那就好。"他的心一阵轻松。昨天下午下班时办公室通知他：医院可能没有车接高主任，是否让她坐出租车来？说实话，若是平常坐公交车来都无妨，但今天是手术日，高主任是作为专家被请来的，况且早上上班人多，打车都费劲。当时他没好气地说："你们随便。"这一句话让办公室主任"哦哦"好几声，没有回答"是"还是"不是"。

正在这时赵远航裤兜里的电话响了，他掏出手机，看了一眼，脸上瞬间露出笑容，他把病历夹往廉家文胸前一塞，说了句："辛苦了。"转身往走廊走去。

"喂，老同学，起得这么早？"走廊里传来欢快的声音。

"哦，不急，开腹前你赶到就行，还是老规矩，给你当助手，哈哈！"音量越来越小，终于消失在走廊的尽头。

婚礼仪式在五楼会议室举行，此刻血透中心的医生护士们正在忙碌着。几天前她们已经开始着手准备，收拾卫生，整理房间，准备婚礼用品。章副院长想邀请滨海市血透界的医生护士也来参加，办公室宋主任想让婚礼公司主办，但赵远航坚决不同意，一切从简，血透人员就行了，如果不够再加上血透病人。

今天周二，为了这场婚礼透析治疗暂停，所有病人的治疗往后推一天，周日正常工作。

"哎哎，别放这里，放到墙角，新郎新娘要从这里走一圈，不能挡路。"辛妮子和许若正在摆放办公室送来的藤编花篮，花篮有一米高，花架是镂空的，花是塑料花，酸溜溜的鲜艳。"这么大东西放哪里？当道害事的。"许若问。辛妮子用嘴往走廊尽头努了努，两人抬起往里走。

"护士长，肾友会上你讲的课件我已经拷到电脑桌面上，你要不看一下？"艺潼匆匆走进来，把 U 盘递给苏杭。

"好，谢谢。一会儿我再看。艺潼你去帮张淑琴，我刚才看她正在把红丝带系在透析机液体架上，这是不是李文的馊主意？"

艺潼笑了笑没吱声。正要往里走，苏杭又叫住她："艺潼，今天唐维力来吗？"

"够呛，老头想来，那个唐楠也不会让他来。老头现在又迷信仙药，前几天他们去了五台山，带回一麻袋草药，也许过几天老头好了就不来透析喽。"艺潼说着嘴角一撇。

"能治好，那不更好，我们也不用忙活了。"

"哦，对了，护士长，今天的日程安排表在你的办公桌上。"艺潼说完走进透析治疗室。肾友会也是今天的节目。婚礼只有一个小时，病人既然来了就不能马上让他们走，苏杭临时决定开一个肾友会，给大家讲讲怎样保护血管内瘘啦，怎样饮食啦，拉拉家常等。她走进医护办公室，从桌子上拿起日程安排表。

金沙滩医院血透中心江照林先生、林元英女士婚礼日程安排
（2001 年 6 月 26 日星期二）

六点：五楼会议室。参加人员：血透全体人员，病人二十名。

内容：章副院长讲话，新人拜见双亲，新人绕血透中心一圈，回病房。

主持人：章副院长。

七点：病房。术前准备。

八点三十分：手术室。赵远航、高奕、廉家文。

九点：肾友会。主持人：苏杭。

注：肾友会在五楼会议室举行，由 C–TA（中国巨人 China Titan）中国国际巨人医疗器械有限公司协助举办。联系人：王瑞总经理。

王瑞还真干出名堂来了，还弄了个"总"经理。

"护士长，苏护士长。"办公室宋主任在门口喊。"护士长，会议室的门我已打开，你看怎么样？还需要什么？"

"哦，宋主任你们安排就是，我不用看。"苏杭把日程表四折塞进白大褂口袋里。

"别，检查一下吧，今天从婚礼到手术结束新闻记者全程跟随，这是代表医院的形象嘛。"宋主任笑说，他今天穿了一套西服。

苏杭刚想走过去，突然想起什么，转身走进透析治疗室。"艺潼，一会儿把後藤院长寄来的礼品摆到会议室，在仓库里，这是钥匙。"她边说边低头费劲地从钥匙环上卸仓库钥匙。

"护士长，你看漂亮吗？"艺潼走过来，拿过苏杭手里的一大串钥匙，"我来。"

苏杭抬头，透析机高高的液体架上，扎着红色丝带，像一个个红色的蝴蝶。她刚想说：像什么呀？又咽了回去，反正就这一天，让年轻人折腾去吧。"不错，不错，辛苦了张淑琴，抓紧时间到会议室帮忙。"

张淑琴朝她咧嘴一笑，她的脸色有点像透析脸。张淑琴的老公两周前来医院检查因输尿管结石并发慢性肾功能衰竭，赵主任给他做了内瘘手术，等待透析。"哎，真是不幸的人。"苏杭感叹，转身和宋主任往会议室走去。

　　五楼会议室打扮得像婚房，天花板对角悬拉起彩色纸拉花，拉花交叉中心垂下一大朵红色的纸花，靠门的墙上写着"江照林、林元英新婚志喜"。主席台上紧挨着三把椅子，侧面是一张桌子，铺着红丝绒布。房间四周桌椅板凳围成一排，桌子上有糖、瓜子、瓶装水和樱桃。六月正是樱桃成熟的季节。

　　"嘿嘿，我结婚的时候都没有这么排场，集体宿舍，腾出一间，几个朋友晚上吃顿饭，就结了。"宋主任嘿嘿地笑着说。

　　"你那什么年代，心里装着红宝书就可以了。"王岩风尘仆仆进来。她看了一眼会议室："真是喜庆。宋主任、苏杭，我去护理部，一会儿就过来。"说完摆了摆手转身走了。

　　"护士长，这个放在哪里？"肖丽云抱着一个纸箱进来。肖丽云自她哥哥因为贪污受贿判了十年有期徒刑后早已没有以前的精神头。不知为什么，苏杭反而很同情她，她们之间的关系也变得融洽起来。

　　"打开，放在桌子上。"话音刚落，一阵嘻嘻哈哈，蒋小燕抱着另一个纸箱进来。

　　"都打开，都打开，看看是啥东西。"李文说着动手解捆绑带，大家七手八脚打开纸盒，惊奇得张开了嘴巴。一个精致的长方形玻璃木框，框内两个穿着和服的新郎新娘满脸幸福地含笑注视前方，脚下木牌写着：新婚幸福。另一个是一头木雕牛，木牛通体金色，黑色的牛蹄和黑色的犄角，绿色的嘴，大大的招风耳，铜铃般的眼睛目视前方。脊背披着彩色的褡裢，左右褡裢挂着两个深黄色木箱，箱体上分别是黑色的字体"黄金""万两"。

　　"哇噻，好漂亮。""这就是後藤院长寄来的？""怎么不早打开看看。""敢情日本人结婚送这个东西？""日本和中国一样，祝贺的词离不开发财发福。"大家叽叽喳喳围着说个不停。

　　一个月前当江照林准备手术时，苏杭在视频中把这个消息告诉後藤院长，随便问了一句不知後藤院长能否参加。本来是一句客套话，但是後藤院长却当真了。後藤院长先是高兴后是遗憾，他摇着头说："对不起小苏，谢谢邀请，但是时间太紧，所以不能参加，祝你们手术顺利，透析病人幸福。"苏杭为自己乱说而后悔一阵，没想到前天竟然收到後藤院长寄来的这两样礼物。

　　"蛋糕来了，闪开闪开。放在哪里？"陈强捧着一个大纸盒进来，他一眼瞥见桌子上的物件，眼睛里立马泛着光。"哇，这就是後藤院长寄来的，我要赶紧结婚，让後藤院长也送我一个。"

　　"你还是找个日本女人结婚算了。"辛妮子说。

"有道理，一定考虑下。"陈强一本正经说着把蛋糕放在椅子上。

"做梦吃狗屎去吧。"艺潼瞪了他一眼，"快六点了，赶紧干活。"

这时许若推来治疗车，看着冷冰冰的不锈钢车体。"这不太好看吧。要不铺一块大的治疗巾或者是干净的床单？"她问苏杭。

"不好，一看就是医院白色恐怖。给王总打电话，让他捎一块红色金丝绒布料吧。"李文抢话。

"来不及了，而且这个点商店都不开门。"苏杭转过头吩咐艺潼，"去仓库，找两块锦旗，把木杆去掉。"

蛋糕放在锦旗上，瞬间添了不少喜庆。"好了好了，到时间了，谁去病房把江照林和林元英的父母接过来？"苏杭扫视了在场的人，"陈强去吧？到楼下告诉王瑞，选好的二十个病人赶紧上来，抓紧时间换衣服。"

会议室太小，所以只选了二十名病人，章副院长要求病人穿上病号服，这样的婚礼有意义。

不一会儿，走廊上一阵嘈杂，"人家结婚和我结婚心情就是不一样。"

"笑话，那不成你结婚了。"

"别吵吵。"李文走了出去，喊了一声。

"你这个小妞，这么厉害，能找到婆家？"宋师傅第一个进来，后面跟着王建国、李伟良、刘丽、马俊志……老马一进门惊讶地叫到："这么气派，我也想再结一次婚。"

"做梦吃狗屎吧，看我嫂子不收拾你。"刘丽回了一句。

"怎么做梦老是吃狗屎，吃别的不好吗？"李伟良说。

"好好好，今天吃喜鹊屎。"刘丽嘴巴不饶人，房间里立刻传来一阵嘻嘻哈哈的笑声。

六点钟，婚礼开始，三个老人崭新一身，胸前各戴着一朵红花，坐在事先安排好的椅子上，看上去像三个木桩，一动不动。章副院长一身西装站在会议室中间，"嗯嗯，今天呢，我们在金沙滩医院举办一场前所未有、令人振奋的婚礼……"章副院长声音激昂，胸前的红花不时地跟着颤动。新闻记者、摄影师在房间一角，咔嚓、咔嚓不停地按动快门。

三个老人并没有被眼前的情景所感染，依旧木桩似地坐着。江照林的父亲昨天刚到，老人做梦都没想到儿子能娶上媳妇，不仅没花一分钱，而且媳妇还要捐肾。此刻他弓着背，眼睛呆板地盯着自己粗糙的手，他想起自己的家，老伴先走了，留下五个孩子，四个尿毒症，走了三个，江照林是老四，原本他也放弃了，没想到……他略略抬起头，在他前面是一个又大又圆的蛋糕，蛋糕中央插着几个鲜亮的字"新婚志喜"。他呆呆地盯着，那饱经风霜的面孔有惊喜有愧疚，喜的是儿子竟然能找到这样好的媳妇，愧疚的是身边坐的亲家，感觉欠了人家的债，而且是永远还不清的债。林元英的父母，此刻心里更是七上八下，为女儿祝福是喜，为女儿担心是忧，忧喜交加，脸上的表情也是纷乱的。林元英的父亲目光呆滞地坐着，干瘦的脸像是槐树皮。林元英的母亲是一个典型的胶东女人，身材微胖，花白的头发用发卡往后梳，额头没有一丝乱发，一双不大的眼睛，泛着混浊泪花。

"下面请新人登场。"章副院长像婚礼主持。大家往门口看，"来了来了。"只见江照林和林元英手挽手伴随着婚礼进行曲款款地走进来，摄像机、照相机闪个不停。

江照林身穿一身深色西服，扎着红领带，脸上肌肉紧绷，带着喜悦、羞涩和紧张，眼睛转动着不知该看什么地方。他一只胳膊被林元英挽着，另一只手拘谨地捏住西服的一角，机械地挪动着步子。林元英倒是一身轻松，笑靥如花，落落大方，身着红色缎面旗袍，头发高高地挽起一个簪，虽然化妆师巧妙地将一组花环套在她的额头上，但知道内情的人一眼就可以看出她额头刚拆线的疤痕。林元英微微含笑，见到父母嘴巴咧得更大。林元英的父亲看着女儿，嘴角不经意地抽动一下，不知是哭还是笑。母亲已经热泪盈眶，她用手抹掉脸上的泪水，泪眼婆娑地看着女儿。

林元英额头上的疤痕是二十天前留下的，老人想起那一天，女儿回家和他们说要结婚，老两口高兴之余，接着目瞪口呆：女儿嫁的是透析病人，这可万万不行。村里有人得过这种病，最后都是在家里肿死的，这种病无法治愈。老两口轮番苦劝女儿放弃这个念头，女儿非但不同意，还要拿出一个肾脏来，老两口傻眼了。林元英父亲吼叫着："不行，你这是往火坑里跳，不行，户口本不会给你！"结婚登记必须有户口本，老爷子拿出最后的杀手锏来。

母亲哭着说："元英，你是这个家唯一上大学的，找谁不好非要嫁给一个得尿毒症的，咱们村西头王有才你也听说了吧，得了这个病两年就死了。"

林元英给父母跪下，告诉他们这种病可以治疗，现在可以透析，换肾就能完全治愈，而且请求他们把准备给她做陪嫁的十万元钱拿出来做手术用。

老父亲肺都气炸了："你，你，你，你这个不孝的人，如果你非要嫁给他，就不要再回来，更甭想从我这里拿去一个子。"

倔强的林元英抹了一把眼泪，拿起包就要走："不同意也没关系，这是我的事情，与你们无关。"父亲怒不可遏，打了女儿，并把她扣在家。林元英见没有办法说服父亲，竟然一头撞在炕上窗户的铁栏杆上，顿时额头鲜血直流。母亲慌了神，哭着找来一块布捂着伤口，老父亲蹲在地上，捶胸顿足，邻居闻讯后赶来，急送到医院，缝了几针止住血。回家后林元英用绝食来对抗。

万般无奈之下，父母同意了这门婚事，跟着女儿来到金沙滩医院。从赵主任那里知道，摘掉一个肾脏不碍事，正常人一个肾脏就够使用。而且了解到，尿毒症病人换肾是最好的办法，可以像正常人一样生活，但术后要用药维持，什么时候减药也要根据身体的情况。赵主任打比方说："人的身体也认亲生和后养的，它看到不是自家的'孩子'就不想要。吃药就是让身体稀里糊涂默认后养的'孩子'是自己的，时间长了也就有感情，也就分不出亲生后养的了。"老两口心里略有点踏实，赵主任又把手术风险和移植肾脏存活的风险告诉了他们，老两口的心又提了上来。家中三个孩子，两个儿子已成家，在农村他们家承包果园，光景不错。女儿大学毕业，他们只盼着女儿嫁个好人家。"这是造的哪份孽啊，下辈子再也不要为人父母了。"母亲痛苦地想着，她抬起手抹了一把泪，脸上的皱纹显得细碎。看了一眼老头，老头眼里蓄着泪花，一动不动盯着女儿。

不过女婿江照林看起来像个老实人，眼下想不了很多，只要孩子高兴就行——她心里想。

一阵掌声传来，证婚人章副院长讲完话，新人来到父母面前鞠躬行礼，给老人敬茶，他们跪在老人跟前。"爸，您喝茶。"江照林的父亲激动地站了起来，他颤抖地接过媳妇手里的茶杯，嘴角蠕动了几下，一句话也没说出来，混浊的泪水在眼眶里打转。

"妈，您喝茶。"林元英的母亲接过茶杯，她用手背擦了一把眼泪。"哎，好好，我喝。"江照林和林元英给林元英的父亲敬茶。"爸，您喝茶。"江照林捧着茶杯，老人的脸变得铁青，一动也不动，林元英的母亲看着老头这样子，抹着泪轻声说："老头子，孩子给你的茶，你快接啊。"

这时江照林的父亲端着杯子走了过来，他扑通跪下，"大哥大嫂，我对不起你们，谢谢了。"林元英的母亲赶紧站起来扶着江照林的父亲，"兄弟，别这样，今天孩子们结婚日，大家高兴。"她接过江照林捧着的茶杯，塞到老头手里，"老头子，快喝吧，今天是孩子的喜事。"林元英的父亲端起茶杯，一行热泪从他的眼角滚下来，他站了起来，扶着江照林的父亲，"亲家，以后咱们是一家人了，来来，喝茶。"说着咕嘟咕嘟把杯里的茶喝了。

三个老人又接过新婚夫妇送来的蛋糕，嚼着泪水吞咽着。

八点钟，荆志送走一批新闻记者，回到办公室，一屁股坐在办公桌前。今天肾移植中心正式开业，准备两年终于修成正果，他的心里有说不出的高兴。血透中心已是全市屈指可数的龙头中心，肾移植手术的开展无疑是给血透中心插上翅膀。他点燃一支烟，深深地吸了一口。目前为止，对肾移植手术全市只有金沙滩医院和市人民医院能够开展，要扩大宣传力度，今天的婚礼一定能起到很好的宣传效果。

"荆院长。"办公室宋主任推门进来。

"宋主任。"荆志转过头，看到他身后跟着两个人。这不是检察院的王海和小林吗？王海是他的老战友的儿子，小林是上次检察院组织各级部门领导普法教育认识的。这两个人是来医院看病还是他们家人有病？平日经常有政府机关的人找他，请他帮忙找医技好的医生看病，他是很乐于应付。

"哦，王海、小林，这么早，来来，坐，怎么谁不舒服？"虽然他们是小字辈，走在街上或者在家里会"叔叔，伯伯"叫着，但现在是办公室，公事公办。

王海朝他笑了笑："荆叔叔，哦，荆院长，别忙了，那个，我们是来执行公务。"

王海的一句话让荆志顿时警觉起来。他潜意识里第一感觉"出事了！"他怔怔地看着王海，随即说："好好，有什么事情我们会尽力配合。宋主任，倒茶。"荆院长吩咐不知所措的宋主任，又对王海和小林说："来，先坐坐，一大早，辛苦了。"

宋主任递给小林一杯茶水，又转身给王海一杯。

"谢谢。"小林一张娃娃脸，他把杯子放到茶几上。"荆院长，不好意思，我们今天是要带走赵远航调查核实一些事情，特地来和您打个招呼。"

"赵远航？"荆志手里的烟正准备送到嘴里，听到"赵远航"三个字，手在嘴边停住。他赶紧把半截烟往烟灰缸使劲一拧，心里想，不会弄错吧？"赵远航，赵远航，你们弄错了吧？"他心里想着嘴里的话就跟着出口。

"荆院长，这个，我们只是来执行任务，这是证件和协助调查的通知书，带走赵远航是调查核实一些事情。"

"哦，好好。"荆志突然发现自己有些失态，赶紧又说："赵远航，虽然我不相信他会有什么问题，但是绝对支持你们的工作，不过现在不行，不知你们是否看到今天医院有新闻记者？今天是赵主任在我院开展第一例活体肾脏移植手术，全程录像，而且这例手术意义非凡。"

"哦，这个，荆院长我们也是工作，请您谅解。"王海看着荆院长，又转过脸来和小林对视了一下，他们俩低声商量了几句，王海转过头说："荆院长，要不我们请示一下吧。"说着拿出手机走出办公室。

"好吧。"荆志颓坐在椅子上，目光呆滞地盯着桌上的茶杯，茶水冒着热气，掐掉的烟屁股冒着青烟，他的大脑混乱极了。

章先廊走了进来："荆院长，我去肾移植中心看看，新闻记者……"他突然看到办公室里的人，半句话卡在空中。荆志朝他摆了摆手。

泌尿外科病房，赵远航正在给医生护士交代注意事项，江照林和林元英已经做好术前准备，两个人分别躺在各自的手术担架车上。一切准备妥当，接手术的护士推着担架车沿着走廊往电梯口走去，赵远航紧跟在后面，新闻记者拦住他，"赵主任，您说一下这个手术的意义。""赵主任，这个手术难度大吗？有什么风险？"

赵远航看着旁边跟着看光景的人群，心里是百般的无奈，表情却要装得很平静。他摘下口罩，边走边说："对不起，这个问题你们请章副院长回答吧，我现在要准备手术。"他看了一眼不远处的章先廊。

"那么我们可以问一下病人和他妻子吗？就一句话。"赵远航点点头，他又戴上口罩，护士也停下来。"请问，此刻你们的心情是怎么样的？激动？紧张？兴奋？"

江照林和林元英都戴着口罩，林元英点了点头。"都有？"记者锲而不舍追问。林元英又点了点头。"好，祝你们手术成功，祝你们新婚快乐。"新闻记者好像得了金元宝似的，在走廊一角对着直播镜头叽哩哇啦。

赵远航督促护士赶紧推车。在人群中，他突然看见上次见过面的纪委大个子常海峰，常海峰在那次事后经常找他看病，虽然不是好朋友但已是熟人。上次见面听说他已经调到检察院工作，今天又来看病？电梯门开了，赵远航顾不上多想，进了电梯，看到常海峰在后面推搡着人群准备进电梯，但又突然停住脚步，只见他掏出手机，眼睛瞟了一眼赵远航，接电话的同时又退了回去。赵远航心里咯噔一下，电梯门关了，直达十二楼手术室。

常海峰的确是为赵远航而来的，刚才纪委主任的电话让他和他的同事暂停行动，等候命令。

手术室里，一群绿衣人在无影灯下紧张地忙碌着，摘除林元英的肾脏。高主任是手术医生，赵主任担任一助，廉大夫作为二助。他们配合默契，完全不需要语言交流，一个眼神、一个手势，心领神会。半小时后，林元英的肾脏摘除，巡回护士立即把供肾（*供体肾脏*）放在盛有医用冰屑的盆里，麻利地用先前备好的灌洗液加压灌洗，清除内存血液。廉大夫用无菌手术剪仔细地修整，灌入营养液低温保存待用。第一台手术不到一个小时完美结束。

摘除供肾的手术室和移肾（*移植肾脏*）手术室是一个大房间两个手术室，中间隔着感应门。江照林躺在手术床上，心里翻腾着，说不上什么滋味，刚才在手术室门口看见面色苍白的媳妇被推了出来。林元英鼻子插着氧气管，朝他微微一笑："别紧张，没什么感觉。"他握着媳妇冰凉的手，两行泪水无声地流了下来。这会他盯着头顶巨大的圆形灯出神，满脑子是媳妇苍白的脸。一个护士走过来告诉他侧卧位，有人说了句"硬膜外麻醉"。一会儿后，一个麻醉师出现在他身后，"小伙子，别动哦，一会儿就好。"他感觉腰部大梁骨中间被按了一下，钢针进去又出来，又听见一句："好了。"护士协助他平躺，把他两手放在身体两侧并固定，轻声说："别紧张，马上开始手术。"他又看到廉大夫像个绿色植物人似的，麻利地在他身上铺白色的布，左一块，右一块，一直到脸上，"别紧张。"廉家文朝他一笑，接着一块白布挡住了他的视线。

"江照林，怎么样？这里有感觉吗？"是赵主任的声音，他的心里不免一阵轻松。"没有。"他回道。

"好，别紧张，睡一觉就好了。"还是赵主任的声音。接着他感觉肚子钝钝的麻木，有人在动他的肚子。不一会儿他的眼皮直打架，就迷糊过去。

……

手术成功了。

担架车被推出手术室，闪光灯不停地闪耀着，高奕和廉家文相继走出，新闻记者拿着采访话筒，眼睛像雷达一样不停地在人群中扫描，赵主任呢？高奕回头也发现赵远航不见了，她问廉家文："赵主任没出来？"

"我刚才看见他在换衣服，现在不知——"

高奕急忙走向前去，"手术很成功，病人刚做完手术，请大家不要围观，避免感染。"说完，转过头来对廉家文说："尽快推到监护病房，不要受任何干扰。"

廉家文招呼担架车进了电梯，高奕急急返身回到手术室，看到一护士正在清理器械，"赵主任呢？"

"刚才看他换好衣服，去了西侧电梯。"西侧电梯是工作人员专用电梯。高奕进手术室时就是从这个电梯上来的。她急忙往西侧电梯走去，没有人影。高奕又折回到手术室更衣间，换好衣服急急忙忙下电梯来到三楼 ICU 监护病房，仍没有赵远航的踪影。她问一个正在给江照林换尿袋的护士，护士抬起头来，吃惊地看着这位陌生的医生，"刚下完医嘱，走了。"

"你是？"一个医生过来问道。正在这时廉家文跟了进来，"这是市人民医院的高主任，是我们医院邀请参与今天肾移植手术的专家。"高奕拿起监护桌子上的病历看了看——是赵远航写的。她放下病历，朝大家点点头，急急走出 ICU，远远看到两个男人中间夹着疲惫的赵远航立在三楼电梯口旁。

"赵主任，那个病人——"她感觉有些异常。

赵远航抬起头侧过身来，大声说："江照林和林元英就麻烦您了，我相信手术很成功，他们一定会好的。"电梯门开了，两个男人上了电梯，他们并没有催促赵远航。高奕走上前去，赵远航却对她摆了摆手："再见，老同学，谢谢您的帮助，辛苦了。"他苦涩地笑着，说完进了电梯。

"哎哎……再见，放心！"电梯哐地关上，高奕的手还在空中。

苏杭知道赵主任被检察院带走是在第二天下午，上午透析病人全部上机透析，她去病房看了林元英，又去ICU看了江照林，两个人恢复得很好，就放心地回到血透中心。昨天到今天，虽然没做什么，但觉得特别累。中午第二班透析病人上机后，她回到办公室，刚想坐下打个盹，听见有人叫她："护士长，办公室电话找你。"

"中午头有什么事啊？"苏杭不耐烦地问。

"不知道，只是告诉你马上去院长办公室。"

"知道了。"她拖着沉重的腿走出血透大门，低头一看忘记换拖鞋。就这样吧，她心里想着，反正一步远的距离。

荆院长的房间半开着，她轻轻地敲了几下，便推门进去。房间里充满了烟味，荆院长坐在办公桌前，整个人埋在烟雾中，大口地吸着烟。章副院长坐在对面，面色如同荆院长吐出来的烟一样灰白。

"荆院长，章副院长。"苏杭站在进门处。

"哦，护士长来了。"章副院长说了一句。

荆院长转过头，掐掉手里的烟，抬头说："苏护士长，血透有两台美国的全自动复用机，当时是怎么购买的？"荆院长突然提这个问题，让苏杭有点丈二和尚摸不着头脑，她看着荆院长说：

"我提交的申请，医院设备科采购的。"苏杭说完瞥了一眼章先廊，因为设备科是章副院长分管。

"哦。"荆院长沉默不语，一会儿他抬起头："护士长，这几天赵主任有事，血透暂时由你负责，你就多担当一些，有事和廉家文多商量，章副院长和护理部王主任也会支持你的工作。"

"好的。"赵主任那个家随时都会有事，苏杭也没多想。她看了看荆院长，又看看章副院长，看他们都不说话，问："没别的事？那我先回去了？"

"嗯。"荆院长头也不抬地说。

"那个，如果谁问赵主任，你就说他请假了。"苏杭刚要出门，章副院长加了一句。

"好的。"

刚踏进血透大门，许若一把拉住苏杭进了赵远航的办公室，她关上门，神色紧张地说："苏杭姐，赵主任出事了。"

"哦。"苏杭平静地看着许若，"刚才荆院长说他家里有事。"

"不不，赵主任又进检察院了，是复用机的事。"许若拽了一下她的胳膊。

"什么？"苏杭愕然，瞪圆了眼睛，突然想起刚才荆院长问过复用机，她大脑霎时蒙了。

"是真的，而且承认拿了复用机一万元回扣。"许若看着一脸茫然的苏杭，接着说："王瑞刚才来过，是他告诉我的，让我跟你说有个心理准备。"许若说着眼神里流露出一种莫名其妙的光。

"放心，我什么都没有。"苏杭心烦地说。

"赵主任糊涂，说什么呢？现在不是坦白从宽，抗拒从严，而是坦白从严，抗拒从宽。不说什么问题都没有。"许若话里话外带着气恼。

三天后证实了许若的话。两个月前，那个刘经理在赵远航的夹克衫兜里塞了一万元钱，赵远航第二天送妻子去肿瘤医院检查，诊断出癌细胞肺部转移，需要立即住院，押金正好是一万元。当时赵远航心如火灼，上哪立刻去弄这一万元，借也要有个时间啊。他将手插在夹克衫口袋里，鼓鼓囊囊一个信封，掏出一看是一沓钱，想到昨天晚上刘经理的话：赵主任，别弄丢了夹克衫。原来是这个小子，真不该和他们在一起。正在这时住院处催着交钱，他犹豫再三，交了一万元，本想等回家借到钱再还给刘海波，回来后给刘海波打电话，被告知不在服务区，再后来忙活准备江照林肾移植手术，也就忘记了这事，直到检察院找到他。

赵远航一到检察院，他没等他们问话就一五一十全说了。

知了不停地聒噪，炎热的夏季到了。一个月没下雨，燥热的风卷起地面的风沙灰尘，搅得空气也躁动不安。

荆志马不停蹄地为赵远航奔波，找关系，走后门，请客送礼，但是得到的答复无外乎是：遗憾！无能为力！因为这件事是北京那边追查过来的，他们插不上手，只是协助。言外又说，如果赵远航就是不承认，他们没有根据，或许会争取时间通融一下。

一个月后江照林出院。赵远航有了消息，被判处有期徒刑五年。

苏杭是当天下午听到这个消息，她的脑浆就像是被离心机快速旋转后分了两层，赵主任的职业生涯就这么断送了？他那个家怎么办？她呆坐在赵主任办公室很久，直到夜幕降临才拖着疲倦的身体往家走。刚进家，电话铃就响了。她往沙发上扔下包，拿起电话。

"喂，老婆，你怎么样？"是建宁的声音。

"什么怎么样？不太好。"

"哦，无论如何听到你的声音，证明你没事。"

"什么意思啊？听不到声音就是？"苏杭突然明白建宁的意思，"放心，不会让你去监狱给我送饭的。"

"哈哈，不是这个意思，我知道你这个人太认真，不会有问题，不过这个社会谁都说不准。"一阵沉默，接着又传出建宁的声音，"赵主任不就是个例子吗？他的为人谁人不晓，但是他居然会在这里栽跟头。"

"你也知道了？建宁，我就弄不明白，一万元判了五年，上回那个市人民医院骨科主任收几万元也判了五年，这太不公平了。"

"什么公平不公平啊，是你太天真了，现在正好是医疗行业严打时期，谁让赵主任碰上了，命不好。"

"严打？法律也有浮动价啊，平日常价，过季了五折六折，紧俏了可以上调价格，这是什么逻辑。"

"老婆，你这几年在社会上白活了，那个什么，你也别激动，我担心你会受牵连。王瑞也在深圳，他也害怕。"

"都是王瑞害的赵主任，那个刘经理出了事就不见了，没出事天天在医院里晃，你不要和王瑞在一起，这个王八蛋。"

"你怎么了？好了好了，我想和你说件事，你还是别干了，你那个工作好在哪里？又苦又累又委屈，过来吧？和丫丫一同过来，丫丫在这里上学。"

"呜呜……"

"苏杭，听到没有？"

苏杭扔下电话，趴在桌子上放声哭起来。

十八、归 位

　　保洁大姐每天照例打扫赵主任的办公室，苏杭有时会在这里呆坐一会儿。这天午饭后，赵主任的妻子来电话："是苏护士长吗？我是赵远航的……"

　　"哦，您是文娟姐。"苏杭听出来是赵远航的妻子颜文娟，这几天一直惦记去她家看看，突然听到她的声音，心里禁不住涌起一阵酸楚。

　　"苏护士长，是我，你忙吗？如果不忙，一会儿我去办公室拿远航的东西。麻烦您帮忙整理一下好吗？"

　　"好的文娟姐，如果您不方便，我给您送去。"苏杭握紧电话，希望得到肯定的回答，她想去看看那个家，能帮上什么就帮。

　　"不用，我反正没事，吃完饭出去遛弯顺道，谢谢。"电话那头的声音很弱但很坚决。

　　"那好吧，我在办公室等您。"苏杭有些失望，但不惊讶，赵主任也是这个性格，不是一家人，不进一家门。

　　赵主任妻子颜文娟，高个瘦弱，脸色苍白，显得眼睛更大。她头上戴着一个很反季的棉线帽，苏杭明白她是为了遮盖抗癌化疗导致的秃发。她朝苏杭微微一笑，接过纸箱，里面东西不多，几本书和一个杯子。

　　"谢谢您。"颜文娟接过纸箱抱在怀里，不自觉地颠了颠，像是抱着心爱的孩子一样。她抬头环视房间，眼圈发红。

　　"不客气，文娟姐，以后有事一定告诉我，我会尽力的。"苏杭站在她身旁。

　　"谢谢。"颜文娟走到血透大门口停下脚步。"苏护士长，我去看远航了，他很好，我们没事的，放心吧，有事我一定找您。"

　　"您看见赵主任了？"苏杭迫不及待地问。

　　"嗯。"颜文娟眼泪夺眶而出，她低下头抽出一只抱纸箱的手，用手背抹了一把脸，转身匆匆下楼。苏杭杵在门口，眼泪禁不住在眼窝打转。她一转身发现身后站着几个人：廉家文、张淑琴，还有几个家属，走廊上还有一些人正往这里走来。她抹了把溢出眼角的泪珠，没说话，低头回到医护办公室。

血透中心这段时间被一种灰色的气氛笼罩着。整个金沙滩医院也是如此，许多人心里无法平静，有的人如坐针毡，更多的人在背后议论纷纷。

"一万元判五年？哎，太不值了。"

"倒霉呗，医疗行业严打整治时期，这小子顶风作案，还不加重处罚？"

"哼，赵主任都拿回扣，这个医院的医生还有好的？"

"这年头撑死胆大的饿死胆小的，要我就多拿，反正拿不拿都一样。"

"赵主任太可惜了。"

"以后可要小心，这钱可不是好拿的，共产党会秋后算账，到时候谁也保不了你。"

更让苏杭不能接受的是医院有些人竟然冷嘲热讽。

"看看吧！再让他嘚瑟，肾移植把自己移植进去了。"

"看似清高，好像不食人间烟火似的，一万？还不知有多少钱呢？"

……

八月末，纪委调查组又来到医院，从财务科、设备科以及各临床科室层层检查，对血透中心格外关照。苏杭又一次搬出所有的出库单、入库单、透析记录单，翻了个底朝天，得出的结论是：内部教育整顿。接下来一个月，每天晚上七点，医院所有中层以上的管理人员都要到小三层楼会议室接受普法教育。一个笔记本，一个圆珠笔，党员要求每天写五千字的心得体会，非党员三千字以上的心得体会，必须手抄，不得打字复印。有人开始认真地上网搜，从报纸摘抄相关内容，一人完成，大家共享，交出几乎一样的心得体会。再后来即是誊抄，有让家里学生代劳的，有让科室实习生帮忙的，笔记本上各种字体，各种墨迹，打印粘贴，五花八门。

普法教育刚开始时由纪委工作人员主持，后期是章副院长主持。听说荆院长也被纪委请去受教育，不同层次的人受教育的方式也不同；又听说荆院长要受处分。非常时期总是流言四起。

下班了，苏杭在医院食堂对付过晚饭，便来到小三层会议室，在签到簿上签完名，顺着中间过道往后走，后排靠窗是她的老位置。她懒洋洋地坐下，抬头看去，偌大的会议室里稀稀拉拉十几个人分散在角落里，三一群两一撮，叽叽喳喳不知在讨论什么，门口又有几个人陆续进来。会议室在三层小楼西侧，西晒的房间热得发闷，不知谁打开头顶上的吊扇，那吊扇吃力地转动起来，嗡嗡的声音先慢后快，吱呀呀连成一线，让人心烦意乱。苏杭不想和任何人打招呼，低着头摆弄手机。

"护士长，看什么呢？"声音闷闷的像打雷。

苏杭抬头一看是急诊科张主任。"没什么。"她笑了笑，随即瞪大了眼睛：张主任剃了光头，脸呈古铜色，皱纹深深地刻在眼角和额头上，像藏区老牧人。张主任去年被病人家属殴打致椎间盘突出，休养一段时间，不是已经恢复了，怎么变成这个样子？

"哈哈，最近迷恋钓鱼，晒的。是不是有点像施瓦辛格？"张主任幽默地说。

"迷恋钓鱼？"苏杭心里有些纳闷，他是苏杭在急诊上班的老主任，说话做事雷厉风行，性格直爽，一直坚持急诊第一线，急诊科就像他的家一样。手机突然嘀嘀响，苏杭低头一看是信息："反腐复反腐，反腐何其多，天天喊反腐，万事皆已腐。"她看着电话号码，瞥了一眼张主任，张主任也在看手机，"老百姓真有才啊！"

"开会了，大家静一静，开会了。"是办公室宋主任的声音，接着是刺耳的麦克风声，小唐屁颠屁颠地跑上台调整音量。

章副院长坐在台上，按照惯例，清嗓子，整理话筒，两只眼扫描台下，说了几句永远正确的废话，然后一本正经地进入复读机状态。他两眼盯着手中的普法教育材料，嘴巴一张一合，一头墨汁似的黑发不停晃动。大家开始认真听，过了不大一会儿就像是水开了一样，喊喊喳喳喧腾起来。劳累了一天的医生护士疲倦地瘫坐在椅子上，有的发呆，有的交头接耳，议论医院最近的八卦，有的讨论晚饭孩子等家长里短。"大家安静，不要说话，认真学习。"宋主任雷鸣般的声音响起，章副院长停止复读，瞪着台下，会议室出现片刻宁静。但是坚持不到十分钟，喊喊喳喳又盖过了章副院长高昂的朗读声。突然一个奇怪不合拍的声调在会议室角落响起，呼——隆隆，呼——隆隆，闻声看去，是神经外科的老主任仰头张嘴，引吭高歌。大家还没回过神，噗——呼呼、噗——呼呼，从另一个角落传来节奏相似的声音，是神经内科年轻的胖主任，闭眼低头，脑袋不停地上下左右晃动，嘴角流着哈喇子。这两位，声音一个高一个低，像是二重唱。"咔"，不知是哪位睡得正酣的主任发出像炸雷般的声音，鼾声停止，会议室突然安静下来，很多人捂着嘴巴想笑，有的人已经憋不住了。两个在周公处闲游的主任，不知是不是突然有了第六感，同时睁开眼睛，迷茫地看着周围，会议室终于爆发海潮一般的笑声。

"大家静一静，学习马上结束，静一静。"宋主任又一次站起来。苏杭几天来一直没休息好，困倦得眼皮直打架，被笑声一激，勉强打起精神撑到了散会。

轰轰烈烈的普法教育九月末才结束。令人意想不到的是，荆院长受这次事件影响，毫无预兆地离开了医院。金沙滩医院再次掀起波浪，人们猜测议论："荆院长犯了更大的错误，被抓起来了。""荆院长因为赵远航得罪了上级领导。"还有人说荆院长得了不治之症。几天后，荆院长出现在医院中层领导话别茶会上，谣言不攻自破。他调到市食品卫生检验局担任副局长，这个职位看似升了，其实他心里明白，是末尾的副局长，也就挂个名而已。医院的人们忽然又想起来，群龙无首，现在谁能担任一把手？这等大事迅速成为大家关注的焦点，很快就有了五花八门的小道消息：有人说刘洋要回来，有人说上头空降院长，有人说内部选拔，各科主任都有望，还有人说这次要竞聘，像外国人竞选总统一样，年轻、高学历、党员都有望参加评选。当然，说章副院长有望升为一把手的人也不在少数。

不久，爆炸性的消息再度传来：刘洋真的回来了。苏杭在办公室看到他，惊奇地张大嘴巴：十几年不见，当年风华正茂的小伙子已变成短发平头的中年男人。她打量刘洋：四方脸没变，除了添了点岁月痕迹，眼角多了些皱纹，眼睛依然炯炯有神。

"怎么样小苏，还好吧？"刘洋声音洪亮，语速快，这点也没变。

"哪来的小苏啊，老太婆了，不过小苏就小苏吧，显年轻。"苏杭笑着，猛然间脑海里又跳出荆院长和赵主任，随即黯然，补上一句："马马虎虎吧。"

"哦，十多年没见，叫顺口了。你和以前一样没变化，工作做得有声有色，远近都有名。"刘洋依旧富有亲和力。苏杭想起第一次认识刘洋的情景。刘洋晚她两年入职金沙滩医院，那年高新区春季运动会，各个企事业单位包括外资及合资企业都踊跃参加，摩拳擦掌，似乎把这一天的比赛当作证实自家实力的砝码，那重视程度绝非等闲。但是历年来运动会，金沙滩医院总是垫底。人们揶揄说：金沙滩医院的人都在奶水（来苏水的谐音）里泡大的。话不好听只能默认，比赛成绩明摆着。医生护士二十四小时轮转工作，累得像个狗熊，哪有时间锻炼身体。苏杭是运动会医疗救护队队员，那天骄阳似火，连续一个月没下雨，空气干燥得呛人。运动场上人海如潮，锦旗飘飘，五月春风刮得风沙在地上打旋，吹得人们睁不开眼睛。跳远、跳高、铁饼、铅球，百米跑道边上聚了很多围观的人。发令枪呼地一响，只见一个身着红色背心深蓝短裤的矫健身影飞一般跑在最前面，看台上和跑道周围的观众齐声呐喊"加油！加油！"跑道周围围聚的人越来越多，坐在看台上根本看不到。一阵风卷起一层沙，苏杭正拿着纱布抹眼睛，欢呼声传来，比赛结束。

"有创可贴吗？"苏杭眯着眼，眼前是一个一米七五左右看起来蛮斯文的小伙子，红红的脸，穿着红色背心和深蓝色运动短裤，两手叉腰，胳膊上的肌肉和血管条条可见。"这血管不用扎止血带。"她心里习惯性地做了职业判断。这个人不就是刚才百米赛的飞人吗？

正在这时，高音喇叭响了。"金沙滩医院刘洋荣获一百米竞赛第一名！"

苏杭惊喜地站了起来。"你是我们医院的？"

"对，刚来，办公室刘洋。"

急诊科张主任是医疗救护队的队长，一下子从座位上窜了起来。"小伙子，厉害，厉害，给医院争光了！"他一把握住刘洋的手，苏杭看到刘洋的脸都变形了，嘴里却说："主任过奖，我刚来，还没在奶水里泡软。"

刘洋的信息很快被挖出来，首都医学院管理系高材生，父亲是省城领导，本来可以留在省城工作，但他坚决要回老家滨海市高新区。刘洋性格率直，做事勤快，在医院里很有人缘。虽说他"短平快"，有时说话很呛人，但这无妨大家对他的认可。两年后，按照国家干部队伍年轻化、知识化、专业化的政策方针，刘洋成了医院行政后勤副院长，不久去了中央党校学习，而后听说在基层医院当院长，就再没见着。

"哎，小苏，苏护士长，你有事？"刘洋注意到苏杭抱着蓝色的文件夹。

"哦，办公室要後藤院长的资料，我送来了。"苏杭回过神来，打开文件夹，翻着里面的纸张。

"後藤院长？还是那个日本宫古市的後藤院长？和我们医院还有联系？"

"当然了！'变本加厉'。"苏杭故弄玄虚地笑着说。

"哦，宋主任和小唐都不在，今天到市区卫生局办事，你给我吧，他们回来我转交，可以？"刘洋问道。

"好的，谢谢。"

"领导，桌子已经安装好了，您看还有什么要吩咐？"一个提着工具箱的后勤师傅站在他旁边。"领导"是当地人对当官的统称，有时也会用于开玩笑中。当然后勤师傅不会在这个时候开玩笑，刘洋还不知道什么职务，称"领导"恰当。

"好，没事了，谢谢。"

苏杭突然注意到办公室内间，原本是存放书籍、杂志和办公用品的仓库，黑乎乎的没有窗户，白天也要亮着灯，里面竟然放了一张桌子。"这是？"

"就是找个地方办公，没什么。"刘洋风轻云淡地说。

刘洋回来上班，似乎告诉大家金沙滩医院一把手已成定局，但在办公室仓库里办公又让人摸不着头脑。"嘿，有深度的领导都这样，做给大家看的。""这小子在中央党校学到精髓了？喜欢延安窑洞。""什么意思啊？现成的办公室不去，在仓库里设案桌？"各种议论猜测纷至沓来。有些人挖空心思打探消息，也有人漠不关心，谁当院长都一样，事不关己高高挂起。还有的人在看热闹，看这剧何时终了。

更多小道消息源源不断地传来，精明人加以剖析汇总，得出结论，刘洋最有可能成为金沙滩医院一把手，但是章先廊也不可忽视。一些嗅觉灵敏的人开始有事没事到办公室找刘洋套近乎，但都吃了闭门羹。刘洋像一个游神，白天晚上往临床科室里跑，也不定在哪个科室。章副院长最近更不见踪影，只有在周五院周会上才露出一半脸，常常开会中途离开。

纷纷攘攘中迎来了中秋，中秋节是胶东很重要的节日，仅次于春节。除了朋友亲戚之间请请客、送送礼，那些心机重的，想升职的，想扩大人脉的，想巴结领导办事的，也都不会浪费这个传统节日给予的大好机会，于是乎大街小巷有要职的领导楼下，晚上常见神出鬼没的车辆。但金沙滩医院家属楼冷冷清清，有的人风趣地说："今年要过一个'革命化'的中秋节喽。"言外之意就是送礼都不知送给谁。还有文化人把杜甫《茅屋为秋风所破歌》编了一个打油诗："八月秋高中秋到，卷我屋里三重礼，礼飞不知洒何处？无可奈何自消耗。风雨不动安如山。呜呼！何时能把礼送到。"

中秋节过完，紧跟着国庆节。国庆节前一天突然下了通知，召开医院中层以上领导会议。警觉的人们马上知道，见分晓的时刻就要到了。果然不出所料，组织部两名工作人员郑重其事地宣布：章先廊为金沙滩医院院长兼党委书记。刘洋为金沙滩医院行政后勤副院长，廉家文为金沙滩医院业务副院长。这一消息无疑在医院里炸开。

"章先廊是什么来头？当然走的是夫妻线。""张淑萍厉害了，现在是滨海市副市长，主管文教卫生。"

"刘洋的父亲官更大，但已退居二线。""据说刘洋和章先廊谁是一把手，上头意见不统一，闹得可凶了。""刘洋原本奉旨空降到金沙滩医院当院长，组织部办理组织关系调动过程中，上头一个很重要的领导说了一句话，废了。"

"廉家文呢？廉家文什么来头？农村娃。""听说他家中央有亲戚。""嘿，家里卖了两头猪送礼换的。""这小子，连主任都没当过，当院长能行吗？"

传言对第一二号人物说得靠谱，但是第三号人物完全不是这样。廉家文正逢中央再一次强调干部队伍年轻化、知识化、专业化的制度落实。廉家文二十八岁，年轻，研究生毕业，肾内科血透专业，完全符合"三化"标准。而且他又是党员，工作勤奋努力，善于为人处世，人缘好，去年还拿了滨海市先进青年标兵称号。这就叫作：生逢其辰，赶上了。

十九、承包

秋雨淅淅沥沥下个不停，二〇〇二年十月十日，血透中心成立十二周年纪念日。连续几年举办肾友会，但今年苏杭实在提不起兴趣，庆祝活动改为血透工作人员聚餐。中午时分雨还没有停止的迹象，这雨密如烟雾，厉如花针，细如牛毛，时缓时紧，偶尔一阵疾风骤雨扑在窗上，发出急剧的鞭打声音。

中午病人上完机，苏杭坐在饭厅，母亲做了她最爱吃的豆角排骨包子，今天嚼起来干巴巴的没滋味。她看着窗外细雨潇潇，心里不免涌起凄风苦雨之感。赵主任离开一年多，血透中心这一年就在这风雨中摇曳，医院新的领导班子上任，不温不火，似乎忘记了血透这个科室。

赵主任怎么样？据说从看守所转到南岩监狱服刑，监狱和电影上描述的一样吗？他能做什么？一定找时间去看看。她又想到血透的命运，今后会怎样？早先有荆院长保驾护航，赵主任挡风遮雨，她只管埋头前行，顺风顺水。可是这两个人都已经离开，这儿成了被遗忘的角落。章院长在全院职工大会上反复强调，医院要重视大内科和大外科的发展，只字不提血透中心。特别是最近医院中层领导大换血，有好几个主任和护士长莫名其妙地被替换，弄得大家人心躁动，不能安心乐意地工作。应了那句话："一朝天子一朝臣"。廉家文虽然是副院长，但他好像没有什么话语权，苏杭每次问他医院领导对血透的打算，他总是两手一摊，瘪嘴耸肩，一副无奈不知晓的样子。苏杭心知章院长对她不感冒，唉——大不了"三十六计走为上计"。建宁在电话中总是劝她辞职，是啊，何必在一棵树上吊死？

正想着，艺潼急急跑进来，"护士长，唐维力到现在也没来透析，电话不通。"唐维力自从吃了五台山仙药，经常隔三岔五停透一次。这次已经一周没透析，每次都有电话告知，今天为何联系不上？常规透析病人如果突然没有音信，可不是好事。

"唐楠电话也不通？"苏杭问。

"给唐楠打了几个电话，提示不在服务区。"

"等会吧，可能在路上，也许下雨的原因，过一会儿可能来了。"苏杭自圆其说，其实她的心里也没底。

起风了，窗外的雨抽打在玻璃窗户上，发出噼里啪啦的响声，不知谁把室内的花盆搬到窗外的窗台上，枝叶被风雨抽打得东倒西歪。雨水顺着玻璃往下急流，瞬间在窗台上聚成汩汩溪流。天空依旧灰蒙蒙的，透析治疗室亮开了灯。苏杭每隔一段时间要在透析治疗室巡回一次，一是观察透析病人有无病情变化，及时掌控他们的透析治疗状态，二是检查护士们的工作情况，透析机运行状态、板面数据和透析记录单是否记录完整。这是她做护士长以来一直保留的习惯。

"谁的班啊？到点了还没测血压。"她把病历夹往桌上一摔，声音充满焦躁和责怪。正在和病人聊天的蒋小燕连忙跑过来，惶惶地说："对不起，护士长。"

如果是往日遇见类似的情况，她总会自己动手测血压，当班的护士看到也会跑过来内疚地说：对不起，护士长，我来。有的看到苏杭在记录单上签字，也会惭愧地告诫自己下一次不犯毛病。

今天不知为什么她压不住火。

苏杭看着蒋小燕手忙脚乱地测血压，心里隐隐感觉不好受。这小姑娘长得很漂亮，工作过得去，就是喜欢说话，只要她在就缺不了她的声音。

苏杭拿起李伟良的透析记录单。"李伟良，今天血压升这么多啊？没感到难受？"李伟良最近状态不错，刚刚办了一个英语学习班，平日一三五晚上，周日全天开班上课。

"嗯，护士长，不好意思，昨天同学来了，喝了几杯，下次一定注意。"李伟良眯着眼睛，嘴角讪讪地笑着。

"呵，敢情少喝水是为了护士长的？这是你的命哎，搞清楚好吧？"苏杭板着脸看着李伟良，但李伟良依旧笑嘻嘻：

"嘿嘿，道理虽然明白，但是管不了嘴啊，上课讲话多，嘴巴都粘到一起了。"

"自己看着吧，血压都高了。"苏杭缓了口气，放下李伟良的透析记录单，转向下一个病人。

"护士长。"王建国戴着老花镜，手里拿着报纸朝她挥手。

"护士长，你看，国家又出新词'新型农村合作医疗'。今天的报纸，农民以后也要纳入大病统筹。"王建国低声说。

苏杭接过报纸，《滨海晚报》头版头条，《中共中央、国务院关于进一步加强农村卫生工作的决定》明确指出：要"逐步建立以大病统筹为主的新型农村合作医疗制度"。

"好事啊，农民以后也能报销了。"她露出了一丝笑容，说话的声音也复原。

"嗯，这是中央的政策，落实到咱们这里还不知道猴年马月。"王建国把老花镜推到脑门上，看着天花板。

苏杭没吱声，继续盯着报纸，"新型农村合作医疗，简称'新农合'，是指由政府组织、引导、支持，农民自愿参加，个人、集体和政府多方筹资，以大病统筹为主的农民医疗互助共济制度。采取个人缴费、集体扶持和政府资助的方式筹集资金。"

电话铃响，她抬头看到许若走了过去。

"王工，你说得对，你看报纸上写着：'新型农村合作医疗制度从2003年起在全国部分县（市）试点，到2010年逐步实现基本覆盖全国农村居民。'是需要一段时间。"苏杭说完不等王建国回应，又来一句，"不过有希望了。"她两手翻腾着报纸，上下搜寻新消息。

"护士长，办公室电话，章院长找你。"许若走过来趴在她耳边，"这把火终于要烧到血透了。"

苏杭瞪了她一眼，没说话，把报纸还给王建国。

章院长办公室就是原先荆院长的办公室，自从他当上院长苏杭再没来过，本来很熟悉的房间，突然感觉很陌生。原先荆院长办公室有两张写字台背靠背放置在窗台下，早先王副院长坐在对面，王副院长退休后，荆院长依旧保留原来的桌子。如今两张桌子换成了一张老板桌，椅子是高靠背的老板椅。窗帘换成新绿色，墙面重新粉刷，依稀可见几处粉刷后留下豆腐渣样的痕迹，一幅"天道酬勤"的字画不知出自于谁手挂在进门墙上。

廉家文，廉大夫，不对，廉副院长看见苏杭进来急忙站起，"护士长来了，快坐。"他笑着指着旁边的椅子。苏杭没说话，朝他一笑。

章院长正在看什么文件，抬起头："苏护士长来了，辛苦了。"

苏杭竟有些感动，她不知道章院长会说这样的客气话，忙不迭地说："不辛苦章院长。"

刘洋副院长坐在椅子上没动，朝她笑了笑，"病人都上机了？小廉说这个时候血透比较空闲。"

"是啊，如果病人没有特殊情况，现在比较空闲。"苏杭坐下，一边卷着手里的笔记本，一边抬头看着坐在原先荆院长房间的章院长，感到特别不是滋味。章院长还在低头看文件，从侧面看精神不错，面色红晕，鼻梁上的眼镜是新换的，头发一丝不苟，黑又亮，向后倒梳，缕缕发丝拢起，形成条条沟壑，像梯田一样整齐，一身崭新的西装，脚下是皮尔·卡丹皮鞋，跷着二郎腿，右脚尖很有节奏地上下点击地面，发出轻轻的哒哒声音。桌子上摆着她老婆和女儿的照片，是艺术照，张淑萍的确很上相，一袭白裙子，脚下一个花篮，十多岁的女儿蹲在一旁看着前方。

章院长似乎觉察出苏杭在看照片，脸上涌起了满足和自豪，他抬起头，眼里春风得意，指着墙上的字画。

"这是我老婆特意为我书写的'天道酬勤'，呵呵。"章院长拿起了杯子，也许只有喝水才能掩饰他内心的激动。

苏杭无语。难不成是让我来观赏他家？你就是把你的结婚照片放在桌子上，又能证明什么？她装模作样看着墙上的字画，脑子里突然冒出范进中举，他老丈人送他一副猪大肠表示祝贺的情景。

"苏护士长，忘记告诉你，你们科的病人唐维力昨天晚上死了。"章院长话锋一转，竟然是这个消息。

"死了？怎么回事？是什么原因？"虽然心里有过这种猜想，但是突然的消息让她也有些吃惊。

"不知道，这家人真能穷做（*任性胡做*）。死了也好，你们也清闲了。"

什么？似乎听不明白了！平日里章院长把唐维力当亲爹照顾，甚至超过他亲爹。屎盆子都抢着倒。没等她反应过来，章院长翻开本子，开始正题。

"苏护士长，那个什么，"章院长打着官腔。苏杭呆呆地看着章院长的嘴，大脑还停留在刚才得到的信息中，唐维力的死因是什么？透析不充分？意外？猝死？章院长对此的态度怎么会这样？

"廉副院长现在是业务院长，但是他本人要求继续在血透工作，嗯，年轻人不想丢下业务也好啊。院领导经过反复研究决定，廉副院长监管血透的医疗工作，你呢？"

来了，重点来了。苏杭回过神，静听下文。她讨厌这种说话大喘气，手里的软皮本翻来覆去地卷着。

章院长端起茶杯，打开盖，吹着上面漂浮的茶叶啜了一口。他放下二郎腿，朝着旁边的纸篓把喝到嘴里的茶叶吐了出来，咂咂嘴。

"嗯，你的工作院领导还是很满意的。"他说着身子快速朝后一仰，老板椅颤抖两下。"今后你要全盘负责血透工作。廉副院长以后的工作会很忙，不可能始终在血透。血透医生呢，我的意见是由肾内科医生轮转，血透嘛，就这点专业，很简单，你们护士就可以干了，我听说日本後藤院长那里没有医生？"

苏杭怔怔地看着他的嘴巴一张一合。

"你先谈谈你的想法，今后血透发展，你有什么计划。"章院长说完身子离开椅背，慢动作前倾，又端起水杯，打开盖，嘴巴噘起，眯着眼睛吹着水面上的茶叶，小心地品了一口。

血透医生？廉副院长监管？发展计划？苏杭脑子混乱如浆，想都没想脱口说："赵主任曾经交给医院一份血透发展的五年计划，还有章院长，血透必须有专职医生，国情不一样没有可比性。而且我担当不起这么重的工作，应当由廉副院长主管，我……"

苏杭还想解释，却被章院长粗鲁地打断。

"赵远航已经翻拍了，不要再提，你怎么能担当不起？廉副院长极力推荐你，院领导已经决定你以后负责血透工作。院领导决定的事情不要讨价还价。"

苏杭两手汗津津的，软皮本已经给捏成了饼，心里也翻腾着。讨价还价？做与不做应当征求我的意见，难不成这届领导就是这样做事的？再者我刚知道医院对血透的人员安排，我会有什么想法？她抬起头瞥了一眼廉家文，廉家文朝她使了个眼势，嘴角一咧。哎——苏杭不说什么了，沉默就是最好的回答。

"那个，嗯，血透比较特殊，是日本人帮助组建的。经院领导反复研究，决定你们血透实行承包制。具体方案你回去想一想，廉副院长协同你共同拿出草案。"章院长拿起桌上的杯子咕咚、咕咚喝了两口，他放下杯子，抹了一把嘴角。"当然医院也可以拿出承包方案。"

"承包？章院长您的意思是血透下一步要承包？"苏杭反问道，承包不是新词，这几年听得耳朵都磨起茧子了，民间不是流传这样的口头语吗："一等人是官倒，出了事情有人保；二等人当经理，游山玩水享清福；三等人搞承包，吃喝嫖赌全报销……"医院科室承包也早有耳闻，几年前章院长曾提出金沙滩医院科室承包方案，当时血透中心未列入承包科室内，但后来不知什么原因这项宏伟计划流产了，据说是荆院长坚决不同意。

"嗯，上头早就有文件提倡医院科室承包制，我们现在做已经晚了，先前有很多成功的例子和经验，这就像当年农村搞生产责任制一样，不是也有很多人反对吗？但实践证明是完全正确的，下一步我们医院还有几个科室也会搞承包制，我们正在研究。"他停了下来，看了一眼刘洋，又继续说："很快就会看到我们医院的新气象，历史会揭开崭新的一页。"他把手中的笔往桌子上一触，好像雄心勃勃。

"对你们血透中心，这几年医院花了不少精力、物力和财力。设备投入、人员培训、出国学习……"章院长握着拳头伸出一个个手指头数落着。"去日本就有十多次了吧？赵主任去日本好多次，为学习肾移植，去上海进修，日本学习，但是最后，哎，医院损失很大，承包制就不会出现这种现象。"

"章院长，赵主任出事，大家都很惋惜。再者我们医院每次派人去日本进修学习都是後藤院长担负的费用，後藤院长每次来中国也是他自己承担费用。至于设备投入、血透人员业务学习，後藤院长……"

"赵远航不要再提。後藤院长自己花钱不是钱啊？那钱会白花的吗？羊毛早晚要出在羊身上。"

"什么？章院长，我没明白。"

"你怎么还不明白？回去好好琢磨一下，现在这样做就是考虑你们血透特殊情况，其实是照顾你们了。如果你们不想承包，医院也可以找外人承包。我们正在做下一步调查。"

"你……"苏杭还想辩论，刘洋向她摇头，不让她再说。

"章院长，我和苏护士长会拿出方案的，过几天提交给院部。"廉家文红红的脸，终于说话了。

苏杭记不得是怎么离开章院长办公室的，走廊很暗，办公室、医务科、财务科、护理部……护理部门开着，里面的光线在走廊上投下一个长方形的影子，苏杭步履沉重，整个人已在长方形的光影中，王岩一把拉她进来。看样子王岩是专门在这里等她。苏杭看见王岩，眼圈一红，眼泪就掉了下来。

"哎哎，怎么回事啊？满走廊都能听见你的声音。"王岩关上门，递上纸巾。

苏杭一五一十地诉说，末了，"章院长说'後藤院长的钱不是白花的，早晚要羊毛出在羊身上。'什么意思啊？这不在侮辱人嘛？要我负责整个血透，是不是应当征求我的意见啊？这么武断！"

"哎哎哎，苏杭，你又不是小孩子，怎么这么激动，冷静下来。"王岩搬过凳子，按住苏杭肩膀坐下。

"咱先不说後藤院长，就说你吧，医院是重用你，大家对你的工作都很认可，你看现在谁能挑起这副担子？况且还有小廉这个副院长帮助嘛，你绝对没问题。再说科室承包，这不是我们医院独创的，你也不陌生，几年前有几家医院已经开始搞科室承包制，我们医院现在是征求意见阶段，并没有说就要你承包。"

"王岩，说白了吧，如果要我负责，第一我不会承包，第二如果征求我的意见我不会同意承包，第三，我不能让血透中心在我手里变质。"

"哎哎，说你'促狭嘴'你还真是了。我告诉你哦，第一，你这小胳膊拗不过大腿。第二，你不承包，如果医院让别人承包了，你会更难堪。第三，承包是有合同，有制度的，怎么会说'变质'了？作为好朋友劝你，好好想一想，别固执了。"

苏杭低着头用纸巾擦了一把脸，没说话。

王岩继续说："再说後藤院长吧，後藤院长是一个深明事理的人，这么多年总是默默无闻，无怨无悔，尽心尽力支持医院的发展，支持血透的发展，从来没有过问和插手我们医院的管理，也许你承包了，他还高兴呢。"

苏杭突然想起好久没和後藤院长联系，算起来有大半年了。去年江照林肾移植手术后，後藤院长在网上询问移植手术和病人恢复情况，苏杭支支吾吾回答，担心他提起赵主任。她记得最后一次联系是春节后，他收到後藤院长和沼崎祝福春节快乐的邮件，她也回了信。从那以后，哎——血透中心这样的状况她实在没有心情，也不知道如何向他解释。奇怪的是最近几次上网登录 MSN 视频没见到後藤院长和沼崎的影子，按照常理，沼崎会留下信息。後藤院长怎么样了？这可不是後藤院长做事的风格，他会关注血透中心的发展。怎么回事啊？

果然不出章院长所说，几天后又有几个科室主任被约谈，皮肤科、血液肿瘤科、牙科、耳鼻喉科……

真是"运交华盖欲何求，未敢翻身已碰头"。十月末，滨海市医保新政出台，大病统筹的病人要到医保定点医院治疗才能报销。"血透"这两个字又被各家医院嗅觉灵敏的人嗅到金钱味道。几个月时间，血透如雨后春笋在滨海市各医院纷纷冒出。这就意味着金沙滩医院血透中心有一部分外地透析病人可能流失，本地的病人也不一定能保住。这消息让苏杭更加劳心焦思。

"苏杭，今天晚上有时间吗？"中午两班病人正在上下机，一片忙乱中王岩打来电话。

"我一个人，时间自由，有什么事啊？"苏杭有气无力地说。几天来她一直没休息好，昨晚睡前吃一片安定，眼睛很亮，半夜又加一片，眼睛还是很亮，下半夜又加一片，瞪着眼睛到天亮，绵羊数了几个来回，都数出羊仔了。不过现在药片起了作用，迷迷瞪瞪一上午，她强打精神在工作。

"就这样，六点，丽萍来接，医院西门左边那棵芙蓉树下，不见不散。"

"哎哎——"

"嘟嘟嘟"，王岩挂上电话。苏杭拿着手机，"切，这是什么事啊？"她小声嘟囔，脑子里又想起昨晚和建宁的电话。昨晚电话里几句话就和建宁杠上了，火药味十足。建宁根本没有耐心听她诉说，"离开医院，干什么不行。"而且很霸道地告诉她："喜欢这个工作不要紧，来深圳，深圳这里的医院比你们医院强多了，有外资医院，也有合资医院，你如果愿意去公立医院也可以，我现在就着手办理，你马上辞职。"说完也是这样把电话扣了。

"你问我的意见没？哼，霸道的人，一个德行！"她心里说。

她突然想起陆语，她们好久没联系，陆语在日本怎么样了？王岩和陆语都是好朋友，但她从内心感觉是不一样的。她和陆语在一起轻松自然，毫无隐讳和顾忌，每当有什么问题都会对陆语哇啦哇啦和盘道出，陆语也会晓之以理地帮她分析，出招解决问题。王岩虽然是好朋友，但现在是上下级，说话也不能随心所欲，而且常常是命令式。

已近深秋，落日的余晖尽情地在无际的苍穹上空涂鸦，团团云朵被涂上深浅不均的胭脂，飘浮在碧蓝的西半边天际上。下班的人流在马路上涌动，夕阳像是裹了一层外纱，给大地抹上灰蒙蒙的金色，也给匆匆行走的人们披上一层朦胧的彩光。苏杭出了医院西门牌坊，立在泰山路人行道旁那棵最大的芙蓉树下。说也奇怪，人行道旁一排芙蓉树，同年同月同日种植，单单这棵树鹤立鸡群，枝叶茂密，树冠像是皇帝出行的华盖一样。即使在万物已趋萧条的深秋，满树的枝叶已卷金边，依然保持着雍容华贵之气。

苏杭不想看到熟人，低着头用脚尖拨弄着树下的落叶，圆的，椭圆的，枫叶状的，芙蓉树的叶子像一个小小的芭蕉扇，落地也非同寻常。"哎，一叶知秋！"即使你再非同寻常，你也只是一片叶子，挣脱了树干却挣脱不了命运的归宿，没有什么力量可以让你重回枝头，鲜绿如初。"桐庭多落叶，慨然知已秋"，她想起诗人陶渊明忧落叶之悴，心里不免涌起一份惆怅。

一辆黑色的日本雷克萨斯轿车驶入人行道，在芙蓉树旁停下，苏杭想避开车上下来的人，转身溜溜达达往前走，边走边看手表，都已经六点三十分了，王岩真够磨叨。雷克萨斯又启动滑行，好像跟着她的步伐，车窗徐徐打开："苏妹妹，葬花啊？嘻嘻。"是王岩，这鬼家伙什么时候弄了个雷克萨斯，定睛再看，司机竟然是丽萍。她们俩的头在摇下的窗户框内，朝着她笑。

苏杭快步走过去，拉开后面的车门，坐了进去。"嘻嘻，哈哈，苏杭啊，我们在后面看着你，真像是林妹妹葬花。"王岩嬉笑着说。三姐妹好久没凑在一起，见面自然亲热如故，暂且把医院福尔马林、尿素、透析、医保、医改、白色的恐怖和最近发生的事情统统抛到爪哇岛去吧。

"得了吧王岩，少笑话人。哎，丽萍你什么时候学会开车了？"苏杭问。

"离开医院，为了生存。"丽萍剪了短发，比以前更精神。

"你家两个宝贝还好？还有你们家的董事长？"苏杭又问。丽萍离开医院第二年又生了个男孩，现在大的孩子在读中学，小的孩子也上小学了。

"马马虎虎吧，我家那位孩子爹整天不着家，管不了他，儿子嘛除了淘气都挺好。"从后视镜里看到丽萍满脸幸福，特别提起儿子眼睛发亮。

"什么马马虎虎，别卖乖了，今晚一定吃穷你，带我们上哪里啊？"王岩说。

"好嘞，跟我走吧。"丽萍加大油门，呼的一下，汽车从人行道滑入马路，飞驰而去。

来到上苑酒店，像是进了人间仙境，一进门一个长发女孩坐在白色的三角琴前，手指间流淌出"秋日私语"委婉动听的曲调。两个服务员把她们引进已经定好的雅间。柔和的灯光，一张深红色厚实的木桌，两旁是皮沙发。王岩把手提包往沙发上一扔："哎，人和人真的无法比啊，苏杭我们是不是该换个活法了？"说完脱下外衣搭在沙发背上，服务员礼貌地弯下腰取过她的衣服挂在门口衣架上。王岩吐了吐舌头，笑了笑。此刻她完全抛弃护理部主任严谨、不苟言笑，嬷嬷一样的面孔。

苏杭感到吃惊，滨海市什么时候有这么一家酒店？不光不比在日本见到的酒店逊色，而且略高一筹。她脱下外衣，服务员也将她的外衣挂在门口的衣架上。

"来，王岩、苏杭，你们想吃什么？"丽萍坐下，服务员将白色餐巾铺在每人前，刀叉分开置于白色金边的碟子两侧。是西餐。

"随便。"苏杭说。

"怎么能随便？便宜她了，我来。"王岩说。她翻着精致的菜单册子，一页页从头到尾，又从尾到头。最后仰着脸问服务员："有什么好吃的推荐一下。"

"我们这里有澳大利亚牛排、意大利面、三文鱼……"服务员翻着彩色书页耐心地介绍。

"得了，还是让主人点吧。"王岩又把菜本推到丽萍眼前。很快饭菜上来，八成熟牛排、培根芦笋卷、芝士焗土豆泥、罗宋汤、蔬菜水果沙拉、提拉米苏，琳琅满目一桌子，丽萍要的鸡尾酒，名字非常好听：完美一天。

"来来，为完美一天干杯！""来来来，为友情一醉方休！""为相聚干杯！"

"三朵花"见面有说不完的话，急诊、妇产科、血透。孩子、老公、父母。辞职、下岗、工作。酒精在胃里发酵，引发语言中枢兴奋，话就没完没了。

"苏杭，听说你要当包工头了？"丽萍脸已上色，红晕晕的好看。

"什么话？'包工头'？是科室承包负责人，苏杭还是护士长，负责整个血透中心。"王岩喝得有点多，举着酒杯，眼睛里全是"完美一天"。

"一个样，要我说啊，你也别干了，建宁不是在深圳吗？分居时间长了会出毛病的，辞职吧，像我一样不也挺好的嘛。"丽萍低头拿着刀叉在分割牛排，头也不抬继续说："就是不辞职现在想离开医院的方法很多，我听说耳鼻喉科主任和儿科那个海归医生都办了停薪留职？这不挺好的，不要工资，职务留着，实在不行再打道回府。"

"哎哎——丽萍你的消息挺快啊！你以为你们开夫妻店苏杭就要和你一样啊？你以为天天在老公身边就不出问题啊？别这么小看建宁兄弟，苏杭没问题。"王岩真的有点多了，她摇着高脚酒杯，都要晃了出来；小口一啜，一仰脖喝了下去，服务员立即又给她斟满。

"我怎么了？王岩，我们三人在一起你就偏心苏杭，你一路和我絮絮叨叨，苏杭心情不好，苏杭郁闷，苏杭这，苏杭那，现在我想谈苏杭的事情，你怎么左挡右拦，干嘛不让我说？"丽萍也端起酒杯一口喝了。

"对对对，今天的主角一直没说话，都让我们两个说了。苏妹妹，今天这次聚餐是丽萍提出来的，第一，我们姐妹仨好久没聚，是姐妹相聚。第二呢，就是为了你，最近发生太多的事，为了让你开心。第三呢，我是金沙滩医院护理部小领导，借花献佛，做你的思想工作，打开你心灵的窗户，放下包袱，努力工作。"王岩又喝了一杯，眼睛都红了，她举着空杯子，"我那个兄弟建宁，昨天给我电话，要我劝你辞职，离开医院，我告诉他，这是你自己的事情，你自己决定。"

"要我看啊，苏杭你不如停薪留……"丽萍又要说话，却被王岩阻拦。

"丽萍别插嘴，让苏杭自己决定。"

"不，我一定要好好劝劝苏妹妹……"两个人你一言我一语竟然杠上了。

苏杭今晚话少酒也不多，不过对她这个平日滴酒不沾的人，已经是极量。她红着脸看着两位好朋友为她的事争论不休，她想插嘴也轮不上，不过心里热乎乎的高兴，无意中抬头看到墙上的时钟，八点了。突然想起今天是周六，是和沼崎约好的"891MSN"时间，已经半年多没在视频中见到後藤院长，沼崎怎么也消失了，他们有什么事吗？不见也好，如果见了，我怎么说呢？

记不清是谁把她送回家的，她只记得手机铃声把她吵醒，她慢腾腾摸出手机，"喂，您好，哪位？"

"喂，苏杭，怎么了？我打了 N 个电话也不接，忙什么呢？"是陆语的国际长途。

"陆语，敢情你还记得我。"苏杭使劲地让自己清醒。

"你是睡迷糊了？还是喝酒了？你不是不会喝酒嘛，怎么样？你们医院领导换了？工作顺利？"

苏杭很想把心里的郁闷全部倒出来，但嘴上却说："是啊，你的消息真是灵通，换了，工作马马虎虎吧。你怎么样？乐不思蜀了吧？"这么远，又是国际长途还是省点钱吧！况且远水解不了近渴。她拿着电话心里想着摇了摇头。

"别这么要强，工作悠着点。我一般吧。好久没见你，想你了才给你电话。那个，苏杭你知道吗？後藤院长胃……"电话突然断断续续，越来越小，听不清了。一会儿又传来："喂，喂，听到了吗？"

"听到了，你刚才说什么？"苏杭的眼皮在打架，她翻了个身，保持清醒。

"後藤院长被诊断为胃癌，刚做完手术，切了三分之二的胃。"

"什么？陆语你说什么？"苏杭瞬间醒了，猛然坐起。怪不得这半年多没有後藤院长的消息。"现在怎么样？"她焦急地问。

"我也刚知道，现在已出院了，手术做得很成功，你不用担心，过几天我去看看。"

苏杭没说话，她的脑子里满是可怕的字——"癌症"。

"喂喂，苏杭，你快睡吧，等我回去再聊，记住工作悠着点干。晚安！"

"晚安。"

苏杭完全没有睡意，她拿着手机在床上呆坐了一会儿，胡乱披了一件衣服，摸黑奔向书房，打开了电脑。

第二天刚上班就接到一个病人的电话："护士长，今天不要排我，天气不好，我不去了。"苏杭知道是借口，这几天有不少这样的电话。透析病人在一个地方熟悉了，就像一个家一样，轻易不会离开，要离开也会先到新的地方透析一两次，感觉不错再回来办手续。医保新政策让各医院血透中心从服务到价格都开始竞争，当然价格是国家定的，不能改变，但可以变通啊，各医院五花八门新招百出，给病人报销车费，给病人备中午饭，给病人补助，等等。更有的地方出现"病霸"，听说过学霸、球霸、土豪霸，还听说过恶霸、路霸、乡霸，"病霸"可是划时代的新词。"病霸"一词出于病人用于病人，本身就是霸气的病人，在乡镇基层一带他们可以遥控病人到哪个医院透析。"病霸"不是免费的，每介绍一个病人，医院给他一定费用，特别是在基层医院，为了招揽病人，这又名"介绍费"。

责任承包还没有头绪，病人又开始出问题，真是"前庭摆擂，后院失火"。她坐在护士站内，两手十指相扣搭在护士台上，眼球固定地盯着一处。後藤院长胃癌？不知手术后现在怎么样了？昨天晚上她给沼崎写了一封邮件，相信他收到邮件一定会给自己回信的。她心里叹息着，眼睛看着空床位，心绪更加翻腾。两个月走访了十四个病人，她大脑算计着，正常离开的病人有八个，像马俊志和那几个坐长途车来透析的病人，当地有了血液透析，当然选择回去。另外六个病人是被基层医院优惠政策挖去的。如果再这么下去——血透中心怎么办？她捂着低垂的头，脑子里又想起当年刚接任护士长工作的情景，只有五个病人，满世界找病人，高奕主任帮了不少忙。对了，高主任怎么样了？赵主任出事后再也没和她联系。"哎！"她不由得重叹一声。

"嘀嘀－嘀嘀"手机短信，最近垃圾短信不少，她厌烦地打开一看，是许若发来的。

> 老板说："谁敢跳进鳄鱼池并活着上岸，奖励十万元，死了奖励一百万。"大家都没敢跳。突然"扑通"一声，一个人跳入池中，只见他被鳄鱼追赶得飞快，脸色苍白，拼命地游上了对岸，接过十万元后，他怒火冲天："是谁把老子推下去的？"他老婆笑着说："是我。"所以有了那句话：每个成功的男人背后都有一个优秀的女人。

她扑哧笑出声来。

几个病人侧着脸看她。血透中心最近发生的事情，风言风语也灌到他们的耳朵里，加上一个又一个病人离开，特别是苏杭最近阴沉的脸，不知不觉也给他们带来猜疑和不安。

"护士长，笑什么？"王建国一只胳膊枕在头下侧脸看她。

"没什么。"苏杭好不容易止住笑。把手机放在白大褂兜里，走了过去。

"哎，不容易啊，几个月都没看见你笑了。"李伟良说。

"嗯，李伟良，你的血压又涨这么多啊？怎么说也不听。"苏杭拿起透析记录单。

"哈哈，苏护士长恢复活力就是挑毛病，护士长，你干嘛要看呢？无视我存在不就行了吗？"

"不行，只要你在这里透析，我就要管。除非你也不想在这里，我就管不了啦。"说到这，她鼻子一酸，眼睛发红。为了掩饰自己的窘态，拿起血压计："来，测测血压。"

"护士长，我是'周瑜打黄盖，一个愿打一个愿挨'。我已经把医保定点设在你们医院，打死我也不会走的。"

苏杭取出听诊器的耳塞，扑哧笑了。"真的？不嫌我烦？"话音未落，周师傅在那头嚷嚷开。

"对对对，我也不走。在这有感情了，到新地方人生地不熟，上哪里找苏护士长这样的人，还有辛大嫂。"周师傅看见辛妮子走过去，嘻嘻地笑着。

"是啊，哪里好都不如自己家好，干嘛要走呢？我觉得这里透析最好，新开的血透中心，医生护士没有经验，为几个钱丢了命不值得。"王建国说。

"是啊是啊，护士长，只要你不撵我们，我们是不会走的。"一个病人家属走了进来。"这几天有几个医院都找到俺家了，开始俺也动心，人家透析还给补贴，这不挺好吗？但是仔细一琢磨不是这么个事，当初俺老头都快死了，您和赵主任白天黑夜忙活，老头才能有现在这个样子，为了那几个钱再把命丢了，不值当的。"

"是啊是啊，苏护士长，你们血透中心把我们当自己家人，上哪里去找啊。"

"护士长，高兴点，别整天丧嘟（不高兴）着脸，俺看着也不高兴。哈哈哈。"

苏杭心里暖乎乎的，她一时不知该说什么。电话铃响，她看到李文拿起电话，一会儿走到她身边。"护士长，办公室通知开会。下午三点。"

"今天周三啊，怎么提前开会？"院周会正常在周五召开，提前开会是由于紧急重大事情。

正如所料。下午三点院中层领导会议，刘洋和廉家文主持，最近很少看见章院长。

"各位主任、护士长，耽误大家一点时间，因为这件事与我们医院职工息息相关，所以一定要征求大家意见。"刘洋抬头扫了一眼会议室的人，开门见山，他拿起桌子上的文件：《关于高新区金沙滩医院资产经营委托管理目标责任制的意见（试行）的通知》。刘洋把文件快速读完，抬起头来："大家有什么意见？"

"什么意思？刘副院长？"

"刘副院长，是不是上周章院长在会上讲的，江苏有多家医院拍卖，政府资本退出的事情？我们医院也要这样做吗？"

"刘副院长，我们老职工怎么办？"

"这是公立医院啊，怎么会这样？"

"嘿，这都是幕后操作，听说是一个外商要买医院。"会场上七嘴八舌议论纷纷。

刘洋站了起来，他神态严肃地说："现在征求大家的意见，上级领导也没有说要卖还是不卖？托管还是不托管？各科去办公室领表格，科主任、护士长确保把会议精神传达到每一个职工，要求每个职工都要认真填写这张表格，最后交到办公室，院部负责上交市政府。"

这场风波在金沙滩医院职工集体反对中平息了。十二月底，血透中心实行承包制，承包制和绩效管理没有太大区别，唯一的是科室负责人的责任更重了。实行承包制的科室还有血液肿瘤科、牙科、耳鼻喉科。医院皮肤科被外人承包转型为院中院，主治皮肤病和性病。医疗改革，百家争鸣，百花齐放。

二十、父与子

　　时间不管伤春悲秋，始终静静流逝。2003 年非典，2004 年禽流感，中国大地上的医护人员凤凰涅槃，经受了各种考验，跌跌撞撞迎来了 2005 年。

　　2005 年的四月，胶东半岛依然有零星雪花飘舞，但挡不住春天的脚步。渤海湾热闹了，白帆点点，槐树林冒出了绿叶，金沙滩医院的迎春花开了，玫瑰园的樱花树也鼓起了一串串花蕾。

　　此刻，日本後藤医院门前的樱花树也长满了层层花蕾。後藤院长去年胃癌手术后不久就开始工作。工作是他最大的兴趣，是他的全部生命，无法想象他没有工作会是什么样子。院长的长子後藤康树当时正在美国工作，听说父亲病了，放弃大医院丰厚的待遇，与父亲当年一样义无反顾地回到家族医院。後藤康树性格憨厚，医术精湛，很快得到当地人的喜爱。

　　夜幕笼罩整个宫古市，天空繁星闪烁，一轮朦胧的月亮正从蝉翼般透明的云朵中钻出来，喧闹的城市进入了梦乡。後藤医院门诊工作已经结束，一楼二楼的灯光相继熄灭，三楼依旧灯火通明，後藤院长和儿子康树忙了一天，在医院旁边"中华料理"解决了晚餐，现在又回到办公室。自从胃癌手术后，後藤院长对自己的胃不敢怠慢，中华料理老板对他说阳春面养胃，云吞面暖胃，酸梅汤助消化。今晚他的肚子里是一碗云吞面和一杯酸梅汤，感觉挺舒服的。康树吃了些饺子和烧酒，父子二人因为惦记着三楼病房的病人，吃完就匆匆回来。

　　康树给父亲倒茶，茶是中国的铁观音，淡淡的茶香味在空中弥散。後藤院长脱掉拖鞋整齐地摆在沙发一角，然后两腿一圈，两只大手往膝盖上一搭，直腰挺背，像一座钟一样盘坐在沙发上。癌症吞掉他五千克的体重，使他高大的身躯略显单薄，但是两只下陷的眼睛依然明亮。他这种坐姿是以前练柔道和空手道留下来的习惯，每当和家人及挚友在一起时他都会这么坐。

　　康树递过热茶，坐在他对面沙发上，端起茶杯吹着热气喝了一口。他抬起头，"父亲，我写的医院扩建计划您看了吗？"康树的长相与个头和父亲很接近，只是脸庞和五官要比他父亲大一号。这位未来後藤医院的掌门人，自从来到家族医院后就想和父亲谈医院发展规划，外科出身的康树早已在他澎湃的心里描绘了未来後藤医院的宏伟蓝图：扩建血透中心，增加病房床位，改建手术室，扩大手术种类，等等。

"康树，我正要和你谈这个问题，我不想扩建。"後藤院长边喝茶边说，说得太急呛了一口水，引起一阵咳嗽，脸都涨红了。

"为什么？"康树瞪大眼睛，他一边问，一边急忙起身抽出纸巾递给父亲。

"我想重建。"後藤院长忍住咳嗽，他接过纸巾，擦着嘴巴说。

"您是说推倒重新建一座医院？"康树坐下，扶了扶眼镜，惊讶地看着父亲。

"是的，去年政府房屋检测部门对我们这栋楼做了风险评估，这个楼房的建筑材料中混有火山灰，抗震等级达不到标准，所以我想重新建造医院，而且建造两栋连体楼房，血透、病房、手术室、门诊都要扩大。"後藤院长两只大手从膝盖滑落在小腿上，身体往前倾，温和地说："康树，你没回医院之前我已经有计划，只是身体有病没有实施。正好你也回来，我们父子好好商量，重新建造一座医院。"

"哈哈，父亲，原来您早有规划啊，我想听听您的设想。"康树从沙发上坐直，从小父亲就要求他这样的坐姿，但去了美国，入乡随俗，习惯随意懒散的坐姿，现在他似乎又回到从前。

"其实我从阪神地震后就有重建医院的念头，阪神地震死了六千多人，主要是房屋抗震力弱，震后救援不及时造成的伤亡。唉——震后救援不及时造成的死亡人数远远大于地震时死亡的人数，特别是医院，停水停电，怎么实施救援？"他的表情凝重起来，像一团浓雾凝集在一起，"震后七十二小时是黄金救人时间，但我们医生只能做简单的救治，没有办法实施抢救。所以我就想建一栋能够抗震并能在震后马上开展诊疗救治的医院。"

"太好了父亲，您还有什么计划？"康树高兴地站起来，端着杯子，坐在後藤院长身边，两只眼睛闪着光。

"去年的印尼海啸，伤亡惨重啊，我们虽无法抗拒大自然的力量，但是我们可以尽可能地减少伤害，防震的同时也要防海啸。"後藤院长停顿了一下，抬起头对康树说："印尼海啸让我觉得重建医院势在必行，而且最近我一直在看日本的地质学之类的书刊，从各个方面来看，三陆沿海会有一次大地震，你看，世界上每年大约发生十万余次地震，百分之三发生在日本，太平洋板块每年以九十毫米的速度向日本移动，日本是处于四个板块交汇处，三陆沿海在断层上面，地震必定会带来海啸。"他坚定地说。

"哦，父亲的设想是……"

後藤院长低头盯着手里杯中的茶水，慢慢地说："我准备扩建和重建同步进行，在新建的楼房平台上建一个大的发电设备和储水罐，原来地下备用的油罐和停车场的储水罐还继续保留，同时要准备好足够的药品和医疗用品。这样无论地震还是海啸，我们都能在救援的黄金时间内实施抢救工作，特别是血透病人，他们的治疗可不能等啊。"

"对，父亲，您想得太好了，我们开始做吧？还是有其他什么问题？资金的问题？"康树有些激动，他的眼前已经浮现出新大楼。

"是啊，主要是资金问题，重新建造一座医院，需要的资金可不是小数目。"後藤院长直起了腰，喝了一口茶水，见康树低头沉默不语，他拍了拍儿子的肩膀，"康树，没问题的，我已经开始着手向银行申请贷款，你现在把你的规划说得再详细些，比如你想要的手术室、病房、血透的规模及需要购买的设备仪器，等等，需要资金预算多少？你不是还想开展介入手术吗？我们可以一块考虑。"

"好的，没问题。"康树咧嘴笑了笑，"这笔费用不少啊，不知贷款能否够用，接下来我们全家要省吃俭用了。父亲，我回来暂时住医院，孩子和他妈妈住在东京，我在这里买房的计划取消。"康树边说边给父亲斟茶。

"哈哈哈。"後藤院长笑着接过康树递过来的茶杯。突然杯子里的茶水晃了一下，水溅了出来，康树忙递过纸巾。後藤院长擦拭衣服上的水珠，"中国有句俗话叫作：'说曹操，曹操到'。"

"嗯，日本也有一句俗语：'谈话间影子就到了'。"地球对日本所在的大陆板块经常摇晃几下，他们已经习以为常。

後藤院长喝了一口茶，咂巴着嘴。"好茶。"他一边说着，一边放下茶杯，拿过茶叶盒，把眼镜推到光光的脑门上，歪着头想了想，谁送的？好像是中国滨海市高新区宋先生送的吧？他记起宋先生介绍中国的乌龙茶历史。後藤院长记得这个宋先生就是高新区宋明源，那个时候宋明源是高新区办公室主任，後藤院长对他印象很深。

月亮不知什么时候脱掉一层轻纱，明晃晃地挂在窗外。

"康树，六月份访问中国金沙滩医院，准备得怎么样？"後藤院长转移了话题，他今年六十八岁，他希望儿子能和他一样继续保持友好往来，支持金沙滩医院的发展。

"没问题父亲，已经准备好了，我对中国医疗状况不太了解，但我觉得血管内瘘在血液透析中是比较重要的部分。所以我准备了《介入手术治疗血管内瘘狭窄的临床应用》。"

"不错，日语翻译成中文需要时间，你的课件也要注意时间。"

"哦，这个我已经考虑到了，谢谢父亲提醒。"

"还有，你第一次去中国，有一些中国礼仪和习俗须请教青木事务长。其他的我不担心，就是喝酒要注意，因为我们去的城市招待客人必须喝酒，而且是高度酒哦，如果说'干杯'就一定要全部喝完，不喝完就是感情不深不是好朋友，哈哈哈。"

"这个我听沼崎说过，65度酒，喝完酒再吸烟担心肚子会着火，哈哈哈。"康树也笑了。"沼崎说他有一次都不知道怎么醉的，趴在洗漱间里起不来了。他们喝酒的习惯是先小杯连干三杯，然后换大杯轮番敬酒，在中国这叫作'车轮战术'吧？那我就来个八卦阵，防御为主，进退自如。"

"哦，康树最近在看《三国演义》？"

"嗯，你书架上那么多书，我随便翻一下。"康树端起茶杯，喝了一口。

"金沙滩医院荆院长已经离开医院，不过苏杭护士长还在血透工作，我已经四年没去了，不知他们现在怎么样？耳闻不如一见，有什么问题尽快告诉我，我们尽能力帮助他们。"後藤院长盯着手握的茶杯，医院发生的事情他略有耳闻。

"父亲你放心吧，有什么事情我会告诉您。您今年还打算去中国吗？"康树问。

"嗯，今年十二月是中国中医研究院成立五十周年庆典，岩手医科大学大崛勉理事长、三爱病院山内院长和我都接受了邀请，我怎么能不去呢？"後藤院长很高兴能和他尊敬的老师以及他多年好友山内君一同前往中国，山内君去年已成为三爱病院的院长。

"哦，您一定要注意身体。"

"放心吧康树，上帝知道我有放不下的工作，暂时不收我。"後藤院长说笑着站起来，走到书柜前，抽出一本厚厚的相册，一边翻阅一边走过来紧靠儿子坐下，"这是金沙滩医院和我们医院互相往来的照片。"他翻开相册指着照片说，"这是1990年春天她们第一次来我们医院。"他停顿一下，接着指着另一张，"这是当年的十月十日金沙滩医院血透中心开业的照片，你看这是当时的宫古市中居市长、议长先生、商会主席、三浦日中友好会长、宫古教育长，都在开业仪式。"

"哦，那个时候您好年轻啊。"康树看到他父亲剪彩时手里捧着丝绸红花。"那是母亲和妹妹吗？都认不出来了。"他指着照片。

"是啊，十五年前的事了，你妹妹大学刚毕业呢。"

"那天金沙滩医院很热闹，当时医院只有这个三层小楼，血透中心在三楼，后来因为病人多了，血透又搬到新建的门诊大楼五楼，据说现在又搬了。"後藤院长拿起桌子上的茶杯喝了一口，手持杯子静止在空中。

"这张是——"康树问他。

"哦，"他回过神，"这张吗？是你二叔和三叔随宫古市政府访问滨海市，在金沙滩医院的照片，那一次他们两个都喝多了，你二叔自认为酒量天下无敌，但那次真的服了，哈哈。"他放下茶杯，脸上兴奋地泛着光，翻阅影集，"这是 1992 年夏天他们第二次来这里研修血透技术，1994 年我们回访。这是 1996 年技师和医生在我院进修。这是我参加中国第二届 APEC 投资博览会，在滨海市举行，见到中国的女副总理。但是那次我在金沙滩医院讲课时，心脏病复发，哦，真的很糟糕，还算好，熬了过来，如果真的在中国病了，就要给他们添很多麻烦。"

"父亲，我们家族的人几乎都去了。"

"对啊，我们家族只有你和你弟弟没去，希望将来我不在了，你能继续保持这种友好关系，金沙滩医院就像我的家一样，不常回去看看心里不舒坦。"

康树拿过影集翻着。"这是谁？"

"哦，这就是护士苏杭，苏护士长，只有她现在还在金沙滩医院血透中心，旁边是翻译陆语。1990 年她和陆语第一次在我们医院进修，苏护士回去后组建金沙滩医院血透中心，她看上去是一个腼腆柔弱的姑娘，当时真担心她能否担任这么重的工作，没想到她做得非常好，现在是血透的护士长。十五年过去了，时间真快啊。"

"父亲，我一直没明白，当初是怎么建立这个友好关系的？您为什么要援助金沙滩医院呢？"

"哈哈，说来话长。"後藤院长直了直身子，娓娓诉说当年建立友好医院的过程。末了他说道：

"当时我的朋友中有些人不理解，因为我刚接手我们家族医院没有多久，正向银行申请贷款，扩建医院，设置病房，资金也很紧张。所以很多人劝我不要做傻事，说这是一个无底洞。但我坚持要这样做。1990 年 10 月 10 日血透中心开业，同时友好医院成立，第二年宫古市和滨海市成立友好城市，滨海市的市长签订友好城市协议书。我记得是 1991 年——"他往上推了推眼镜，"不对，是 1992 年，我访问中国滨海市金沙滩医院时，应中日友好医院陈绍武院长邀请，参观了北京中日友好医院，那所医院是大平总理在任时日本无偿建造的。"他停顿了一下，眼睛盯在墙上的荒了宽的字画，微微一笑，低着头又说："那一年又参观了中国中医科学院广安门医院，认识了姚乃礼院长，他是中国著名的中医教授，是中国全国人大代表，为人谦和，我从姚院长那里学了不少中医知识，这也更加深我对中医的兴趣。"

康树听得发呆，直直地盯着杯底细小的茶渣。

"康树，这次去中国准备去哪里看看？"後藤院长问。

"哦，我想访问结束去泰山和孔子故乡看看。父亲您不是一直都想去吗？"

"嗯，我很想去两个地方。上次我请荆院长一同去了西安，那是一个文明古城，很值得一看，特别是兵马俑非常壮观，中国的古皇帝太了不起。再一个就是孔子的故乡曲阜，儒家思想的创源地，我一定会去看看的。康树，你提前找好旅行社，安排好日程，不要麻烦金沙滩医院。"後藤院长说完抬头看着书柜上的兵马俑泥塑。

"好的，不过怎么办理呢？"康树露出为难的表情。

"请尼普乐公司杉本帮忙，他已经是半个中国通了，这几年很多事情都是交给他去办的。哈哈，还有在中国的费用我们自己负担。"

康树朝他笑了笑，"嗯"了一声。

"滨海市也有很多著名古迹，比如八仙过海、养马岛、金沙滩、秦始皇东巡宫等等，也可以去看看，也许这次他们会安排你们游览，我们每次去金沙滩医院，他们都想得很周全，都会安排一天游览时间。"

"好的。放心吧父亲，您今年十一月参加中国中医研究院五十周年庆典时还要去滨海市金沙滩医院吗？"康树问。

"当然，我不仅是金沙滩医院的名誉院长，还是滨海市荣誉市民呢！哈哈。"

六月，後藤康树一行来到金沙滩医院，随同还有青木、沼崎和酒井护士长，当他走进医院时，医院的人多少有点诧异，这位在美国受教育的後藤康树，第一印象完全和他的老子不一样，一身休闲打扮，咖色条绒西服，牛仔裤加旅游鞋。有人背后议论："这是後藤院长的儿子？""怎么这身打扮，土佬包样。""人家在美国受的教育，当然不一样。""看他的脸蛋晒得像个红苹果似的。""懂什么，那叫健康本色。"

康树按照父亲的安排，第一天到血透查房，然后参观医院，再举行讲座。当後藤康树站在讲台上讲课时，人们才真正地感觉到什么是将门虎子。他知识渊博，语言生动，潇洒自如的动作和眼神与他父亲如出一辙，大有"青出于蓝而胜于蓝"的气势。

2005 年 11 月 18 日下午 2 时 30 分，一架中国联合航空波音飞机稳稳地降落在首都南苑机场。南苑机场是中国历史上第一座机场，原为军用，现在是首都地区军民两用大型机场。

乘务长走进头等舱，她微笑地用日语说："先生们，你们好，不好意思打扰了，我是乘务长，飞机已经安全降落在北京南苑机场，请先生们在座位上稍候，一会儿有人来迎接。"

"谢谢，谢谢。"

宽大明净的机舱内，後藤院长和他的老师，岩手医科大学理事长大崛勉先生，三爱病院院长山内文俊先生静坐在座位上。八十一岁高龄的大崛勉先生，满面红光，两只手不停地捏搓着帽檐，不大的眼睛透过黑边圆眼镜紧紧地盯着机舱门处。後藤院长看到老师焦急的样子，把脸贴近老师，低声说："老师，辛苦了，现在已经到了北京。"大崛勉先生微微侧过头，满面笑容，眼睛闪着烁烁光泽，"嗯，到北京了。你也辛苦了。"然后又转过头盯着机舱门处。

头等舱和经济舱用帘子隔开，老先生只能盯着厚厚的帘子，乘务长又走过来，弯下腰微笑地问道："先生您还需要什么吗？"

大崛勉先生笑了笑，"哦，不需要，谢谢，马上就要下飞机了？"

"是的，很快就下飞机，您稍等。"

後藤院长一只胳膊上搭着大崛勉老师的毛呢大衣，另一只手拿着老师的黑色手杖，做好下飞机的准备。从早上到现在一直在路上，盛岗到东京，东京到北京，紧张的行程，真担心老师身体承受不了。他看着大崛勉老师，老师的脸上看不出一点疲倦的神态，白皙的皮肤略有松弛，皮下组织堆在脸颊上鼓鼓的，像是嘴里左右含着糖块。最有特点的是他那两只大耳朵，饱满地垂在脸的两侧。老师一身黑色条纹西服，红色领带，看上去也就是六十岁左右的人。这时，大崛勉先生转过头正好和後藤院长对视，他笑了笑说："我很好，放心。"然后转移视线盯着椭圆的机窗口。

大崛勉先生此刻的心情难以平静。从医半个多世纪，一直想来这个神秘的国家，今天终于来了。中国的中医学一直是他悉心探究的学问。早些年他参加世界医学学术会议，得知中国中医研究院从中药青蒿中成功提取有效单体青蒿素结晶，为抗疟药物开辟了新的途径，对其深为赞叹，现在应邀参加中国中医研究院成立五十周年庆典，心情不免有些激动。

机舱门打开了，漂亮的乘务长撩开厚厚的帘子，在她身后几个人披着金灿灿的阳光走了进来，其中的一个人他们认识，是秦东。秦东一进机舱就弯腰笑着向他们挥手打招呼，"大崛勉先生好，山内院长好，後藤院长好，你们辛苦了。"他走到大崛勉先生身边弯下腰握着老先生的手，"大崛勉先生您好，让您久等了，请原谅。"然后转过头对身后的一位男士说："这是日本著名的医学教授，岩手医科大学理事长大崛勉先生，这位是山内院长，这位就是我和您说的後藤院长。"

"这位是卫生部的廖处长，"秦东指着他身后一个中年男人，那男人恭敬地上前握手又递上名片，"大崛勉先生，我们是中华人民共和国卫生部的工作人员，我姓廖，不好意思，让您久等了。这是我的同事。"他说完指着身后另两名工作人员。

大崛勉先生有些惊讶：迎接他们的人竟然进到了机舱。他忙不迭地从大衣内袋里拿出一个名片夹，笑着递上名片，"廖先生您好，辛苦了，第一次见面，我是大崛勉，请多关照。麻烦你们特意来迎接，非常感谢。"

後藤院长和山内院长也递上名片并各自做了自我介绍。

"先生们，一路辛苦了，欢迎来中国，现在请下飞机，请。"廖处长弯腰做了一个"请"。访问团一行人穿过左右夹道欢迎的人员，听到一连串的欢迎词：欢迎到中国，欢迎到北京，请走好。

走到机舱口，大崛勉先生停住脚步，他转过身朝立在左右两边的机组服务人员弯下了腰，"辛苦了，谢谢！谢谢！"说完又笑眯眯地转身走到舱外舷梯口。十一月的北京冷风飕飕，寒气逼人。他深深地吸了口气，像是喝了一口冰啤一样爽快。抬头看去，天空是灰蒙蒙的蓝，一群大雁往南飞去，咯咯地叫着，这一定是南飞殿后的大雁，无论起飞早晚，目的是一致的。一阵风吹来，後藤院长赶紧把呢大衣给老师披上，又把手杖递了过去。"先生您慢走，注意台阶。"

廖处长引导访问团下了舷梯，这位卫生部的工作人员，中等个头，平头，椭圆脸，身材略发福，一身深灰色的西服裹在身上，走起路来昂首挺胸。他惊讶地看着八十多岁高龄的大崛勉先生拄着拐杖步伐矫健，紧紧跟随，一点没看出吃力的样子。记者和摄影师左右奔跑，闪光灯不停地闪烁。

工作人员前后招呼着带领日本访问团从 VIP 通道入关，机场外卫生部和公安部人员早已备好车辆在等候。大崛勉先生上了第一辆车，紧接着後藤院长和山内院长上了第二辆车，后面有一部丰田面包车。一切准备就绪，前面警车的警笛突然响了起来，车子迅速启动，大崛勉先生再一次惊讶地张开嘴。参加过无数次世界级学术会议，但这样隆重的礼仪还是第一次。车队跟随呜呜响的警车一路飞奔，车窗外熙熙攘攘的人流，鳞次栉比的高楼大厦，琳琅满目的商店像录像机倒带一样向后翻转，目不暇接。车队一路直奔长富宫饭店。

晚宴是由卫生部在钓鱼台设宴招待，中国国家医药局局长和中国中医药大学校长陪同，大崛勉先生心情非常激动，那天晚上他破天荒喝了不少酒。

第二天一早他们匆匆吃完早饭，穿戴整齐来到酒店大厅，卫生部廖处长已经在等候。"早上好，大崛勉先生，昨晚睡好了？"秦东笑嘻嘻地走到大崛勉先生面前。

"早上好，我睡得很好，辛苦你们了，谢谢。"

秦东又和两位院长互相问候，然后在工作人员带领下，他们坐上早已准备好的车辆。上午七点三十分，公安部警车开道，访问团一行来到了人民大会堂。这里已经聚集了很多人，没想到美国总统布什也在人民大会堂，四周拉起了警戒线，警察、保安、工作人员认真地检查每一个进出的人员。廖处长、秦东、两名警察和一个工作人员把他们带领到庆典会场。

他们刚坐下没多久，庆典活动开始。一位卫生部的领导走上主席台，他朝台下鞠躬然后拿起话筒："各位领导，各位海内外专家教授，女士们、先生们，大家好。今天'中国中医研究院成立 50 周年暨更名中国中医科学院庆典大会'在这里隆重举行。感谢大家光临……"掌声响起。

"……从今天起，中国中医研究院更名为中国中医科学院，中国中医科学院是在老一辈党和国家领导人的关怀支持下，于 1955 年 12 月成立的。为系统整理、深入研究、继承发展中医药学，保障人民健康做出了积极的贡献。半个世纪以来，中国中医科学院以解决制约中医发展的关键科学问题和提高临床疗效为核心，广泛开展中医科学研究，在基础理论、重大疾病的防治、中药资源保护、重大新药创制等方面取得了显著成绩。特别是该院科研人员从中药青蒿中成功提取有效单体青蒿素结晶，为抗疟药物开辟了新的途径，成为举世瞩目的创新成果……"

"下面我们有请国务院副总理吴仪致辞。"

掌声雷动，国务院副总理吴仪健步走上主席台。

吴仪副总理说：首先代表国务院对中国中医研究院成立五十周年暨更名为中国中医科学院表示祝贺，并向长期工作在中医药战线、为中医药事业发展做出突出贡献的广大中医药工作者致以亲切的问候。

她强调：要继承发展中医药事业，努力加强中医药创新体系建设，充分发挥其在疾病防治方面的独特作用，造福于中国人民和世界人民。

会后大崛勉先生、後藤院长和山内院长有幸受到吴仪副总理和卫生部部长的亲切接见。

中午的庆祝宴会上，他们非常高兴能和中国中医药界知名的学者教授就医学相关问题倾心交谈，大家互通有无，各抒己见，旁征博引，相谈甚欢。

接下来的日程安排得满满当当。访问团参观了北京医科大学附属医院，中国中医科学院广安门医院，中国历史博物馆……

二十一日早上，这天是北京少有的好天气。访问团在卫生部廖处长和翻译秦东陪同下参观中日友好医院，後藤院长是第二次来到这所医院。他站在刻有"中日友好医院"石碑前向大崛勉老师介绍说："这是大平首相在任时无偿捐助，两国政府合作建设建造的现代化医院，我上次已经来过，医院的设备设施很先进。"

秦东连忙补充道："这所医院是 1984 年开院，建筑面积 18 万余平方米，现编制床位 1500 张，是北京市 A 类定点医疗机构。医院里有中日友好临床医学研究所及培训中心，还有医疗、教学、科研、康复和预防保健等机构。医院同时承担中央保健医疗康复任务以及一百多个国家、地区的涉外医疗任务。"

大崛勉先生吃惊地看着他，秦东不好意思地笑了笑，"我经常带外国友人参观中日友好医院，所以对这里很熟悉。"他转过头问廖处长，"是吧？我说的对吧？"

廖处长笑着点点头。大家看着秦东都笑了。

中日友好医院的负责人带他们参观了血透中心、门诊楼、影像科、中医科，等等。後藤院长早先已经知道陈绍武院长不在了，故地重游，又勾起对他的怀念。

中午时分，他们来到鉴真花园。鉴真花园是中日友好医院的院中园，青松翠柏，园林小巧，曲径通幽。和煦的阳光扑洒在花园里，三三两两的人沐浴在阳光中，有散步疗养的病人，也有被人推着坐轮椅的病人，有静坐休息的病人家属，也有悠闲散步慕名而来的游客。这里和熙熙攘攘的门诊大厅大相径庭，宛如一个世外桃源。

前面的一座塑像引起大崛勉先生的注意，他急急地拄着拐杖走过去。拐杖落地发出急促的"哒哒哒"的响声。秦东紧跑两步跟在他后面。後藤院长和山内院长也快步跟上去。

这是鉴真大师[①] 的塑像。

大崛勉先生静静地立在塑像前面，眼前的鉴真大师，双目微闭，慈眉善目，一袭长袍裹身，安详端坐着，两手自然呈佛印状。後藤院长和山内院长站在他身边，大崛勉先生盯着塑像片刻，然后把手放在胸前，两眼微闭，默默地站着。一阵风吹过来，卷起他的围巾，散落在胸前，老先生全然不顾，静立了几分钟。一会儿他放下手，微微低头，盯着塑像底座正面一块大理石碑，秦东连忙走到石碑前，石碑上用正楷镌刻着鉴真大师的生平。秦东用日文翻译：

"鉴真大师（公元六八八年至七六三年），是中国唐代高僧和医学家、中日文化交流的伟大使者、日本佛教律宗的创始人。鉴真精通医学，擅长辨药用药，能用鼻嗅药气，准确鉴别药用真伪，曾进药治愈光明皇的疾病。鉴真对中日医药交流和日本医药学的发展做出了很大贡献。"

大崛勉先生点了点头，他抬头缓缓地对秦东说："鉴真大师在日本非常受崇拜，

---

① 鉴真（688—763 年 6 月 25 日），唐朝僧人，俗姓淳于，广陵江阳（今江苏扬州）人，律宗南山宗传人，也是日本佛教南山律宗的开山祖师，著名医学家。曾担任扬州大明寺主持，应日本留学僧请求先后六次东渡，弘传佛法，促进了文化的传播与交流。

在奈良的唐招提寺也有鉴真大师的坐像，每年的六月五日到六月七日为开放日，很多人去，还有日本天皇专门题词。"

秦东竖起拇指，笑着说："中国人对鉴真大师也是很崇拜的，鉴真大师六次东渡日本。"

"是啊。"大崛勉先生拄着拐杖，嗒——嗒——，声音低沉，夯实有力。随着拐杖一起一落，他边走边说："鉴真大师六次东渡，五次失败，历时十二年，几经绝境啊。"他叹了口气，接着说："鉴真大师终于在第六次东渡成功，他不仅为日本带去了佛经，还促进了中国文化向日本的流传。在佛教、医药、书法等方面对于日本有极其深远的影响。他的双眼失明了，但继续为民众看病治病。鉴真大师是一种精神，应该永远传承下去。"

"嗯嗯。"秦东低着头随声附和。

正当他们准备第二天乘飞机飞往滨海市高新区金沙滩医院访问时，大崛勉先生突然病了，恶心呕吐，腹痛难忍。山内院长和後藤院长初步诊断为急性肠梗阻，当晚经卫生部领导安排住进了中日友好医院。第二天大崛勉先生病情稍有好转，他对守护在床边一夜没合眼的後藤院长和山内院长说："真不好意思，我给你们添麻烦了。"

"先生，您受苦了，安心在这里治疗。"

"不，我还是回国吧，在这里会给你们添麻烦，我回去了你们可以继续工作，不要耽误行程。"

後藤院长看着执意要回去的大崛勉老师，知道劝留是没有用的，他太了解老师的秉性。他和山内院长商定，由山内院长陪同大崛勉先生回国，他继续原来的行程。大崛勉先生满意地点点头。

北京机场，後藤院长目送尊敬的老师登上飞往日本的飞机，心里默默地说："老师，对不起，保重！"他深深地弯下腰。飞机冲向蓝天，渐渐地离开他的视野。後藤院长转过身和翻译秦东急匆匆地从国际机场转到北京国内航班登机口，登上了飞往滨海市的飞机。

二十一、加班

时间到了 2006 年。七月，泰山路人行道旁的芙蓉花又开了。

苏杭把车停到玫瑰园后面第一排房子的西墙侧，这个地方僻静阴凉，平日很少有人走动，好像专门给她留的 VIP 停车位。

这排房子原先是总务后勤办公室，血透中心三年前搬迁至此。三年前，赵主任离开，荆院长调离，血透承包，医保新政定点医疗出台，血透中心走了一批又一批病人，又淘汰了一批透析机。新任章院长第一把火就烧到血透中心，本来他也不看好这个科室，为了给新成立的美容整形医院腾地方，命令血透中心搬出。美容整形是什么来头？据说是市委哪个领导的弟弟承包的。苏杭为此和章院长大闹一场，坚决不搬家，强调理由：1.新址地面潮湿不适合安放血透设备；2.血透设备多，没有外包装整机无法搬运。当初的水处理机和集中供液设备就是因为门诊电梯狭窄，无法搬运，动用了大吊车才搬到五楼的，而且那个时候是整机，现在怎么搬运啊？章院长一拍胸脯，"这没问题，地面做防水处理不就行了吗？房屋重新装修，水处理机给你们购买新的，那个集中供液设备早该淘汰了。"僵持一段时间，苏杭突然想通：搬，为什么不搬！天高皇帝远。就这样，承包后第二年五月，血透中心搬迁至此。

玫瑰园花开花落三年，苏杭越来越喜欢这个地方。血透中心后排就是医院食堂，每天早中晚都定时散发浓郁的饭菜香味。

"艺潼，肾内科电话有一个新病人，下午留一台机器备用。"中午正是上下机时刻，苏杭放下电话对艺潼说。

"护士长，满台啊。"艺潼正在下机，抬头看了一眼苏杭。

"晚上加班吧，今天谁听班？"苏杭问。

"我，这个彩球又砸到了我头上。"辛妮子苦笑着说。辛妮子变得越来越苗条，血透紧张的工作显然把她横向收缩了，圆圆的脸变成了瓜子脸，L 码的护士服逐渐变成了 M 码。她正提着红桶往复用间走，桶里是刚下机病人用过的透析器和血路管，要交给复用班张淑琴。

"护士长，如果是急诊病人，我们家老赵可以晚点透析。"张淑琴从复用间探出脑袋。老赵是张淑琴的丈夫赵传纲，已经透析两年。张淑琴家住在医院家属楼，平时如果遇有急诊透析，她都会让出透析机，赵传纲成了血透机动透析人。

"哦，没事，肾内科没说急透，不用换。"苏杭说。

张淑琴和肖丽云去年退休，张淑琴返聘，这是章院长轻而易举就能办到的事情。当廉家文和苏杭谈到此事时，苏杭没有拒绝，她很同情张淑琴，这个沉默寡言的女人承受了很多生活压力。

"你的运气好，血透有你就发财了。"周师傅坐在床边，眯着眼睛看着辛妮子。他一只手按在另一只胳膊压内瘘的压脉带上，压脉带透着隐隐的红色。每当透析结束拔出十六号针头时，必须立即指压几分钟，视情况再用压脉带压住，稍不注意就会失血。

辛妮子从复用间回来，把用消毒溶液刷洗过的红桶往透析机前一搁，一股消毒液刺鼻的味道从桶里冲出来。她用手背挡着嘴轻咳两声，没好气地说："我可不想这样发财。我看看血管，不出血了吧？"周师傅伸出胳膊，刚滤掉水分的胳膊皱皱巴巴像槐树干，入眼可见两个鼓起的血管瘤像是老槐树的结节一样，触目惊心。"没事了，路上坐车时注意看着，回家再解开压脉带。"压脉带是带松紧的宽带子，两端有子母扣，透析病人压瘘止血用。

"护士长，护士长。"门口传来保洁杨大姐的声音。"货到了，您清点一下吧？"

"这次挺早，都到了？"苏杭边说边走了出去。

设备科负责医用耗材的刘爱华站在大门口，她把出库单递给苏杭。"护士长您点一下，有差错告诉我。"

"怎么亲自送来了，你们科的人呢？"刘爱华和苏杭是同龄人，她有一张胖乎乎圆圆的脸，小巧的嘴巴，蒜头状的小鼻子。这张脸被胶东人公认为福相女人的脸。她去年从普外科护士长退到设备科工作。

"都去参加运动会了。"刘爱华笑着说。

"哦。"苏杭这才想起高新区运动会。承包了就变成后娘养的，医院只算经济账，其余的什么都不过问。她心里愤愤不平。不平归不平，工作还是要干，她一一清点血透医疗耗材：透析粉、透析器、血路管、穿刺针、输液器、二十毫升针管、十毫升针管、五毫升针管……"怎么透析器涨价了？每一个涨了十元？还有透析粉，透析粉怎么涨了五元？"

"苏护士长，这个我不清楚，我只负责送货。"刘爱华的话苏杭明白，在她的上面有科长，科长上面有院长，院长上面当然还有领导了。

"哎——这样涨价，真够受的！"苏杭看着出库单重重地叹了口气。

"护士长，现在国内不能生产透析医用耗材吗？"

"国内？哎——整个透析界，设备啦，透析器、血路管和穿刺针等等几乎都是进口的。你说被人家垄断，这价格能下来吗？"她顺手拿起一包输液器，"你看威高多能耐啊，占据了一次性注射用品的市场，价格便宜，东西又好。"

"对了，我曾在胶东新闻看到过，威高成立了血液净化制品有限公司，这血液净化制品就是透析医用品吧？"

"是吗？忙得孤陋寡闻，如果威高能生产那太好了。"

"刘姐来了。"许若推门出来。"护士长，六号机器今天除水又不准，病人不高兴，你去看看。"

"许若，王瑞最近在家吗？透析粉怎么又涨价了？"苏杭劈头盖脸发问许若，她焦急的是透析粉涨价的事。

"没呢，好久没回来了。"许若的脸一下子红了，她低声说。苏杭自己觉得有点过分，一码归一码，关许若什么事。她连忙换了口气："除水不准，联系设备科了吗？"

"设备科小李在这呢，一直在修。"

"陈强呢？没找陈强？"苏杭盯着许若问。

"你说我们科长啊，休息了。"刘爱华抢着说。陈强去年调到设备科任科长。

"艺潼说他去了北京。对了，刚才排班艺潼下个周要串休。"

"这艺潼最近事不少，干嘛呢。"

正说着，设备科小李技师提着工具箱走过来。"护士长，刚才检查了，没查出来什么问题，如果除水再出现小误差，你们在透析中把误差加进去。偏差大就要换件。"

"该换就换吧，需要多少钱？"苏杭问。

"这个，进口的，可不便宜，我要请示我们科长。"小李名叫李超，两年前医疗器械专科学校毕业后招聘进医院。血透中心承包后没有专职技师，设备维修基本就是李超负责。李超一米七三左右，脸膛黑红，大眼睛，厚嘴唇，一张嘴总是嘁嘁地笑。这个小伙子工作敬职敬业，一个电话准到，常常维修到半夜从不叫苦叫累，在医院被公认为好人。虽然"好人"在当今社会里的同义词是"傻瓜"，但傻人傻福，李超就是找到一个好媳妇，音乐学院钢琴老师，漂亮得像是画中人。

"千万别太贵了，我们买不起。"

"啊呀，苏护士长，你们中心挣那么多钱干什么呢？这又不是你家，该花的要花，旧的不去新的不来。"

"你以为血透是座金山啊？还用不完的？"苏杭有些生气，李超的话代表医院很多人的想法。

"就是一台印钞机，不维修也会坏的，你看她们多辛苦。"刘爱华说。

"是是，就是，我刚才说错了，那个，什么，现在还可以用，再坏了就要换件。"李超红着脸嘻嘻地笑着走了。

下班了，门诊通往家属楼的青石路上，人们三三两两，匆匆往家走。几个背着书包的孩子跟在大人身后追逐打闹，不时发出欢快的笑声。落日的余晖给行人敷上了色彩，他们投在地上的影子高低错落，忽明忽暗，像活泼的皮影戏。

"别忘记留一台机器。"苏杭对正在下机的护士说。

"护士长，是诱导透析吗？有瘘吗？"辛妮子问。

"诱导透析，没有瘘，上午刚做的中心静脉置管，准备小面积的透析器。"诱导透析顾名思义就是循循善诱，由非透析逐步导向常规透析的一种透析治疗方法。

苏杭在医生诊室里忙着检查每一个透析后病人的治疗情况，诊室紧挨着透析治疗室门口。廉家文虽然兼管血透中心，但是根本顾不上。按照他自己的规定，每周有一天在血透上班，很少能坚持。血透医生是肾内科医生轮转，一个月一轮换，还没等熟悉病人又换了下一个医生，所以大部分医生的工作由苏杭来做。

"王工，回家少喝水，你现在越来越不耐受除水，今天用高低钠除水模式，感觉怎么样？"

"今天不错，没有难受，我回去注意少喝水。"王建国一头白发，脸色更暗了，已经变成三度"透析脸"。

"李伟良，最近不错，检查结果血磷比较高，少吃动物内脏，高蛋白的食物也要适量，不能吃得太多。"

"呵，我妈总说我累，每天都给海参吃，不吃老太太不高兴。"李伟良穿着白色T恤，胸前印着"伟良英语学校"，这是当下最流行的广告衫，十几元的T恤，十几元的印刷，物美价廉。他的英语学习班已开班四年，口碑不错。前些日子团市委把他当作自强不息的典范，他现在也是滨海市的人物了。不过李伟良还是一如既往地坚持授课，透析日从大学雇了两个英语系学生作替代老师。

"回去和老人讲明白，吃多了有害。"

"好，护士长，再见。"李伟良笑嘻嘻地哼着不知名的歌曲走了出去。

"血透有人吗？病人来了。"门外有人在喊，是肾内科杨大夫。杨青三十岁，个头不高但是说话像是炒豆子，不仅音量大，语速也快。如果说胶东话，外人十句里有九句听不懂，剩下的一句也要猜。

"杨大夫来了，换鞋。"苏杭走出去，从鞋柜拿出一双拖鞋。

"苏护士长，你们血透毛病真够多的，换鞋换鞋，我的鞋可是比你们的拖鞋干净。"杨大夫笑着把病历夹往苏杭怀里一塞，蹲下解开旅游鞋的鞋带，踢踏上拖鞋。

"病人呢？"苏杭问。

"没到？我以为早到了，真是磨叽。我走的时候他们在交班，我去了趟化验室，以为他们都来了，这得干到半宿拉夜的。"杨青从兜里掏出手机："血透那个病号呢？哦，已经走了？我都来了他们还没到，打电话告诉他们紧溜儿的（快点）。"

正说着，门口闪进担架车，苏杭一眼瞥见王岩，她一只手扶着担架车，另一只手按着氧气枕轻声地说"慢点，慢点"，后面跟着一个老头和一个护士。她对王岩到来并不诧异，护理部主任嘛。

苏杭急忙过去，把另一侧大门打开，拉着担架车进来，抬头一看，这不是王岩的公公宋大爷吗？浅灰色鸭舌帽，黑红的脸膛，敦实的个头，苏杭对他太熟悉了，这个平日里沉默寡言满脸堆笑的老人怎么一脸忧愁。"大爷，您怎么来了？"老人看着苏杭没说话，苦笑地指了指担架车。"邹大姨？"苏杭惊讶地发现躺在床上的是王岩的婆婆。"邹大姨您老怎么了？"她一眼瞥见老人脖子上纱布包裹的"天线"，心里顿时明白。"纱布天线"是中心静脉置管的外号，一次性静脉导管形状像"丫"形，一端插入脖子的深静脉一直到右心房上缘，另一端翘在体外，一点一撇分别是动脉和静脉两个管，像天线似的，故名"纱布天线"。

担架车推进等候室，下了班的护士亲热地和王岩打招呼，她们以为王岩是来检查工作或者是来找苏杭有事的。有几个病人看到担架车停顿了一下，叹了一口气绕着走过去。

"王岩，你怎么回事？"担架车推进透析治疗室，苏杭拉着王岩进了她的办公室。"邹大姨病了怎么不告诉我？"她生气王岩把她当外人。

"嘿，我和明源也不知道，明源前天出差，顺路回家看看。回家一看，毛毛的奶奶躺在床上，说话都有点糊涂了，急忙带着她看病，确诊为肾功能衰竭，今天就要透析。你说这个老人什么时候开始不舒服的呀？病了多久了？她就怕麻烦我们，从来就不吱声。"王岩说着，声音都带着哭腔。

"明源心里那个懊恼啊，他哭着对我说：'要我这个儿子有什么用？妈病了这么久都不知道。'明源说这话，我心里更难过，我在医院工作啊。去年他们在我这里住的时候，毛毛奶奶吃饭总是返嗝，带她到医院检查，浅表性胃炎，吃点胃药好了，谁知道怎么会这样，肾衰了？"王岩说着眼圈发红。

"王岩，你别难过，生病不是你的过错。但你今天上午也要告诉我啊，我会想办法尽快让她早透析。"

"上午本来我要陪床，她奶奶生气了，告诉我如果耽误工作她就不在这里治病，回老家去。"

"哎呀，这个固执的邹大姨。"苏杭叹了口气。

正在这时，门被推开，宋明源急匆匆走进来。"小苏，你们搬这里了？刚才我去五楼没找见。"宋明源满脸通红，他用手抹了一把额头的汗珠，焦急地说："我妈怎么样？"

"邹大姨刚从病房过来，明源主任，大姨在我这里治疗你就放心吧。"宋明源去年升为高新区副主任。他比以前瘦了不少，国字脸棱角明显，嘴角露出一层密密黑的胡茬，两眼凹陷，眼睛里布满血丝，原来茂密的头发有些稀落。他身着白色衬衣，领口翻开，衣服下摆扎在西裤里，黑蓝色的裤子有些肥，看起来哐哐当当，腿弯处满是皱褶。

"哎，在你这里我不担心，但我妈受罪谁也代替不了。"宋明源叹了口气。"都是我这个做儿子的粗心。"

"别这么说，生老病死是自然规律，不是你们的过错。"苏杭不知该怎么劝他们。

"护士长，机器准备好了。"许若探进头来。

"好，准备透析吧，"苏杭又转过头看着王岩和宋明源，"王岩你穿着白大褂进去吧，明源主任在外面等一下好吗？"

"嗯。"宋明源点了点头。

邹大姨名叫邹云慧，七十岁，退休前是邮局职工，但她又是地地道道的胶东妇女，在她心里，家就是一切，在政府财政局工作的老头是她心中的天，孩子是她心中的地，天地都是她生命的全部。

胶东半岛的男人们自称为"爷们""大丈夫"，大多都有大男子主义思想，他们也习惯了女人为他们生儿育女，为他们照顾老人抚养孩子，为他们任劳任怨，无私奉献。男人们也都以娶到胶东女人而自豪。但正是因为胶东女人的贤惠才在造就一批英雄的胶东男人的同时也造就了一群"二等残废"，至今宋大爷都不会煮鸡蛋。宋大爷性格温和，对老伴言听计从，家里老伴是他的生命支柱。王岩常说，我公公从来不大声和我婆婆说话，他看我婆婆的眼神都是温情脉脉的，比我爸妈强，我爸妈做不到。

眼下邹大姨躺在床上，整个人仿佛变了形。原先邹大姨圆脸盘，面色红晕，眼睛不大，双眼皮，身材微胖，说话声音洪亮，是个不笑不说话亲切和蔼的老人。现在的邹大姨，双眼紧闭浮肿，面色灰白暗沉，嘴唇像是水洗一样，怎么都无法和先前的人联系到一块，真是"病来如山倒"。她鼻子上插着氧气管，透明胶带固定在鼻翼和脸颊上，微微地睁开眼睛看着苏杭："麻烦你了丫丫妈妈。"

"不麻烦啊，邹大姨安心在这里治疗。"苏杭说着眼睛潮湿，她用手轻轻地抚平老人脸上翘起来的胶带，不知该怎么说。氧气湿化瓶发出一串串气泡咕噜、咕噜的气过水声。宋大爷立在床头一边，眉头紧皱，眼圈红红的，他紧紧地握着老伴的手，不时地抚摸揉搓着，眼睛里流露出六神无主的神态。

辛妮子已经准备好机器，许若正在测血压，"扑哧，扑哧"，手握血压计气球，一紧一松。她取下听诊器，"血压高，180/100 毫米汞柱，脉搏 92 次每分钟。"

"在肾内科已用了降压药，先上机透析吧。"杨大夫说着，她转过脸对王岩说："王主任，这是你家亲戚啊？我们都不知道。"

"嗯，是我婆婆。"王岩低声说。

"知道了也是要治病，不要麻烦。"老人又睁开浮肿的眼睛，她想笑但没笑出来，表情很痛苦。

"邹大姨，我们不麻烦，医院就是看病治病的，麻烦什么？你安心在这里透析，但是不舒服一定告诉我们。"苏杭俯下身子，把她眼角上的一缕头发撸了上去。

"唉唉，好啊，哎——"她叹了口气又摇了摇头。看着身边的老伴，低声地说："我没事啊，你出去吧，别耽误他们工作。"王岩拉着老头，把他送到外面，急急地跑回来抱着邹大姨的胳膊，"妈，别害怕，一点都不痛。"

"开始吧！"苏杭说。辛妮子麻利地消毒，接动脉管路，开启血泵，黑红色的血瞬间窜出进入体外循环。"血流量 150 毫升每分钟，时间两个小时，总除水 1.5 升。"苏杭看着透析记录单说道。

"血流量 150 毫升每分钟，时间两个小时，总除水 1.5 升。"辛妮子重复着，动作迅速，接静脉管，调整血流量。"好了。"按下透析开始键，透析机板面的绿灯亮了。许若再一次确认血压，"扑哧，扑哧——嗤嗤"。"170/90 毫米汞柱。大姨，您老有什么感觉？"许若问。

"没有感觉，辛苦了。"老人看到红色的血路管从她身上延伸到透析机上，血泵在轻盈地转动，转过头来和王岩说："忙去吧，我没事。"

"妈，我已经下班了，你别操心，安心透析吧。"王岩俯下身。

"不舒服一定要告诉我们哦，刚开始透析会有点不适应，如果不舒服，我们有办法解决，但是您老如果自己扛着，怕麻烦我们，最后等发现了，我们就会更麻烦。"苏杭想老人怕麻烦别人，那就"麻烦"说事，只有这样她才会配合。

"嗯。没事啊。我不舒服一定告诉你们，麻烦了丫丫妈妈。"邹大姨说完又闭上眼睛。

又是"麻烦"！

血泵匀速转动，黑红色的血顺着血路管往外涌，裹在毒液里的血细胞，在透析器真空纤维丝里翻腾冲洗，释下重负又返回体内，半个小时后，老人血压慢慢稳定，她发出轻微的鼾声，睡着了。

"护士长，我今天值班，病房有病人，我先回去了，有事打电话。"杨大夫趴在苏杭耳边说。

"说你们是血透的医生，根本见不到影。"苏杭抱怨道。杨青朝她挤挤眼，嘴角一歪笑着走了。维持性血液透析并非是二减一，算算除水那么简单。陈景润研究哥德巴赫猜想 1+1 看起来简单吧？你试试？但有人就是把它想得那么简单。"有点医学知识，受过培训的都能干。"她想起章院长的话心里就愤愤不平。

王岩出去把宋明源和他父亲叫进来，两个胶东男人立在床边，像两个门神一样默默地守护着，看着他们最亲近的人。胶东男人自认为是纯爷们，他们不善于表达，但是此刻的内心世界却是波涛汹涌的。苏杭搬一凳子示意宋大爷坐下，又把宋明源拉到一边轻声说："明源主任，我把治疗情况和您介绍一下，邹大姨前三次是诱导透析，今天是两个小时，明天三个小时，再一次到四个小时，逐步延长至常规透析。你要考虑一下医保报销问题。"

"哦，都忘记这个事，她是外地医保，还不知在咱们医院能不能报销？"

"住院可能没问题，但你要给当地医保去电话，说明是急诊透析住院，出院后门诊透析就不好说了，现在各地医保都管理得很严，户口在哪里就要到哪治疗。"苏杭看了一眼皱着眉头的宋明源，接着又安慰说："不用担心，你回去办办试试看，也许没那么复杂。"

"谢谢小苏，哦，苏护士长，在这里以后就麻烦您了。"宋明源说完又转头看了一眼躺在病床的邹大姨。

"说哪里去了，如果不是邹大姨，是别人我也要这样做的，这是我的工作啊。"苏杭微微一笑，又说："把宋大爷送回家吧？老人家这几天一定很辛苦，在这里也帮不上忙。"

"好的。"宋明源抬头看着正在接电话的王岩，用手指了指外面。王岩点点头，这位护理部主任每天的电话不断，无论上下班节假日。

夜幕降临，窗外，一轮上弦月挂在尚未黑透的天空中。血透中心门前路两旁的欧式街灯亮了，黑色的立柱，黑色的灯框，似乎和这中式平房不相搭。

门诊楼的急诊科、病房大楼、血透中心灯火通明，后院高大的圆柱灯下，一些人在走动，有的急，有的慢，有的悠闲放松，有的心急火燎，夜色中看不清他们的脸色，想象中喜怒哀乐，酸甜苦辣，人世间应有的情感都汇聚在此。微风吹来一阵草香扑鼻，苏杭打了个喷嚏。

辛妮子关上北面的窗户。夜晚的海风带着丝丝凉气，穿堂风更是厉害。

苏杭看着老人状态已平稳，拉着王岩坐在护士台前。许若和辛妮子守护透析机旁，不时地忙这忙那，一会儿血压一会儿脉搏。平日里她们见到护理最高长官心里都是忐忑的，如今她就在旁边，而躺在床上的病人是最高长官的亲人。苏杭看出她们的紧张，"不要老去打扰，让老人好好休息。"许若和辛妮子笑了笑，听到辛妮子说："我去水处理间，盐罐要加盐，你看着吧。"水处理的盐罐是起软化水的作用，陈强走后这些工作都是护士来做。

护士台在透析治疗室正中央，360度全方位观察病人，坐在这里，每一个病人的透析治疗一目了然，毕竟只有六台透析机器。邹大姨的透析机正好在护士台正对面，老人的呼吸都能看到。

"王岩，最近挺忙？"苏杭低声问王岩，虽然在同一个医院，但平日里很少见面。

王岩的眼睛从邹大姨身上收回来，侧头看着苏杭。"哎，怎么能不忙啊？现在的工作真是不好干。医院分了几摊子，承包的，院中院的，医院本身的，怎么管理啊？一个医院三种制度。承包和院中院的护士，大部分是他们自己招来的护士，有的没有上岗证，素质差，技术更差，没法管理。如果都像你们血透那该多好啊。"

"我们科的护士，好几个都在你手下调教的，辛妮子、李文、蒋小燕。蒋小燕调走了，走就走吧，到舒服的科室总比血透强。"苏杭看着王岩，这张漂亮的脸蛋什么时候也见沧桑，灯光下，清晰可见她眼角细小的皱纹。

"这些日子，接二连三收到病人投诉，你说怎么管啊？名义上打着金沙滩医院牌子的护士，实际上这些护士我们管不了，他们自己内部管理，但外界不了解啊，我又不能说，'这不是我们医院的护士啊，我们管不了啊。'那章院长不得疯了？"王岩低下头，有些无奈地说。

"章院长这个人，哎，我不知为何对章院长一点好感都没有，八字不对吧？"苏杭说。

"医院不烦他的人不多，章院长做事有点欠考虑，这也是他个人能力和素质吧。但章院长他是想干好的，你看他起早贪黑的。其实他心里压力比我们都大，医院一摊，家里一摊，那个市长级的母老虎老婆，真够他受的。"

"嘿，王岩，你成心理学家了哦。"

"前几天我听家属楼的人说，张淑萍在家骂他'狗屁不是，窝囊废'，整个楼道听得清清楚楚，章院长悄无声息，你说这样的男人在家——"

"张淑萍不是在市政府有一套房子吗？她经常回来住？"

"听说不怎么回来，如果听到他家有声音就是张淑萍的狼嚎。"王岩的眼睛又瞟向透析的婆婆。

"说的也是啊，这样的男人在家受气窝火无法发泄都喷到外面了，我们不就成垃圾桶了吗？还得忍着他喷？王岩啊，我们才是受害者。"

"苏杭，我发现你的嘴真的厉害了。"王岩转过头。

"逼的，梁山好汉都是逼的，况且我是个草民。"苏杭紧跟一句。

"哎——"两个人同时叹了口气，又同时转过头抿嘴相视一笑。

"护士长，邹云慧透析一个小时，现在血压 160/80 毫米汞柱，心率正常。"辛妮子打断了她们的谈话。

"哦，那好啊。"苏杭和王岩起身走到透析机床位前，邹大姨睁开了眼睛，"我挺好的，你们歇着吧。"说话的声音比刚才有点底气。

苏杭一只手搭在她的手腕上，看着透析机板面，"还有一个小时结束，邹大姨你好好休息吧。"她松开手，脉搏跳动的节律和强弱告诉她转好的趋势。老人闭上眼睛，一会儿发出均匀的鼾声，可能好久没有睡个安稳觉了。

她们又回到护士台坐下。王岩突然想起什么，低下头神秘地告诉苏杭，"苏杭，你知道赵主任的夫人颜文娟死了？"

"什么？什么时候？"苏杭吃惊地瞪大眼睛，前几天她听说赵主任夫人不太好，脑子里一直叮嘱自己去看看她。

"昨天，在家突然呼吸困难，送到医院心跳就已停止，今天火化的。"

昨天？苏杭心头一紧，她不敢想象赵主任会是什么样。"赵主任回来了吗？"

"回来了，听说只去了肿瘤医院，没回家。他表妹帮着处理的事情。"

"表妹？我们医院没人去啊？你应当告诉我啊！"苏杭的语气中带着埋怨。

"刘副院长带工会的一个谁去的。上午我也想去，刘副院长说赵主任不想麻烦医院的人。"王岩辩解说。

"天哪，他那个家啊，怎么办呢？"

"是啊，赵主任眼看就要刑满，这个家却没了，你说什么事都让他摊上了。我们这几天去他家里看看吧，据说赵主任的表妹要把他母亲和儿子都接走。"

"表妹？没听说过。"又是表妹，苏杭低头想着。

"苏杭，你不是去过监狱看赵主任了吗？"

"去过，去年你家明源帮忙找法院的人开的证明，要不我也进不去。"苏杭脑子里想起去年夏天看赵主任的情景。那天她特意休息一天，早上的天气还是晴晴朗朗，可是上路一会儿就乌云翻滚，电闪雷鸣，下起了倾盆大雨。本来两小时的路程，她战战兢兢开了四个小时才到。一进门，墙上的时钟告诉她真幸运，再有三十分钟就不允许探视了。狱警是个五十多岁的男人。他接过法院出具的探视证明和身份证，打量了一下苏杭，低头与登记卡核对。"这么大的雨还有这么多人来看他。"

"谁来看他了？"她问。

"上午有个男的，叫刘洋。"狱警看了登记本说，把身份证还给苏杭。哇，早知道我跟刘副院长的车多好，苏杭心里想。

"他表妹刚走。"狱警在探视登记卡上盖章，递给苏杭，"哎，还在外面呢。"苏杭顺着狱警指点看去，窗外大雨中，一个女人撑着雨伞顶着风艰难地行走，蓝底白点的连衣裙被风吹得紧贴在身上，一阵强风吹来，雨伞翻转，伞骨反张，苏杭看清了是高奕高主任。难不成王岩说的表妹就是市人民医院高主任？

"妈怎么样？"宋明源一进门焦急地问道。

"挺好的，现在很平稳。"苏杭和王岩带着他走到透析机床边，邹大姨也许是听到儿子的声音，微微地睁开疲倦的眼睛。"你爸回去了？让他别担心，我挺好的。"

"嗯，我爸没事，你怎么样啊妈？"宋明源俯下身子，握住老人的手，盯着老人的脸关切地问。

"我挺好的，没事。"

"那好，再睡一会儿吧。"宋明源看着老人闭上眼睛，松开老人的手，又顺手掖掖被子。苏杭想带他去办公室坐会，他摆摆手，示意就坐在护士台。

"苏护士长，你们够辛苦的。"他坐下，理了理有点凌乱的头发。

"还行吧，医院工作的人都这样，你问王岩就知道了呗。"

"打死也不能让孩子学医，累死累活，提心吊胆，工资还这么低。"王岩说。

"三百六十行，总得有人干啊。"宋明源白了王岩一眼，又问苏杭："苏护士长，去年後藤院长和他的儿子都来过医院，後藤院长我见了，瘦了不少，但他的公子我没见到，这位少爷怎么样？"

"哦，已经是去年的事情，你还这么关心。挺好的。"苏杭想了想说："去年六月，後藤院长的儿子後藤康树、青木、沼崎和酒井护士长来医院，除了讲课就是在血透中心查房，最后一天我带他们去了蓬莱阁和秦始皇东巡宫，然后就回去了，后来听说他们自己通过旅行社去了孔府和泰山。"

"哦，去孔府和泰山？所有的费用还是他们自己付的？"

"嗯，後藤院长的习惯，在日本就已经预定住处及旅行社的车，费用也是他们提前交的。所以——"

"唉，这个老院长，我总感觉我们不大气，每次我们医院的医护人员去日本，所有的费用也是後藤院长负担，我听说来回机票都是人家买的？这不太好，下次一定注意。"

"是啊，我们有点小家子气。"苏杭说。

"後藤院长这个老人真了不起，这么多病，又做了胃癌手术，还这么关心我们医院的发展。现在他儿子从美国回来，也许後藤院长想交班了。"宋明源身子往椅背上靠着，长长地吸了一口气，又慢慢地吐了出来。突然他好像想起什么，又倾过身来，两手交叉半握状放在台面上抬头问："呃，小苏，後藤院长来的时候你不是也陪他去泰山、孔府孔庙，老院长感觉怎么样？"

"嗡嗡嗡"的蜂鸣声响起，王岩从衣袋里拿出电话，"哦哦，好的。"接着把电话递给宋明源，"爸的电话，他说给你打电话不接。"

"哦，忘了，下午开会，手机静音没调过来。"宋明源接过王岩的手机，走了出去。王岩走到邹大姨的透析床前，看着熟睡的老人又和许若低声说什么。

苏杭呆坐着，明源的话让她想起两张照片，一张是後藤院长登上泰山玉皇顶，在"五岳独尊"岩石旁的照片，院长摘下头上的毛线帽子笑着挥着手。另一张是在孔子墓地，他肃穆地弯下腰站在石碑前。去年十一月後藤院长结束北京之行后来到金沙滩医院，与前几天到达的青木、沼崎和女儿後藤玛丽会合，准备返程时刘洋建议一起去泰山、孔府孔庙，然后从济南返回日本，後藤院长欣然答应。他们驱车早上出发，下午到济南，游览了大明湖，第二天到了泰山，那一天飘着小雪，游人较少，大家步行到了中天门，刘洋对後藤院长说："院长先生，这里是中天门，我们坐索道，先在这稍微休息会。"

"可以步行登山吗？"後藤院长的脸微微泛红，他问。

没等刘洋说话，秦东急忙把泰山游览介绍的小册子递给他，"後藤院长，十八盘一共有一千六百多个台阶，而且很陡，天气又不好，还是坐索道吧？"秦东说完又转身低声和刘洋说："刚才走到中天门连我都感到累，再爬上去，老头的身体肯定会受不了的。"

後藤院长看了看小册子的日语介绍，抬起头环视四周，山石被星星点点的积雪覆盖，一阵风，积雪打着滚落到山石缝隙。他笑着拍了拍秦东的肩膀说："没问题，我能登上去。下山的时候再坐索道。"他笑得很坚决。

"好，我和後藤院长爬上去。还有谁？如果不想爬山的，可以坐索道。"大家听刘洋一说，都纷纷表示一起爬山。刘洋转身吩咐苏杭买几根拐杖，又嘱咐大家照顾好後藤院长，沼崎把登泰山的红带子围脑门一扎，露出一副"不登泰山非好汉"的样子，大家哑然失笑，接着纷纷仿效，後藤院长把红带子像是系红领巾一样挂在脖子上，然后大家跟随他拾级而上，到了玉皇顶拍的那张照片。

另一张是游览孔府、孔庙和孔林，当後藤院长站到孔子墓碑前时，他默默地从女儿的包里掏出一沓人民币，塞进了旁边的箱子，然后摘下帽子，露出板寸长短稀少的头发，弯下腰，久久地弯着。十一月末的北方，天气很冷，凄厉的北风吹开了他的衣领角，他两只手交叉垂在腹前就这样久久地弯着腰。苏杭按动了快门……

宋明源走了进来，"爸没事？"王岩问。

"没事，刚才问孩子怎么吃饭，我告诉他去食堂买点。"宋明源坐下，又想起刚才的话题，他侧过脸问："刚才说到後藤院长，他最近挺好的？"

"还可以，原先在网上视频，已经很久没有视频了，有时候觉得血透没有发展好，对不起老後藤。"苏杭看着宋明源，又转过头来对王岩说："是吧，王岩？"

"是啊，血透现在又成了承包科室。"王岩说。

"哎，苏护士长，你觉得承包怎么样？"宋明源把手放在护士台上，转过头问道。

"呵，刚才和王岩聊起呢，承包？承包的确调动大家的积极性，但弊大于利。你就看我们血透，设备更新、人员培训、新医疗技术的开展都无法实施，更不要谈中心的发展了。我每天都在忙乱七八糟的事，什么透析费、治疗费、耗材费、机器折旧、房屋维修、水电暖、人员费用；还要处理医疗纠纷，学习法律法规，与医保周旋，怎么能想着法子合理淘保，和病人及家属交流还要看眼色，遇人说人话，遇鬼说鬼话。哎——实际上像我们这样的科室，医院属于脱管状态，医院每个月只盯着经济核算，其余都是承包人负责，这么下去，大家当然挖空心思只想着怎么赚钱喽，根本不能考虑长远发展，做一天和尚撞一天钟。"苏杭一口气把心底几年的话都说了。

"哦。苏护士长，我感觉你现在真的和以前不一样，这么健谈。"宋明源笑着露出一口整齐的牙齿。

"健谈？明源主任真会说话，王岩说我是'促狭嘴'。"苏杭抿嘴看着王岩。

"就是，苏杭早已不是那个不言不语，唯唯诺诺的小女人了。"王岩捂嘴笑着。

"承包？哎——！"宋明源叹了口气，低头沉思。

"嘀嘀嘀，嘀嘀嘀"，透析机清脆的声音响起，苏杭站起来，宋明源和王岩也站了起来。

"护士长，透析结束，没有什么治疗吧？"辛妮子问。

苏杭看着透析治疗单，"没有，准备下机吧。"宋明源走到透析床前，"妈您感觉好点了？"

"舒服多了，你出去吧，别耽误人家工作。"邹大姨看着儿子勉强一笑。

宋明源朝苏杭挥了挥手，快速离开透析治疗室。

二十二、上任

刘洋正式被任命为金沙滩医院院长兼党委书记是 2006 年 10 月 9 日，星期一。

国庆节过后，高新区管委组织部按照惯例进行一年一次的领导干部民意调察。民间有句顺口溜：民调年年有，轮换来作秀。要问何结果，去他妈的头。常规民意调查在年底进行，今年突然提前，医院的职工对此毫不理会。本来就是民调秀，走走过场，像机器人似的随便画几个√，结果怎么样无所谓了。当人们漫不经心三三两两走进小三层会议室时，却闻到了异样的气味：会议室门口站着两个高高大大的男人，一个肩上扛着摄像机，另一个脖子上挂着照相机，主席台上陌生的面孔七八个，等他们自我介绍后，大家才醒悟，也许这次民意调查要动真格的。主席台上落坐的是市、区两级政府组织部门的工作人员，一位个头不高五十岁左右的男性领导站了起来，直奔主题："每一年我们的干部队伍都要进行这样的民意考评，但今年我们绝不是走过场，我们要铁钉铁铆，扎扎实实落到实处。"男性领导低下头，露出了烧饼大小的"地中海"，他抬头拿起一张纸在空中晃着："这张民意调查表，我希望大家一定公平公正认真地填写，这是你们每一个人的权利，我们会尊重你们每一个人的意见。以前我们收到大家不少的意见信、投诉信，今天大家有什么看法，有什么意见，都体现在这张表格上，无记名，嗯。"他停了一下，接着说："你们也看到，为了公平公正我们要全程录像，当场唱票，市、区两级部门共同监督。"

偌大的会议室静悄悄的，静得让人发慌，都能听到呼吸声，偶尔夹杂着几声咳嗽。

投票的结果可想而知，用简单的数学符号表示：刘洋＞廉家文＞章先廊。

两周后，刘洋正式上任院长。

刘洋是金沙滩医院的老职工，他"短平快"的性格大家都了解，不过出人意料的是，刘洋上任后并不是像人们期望的那样火烧三把猛踢三脚。他不动声色，一如既往，很少能在办公室找到他。

人们按捺住内心的疑惑和焦虑等待着。刘洋就是按兵不动，一转眼到了十一月中旬。

这天早上，苏杭刚上班就接到办公室电话："上午十点三楼小会议室中层领导会议。"

"能不能请假啊？血透忙得——"苏杭正想用什么词形容怎么忙，但是被办公室小唐打断。

"不行护士长，没有特殊情况不许请假，请假也要和刘院长请假，昨天就已经下通知了，你没看吗？我打电话就是再强调一下。"听小唐的口气，像上级领导下命令。

"哦，好吧。"苏杭放下电话。昨天在医院内部网上看到会议通知，不过睡一晚上忘记了，她对会议从来就是漠不关心，临床一线最主要的是病人安全。办公室的电话提醒她，这个会议很重要，刘洋上任有新动向。

"说说理来，这不是欺负人嘛？我是2号，3号都上机透析了，我还在干耗着。"周师傅在透析治疗室嚷嚷。血透中心剩余六台透析机南北各三台，辛妮子负责北面的三台透析床单元，她正在给第二个病人穿刺，瞥了一眼对面负责周师傅的李文。

"周师傅，您老别焦急，您看这机器不是有毛病吗？"李文话音中充满焦躁，她头也不抬，盯着透析机板面，嘴里也不闲着，"怎么回事？这不成心和我捣乱？这台机器早上开机就出现漏血报警，自检过不了。"李文高个丹凤眼，圆鼻头，嘴巴有点小地包天，皮肤是白馍馍色，实属于厚实版的胶东大嫂。她护理本科毕业，性格直率，眼疾手快，喜欢搬弄机器，血透中心没有专职技师，机器一旦出现问题，李文常常会自己动手检修，十有七八的小毛病手到病除。

"李文，找李超了？"辛妮子忍不住转过身问。

"嗯，刚打电话，李超在检验科，一会儿过来。"李文头也不抬。

"你能捣鼓好吗？"李伟良坐在旁边的透析床上，虽然嘴上笑嘻嘻，但内心也焦急，来透析的病人谁都想早上机早下机，等待的过程最焦心。

"捣鼓不好还捣鼓不瞎（坏）吗？真是的，别摧毁我的自信心。"李文把掉到脑袋外侧的护士帽摘下来，塞到白大褂口袋里，半开玩笑半火气。

谁都没注意周师傅闷着脸像块黑炭似的。

"护士长，你过来，你说话算不算数？"周师傅看见苏杭进来，扯着嗓门喊："我一早就来了，我是二号，你看对面三号都上机了。"他坐在床上，颤抖的手挥动着手中的纸条。

苏杭看了一眼李文，这姑娘正焦急忙碌着，便和颜悦色地和周师傅说："老周师傅，机器有点故障，您老别急。"

"我不焦急谁焦急啊。"周师傅擦了一把嘴角上的唾沫星子。

"周师傅，我们都焦急啊，你看这个机器不焦急啊。"李文又一句，嗓门更高。

周师傅张了张嘴想说什么没说出来，他耷拉着脑袋，两只混浊的眼睛不知看什么，眼圈微微发红。苏杭见状赶紧说："周师傅，你看你，血压高了吧？"她拿起血压计，转过身轻声对李伟良说："李伟良，你和周师傅换一台机器好吗？"

李伟良侧着身子，瞄了一眼周师傅。"好啊，反正下机回去也没事，来，老周师傅，换一下。"李伟良从床上下来，在地上用脚划拉找拖鞋，苏杭赶紧把他的拖鞋位置摆正，转过身扶周师傅下床。

"不用，俺就用这台机器。"周师傅推开苏杭。老人最近脾气反常，动辄生气发火。

"怎么了周师傅？躺下先测个血压，血压一定窜上天了。"苏杭说着向李伟良努努嘴，示意他坐下，然后拿起血压计袖带绑在周师傅的右胳膊上，听诊器塞到肘窝处。扑哧哧——扑哧哧，一边慢慢地松开皮球一边凝视血压计水银柱，银色的水银柱抽风似地跳高。她取下听诊器，没等报数就听到周师傅的声音："老婆得了半身不遂，躺在床上两个月了，吃喝拉撒都要人照看，儿郎、儿郎媳妇要上班，全家人要吃饭，我要早点回去伺候老伴。"周师傅红着眼圈老泪横流，像个孩子一样用手背抹着脸上滚落的泪珠。

"周师傅，这都是我们的错，不知家里发生这么大的事，您老应当告诉我们呀，这样吧，您以后不用取号，直接上机就行。大姨现在怎么样了？"苏杭赶紧攥一张卫生纸，递给周师傅。

"能怎么样？整天抹泪，她是个好人，就怕拖累人，现在偏偏摊在她身上，有啥法子。"周师傅用卫生纸抹着眼角的泪花。

"没请个保姆？时间长了你老哥可受不了。"王建国在对面机器，抬起一半脸，关切地问。

"哪有钱请保姆，老婆是居民，没有医保，住个院花老钱了。"

"早些年中央有文件，逐步建立以大病统筹为主的新农合医疗制度，现在试点，我想快了。"王建国安慰周师傅。

"哎——能等到吗？老婆子没这个命啊——"周师傅酸楚地叹口气。

"农民医保有的地方已经开始了，居民医保还没信。"一位在透的阿姨说了一句。

"熬吧——"良久，周师傅吐出一句。

苏杭心骤然沉得像块石头，血透中心的病人有三分之一是农民和居民，他们没有医疗保险……

看着满脸忧愁的周师傅，苏杭不知道该怎么样安慰他。周师傅老伴原先在农村，后来落户城镇，没有收入。儿子和儿媳是"4050"下岗工人，好不容易再就业，有了一份固定的工作，家中还有一个孙女上中学，这样的家庭怎么能请人照顾他们。她心里叹着气，把血压计袖带缠成一卷，"周师傅，大姨会好的，您别担心。"话一出口苏杭就觉得打自己的脸。她看着不语的周师傅，"周师傅，血压都高了，您老的身体垮了，大姨就更没人照顾了不是？来，吃一片降压药，你带着心痛定？"

周师傅转过身，颤抖的手伸向床头红色尼龙袋，苏杭赶紧把尼龙袋拿过来，里面有两个鸡蛋，一袋牛奶，半卷卫生纸，一瓶磨得没有标签灰不溜秋的白药瓶。她拿出来，瓶盖上贴的已经发黑的胶布，依稀可见"心痛定"字样，为了再确定，她把药瓶放在周师傅视线范围内，"是这个？"周师傅点了点头。"周师傅，张开嘴。"苏杭说。随即一片白色药片入周师傅嘴里。"别咽下去，舌下含化。"心痛定舌下含化效果最快。

李超满面通红，气喘吁吁，嘴里呼着热气。"怎么回事？"看得出他是一路小跑。苏杭没说话，她的注意力完全在周师傅身上，吃了药的周师傅安静了许多，闭着眼睛躺着。

"漏血报警解除不了。"李文像看到了救星。

"哦，我看看。"李超边说边左右手翻动着透析机板面的菜单键。

李文离开周师傅和透析机，边往洗手池走，边嘴里嘟噜不停，"今早真是晦气，这机器就是跟我过不去。"洗完手回到李伟良透析床前，"躺下，扎针。"她戴上手套，取消毒物品。

"温柔点姑娘，你眼里冒着消毒液的杀气，别喷到我身上哦。"李伟良笑嘻嘻躺下，他瞥了一眼周师傅，收住笑容；将左胳膊毛衣袖拉链拉开，看着李文。为了扎针方便，透析病人有内瘘一侧的外衣袖子，都会剪开，安上拉链。

李文是个刀子嘴豆腐心的姑娘，胶东人常说"嘴一份，手一份"。她动作麻利，能干也能说，时间长了大家都不在乎她语言的冲劲。"那可不好说。"李文快速消毒，穿刺，上机，透析，一眨眼搞定。

"好了，可以上机了。"李超说。

"怎么回事？"苏杭问。

"漏血检测器需要清洗了，我刚才卸下，简单清洗一下，先将就用。今天下机后彻底用次氯酸钠消毒液浸泡冲洗。"

"李超，以后不能等着机器出问题了再修理，平日定期检修。"苏杭不客气地说，她不等李超回答，拉着周师傅的胳膊，"周师傅，来，扎针，可以透析了。"说完转身取消毒物品。

"好好，护士长，你看你们一天三班，我们怎么检修啊？"李超一边整理维修物品一边又问："护士长，几点下机？我晚上过来做一下热消毒。"

"九点，超哥给力，稍等下，我把钥匙交给你，"没等苏杭说话，李文笑着从口袋里取出钥匙递给李超，"晚上别忘了锁门，明天上午还给我。"

"好咧。"李超乐呵呵走了出去。

血透室又是短暂的安静，上午和煦的阳光透射了进来，床上、透析机上、地上金灿灿一片。李文扭动着百叶窗手动旋钮，湖蓝色的叶面扭动朝上，阳光瞬间被挤到天花板上，留下条纹光线一片。

周师傅侧着身子睡着了，眼角处一滴混浊的泪珠在朦胧的阳光中亮晶晶的。这张脸就像一块老槐树皮，凸出的前额和嘴角刻着几条深深的皱纹，像是刀刻出来的。从医学的角度，这是一张典型的深三度透析脸，皮肤、肌肉、脂肪、骨头及骨髓长期被尿素氮、肌酐浸润腐蚀，锈迹斑斑，浑然一色。

苏杭心里涌起一种无名的酸楚。周师傅透析龄和血透中心同龄，苏杭清楚地记得他刚开始透析的情景：一头灰蓬蓬毫无光泽的头发，脸肿得像个发面馒头，意识模糊，陪同的老伴带着寿衣，哭哭啼啼，家里已准备后事。周师傅诱导透析是动脉直接穿刺，灌水的皮肤，按下去一个深深的坑，动脉很难摸清，一针下去疼痛难忍，来回几针，如同上刑，王建国曾形象地说："你招不招？"那时苏杭感觉自己就是刽子手，她每次拿着针心都在颤抖，但周师傅从来不多语，无论扎几针，他总是咬着牙说："没事，不碍事。"

最近周师傅血压一直不稳，忽高忽低，心律时常不规律，让他住院治疗，总是摇头"没事，没事。""凑合吧，行啊。""别那么咋呼，我没事。"倒也奇怪，周师傅每次都会熬过来，躺一会儿，休息一下，吃点东西，总能化险为夷。这几天他常说的一句话：我赶上好年代了，没有医保，没有透析机，我的灰早就不知在哪里打转转，够本了，我已经很知足了。

他这会睡得很沉，呼吸又长又粗，呼出去的尿素味带着轻微的哮鸣音，胸廓一起一伏。左臂挺直，清晰可见两根钢针插在他左胳膊血管内，白色胶布横七竖八地粘着针翼和体外循环动静脉两条血路管，长长的血路管从大拇指虎口穿过，一把止血钳又明晃晃地把它们固定在床边。深红色的血在血路管里流淌，血泵在转动，发出轻微的嗒嗒声，像是快散架的老钟。他的右手搭在胸前，手的皮肤比脸色更深，表皮和皮下脂肪脱层似的，皱皱巴巴的没有一点光泽。

　　这样一个老人要照顾瘫痪在床的老伴？真不敢想象。苏杭突然想起海明威《老人与海》对老渔夫公桑提亚哥的描述："样子枯瘦干瘪，脖颈儿尽是深深的皱纹。"她心里叹了口气，面对磨难也许就是要这样坦然地承受吧！

　　上午病人上完机，常规巡视检查，每一个病人、每一张脸、每一台透析机、每一个数据她都要过目。走到邹大姨面前，老人正在往嘴里放一块糖，一只手费劲地剥糖纸。苏杭连忙拿过来，剥开巧克力外面的纸放到她的嘴里。邹大姨脸色有些苍白，勉强微微一笑："老了，不中用了。"她含着糖又说："小苏啊，你们的工作真不容易。"

　　"邹大姨，都一样，比起你们我们容易得多。"苏杭笑着拿起透析记录单，血压是一个小时前测的，虽在正常范围但呈下降趋势，签名是唐艺潼，她问道："邹大姨，怎么样？有什么不舒服的？"

　　老人轻声说："没事，挺好的。"

　　艺潼正在墙角握着手机打电话，眼的余光看到苏杭，连忙把手机关掉走了过来，"刚测的血压，没事。"苏杭不语，她把手搭在邹大姨手腕处，脉搏细数，皮肤湿冷。"再测一次。"苏杭说。

　　"哦。"艺潼不情愿地拿起血压计，刚缠上袖带，邹大姨突然开始剧烈地呕吐。"把床摇平，停透，快，生理盐水100毫升。"邹大姨面色苍白，额头显见亮晶晶的汗珠，苏杭把她的头歪向一侧，撕一块卫生纸，擦拭着嘴角。艺潼一口气地完成口令动作。咕噜咕噜，高高的生理盐水瓶中又传出气过水声。她又转身测血压，"60/30毫米汞柱。"

　　"50%葡萄糖40毫升静推。"苏杭说。正在治疗间清点物品的李文，推着治疗车急匆匆过来，动作麻利地抽吸药液又打开血路管静脉壶的侧管，缓慢地推进去。

　　过了一会儿邹大姨睁开眼："哎，又给你们添麻烦了。"

　　"大姨，不麻烦，怎么样？好些了？"苏杭关切地问，李文从邹大姨随身包里拿出毛巾擦拭她额头的汗珠。

　　"好了，好了，哎。"老人叹了口气，看着一圈人围着她，"你看，我这不是折腾人嘛，我已经好了，歇着去吧。"她笑了笑，声音很小。新来的保洁员常师傅急忙清理地面和床铺；常师傅名叫常永青，四十多岁，钢厂下岗工人。他身材消瘦，脸上隐约可见青春痘留下的坑坑洼洼的痕迹，眼睛鼻子小一号，但与他瘦长的脸满搭的。

　　"血压100/60毫米汞柱。"艺潼舒了口气。

"观察一下，血压稳定再继续透析。"苏杭的话里带些愠火。艺潼一直是她很器重的护士，但最近让她很不满意，经常请假，工作心不在焉；血透有规定上班时间不允许用手机，她竟然在一边打电话。"应当找她谈谈。"苏杭想。

"护士长。"苏杭在洗手，听到艺潼的声音，她关上水龙头，抬起头看着她："有事？"本来一肚子火，看见艺潼主动找她，消了大半，但依旧板着脸，装还是要装的。

"护士长，我想和你说件事。"她拉着苏杭走进护士长办公室，关上门。

"护士长，我，我准备辞职。"艺潼淡淡地说。

"什么？辞职？为什么？"苏杭惊讶地一连串反问。

"我的移民申请已经通过，下个月我就要去澳大利亚。"

"艺潼，这是什么时候发生的事？怎么一点消息都没有？怎么不早告诉我？"苏杭瞪大了眼睛，又是一连串问了几个为什么，心里隐隐窝火，怎么这么大的事情还要瞒着她？

"哦，好几年了，一直犹豫没定下来，所以也没有和你说。是这样的，我有个同学公派去澳洲做护士，她一直建议我也去，开始我并没有这种想法，后来咱们中心承包的时候，我就有点动心，反正在中国也就这样了，换一个地方也好。去年夏天我是抱着试试的想法去北京考雅思，没想到分数正好够，那我就申请，说实话也没抱太大希望，但前几天收到澳大利亚移民局给回信，通过了。"艺潼低头搬弄着手指头，如同在讲别人的故事。

"你和陈强一起？"

"嗯。起先陈强不同意的，特别是他父母，现在也想通了，我们下个月一起走。"

"哦，"苏杭还想说什么，又不知说什么，她看了看墙上的钟，差五分钟十点。"回来再聊，看好你的病人，别心里长毛。"说完急匆匆地换鞋往小三层跑去。

小三层没有电梯，三步两步跑上去，呼呼直喘。会议室门口站着一个高个子妙龄姑娘递给苏杭圆珠笔，签字走进会议室。她习惯性地坐在后排，看到墙上的钟正好十点，心里舒了口气。抬头望去，一排排后脑勺挡住了视线。她伸长脖子，主席台上新上任的领导们身着西装领带，胸前戴着一朵小红花，一个个就像新郎官似的。刘洋一身灰色合体西装坐在正中，他旁边是章先廊，再旁边是一个陌生的女人，这女人四十出头，大圆脸盘，五官没有特别的，看上去老成持重。廉家文和王岩在另一侧。

刘洋低头看了看腕表，又瞅了一眼门口，办公室小唐站在门口，手里拿着本子记录什么。

"好，不等了，下面开会。"刘洋拿起话筒。

"今天是我们新领导班子成立第一次和大家见面，但是在正式开会之前我想强调组织纪律。从今天开始，开会必须准点到场，特殊情况，提前给办公室电话，说明理由，任何人不能没有理由迟到。"话音刚落，又有一个人大摇大摆地进来。大家的眼睛都齐刷刷地盯着他，进来的是骨科钱主任，钱主任被这么多眼睛盯得莫名其妙，他回头看了一眼主席台，旁边的一个人急忙拉住他，又转头示意排椅上的人往里挪，钱主任大半个屁股落在腾出来的位置。

"下面办公室宣布今天开会签到情况。"刘洋刚说完，办公室小唐已站到主席台前。小唐今天也穿了西装，胸前的小红花特别扎眼。

"2006 年 11 月 1 号上午 10 点，金沙滩医院全体中层领导会议，应到 72 人，实到人数 65 人，迟到 10 人，迟到的有：外科王主任迟到 2 分钟，眼科刘主任迟到 3 分钟，骨科钱主任……请假的有妇产科邢主任……未到的有……"

"好，这说明什么？说明大部分人遵守医院规章制度，只有小部分人无视大家的辛苦，让这么多人等你们，你们好意思吗？一盘散沙怎么打仗。今后在我们医院决不允许发生类似的事情。"刘洋的话很有力量，他停顿了一下，似乎在缓解气氛，放慢语速说：

"今天开会主要是新的领导班子和大家见面，我介绍一下，章副院长，大家都很熟悉，分管业务副院长。章副院长是我们医院的老领导，从金沙滩医院建院开始就在这里工作，难得有这样的领导一直坚守金沙滩医院。大家鼓掌欢迎。"

掌声噼里啪啦响起。

章副院长——章院长——章副院长，真是风水轮流转，变化得真快。坐在台上的章副院长头发虽黑，发根却是白的，远远看去黑白两层像是巧克力夹层蛋糕。奇怪的是，他的脸上带着自然的微笑。

"林子辉，林副院长，是我们金沙滩医院的新人，林副院长之前一直从事基层医院管理工作，有着丰富的管理经验，去年被省卫生厅评为青年管理标兵。林副院长到我们医院真是雪中送炭啊。大家欢迎。"

又一阵掌声响起。

"廉副院长，现在是院长助理，我们更熟悉，不仅长得帅，性格也美。廉副院长坚决要求从院长职位退下来，他主要分管血透和肾移植中心，这是他一直想去的两个地方。大家都知道血透中心是医院重点科室，廉助理勇挑重担。"

苏杭心里一阵喜悦涌来，使劲地拍着巴掌。

"王岩护理副院长，王岩是医院的老管家了，我们医院护理占临床医护的三分之二，庞大的护理团队全靠王岩这个大管家。"

刘洋就像宣布中央政治局常委出场一样隆重。掌声过后，他抬头扫视台下：

"前几任领导为医院做了大量的工作，我是摘果实的人，今天我想在这里表态，我一定尽我自己最大能力，努力把金沙滩医院打造为一流的医院，绝不辜负大家对我的期望……总之希望大家严明纪律，脚踏实地，同心同德，开拓进取，共同再创金沙滩医院美好未来。"刘洋出口成章，抑扬顿挫。

"下面由章副院长宣布几项任命。"

"经院党委研究，唐丰国为办公室主任，魏国栋为医务科科长，李超为设备科主任，刘爱华任采购供应科主任……免去宋林飞办公室主任，免去陈强设备科主任……"章副院长照稿宣读。

小唐当了办公室主任，怨不得说话口气都变了。办公室宋主任到了退休年龄。听到陈强的名字，苏杭的脑袋轰轰地响，她想起唐艺潼，又一位血透干将走了。赵主任、申护士长、刘芳、蒋小燕、肖丽云，还有早先走的几位护士，几年的时间，这么多熟悉的面孔都……她不禁怅然若失。

"下一步医院的工作是：1.取消承包制，取消院中院。2.中层领导竞聘制。3.广招有技术有能力的医疗护理人员。"刘洋的话打断了苏杭的沉思。

"在会的每一位都是医院的中流砥柱，你们才是医院未来的希望，今后中层领导考评分以下几个部分：第一，医德医风。医德医风体现在各个方面，诚信为本，服务态度、服务质量和组织纪律。像今天开会，就有这么几个人不自觉。"他看着桌上的讲稿，不假思索地加了后面两句话，抬头扫了一眼会场，接着低着头说："第二，经济指标，国家让我们自己养活自己，我们就要动脑筋，但是一定不能动歪脑筋，怎样减少支出增加合理的收入？怎样吸引病人？老百姓挣的钱不容易，不要一张处方就把人家口袋的钱全掏光了。第三，重视医疗护理质量，提高医疗技术含金量，比如怎样开展医疗新技术？再比如你的论文？论文要国家级有分量的论文，不要花几个钱登在不起眼的小刊物上。"他说完又抬起头："医院绝不养懒人、闲人、无事生非的人，不适合做中层领导的，我们必须请出去，下个月，也就是年末总结前，具体时间办公室再通知，大家做好准备，全院临床科室中层领导竞聘上岗，打破中层领导终身制，'是骡子是马拉出来遛遛'。不合格的我们就要毫不含糊地淘汰。"

刘洋这三把火，灼得人们火辣辣的提不上气。

二十三、後藤医学奖

后藤院长背着太阳站在前院停车场，影子从脚下一直往前延伸到建筑工地上。绿色的防护架和防护布把建筑工地包得严严实实，几个大大的金字"安全第一"在阳光中非常显目。

后藤医院重建工程是今年三月份开始的。院长习惯于早起，五点准时起床，做一小时运动，看一小时书。自从医院重建工程开始以来，他每天早上还会抽出十几分钟站到这里。

五月的和风从海面吹来，轻抚着他的面颊。他的颧骨突出，脸颊凹陷，斑白的短发稀稀拉拉能数过来，唯有那双眼睛依旧有神，还有两条长腿走起路来毫不逊色于年轻人。

"早上好，院长先生。"一个浑厚的男中音从他身后传来。

院长转过身，用手遮着眼睛，看到不远处的中村社长披着阳光正向他走来。"早上好，中村社长。"这项工程由大阪建筑公司承担，中村是大阪建筑公司的社长。

"今天真是个好天气，照这样下去，工程顺利完工没问题。"中村社长个头不高，体格健壮，眼睛不大，眯成一条缝，大鼻头，大嘴巴。他身着蓝色工作服，手里拿着黄色的安全头盔。

"谢谢，辛苦了。"后藤院长笑着朝中村点点头。"您辛苦了院长先生，工程质量您放心，我有决心打造日本第一。哈哈！"

"嘿嘿！当然放心，托您的福，一切都会顺利。"后藤院长举手摸了一下后脑勺，阳光灼热。

两个人指点高高的吊车，兴高采烈谈论起来。

"院长先生，对不起，我先告辞，马上准备开工。"中村看了一眼手表，把安全头盔扣在头上，紧了紧带子。

"好，再见。"

"再见,加油。"中村爽朗地笑着,两脚并拢弯腰,起身告辞。

後藤院长看了看手表:马上七点,于是快步从停车场侧门进了医院。为了不耽误病人看病,医院先建新楼,然后再重建旧楼。一进门,隐隐约约听到候诊室有说话的声音,诊室八点开诊,这么早,是谁啊?走过去一看,一对老夫妻静静地坐在候诊室里,花白的头发紧挨着,正低头私语。

"早上好,这么早啊。"後藤院长弯下腰。

"院长先生早,我们路远,一早赶巴士过来。"老太太笑盈盈地站起来,弯腰问候,又急忙把身旁的老头搀扶起来。

"院长先生早,我们在家没事,就想早来。"老头说话有些含糊不清,但声音洪亮。他用拐杖支着地面,颤颤地弯腰点头。

後藤院长急忙上前搀扶,"这么远的路,辛苦了! 快坐下吧。"

老头"Ha-i嗨,Ha-i嗨——"连声几个"嗨"地坐下,"院长先生辛苦了。"他布满褐色老年斑的脸上,笑起来的皱纹像湖面上的涟漪层层展开。

"是啊,是啊,院长先生最辛苦。"老太太笑坐在老头身边,轻轻地抚摸老头的肩膀。

後藤院长看着这对耄耋之年的老夫妻,心里顿生怜惜,他弯下腰,"对不起,一个月前有没有接到医院的电话?因为医院正在建设中,我担心声音嘈杂,不利于你们的健康,建议你们在附近的诊所和医院看病。"

"哦,院长先生,在您这里看病我们放心。"老太太连忙说。

"是啊,是啊,这点路算不上什么,就当是我们俩在路上谈情说爱了,一路的樱花多美啊。"老头风趣地插话,他笑着看了看老太太,又仰脸看着後藤院长。

"早上好!"又有人进来。

"早上好。"後藤院长和他们打招呼,他转过身去,瞥了一眼候诊室贴在玻璃门上的通告:

各位病人及家属:你们好。

　　不好意思,因为医院正处于建设中,给你们带来不便,深感抱歉。所以恳求大家在最近一些日子,尽可能在您自己家附近的诊所看病,不好意思,给大家添麻烦,谢谢。

後藤医院院长:後藤康文
2007 年 3 月 5 号

通告根本没起作用，病人数量反而增加了，他和康树最近每天门诊量达三百五十多人。後藤院长看着玻璃上的通告，若有所思，他看了看候诊室的病人，转身疾步往楼上走去，心里想：早餐要早，提前开诊。

一天紧张的工作结束，晚饭后，青木事务长带着杉本部长来到办公室。

"晚上好院长先生。好久不见，先生还是那么精神。"杉本一团和气微笑着，两手并拢自然下垂，身体六十度弯曲。

"杉本部长好，坐。"後藤院长指着沙发说。

有人进来倒茶，青木事务长和杉本部长在客气地寒暄。後藤院长起身站在窗前，窗外已是万家灯火，建筑工地高高的吊车臂指向茫茫黑夜，工地一侧的柱子上高高地挂起一盏灯，把四周照得如同白昼。医院门前那棵樱花树花枝满头，地上留下斑驳的阴影。天空繁星点点，远处依稀可见银星和灯光衔接在一起。夜晚的宫古湾宁静安详，似乎只有大海拍打在礁石上的声音。

他找杉本是商量有关赠送透析机的事情。去年从中国回来后，他的心情一直很沉重，这么多病人，六台透析机，已经不能满足治疗所需，当务之急就是增加机器。他随即决定再给金沙滩医院赠送十台日本最先进的透析机。计划一出，立即遭到很多人反对，夫人苦口婆心地说："给中国金沙滩医院捐赠透析机我不反对，可是现在我们贷款建医院，资金都不够，能不能拖两年？"夫人的话不是没有道理，先前他只想扩建医院，但现在是重建和扩建同步，急需大笔资金，贷款也不一定够。但如果再等两年，金沙滩医院血透中心这么多病人等不起。他斟酌再三，依然决定立即捐赠十台透析机。

他的耳边又响起朋友的话："对中国金沙滩医院你已经捐送了透析设备，他们应当自己发展，用挣的钱再购买新的机器，不能总是要你送。"

"说过了吧，无底洞，就是无底洞。"

"中国公立医院的院长像走马灯似的更换，新任院长对你不了解，谁在乎你送的透析机。"还有朋友对他说。

好同学山内君特意电话劝他："我理解你的心情，但是你自己贷款建医院，东凑西拼借钱，我同意夫人的意见，缓两年等医院建成，再考虑可以吧？"

"呵呵，老同学，我是金沙滩医院的名誉院长，我不能不管，反正贷款这么多，再贷款也就无所谓了，咬咬牙，我一定能熬过去的。"他这样回答山内君。

他把自己的决定告诉了大崛勉先生，大崛勉老师说："只要你觉得有意义，就坚持去做。"

"嗯！"想到这，他转过身来到沙发坐下，端起水杯呷了一口，对杉本说：

"十台尼普乐最新的透析设备，什么时候能运到中国滨海市金沙滩医院？"

"估计要一个月时间。"

"好，抓紧时间办理，金沙滩医院的病人不能等，其他有什么问题找青木事务长。"

"明白了，马上去办，放心吧院长先生。"杉本毕恭毕敬站起，向後藤院长弯腰鞠躬。

苏杭最近感到轻松。取消承包制，廉家文回到血透中心，她终于能睡个踏实觉。廉家文这几年变化太快，头衔还没叫顺口又变了：小廉、廉家文、廉大夫、廉副院长、廉助理、廉主任。头衔是身份的象征，从低往高还好，从高往低？哎！好在廉家文不在乎，否则这职位如同白云苍狗，不得把人折腾疯了。

"护士长！电话。"保洁常师傅叫苏杭。

"谁的？"苏杭刚给邹大姨测完血压，她取下听诊器挂在脖子上，"血压还好，邹大姨如果不舒服一定早些说哦。"

"好像是周师傅儿子。"

"哦。"周师傅今天还没来？她扫了一眼空荡荡的床铺，心里隐约不安，奔向护士台，拿起电话。

"您好，我是苏杭。"

"护士长，我是周德志的儿子，我爸，我爸他走了。"一个男人低沉的哽咽声。

"什么？什么时候？怎么走的？"

"昨天晚上，我也不知道什么时间，早上我妈叫他，没声音，以为他睡着了，等到我夜班下班回家，叫他起来去医院透析，叫不醒，救护车的医生说，我爸昨晚就走了，就这么悄没声走了，一句话都没留给我们。"电话那头声音抽抽噎噎，断断续续。

苏杭虽有准备，但消息突然，心里特别的难过。她放下电话，呆呆地坐着，两眼空空荡荡。大家从苏杭的脸上已经猜到什么，四周一片沉寂。春来秋去，血透病人也像是季节轮换，一波一茬，对这种情景早已见怪不怪，神经都历练得麻木不仁。但周师傅不一样，周师傅七十一岁，透析龄和金沙滩医院血透中心同龄，这种感情……苏杭呆坐了一会儿，又想起周师傅常说的话：我赶上好年代了，没有医保，没有透析机，我的灰早就不知在哪里打转转，够本了，我已经很知足了。她心里平静了一些，抬头发现王建国正看着她，抹了一下眼角，走过去。"王工还好？"

"走了？"王建国习惯一只手枕在头下，低声问道。

苏杭点了点头。

"解脱了。"一脸平静。王建国和周师傅同时进金沙滩医院血透中心治疗，在这之前他在北京医院透析两年，所以透析龄比周师傅多两年，年龄也比周师傅大两岁。他们一起坐车来，一起坐车回家，彼此话虽不多，但已经成了对方的精神支柱。苏杭想安慰王建国，张了张嘴没说出来，看他也没有继续说话的想法，就转身往门口走去，刚一开门迎面撞上李文。

"护士长，"李文站住，一张青春脸对着她，胸脯高高地挺着，靠得太近，都能闻及她身上热腾腾的气息。"有人找。"她看到苏杭的脸色，收住笑容，指着后边。

走廊上是一个穿红色格子衬衣的男人，咖色背带裤，棕色鸭舌帽，戴着墨镜，胖胖的脑袋，脸上有些浮肿。苏杭还没有从伤感中脱离出来，见眼前这人这副行头，心里诧异，这个人是谁？是华侨？

"我找护士长。"华侨男说，声音很脆，属于男高音。

"我就是。"

"我要透析。"华侨男说着，脸上笑嘻嘻的。

"您是病人？"苏杭疑惑地问。

"对，他是病人，这是他的门诊病历，您看是否需要？"一个三十多岁的女人匆匆忙忙地走进来。

"哎哎，血透要换鞋的，你们稍等，我给你拿。"常师傅在门口挡住了她。

"哦，对不起。"女人接过常师傅递过来的两双拖鞋。苏杭把他们引进办公室，没等说话，女人拉过一把椅子对华侨男说："一转眼不见了，走这么快不累吗？坐下吧，换上拖鞋。"她蹲下低头，麻利地把华侨男的鞋子脱下，又轻轻地套上拖鞋，站起来掏出包里的湿巾盒，抽出一张擦擦手，又抽出一张递给华侨男。

"您是护士长吧？这是他的门诊病历、化验检查单、B超心电图……"女人又从包里掏出一摞资料，说话干脆利落。

这个华侨男对女人的服务竟然很享用。苏杭纳闷地抬头看这个女人，一米七左右，身材纤细苗条，皮肤白皙，丹凤眼，嘴角鼻子脸形很像一个电影演员，但怎么也想不起来那个演员的名字。"您是？"苏杭问。

"我叫徐丹，他是我老公陈为林。"

苏杭想起来了，眼前这个人的脸形很像老电影演员王丹凤。

"廉副院长介绍我们来这里透析，本来我们想去市人民医院透析，但廉副院长说，你们医院的血透中心是全市最好的，护士长多次去日本学习血液透析，技术是全市最棒的，所以就来了。我们家也住在高新区，方便。"徐丹笑着说，她的嘴很好看，一口洁白的牙齿。

廉家文现在也会这样自吹自擂了？苏杭心里想，但嘴上附和地说："当然了，我们不仅是全市，也是全省最早规模最大的集中供液碳酸盐透析中心。"她看着眼前一堆检查资料，转身拿起电话。

"廉主任，来了个病人陈为林——"

没等苏杭继续，廉家文急促的声音传来："护士长，刚想给你打电话，这个病人准备换肾，已抽血待配型，但是他的化验指标都很高，符合透析标准了，先透析准备吧。"电话那头传来嘈杂的声音，隐约听到有人在说："廉主任，抓紧时间。""哦，马上，马上。"

廉家文今天门诊，自从他脱离那个行政岗位，整个人脱胎换骨了。

"护士长，在吗？"电话又传来声音。

"嗯，说吧。"苏杭说。

"刚看一个老病人，李德才，肾移植失败，高烧，已经收住院，明天准备透析。还有那个陈为林一般状况还可以，诱导透析两个小时，注意透后失衡综合征。颈内静脉置管，他要换肾。好了，我马上去手术室，对了，下午三点钟去刘院长办公室，三点，别忘了。"廉家文廉主任说话像爆豆，根本没有喘息。

"哎，廉主任——"

"嘟嘟嘟"，对方电话挂了。

光知道收病人，机器在哪？我又不是孙悟空，拔根毛一吹变个十台八台的。苏杭一阵烦躁，感觉血都涌到耳朵上。原本以为廉家文回血透她会轻松一点，中心静脉置管手术都应当是他的工作，怎么又推给我？病人进门就成了甩手掌柜？"逞能！"她想起王岩的话。不行，我要和他说道说道。苏杭看了一眼陈为林和徐丹，两个人坐在椅子上，旁若无人地在低声聊什么。徐丹摸着陈为林的手，眼睛里全是爱，说话轻声细语，透析工作这么多年第一次看见这么一对夫妻。她转身走出医生办公室，在走廊上掏出手机，拨通廉家文的电话。

"护士长，电梯来了，你快说。"

"廉主任，那个病人的置管，还是你回来做吧。"

"护士长，你不是做得很好嘛？我没时间呢，放心，出事我负责，我来签字，就这样，进电梯了。"

苏杭放下电话，叹了口气，把手机往口袋里一塞，进了医生办公室，看见那一对中年夫妻还在腻歪，不知道为什么心里堵得慌。她对徐丹说："准备一下，一会儿先做颈内静脉置管，顺利的话置管后就可以透析。"说着走到电脑旁边，鼠标一点，打印机发出吱嘎吱嘎的声音。

"中午能透析？"徐丹站起来问道。

"现在病人是满台的，我们尽量安排。今天是诱导透析，时间是两个小时，逐步到规律性透析，廉主任给你们都讲了吧？"她头也不抬，拿起打印机上的两张纸递给他们。"这是透析病人须知和中心静脉置管知情同意书，你们好好看看，签上字。"

"这是杨白劳和黄世仁的卖身合同？喜儿要遭殃了。"陈为林拿着纸竟然嬉皮笑脸。

"这是透析和置管手术知情同意书，签上字才能做。"苏杭今天的心情提不起来。

"谁来做置管手术？"陈为林又问。

"我，怎么？"苏杭反问。

"你这么温柔的人，下得去手？"陈为林还是那张嬉皮笑脸。

"护士长，别听他说，我家陈为林喜欢开玩笑，以后你就知道了。廉主任，不，廉副院长给我们讲了，他说，到了血透听护士长安排。"徐丹从头看完知情同意书，痛快地说："现在医院看病都这样，履行程序，来，签上名字。"徐丹拧开笔帽，递给陈为林。

苏杭看着他们签上字，转身进了透析治疗室，"来了个新病人，准备置管手术物品。张淑琴在哪？"

"护士长，我在这，有事？"张淑琴正准备给墙角的一个病人测血压，她手里拿着血压计袖带，听到声音抬起头。

"中午让你们家老赵晚点来，有个新病人诱导透析，2个小时结束。"

"好的。"这似乎成了规矩，一旦有新病人，张淑琴的老公赵传纲就往后延迟透析。苏杭有时候感觉特对不起张淑琴，张淑琴倒是心平气和，没半句怨言。

颈内静脉置管手术是在透析床上完成。血透中心没有单独的置管手术间，赵主任离开后，所有的置管手术都是苏杭自己做，求人不如求己。淡蓝色医用屏风围成一个相对独立的空间，原本以为这个有点腻歪的华侨男会有些麻烦，至少会提出很多问题，但出乎意料，陈为林朝她一笑："我现在就是一头猪，绑在案上了，要剐要杀美女看着办吧。"说完嘻嘻一笑，侧身打开 iPod，随即一首轻音乐瞬间流出。苏杭暗喜，是自己喜欢的班得瑞《日出晨安》，她不想拒绝美妙的音乐。

洗手，戴手套，准备用品，摆好体位。"仰脖，侧头，好，不要动了。"陈为林像一个乖乖听话的小孩。接着定位，消毒，铺洞巾，注射麻药，驾轻就熟。换手套，她拿起穿刺针，屏气凝神，仿佛周围的一切都不存在了。穿刺，导丝进入，扩血管，进导管。"憋住气，马上就好……好了。"苏杭说着，一气呵成，两针固定。导管推进肝素盐水，手术结束。

"完了？"陈为林很谨慎地转动脖子，咧嘴想笑，又不敢笑。

"对啊。"

"我这是扛了一杆枪？不会走火吧？"

周围人都被他逗乐了。病史记录陈为林是画家，滨海市画家协会。徐丹自我介绍她是中学绘画老师，和陈为林是校友，陈为林是她的师哥。这是一对浪漫的夫妻，具有艺术风范的婚姻十年有余，没有孩子。爱情能如此保鲜真是不容易。

天突然阴沉下来，房间里的光线暗淡，透析板面显示屏横条光束更加清晰，左右不停跳跃闪烁：静脉压、动脉压、跨膜压、总除水、每小时除水。一会儿窗外乌云黑压压地过来，一阵飞砂走石，风卷着雨点像机关枪一样敲打着窗户，咯噔咯噔，雨珠四散，瞬间玻璃窗变雨帘。透过雨帘，隐约可见玫瑰园的花朵被捶打得东倒西歪。

透析中心所有的照明灯都打开了。徐丹用牙签挑着一块又一块哈密瓜放到陈为林嘴里，陈为林像个木偶只负责张口闭口吞咽，耳朵里插着耳机，哼着不成调的曲子，时而摇头晃脑很陶醉的样子。很多病人和家属偷偷看他，苏杭当然也看在眼里。透析工作近二十年，她看到最多的是被病魔折磨得半死不活、心灰意冷的病人，太多年轻的夫妻透析一年半载变成路人甲，即使在一起也像木头一样没有激情。眼前这两位是作秀还是真情流露，"骑驴看书走着瞧"，一年半载见分晓。苏杭心里想着，突然感觉自己是在嫉妒；她最近和老公建宁的电话也少了，即使说话也是三言两语。原先那个多愁善感的苏杭哪里去了？

诱导透析两个小时顺利结束。睡得正酣的陈为林被苏杭测血压弄醒，他睁开睡眼，迷瞪地看着空空荡荡的透析机。

"陈为林，感觉怎么样？"苏杭放下听诊器问道。

"没事，就是有点累，感觉被洗衣机甩干了。"不失为艺术家的描述。

"回家好好休息，刚才和徐丹讲了怎样饮食，少喝水，吃高蛋白，多吃维生素。"

"可以吃蛋白了？啊呀，早知这样早透析多好，以往的医生多抠门啊，见面就是低蛋白，低蛋白，净吃草了，这会可他妈的解放了，回家吃到脖子。"陈为林做了个下咽的动作，竟然开心地呵呵笑着，看样子还是个吃货。

"护士长，我听说你们的设备是进口的，那透析器、血路管也是进口的？"徐丹笑着轻推一把陈为林，打断他继续说的欲望。

"嗯，全是进口的，透析机是日本人赠送的。"

"日本人挺大方哈。"陈为林歪着脖子说。"进口的还行。"他似乎很满意。

"国产的你还不透了？"苏杭头也不抬，抱着病历夹，在透析记录上疾笔。

"国产的……不好说，哎哎，护士长，这与爱国不爱国没关系噢，你得承认国产的就是不太放心……"陈为林涨红了脸，极力在为自己辩解。

"有医保吗？"苏杭不想和他争辩，只是一笑，问。

"当然，老婆拿给她看看，别认为我们是'黑户'。"陈为林又恢复活性。

苏杭接过徐丹递过的医保卡，"我先登记，尿毒症是大病统筹范围，陈为林是职工医保，治疗费百分之八十五由医保负担。"

"还有别的医保？有自费的吗？"陈为林歪着头问苏杭。

"嗯，今年刚开始新农合医保，他们报销比例小。城镇居民还没有医保，不过国家已经开展城镇居民医疗保险试点工作，也快了。"苏杭在登记本上做了记录。又把医保卡交还给徐丹。

"哦，"陈为林出神地点点头。

"护士长，以前职工怎么报销？"徐丹问。

"以前国家没有医疗保险，都是各单位自己报销，事业单位还可以，企业很难说了，效益不好的也不能报销。"

"不报销，那不要血命了，没钱透析那不就要等死？"陈为林从活化态又变成反常态，一脸严肃，这是他进血透中心最肃穆的脸。

苏杭一笑算是默认，突然陈为林冒出："感谢共产党，真的，如果以后听到有人骂共产党，我就和他拼了。"周围的病人诧异地看着他，他歪着头又嘻嘻地笑了。

窗外，暴风骤雨渐渐地失去了威力。玫瑰园凋落的花瓣，星星点点飘落一地。被风吹弯腰的树枝，顶着一头水珠，颤颤悠悠地晃着。

陈为林走后，苏杭低头写透析记录单，听到有人在喊赵传纲，抬头时他已进来。

"老赵真不好意思，每次都让你发扬风格。"苏杭说。

"那有什么，护士长，没事。这不离家近吗。"赵传纲笑嘻嘻走到空出来的床位边。

"赵大哥还是思想觉悟高，高风亮节。"李伟良侧着身子对他说。

"别给我戴大帽子，我受不起。这叫什么来着？近水楼台——"赵传纲把手袋的东西往外拿，压脉带、常用药、水杯和小床单。张淑琴走过来，"别装大瓣蒜了，起来。"说着动手把小床单铺在床上。

　　赵传纲笑嘻嘻地闪身往后，"我家离这里这么近，放个屁都能听到，别看我现在比你们晚两个小时上机，等我下机回家，你们都不一定到家呢，李伟良你说是吧？"赵传纲不太高，有一米七左右，精瘦，眼睛不大，长再多水也看不出来，不过眼皮就会像两个水葫芦挂着。

　　苏杭刚想走过去说一些感谢之类的话，瞥了一眼墙上的钟表：三点了。糟糕！她急忙脱下白大褂，踢下拖鞋，登上白护士鞋，边跑边提上后跟。外面的雨已停，路面的积水被她不留神踩得水花乱溅。门诊楼后院有的人看见她焦急的样子以为发生什么事情，纷纷让路。

　　院长办公室已经搬到三层小楼，疾步上楼梯，她在楼梯口看见骨科谭主任。老主任退位，谭永平顺理成章成了骨科主任。她没顾上打招呼，直奔三楼。办公室门半开着，她立在门后喘息片刻，定了定神走了进去，"对不起，我来晚了。"话刚落，身后一阵风。

　　"刘院，不好意思，没迟到吧？"是廉家文，热气喷在苏杭后脑勺，头上手术帽还没摘。不知什么时候人们在称呼院长时，把"长"省略了。刘院长－刘院，章副院长－章院，简单上口。

　　"你们这是比赛啊？如果是比赛不一定能超过我。"刘洋幽默地说。

　　"那是，谁敢和您比啊，听说您是百米飞人。"廉家文还在气喘。

　　"是啊是啊，刘院当年为咱们医院赢得第一枚奖牌，那才风光啊。"章先廊真的换了一个人，他说话的语气都变得和蔼可亲，原想他从正职降为副职，会有情绪，没想到春光满面。

　　"这可是要说清楚哦，我是滨海市高新区的百米飞人，去年世界级百米飞人是阿萨法·鲍威尔，是个黑人，所以我天天运动，力求晒黑，有朝一日也会成为世界级飞人，哈哈！"刘洋不失本性，说话快得忘记标点符号。

　　"好了，看见你们这对黄金搭档，我感觉血透和肾移植中心的春天来了。坐吧。"刘洋指着前面的凳子。章副院长连忙起身把凳子往苏杭这里挪了一挪。

　　"谢谢，章院。"苏杭朝他一笑，坐下。

　　廉家文动作麻利地拖过来另一个凳子，两条腿像骑鞍马似的，一屁股坐下，随即摘下手术帽，理了理压趴的头发。

　　"说说你们血透中心的发展计划吧。"刘洋开门见山，他手里拿着笔，桌子上一本子。

　　苏杭低着头，看着自己的脚尖，她在等待廉家文开口，他是血透主任，又是医院领导层。沉默片刻，听到廉家文说："护士长，您先说。"

"我？开玩笑，廉主任先。"

廉家文郑重其事地看着她，"护士长您是血透的老领导，一直坚守在血透第一线，再者，从某种程度上来说，您是老姐，不能乱了规矩。"

"对，苏护士长，你先谈谈吧！你最有发言权，一直坚持在血透第一线，谈谈你的想法，血透中心现在存在什么问题？今后的发展规划？"刘洋看着苏杭。

"是啊是啊，苏护士长对血透太有感情了。"章先廊说。

"好吧，恭敬不如从命。"苏杭看章先廊一脸真诚，心里有些感动，她没再推辞，直了直腰，为了说话更通畅。

"血透中心目前最主要的问题，一是透析设备不够用，已经阻碍血透的发展，需要院领导马上解决。二是要拓宽血透治疗领域，开展血液净化技术，比如持续性床边血液滤过，配合临床科室病人抢救，这需要增加 CRRT 设备。三是增加人员，目前护士只有五人，辛妮子、许若、张淑琴、李文和我，唐艺潼准备辞职，你们可能知道，张淑琴是返聘的，其实只有四人。再者必须固定医生，不能再轮转。还有从长远发展，血透中心需要更大的治疗环境。我记得一九九〇年在日本进修，後藤院长曾说过十年后中国的透析病人会出现'井喷'，按照日本的透析病人发病率，设想中国会有多少透析病人，随着医保政策落实，透析病人会逐渐上升。"苏杭如同中学背课文，一口气说完。

"如果设备跟上，今年到年底，病人数能达到多少？"刘院长问。

"翻一番，现在是三十个病人，年底达到六十个病人没问题。"

刘洋若有所思地点点头，"好，廉主任，我看你下了科室像是放虎归山了，谈谈你的想法。"刘洋说。

"血透我就不说了，苏护士长讲得很明白，我先说说肾移植中心的事。肾移植中心这几年一直荒着，有人问没人做，赵主任走后就是这样。我想血透能跟上，肾移植中心就能再创辉煌，我主要是要一个团队，争取明年开展起来。血透方面，我恳求院领导继续让苏杭负责，我觉得护士长干得很好，比我好。"廉家文一定是打好腹稿，也是一口气说完。

"这个不行，我认为像以前赵主任在时那样比较好。廉主任负责，我协助。"苏杭急忙纠正。

"唉，赵主任已经刑满释放，医院请他回来工作，但是他拒绝了。这是一个难得的人才。"刘洋像是自言自语。他没有回答苏杭的问题，沉默了一会儿，抬起头问道：

"我想问下苏护士长，按照你的长远计划，血透需要多大的场地？多少台机器？”刘洋紧追不舍。

“我想两千平方米，五十台透析机。”

“胃口不小啊。哈哈，我们向高新区管委和财政局申请改建门诊大楼的计划，到时会把你的计划考虑进去，两千平方米透析中心，我想问题不大。苏护士长，根据血透目前的情况，你现在急需多少台透析机？”

“五台吧？一台 CRRT 机，配合临床抢救工作。”

“五台少了，给你十台，CRRT 机两台。”刘院长把手中的笔往桌子上一放，身体往后倚在靠背上看着苏杭。

“啊？真的？太好了！”苏杭喜出望外，盯着刘洋，生怕他这句话从空气中消失。

“当然。苏护士长，我一直没说，後藤院长决定再送十台日本最先进的透析设备。”

“是吗？後藤院长不是说他的医院要重建？”

“是啊，後藤院长的医院重建，而且还要扩建一栋楼，需要大量资金，在这个情况下他决定赠送十台日本最先进的透析设备，实在感人啊。如果再干不好，真说不过去。”刘洋直起身，两只手放在桌子上，凝神注视前方。一会儿他转过头来，“你说一个外国人竟然把我们医院看得比他自己的医院还重要，哎——”他摇摇头，一副不可思议的样子。“我前几天和老院长荆志见面时，把後藤院长的事情告诉他，荆院长说，早先他想成立後藤医学基金，把血透营业额的一部分纳入医学基金，这样对後藤老院长也有个交代。但後藤院长不同意，说作为金沙滩医院的名誉院长，这是他应当做的。后来荆院长又想成立後藤医学奖，请示了局领导，还没办完，他突然就调走，这个事就搁浅了。”

刘洋端起水杯，“我很赞成成立後藤医学奖。後藤院长一而再再而三地赠送透析设备，将来这些设备淘汰了，我们这些人离开了医院，也好给後藤院长一个交代，让大家别忘记。”

他喝了口水继续说：“总体计划是这样的，这十台透析机投入运营后的收入分几部分使用，一部分作为奖励，每年奖励医院有特殊贡献的人；一部分作为设备更新使用；再一部分作为每年医院的培训基金，医护人员培训再教育；剩余的交给医院。这个任务就交给你吧，护士长，血透收入你清楚，後藤医学奖如何分配，你写个草案，最后交给高新区管委领导定夺。好吧，刚才廉主任说了，血透还是要交给你，你就不要推辞了。”

2007 年 6 月 26 日後藤医学奖成立。医学奖协议书序言这样写着：

　　为了更好地促进中国滨海市高新区金沙滩医院和日本宫古市後藤泌尿器科皮肤科医院友好往来，促进滨海市金沙滩医院血透中心的发展，激励医务工作者勇于探索医学新的领域，全心地为医学事业努力工作而设立"後藤康文医学奖"。

二十四、圆满句号

转眼到了 2008 年，新年过后的第一场大雪来势凶猛，连续几天遮天蔽日，把滨海市变成了冰雪世界。

"起床啦，起床了，快点起床。"苏杭被手机闹铃惊醒。她努力睁开眼，懒洋洋地从床头桌摸到手机：六点。抬头看了看窗户，窗帘的缝隙透出一线微光，她没有关掉手机声音，让它继续响。手机闹钟铃声是女儿录制的真人声音，丫丫去年考入南方大学，机场临别时笑着告诉苏杭："妈妈，为了让你能时刻想我，我把我的声音录成闹铃了。"

她揉揉眼睛躺在床上发呆，房间空荡荡的。这个房子是去年新购置的独门独院三层楼房，位置好，看海，离医院近。建宁一个月能回来一次，父母去国外弟弟家照看上学的侄子，丫丫上学离家，所以平时只有她一个人居住。窗外传来"汪汪汪"的叫声，苏杭立刻起身，棉睡衣一裹，光脚奔向窗户拉开窗帘。入眼的世界白茫茫的一片，朵朵雪花随风飞舞。往下一瞅，比尔此时正抬头看着窗户，嘴里"哈哈哈"呼着热气，军刀似的尾巴左右晃着。比尔是一条德国牧羊犬，具有三分之一德国血统。建宁担心苏杭一个人居住害怕，去年从警犬基地买回这条牧羊犬，丫丫给取名"比尔"，出处是"比尔·盖茨""比尔·克林顿"，聪明霸道。

起床，洗脸，梳头，镜子中一个奔五的女人，多重眼皮，略见眼袋，眼角密布细小皱纹，皮肤苍白透黄，不过刚睡醒，现在看起来还挺饱满的。等到下午工作忙起来，这张脸就会变得懒儿吭当，憔悴貌。但她对自己还是挺满意的，毕竟在尿素氮里浸泡了十八个年头，没日没夜地熬煎，能有这样成色已经满足了。突然她发现额角上的一根白发。是反光？她换了一个角度，凑到镜前，真的是白发，挑出拔掉，放在手中细细端详：还好不是全白，至少有一半发梢还是黑的。再凑到镜前，随意地用手轻轻搬弄前额：天哪，什么时候冒出这么多白发，就像透析器的真空纤维丝。"怎么以前没发现啊？"她心里想着，叹了口气。

医院的院规中明确有一条：四十五岁的护士长不再聘用。苏杭两年前到了院规退位年龄，但是刘洋找她谈话：中层竞聘你不需要参加，但你要继续挑起护士长的担子。退不成那只能接着干，她没有太多坚持，毕竟她对血透倾注了大半生的心血，就像是自己的孩子，辛苦抚养成人，忽然有一天说这孩子不是你的，生生地从你身边夺去，实在残忍。她最近不止一遍地想，逐步退位才会避免自己遍体鳞伤，应当考虑副护士长的人选，比如辛妮子、李文和许若。早些年她一直认为许若是最合适的人选，她虽然年龄偏大，但短期可以搭一座桥梁，承上启下。可是近几年安逸的生活使许若失去了进取的锐气，工作马马虎虎，得过且过，整日张口闭口名牌，护士们对她嘴上不说但心里不悦。她突然想起去年更衣室里的一场对话。更衣室里，许若炫耀地对辛妮子说："看，王瑞给我买的 LV 包。"辛妮子张嘴惊讶状。李文明知故问："LV 是什么东西？"辛妮子说："老土，LV 是世界名牌。"李文："我看看，哦，是这个啊，有啥好的，也就是人造革包。"辛妮子又一句："你买一个啊。""当然，和这一模一样。"没几天李文也背着和许若一样的 LV 包，美滋滋地告诉大家："小商品批发市场有卖，六十元一个。"当时许若气得眼珠子都要掉出来，一句话也说不出。苏杭想起许若的样子忍俊不禁，把嘴里的牙膏沫喷了出来，她急忙洗漱。

外面的雪小了，阴沉沉的天空也挡不住黎明的到来。四周一片灰白，空气清新爽快。马路上一辆载盐的卡车慢腾腾地跑着，几个工人头顶着雪花，嘴里呼着热气，站在卡车后的车斗里，奋力地用铁锨铲盐往雪地撒，扬起的盐粒瞬间消失在雪地中。

时间还早，路上行人无几，人行路上尚有几串深浅不一的脚印。路旁的芙蓉树枝桠交错，光秃秃的枝干包着一层厚厚的雪，风吹雪花洒洒洋洋，吹到脸上脖子上痒痒的。苏杭一脚一坑，踩着松软的雪。她又想起了许若，想起血透那些年一起工作，一起在这样的天气里找病人的情景。她轻轻地叹了口气，这几年和许若生疏了，为什么不能像以前那样无所不谈？是人生观发生了改变？还是自己的疏忽？无论怎么样，多年的友情不要轻易丢失。

血透中心门前已经扫出一条灰白雪花毯似的路面，远远看去几个人在雪地里挥动铁锨、扫帚和自制的推雪木铲，咯吱——嚓嚓——金属工具在水泥地面上划出的声音在寂静的空中传得很远，扬起的雪花把他们瞬间淹没，风中又传来咯咯的笑声。

"护士长早。"是秦绍林，去年进血透的男护士。

"早，小秦，挺快啊，都干完了。"苏杭走到大门台阶，一边跺脚，一边拍打着身上的雪花。

"哦，省得早上跑步了。"秦绍林红红的脸，嘴和鼻子冒着热气，几颗青春痘在额头上冒着。

"护士长早。""护士长好。"苏杭转身，小苗和小尹也是去年进血透的护士，她们的年纪和女儿丫丫差不多，脸蛋红扑扑的，皮肤稚嫩，眼睛清澈。两人看着苏杭，诡秘地相视而笑。苏杭顺着她们的肩膀缝隙看去，一个大雪人，一米左右的底座，大大的肚子，篮球大的头。

"谁的杰作？这么漂亮。"苏杭赞美道，心里一阵感叹。她想起自己刚进医院的情景，她和王岩、曲丽萍也有过这样的青春。猛然间一个念头在脑子划过：真的老了吗？这么容易怀旧？

"我来了！我来了！"李文的声音出现在后面食堂，她一边跑一边脚下打着刺溜滑，手里扬着小红桶，像滑翔而来的燕子，叽叽喳喳转眼到了跟前。

"护士长早。"

"你们这么早啊。"

"嘿嘿，护士长，我们把大作完成就进去工作，妮子姐已在里面配液。"她说完快步走到雪人前，把两个啤酒瓶盖当眼睛，胡萝卜做鼻子，菠菜梗弯曲成笑脸，大白菜叶子作披肩，最后把手里的红桶扣在雪人头上。

"成了。"她转过头，"护士长，我们一起照张相吧，纪念一下。"

"等大家一起吧？"苏杭往房间里瞅。

"叫妮子姐，我们先和你照一张，辛妮子快点出来。"秦绍林大声喊着，一个趔趄差点摔倒，大家摆好 pose。包袱、剪刀、锤。"来来，再来一张。"

血透中心一片忙碌，血路管不再复用，年轻的护士们眼疾手快，透析器、血路管在她们手中飞扬，这里是她们的舞台。辛妮子将配好的 A 液和 B 液桶整齐地放在平车上，推至每一个透析机床单位，秦绍林急忙过来，辛妮子白了他一眼："怎么什么都是你啊，净你出风头了。去！"

"你，狗咬吕洞宾，不识好人心。"秦绍林瞪着眼睛不甘示弱。

"得得，干你的活去，老姐七老八十不能动了再找你啊。"辛妮子说完，撑着胳膊使劲往上一提，十升的液体桶稳稳地放到透析机底座上。"快干你的活去啊。"她像是在和弟弟说话。

"妮子姐，你饭盒的牛肉已经被秦绍林干掉两块。"李文转头嘻嘻地笑说。

"哦，敢情是——"秦绍林扮了个鬼脸离去。苏杭对他们之间的斗嘴从来不予理睬，不光如此，每每她还很欣赏，青春是张扬的，何必死气沉沉。辛妮子抡开膀子拎着 A 液 B 液桶，手脚麻利地将透析机上红蓝连接管插入桶内，开机、自检、配液，显示屏液晶面板上浓度标识左右移动，透析机按照事先调好的比例自动地吸取 A 液和 B 液，然后和反渗水混合成为与人体血浆渗透压相同的透析液。16 台透析机 32 桶 AB 液共 320 升，血透工作的医生护士锤炼几年，个个都是"铁臂阿童木"。

责任班护士闪亮登场，每人负责五台透析机，装管路，挂盐水，预冲，一片繁忙——怎么有五台机器是空的？透析机黄灯不停闪烁，提示可以准备上机。苏杭快步走过去拿起移动餐桌准备好的一次性血路管，撕开外包装问道："这是谁的班？"

"许若姐的。"辛妮子答道。"看，她来了。"窗外，许若正往这边走来，她裹着黑色貂皮大衣，缩着脖子，一头羊毛卷，远远看去像一团黑。这几年许若胖了一圈，忘记是谁开玩笑说她像个皮球，掉在地上会弹得老高。苏杭看腕表，七点三十分，她是踩着点来的。许若经常这样，有时还迟到，苏杭为此曾经找过她，但她总是有各种借口："早上儿子起不来"，或"我就这样混到退休"，或"我哪有苏杭姐的上进心"。出于种种原因，她对许若也是得过且过。

"护士长，我来。液体我已经配好了。"辛妮子说。秦绍林和李文也匆匆过来，大家七手八脚，一会儿这五台透析机器准备完毕，预冲开始，高高的盐水瓶咕噜咕噜冒着水泡。许若慢腾腾地进来，手里拿着护士帽，看到大家在帮她，立即低声说："来晚了，来晚了。"急忙扣上帽子，戴上手套口罩。苏杭没说什么，瞥了她一眼，奇怪的是她圆圆的脸苍白憔悴，好像几夜没睡，眼睛红红的。

窗外悠悠地停下一辆白色的中型面包车，是接病人的车到了。更衣室和等候厅热闹起来，病人们只是一两天没见，仿佛隔了数年。胶东人嗓门极大，"鳖养的、彪儿"骂骂咧咧，拍拍打打，越能显得亲热。保洁员常师傅"哎哎"地喊叫两声，指着墙上红色警示语"严禁大声喧哗"。大家瞬间压低声音，一会儿又叽叽喳喳像水开。今天下雪，陪同的家属多，等候大厅显得格外拥挤，有人坐，有人站，有人倚靠墙边，手里大包小包，胳肢窝里夹着厚厚的棉服，手上拎着帽子，脖子上搭着围巾，简直像是春运的候车室。

"王工，来称一下体重。"林大夫招呼王建国。林大夫林雪茹是去年医院招聘的血透医生，高高的马尾辫，白皙的脸庞，一副眼镜扣在脸上。她是省医大医学硕士，三十多岁的江南女人，小巧玲珑，说起话来委婉动听。

拄着拐杖、佝偻身躯的王建国被老伴搀扶上了诊桌前的体重秤，老伴接过拐杖，体重秤指针晃动了几下，颤悠悠地落在 52 和 53 之间，"52.5 千克。"林大夫边说边在透析单上写着。

"来，坐下。"林大夫说着，拿过血压计，"感觉怎么样？"

"好多了。"王建国的脸像晒干的核桃皮，皱皱巴巴，毫无光泽，一头稀落的白发倔强地立着。他今年七十三岁，二十年透析生涯把他的身子压缩得佝偻瘦小。他曾自嘲说像注水的风干肉。

"吃饭睡觉怎么样？"林大夫打开血压计，拿出袖带，王建国伸出右手放在桌上。

"还好，今天早上狼吞虎咽，一大碗鸡蛋面。"他依旧风趣儒雅，在旁的老伴撇了撇嘴。

"还有黑便？"

"嗯，颜色还是挺黑。"

"哦，上次开的药都按时吃了吗？"林大夫打开血压计，边说边又戴起听诊器，扑哧——扑哧——唰。她取下听诊器，把血压计收好，转过头，"来，我听一下。"老伴急忙撩起王建国的上衣，林大夫认真地听着，听诊头在肋条凸起的胸前转动。稍后，她抬起头，收好听诊器。"你回去没有觉得心慌胸闷？"

"怎么没有，昨晚喊胸闷，吓得我赶紧给他救心丸含着。"老伴抢着说，转过脸数落王建国："你要和林大夫说实话，不要净拣好听的说，早上就吃了几口面条，还说一大碗。"

"王工，我还是建议你住院治疗。"林大夫看着王建国。

"不，我这半辈子都在医院里耗着，不住，也快过年了，谁都别麻烦，我也想清静好好过个年。"王建国平静地说。

"老王，你听林大夫的话，过年前住院调整一下嘛，过年还有一个月呢。"老伴焦急了。

"不，要住你来住，我这个年纪，已经够本，不想折腾。"王建国板着脸倔强地瞥了老伴一眼。

"别说瞎话，好好透析。"老伴摸着他稀疏的头发，眼睛泛红。也许是老伴的安抚起了作用，王建国摇了摇头随即咧嘴笑了。

"可以进来了。"李文打开透析大门，病人们各自手里拿着号，说笑着进了透析治疗室找他们各自的透析床位，就像通过火车站的检票口。

苏杭看到邹大姨还坐在外面的等候厅，急忙走过去，"邹大姨，您不舒服？"

"不不，我挺好的，等他们都上机了，我再进去。我离家近，让他们先上机。"邹大姨嘿嘿地笑着，脸上的皱纹被多余的水撑开，肿胖胖倒显得年轻富态。一头自来卷银白色短发，蓬蓬松松，额头挂着一缕弯曲的发丝，一副老来俏的模样。

"哦大姨，谢谢您，这里对着门口风大，来回走的人也多，你还是到里面坐吧。"

"好，我去更衣室，小苏你快忙，哎，早上真够你们忙的。"邹大姨起身，衣服上的白纸条落在地上，苏杭捡起一看：2号。

"林大夫给，我不要，她一定要给。"邹大姨又嘿嘿地笑着。

门开了，一阵冷风吹进来，是宋大爷，老头穿着灰色羽绒服，头上戴着蓝色呢子鸭舌帽，鼻尖冻得通红，手里拎着一个布兜。

"您老出去了？"苏杭迎了过去，从鞋柜中取出拖鞋放在地上。

"嘿嘿，回趟家。"宋大爷笑着说。都说夫妻生活久了，举止形态越来越像，眼前的两个老人一颦一笑，如出一辙。

邹大姨脸上笑开了花，把老头手里的袋子接过来，"外面冷吧？看把你冻得。"她拍了拍旁边的座位，示意他坐下。又低头取出饭盒打开，是煮鸡蛋、一两片牛肉和切成块的饽饽。"这回煮熟了？"

"熟了，我吃了一个。"宋大叔没坐，摘下帽子和手套拿在手里，笑嘻嘻地看着老伴。宋大爷个头不高，胖墩墩，四方大脸，红光满面，稀稀拉拉的头发接近全秃，眼睛不大，眉毛又粗又黑，外侧有几根白色的眉毛特别长，垂在眼眶上，像画上老寿星的眉毛，看上去就是不操心的人。

"宋大爷会煮鸡蛋了？"苏杭笑问。

老人嘿嘿地笑，"学着。"他说完坐在邹大姨身边，"趁热吃吧，一会儿凉了。"

这时王建国老伴走到苏杭跟前："护士长，老王的透析还是您给做吧？"

"没问题。"苏杭和两个老人打了招呼，急忙进透析治疗室。血透中心这么多病人她也有所偏爱，王建国是其中之一：一是他是老科学家，值得尊重，二是他是血透中心透析龄最长的病人，陪伴着血液透析风风雨雨二十年，必须尊重。国内没有完整的统计数据，但从日本统计的透析病人生存率来看，王建国已经是透析长寿者。

王建国戴着老花镜盘坐在透析床上，专心看着搁在脚上的报纸，瘦小的身躯蜷曲着，头几乎挨着脚，入眼是稀落银白的头发。

"王工，怎么样？还好？"苏杭戴上口罩。

"哦，护士长，你看南方暴雪，造成停电停水，交通阻塞。"他直起腰，用手往上推了推掉在鼻子上的老花镜，指着报纸头版新闻对苏杭说。

苏杭看到报纸上是一张暴雪后电线和树木出现冻雨的照片。没等她开口，王建国接着说："我们北方人有防寒设施，南方人，哎——"王建国叹息，"突然暴雪，冻雨，真够他们受的。"

"是啊，我们北方有集中供暖，南方主要是用空调，又停电停水。"苏杭想起南方的冬天，有时家里比外边还要冷。她拿起听诊器，挂在脖子上，听到王建国说："停电停水，他们的透析病人怎么办呢？"

"王工我看看您的血管内瘘。"苏杭岔开了话题。透析病人怎么办呢？停水停电谈什么透析啊？她心里想。王建国伸出一条胳膊，黑不溜秋，皱皱巴巴像霜打的茄子一样。二十年的透析，他历经了四次血管内瘘手术，左胳膊、右胳膊、前臂、上臂。这两条胳膊的血管真像他自己形容的那样"纳鞋底"，千孔百疮。苏杭蹲下，端详着沟壑纵横的胳膊，轻轻地用食指和中指触摸着干瘪皱缩皮肤下的血管，硬邦邦的毫无弹性，像一根钢丝绳索来回滚动，她问道："回去锻炼热敷了？"

"做了三回，每次锻炼胳膊就热敷。老伴认真呢，你说二十分钟她绝对不会十九分钟。"王建国转动着眼珠透过花镜上缘的空隙看着苏杭，像一个为自己狡辩的顽童。

苏杭咧嘴一笑，戴上听诊器，内瘘血管杂音太弱，侧耳细听像是拉风箱吱吱的声音，一定有堵塞的地方。

"林大夫，林大夫。"苏杭起身站直招呼林大夫，林雪茹正在和李德才说什么，听到苏杭叫她，转过脸说："马上来。"又转过身去，"李德才，这样不行，医院不允许，是违规的。"苏杭明白，李德才想用自己的名字给他老母亲开药，他找过苏杭多次了。

"真是受不了。"林大夫走过来摇了摇头，脸气得红红的，她轻声叹了口气，换了语调问道："怎么？"

"你听王工的内瘘。"

林大夫麻利地从口袋里取出听诊器，展开，塞耳塞，听了一会儿，把听诊器收起来缠成麻花状塞入口袋。"唉，没办法，王工化验大便潜血阳性，暂时不能溶栓，今天又是无肝素，护士长看你的了。"

"林大夫，你过来，怎么不行？"李德才又在那里喊叫。林大夫痛苦地摇了摇头，"真受够了。"

"是给她母亲开药的事情？"苏杭问。

林大夫点点头。苏杭放下听诊器，几步走到李德才跟前，"李德才，你喊什么？林大夫不能给你开这个药，你母亲的病不属于尿毒症医保范围，你想用医保药变通，是不可能的，这是违规的。"苏杭极力想平静地说，但是越想心脏越跳得厉害，语气中自然带着火药味。

"护士长，你骗我，怎么别的医院可以？"李德才杠杠的脖子，瞪着苏杭。

"哪家医院可以，你去哪家，绝不拦你！你先想好。"苏杭说完，转身对李文说："先不要给李德才上机透析，等他想好是否在这里透析再说。"

"好咧。"李文瞥了一眼李德才，爽快的声音好似警示，随即走开。

"我不希得（不屑于，不值得）在这里，你以为就你们一家透析啊。"李德才声音虽大，但听起来已经没有底气，身体像钉子一样钉在床上。

透析治疗室里一片寂静。

苏杭回到王建国旁边，深深地呼吸，尽可能地还原心情，林大夫竖着大拇指上下晃了两下，笑着离开忙看其他病人。

苏杭叹了口气，轻声地对王建国说："王工，扎针吧？"

"好的，护士长。"王建国侧身整理枕头，左手抻了抻后背的衣服，仰卧在床上，伸出右胳膊。"苏护士长，你真厉害，这么多年我是看着血透的变化，你的变化最大，以前觉得你是个唯唯诺诺的小脚女人，如今变得……"

"很泼？"苏杭一边笑一边麻利地戴手套，低头铺治疗巾，准备穿刺针。

"不不，怎么说呢？是一个有个性，有思想，独立的现代女性。"王建国一字一板，逐字逐句认真地说，随后又嘿嘿地笑，眼角的皱纹像包子褶似的。

"王工啊，谢谢您老的夸奖，我是被逼的，谁愿意生气发火啊。"苏杭蹲下，左手拇指和食指绷紧胳膊两侧皮肤，右手食指和拇指持穿刺针翼，小指搭在血管下方，三点将绳索样血管固定，三十度角穿刺，一股黑红色血液慢慢地涌入穿刺针软管。秦绍林在旁轻轻地推注生理盐水，看样子很费劲，再抽血，只抽出一小股黑红血液，根本达不到透析血流量，苏杭无奈拔出针头，带出一段像面条状的血条。

"血栓？"王建国侧着头问。苏杭略略点头没回答，她脑子里只想着是血管，在穿刺失败针眼处敷上创可贴，换了一个姿势继续蹲着，像鉴宝专家似的盯着胳膊，手轻轻地抚摸仔细地寻找血管，上下左右，前前后后，从手背到前臂，从内侧到外侧，她叹了口气，抬头对看着她的王建国："王工，你看是做个静脉置管还是？"

"护士长，我不置管，你看我哪里可以扎针？交给你了。"王建国板着脸口气很坚决。

苏杭站起，直了直腰，王建国对侧胳膊已经做过两次内瘘手术，根本没有血管可用。她转到床尾，脱掉他的袜子，用手指触摸足背动脉，指腹下能触到微弱的跳动，老年人动脉硬化，管径能不能容纳毛衣针头般粗的穿刺针？试试才知道。想到这话就出口，"王工，试试这条血管，您老能坚持？"

"护士长，没事，招不招？呵呵，招到我身上了，试试吧！古话说：尝遍人间疾苦，方能得道成仙。"

苏杭被他的乐观逗乐了，她从治疗车上取出後藤院长送的麻醉贴，撕开外包装敷在动脉搏动最强处。"王工，早些年透析病人真是痛苦，诱导透析几乎都是动脉直穿刺，想起来真是——"她摇摇头，转头对秦绍林说，"灌个热水袋。"接着俯下身用手掌捂着脚背，这样增加热度，促进血液循环，侧着身子继续说："那个时候没有麻醉贴，来透析的病人不到万不得已不会透析，个个水肿得厉害，一按一个坑，上哪里找血管啊。"

"是啊，受刑嘛。'招不招？'我也是为了缓解紧张的气氛。"王建国附和地说。

苏杭的脑子里突然闪出一个女孩的面孔，苍白的脸，大大的眼睛，长长的睫毛，一说话眼睛睫毛一起忽闪忽闪。女孩是大学生，刚入校就得了尿毒症，她性格开朗，喜欢唱歌，苏杭每次拿着穿刺针，都不敢直视那双漂亮的眼睛，她尽量压低头和女孩聊天，分散她的注意力。女孩也会用唱歌转移注意力。女孩喜欢唱杨钰莹的《轻轻地告诉你》，一针下去，歌声变成撕心裂肺的颤抖音。动脉血管在人紧张时就会痉挛收缩，更增加穿刺难度，几针下去……那个时候夜里做梦常是血和针，失眠常常伴随她，差点得抑郁症，几次都想离开血透中心；能坚持下来，真的不容易！秦绍林递过热水袋，苏杭用手背试试温度，用毛巾裹着水袋，放在王建国脚底。

"病人可以做中心静脉置管啊，为何要动脉直穿？"秦绍林听到他们的谈话，不解地问。

"小子，那个时候国内没有中心静脉导管，即使有，能做吗？没有钱，透析保不了，命都保不了。"王建国说。

"哦，我听说那个时候国家没有医保？"秦绍林问。

"是啊，那个时候老百姓谁家有这么个病人，就是天塌了下来。谈起尿毒症就像现在谈起艾滋病一样恐怖。"王建国像是说故事。

苏杭走到床头，"王工，麻醉贴十分钟起作用，先穿刺静脉吧？"

王建国又伸出胳膊，静脉是回心血管，相对容易些，但是在王建国胳膊上找血管就像是大海捞针不知如何下手。辛妮子也过来了，几个头凑在一起，盯着这条胳膊，左看右摸最后失望地摇了摇头。

"护士长，我今天透析，有机器吗？"一个男人拎着塑料袋走进来，掺水的声音听起来闷闷的，是病人胡勇建。

苏杭歪着身子朝门口看去，胡勇建的脸肿吭吭的，顶着一头毛糙的头发，倚在门框正看着她。

"老胡，你怎么来了？怎么不先打个电话？"没等苏杭说话，李文快言快语走过去。

"难受才来，好好的谁爱到医院啊，打电话，电话欠费了。"胡勇建掺水的声音像是咕嘟咕嘟就要煮开。

"正好老张没来，快过去吧。"今早上病人老张电话，感冒住院在市医院透析。苏杭说完又低下头，眼下她只是想着王建国的血管。

"看看脚！"苏杭说着又转到床尾，听到那边一个病人问："老胡，你一周透几次？""几次？两次？""三次就好了。""喔靠，我要是像你们吃职工饭的就好了，我是新农合，报销太少了，得了这么个丧门病，又不能下力干重活。"

"我是城镇居民，刚开始有医保。"

"不管咋地，你报销比新农合强。"

……

止血带扎在脚踝，大隐静脉在脚踝内侧微微泛着青色，苏杭轻轻拍打，胡勇建那边的声音掉到了脑后。她看到眼前的血管已隆起，舒了半口气，心还是悬着，戴手套，消毒，辛妮子已经准备好用物，秦绍林打开了房间的灯。屏住呼吸，一针下去，心里咯噔一下，稍等，再往前平移，针梗处见红，辛妮子抽动针栓，一股黑红的血液不情愿地涌出，松开止血带，轻轻地将20毫升生理盐水推入，再抽吸，顺畅，固定，另半口气终于顺畅吐出，悬着的心也掉入胸腔。

她直起身来，看了一眼腕表，十分钟，麻醉贴已起作用。她顺势抬头看去，那边，林大夫正在给胡勇建查体，李文在做上机前的准备，胡勇建悄不做声，眼巴巴地盯着透析机。

她又蹲在王建国脚边，撕掉麻醉贴对秦绍林说："见血接动脉血路管，不要猛往里推盐水，动脉血压力大。"秦绍林点点头。苏杭左手搬直脚背，暴露足背动脉血管，右手持针，屏住呼吸，一扎进皮，一推进血管，红色的动脉血猛地冲入穿刺针软管。"好，接血，开泵。"动脉血像是上游突然打开的水闸，憋足了劲涌入动脉血路管、透析器、静脉血路管。停泵，接静脉穿刺针，再开泵，回心血通畅，透析开始。苏杭站起来，腿已经麻了，她弯腰拍打小腿肚，深深地舒了口气。

"王工，怎么样？不痛？"王建国闭着眼睛，手捂着头，灯光下额头已经析出亮晶晶的汗珠，听到苏杭问话，睁开眼，问道："妥了？"

苏杭点点头。"下次透析如果内瘘不能使用，就要中心静脉置管透析，长远打算，你还是要做内瘘手术，你也可以考虑人造血管。"

"那个，护士长，城镇居民医保开始了？"王建国没有回答苏杭的话，或者说他根本没听苏杭说什么。

"嗯，刚开始实施，这是第一个月。"苏杭说。

"都有医保了，先是职工医保，后是新农合，现在城镇居民也有医保了。"他云淡风轻地说着，舒了一口气，好似了结了一桩心思。

"是啊，是啊，都有医保了。王工，你要考虑一下你的血管——"

"那么新农合能报销多少？"王建国打断苏杭的话，转过头盯着苏杭。

"百分之三十吧，城镇居民是百分之五十，大体这个数。"

"哎——"他长长地叹了口气，转头看着天花板。那张灰蒙蒙的脸又蒙上一层灰，像块石头。

"老王，护士长是问你以后的打算，是做瘘还是考虑人造血管？"王建国的老伴不知什么时候进来的，她立在床尾，手里端着杯子。

"哦，好好，谢谢护士长，我考虑，下一次再说。"王建国被老伴数落得有些不好意思，他咧着嘴想笑，又没笑出来。老伴走过去把水杯的吸管放到他的嘴边。

"谢谢护士长。"他补充一句，声音很小。

透析治疗室安静下来，放眼看去，所有的透析机面板数据灯闪烁，血泵在轻盈地转动，有快有慢，有缓有急，像一个个小风车。血在血路管里奔腾，有浅有深，有浓有淡。血中的有形成分和无形成分，血细胞和血浆，有机物和无机物，酸和碱，尿素氮和肌酐，钾钠氯钙镁……在透析器里翻转渗透滤过，与透析液交换，以获得平衡。自然界乃遵循万物平衡法则，人体何尝不是啊！咦，李德才已上机透析啦？李文对苏杭点了点头，她们相视一笑，不知道这是把他制服了，还是暂时的妥协？什么时候这种威胁变成管理的办法？她心里感到痛楚。高高的盐水架绿色指示灯光在扑闪，平安无事，所有病人进入透析状态。

她走到胡勇建透析床边，这个三十多岁的人，大眼睛大嘴巴，看上去却像四十岁。歪着头已经呼呼地睡着了，看样子昨晚一定没睡好。胡勇建正像他说的，新农合医保，是农民。早先是养鸡专业户，去年因高血压肾病导致肾功能衰竭开始透析，本来养鸡还有收入，但是今年春天的鸡瘟，损失惨重，不得不忍痛卖掉鸡场。他的透析不太规律，基本是一周两次，常常是憋得难受了像今天这样加透。

"除水 5 千克，上机前血压 180/110 毫米汞柱，心痛定舌下含化，上机后血压……"苏杭翻看透析记录单，检查透析机的数据，又合上了病历夹。

窗外的雪不知什么时候停了，天还是像抹布一样灰一块白一块，不透净。玫瑰园光秃秃的树枝相互交错，枝丫上叠罗汉似的叠跺着白绒绒的雪花，风一吹颤颤悠悠地落到地上。不远处一架吊车在风雪中昂头挺胸，砖红色车臂这一块、那一处裸露在白雪外，红白相间，斑斑点点，像头长颈鹿。新建门诊大楼钢筋混凝土框架已封顶，外围的脚手架围上了绿色的保护网，在风雪中肃穆静立。

门诊大楼去年三月份开始施工，从施工的第一声礼炮开始，她每天都会注视这个工地，从血透的窗户往外看，整个建筑外形一览无余。苏杭站在窗前，眼睛估摸八楼的位置。一块绿色保护网被风刮开，裂了一个大口子。她看到水泥柱和框架内黑漆漆的一片，八楼整个一层都是血透中心，面积是两千平方米，可以容纳五十台透析设备，她心里微微发热，五十台，有二百病人……正想着，口袋里的手机突然嗡嗡地震动，她急忙掏出，是刘洋的短信：

> 护士长，麻烦你给後藤院长去信，两个内容：
> 1. 汇报血透 2007 年的工作情况和 2008 年的工作计划。
> 2. 邀请他来参加後藤医学奖颁奖仪式（时间 2 月 2 日周六）。
>
> 刘洋

"二月二日周六，是过小年的第二天。"苏杭嘴里念叨，心里想，还有不到一个月时间，现在这样邀请是否有点仓促？她犹豫再三又给刘洋回短信：

> 刘院，您好，短信收到，不过，时间是否太紧张了？没有提前计划，日方只有一个月准备时间。

她看着编辑好的短信，琢磨是否发出，大拇指在发送键上来回捏搓，心一横，发了。还没等放下手机，铃声响，是刘洋的。

"刘院您好。"苏杭捂着手机走到透析治疗室一个角落。

"护士长，只是礼节性的邀请，後藤院长来不来由他自己决定。好吧，抓紧时间，主要是汇报一下去年的工作情况和後藤医学奖的评选结果。"

"好的。"苏杭还想说什么，张了张嘴没说出来。

收起手机放在口袋里，苏杭转身环视一下透析治疗室。从天花板垂下十六根黑色的铁柱，分别挂着十六台 14 英寸的彩色电视机，在半空中整齐地排成两行列队，屏幕斜下，与各自床位的病人"面面相觑"。大部分病人安然地进入梦乡，有几个病人戴着耳机，眼睛盯着正前方的电视，脸上的表情变化各异，咧嘴笑的，严肃的，木然的。护士们在忙碌，查看透析机面板各数据，观察病人，穿梭于床与床之间，偶尔她们会和病人们轻声聊几句。

宋大爷端着水杯站在邹大姨床前，"还喝水？"老头轻声地笑问。

"不喝了，快出去吧。"邹大姨说。

"好啊。"宋大爷拿起毛巾擦了擦邹大姨的嘴角。"我在外面，有事叫我。"他一回头看到苏杭，嘿嘿地笑着往外走。苏杭看了一眼邹大姨，老太太正好也笑着看着她。她被笑感染，走上前，"邹大姨挺好的？"

"挺好，快忙去吧，我挺好的。"邹大姨年轻时的皮肤一定很好，即使病到现在，脸色虽暗但光洁细腻。苏杭瞥了一眼最里面的李德才，感觉刚才的做法有点过分，想过去解释，又担心他破坏血透中心暂时的安静。李文朝她摆了摆手，她明白李文的意思，转身来到王建国床前。

她不放心王建国，坐在床头前的老伴看见苏杭过来，急忙要起身，她按住老太太的肩膀，示意不要动。此刻王建国已经入睡，眉头紧皱，嘴巴微张，呼出轻微的鼾声。苏杭轻轻地掀开脚下的治疗巾，动静脉两条血管，真是争气。秦绍林告诉她，透析器刚冲洗，挂了几根丝，动脉压、静脉压和跨膜压正常，只是血压往下走。

"一定要严密观察。"

"好的，护士长。"

这时王建国睁开眼睛，迷迷瞪瞪看着苏杭，低声说："做了个梦，最近总是做同样的梦。"

"什么美梦？"苏杭看他已经醒了，拿起血压计袖带，绑在他的胳膊弯处。

"在大海里游泳，突然变成了一条黑鱼，游啊游，水太脏，看不到海底。"

"嘻嘻，王工，有梦就好，我从来做不了这样美梦，以前总是噩梦多，现在连梦都没有了。"苏杭说着戴上听诊器。"扑哧扑哧——嗤——"，当她取下听诊器耳塞时，听到王建国在叫她。"有事？王工。"她松开血压计袖带，卷成一卷，塞进立式血压计后面，等他说话。

"唉，两年前我曾经给渔业厅写信反映，有些渔民用滚地雷渔网捕捞，滚地三尺，鱼虾贝类一网捞尽，海洋植被都被破坏了，呼吁他们管一管，但是到现在也没什么改变。"

"王工，你别想那么多。"苏杭说道，"你看，血压又开始往下掉，吸氧吧？"

王建国茫然不语，眼睛盯着前方。"再放任下去，我们的子孙后代都看不到鱼了。"他说得急，口水没来得及咽下，猛地呛咳，脸涨得酱红，青筋显露。老伴急忙过来拍打他的胸部，"你管不了就别管，自己的身体要紧。"老伴把水杯靠在他的嘴边，掏出吸管，扶着王建国的头。王建国喝了两口，平静许多。老伴嘴里絮絮叨叨，"哎，叫你别操心，就是不听，你能管也好，管不了，净瞎操心。"

"怎么能说是瞎操心？将来子孙后代要骂我们这些败家子喽。"他摇了摇头。秦绍林取来湿化瓶，鼻导管插入一侧鼻孔，胶布固定，打开氧气开关，"咕嘟咕嘟"传出气过水声。

王建国又闭上眼睛，看得出他的内心还是很不平静。苏杭不知道该说什么，嘱咐秦绍林严密观察，转身进了她的办公室。

护士长办公室很小，只能容纳一张桌子和一个文件柜，有两个门，办公桌斜对更衣室门，后面有一门通向透析治疗室。这个办公室平日她很少进来，偶尔和护士、病人及家属谈话才进来，确切地说这是一间谈话室。她洗了双手，坐下，打开电脑，Word 文档跳出，撑着下巴想了想，开始在键盘上敲打。

"尊敬的後藤院长，您好。2008 年已经到了，我想後藤院长一定很愉悦地和家人一起度过新年吧？这几天滨海市接连几天的大雪，把整个城市装扮成白雪世界，很漂亮。宫古怎么样？下雪了吗？宫古的冬天一定也很美丽。"日文和中文的语序不同，假名、片假名、中文来回切换，苏杭脑子里不停地想着合适的词语，尽可能按照日本书信的习惯。

她停下又想了想，继续敲打键盘。"不好意思後藤院长，这次去信主要是想和您汇报 2007 年血透中心的工作情况和後藤医学奖评选结果……"苏杭飞快地在键盘上敲打，"评选是无记名投票，共五人入选，血透廉家文，苏杭，外科 ** 内科 *** 妇产科 **，後藤医学奖颁奖仪式定于 2008 年 2 月 2 日（星期六）举行，真诚地邀请您来参加，我们将不胜荣幸。真的很不好意思，时间太仓促，如果给您造成不便，请您一定谅解。苏杭，2008 年 1 月 6 日。"

她抬起头，从头浏览一遍，突然想到这是刘洋邀请的，怎么信中没提到刘洋？她赶忙在几个关键词中加上刘洋。"这封信是刘院长让我给您写的，刘院长真诚地邀请您来参加这次颁奖仪式。"她舒了口气，又从头细细浏览，直到自己满意。一抬头看到墙上挂的照片，那是去年冬天，後藤院长参加後藤医学奖成立签字仪式后拍的照片，後藤院长和宋明源在中间，两侧分别是刘洋、老院长荆志、章副院长、廉家文以及日方代表，苏杭在后边，她被前面的人挡住大半，只露出一个脑袋，看到自己的滑稽样子，她不禁笑了；抬起手腕，手表显示十点半，她拿起电话拨通刘洋办公室，"是我，刘洋，哪位？"电话那头传来干脆利落的声音。

"刘院，我是苏杭，给後藤院长的邀请信已经写好，您有时间，我送过去您看看？"

"不用护士长，你发出去就行。"

"好的。"

苏杭正想放下电话，电话又传来："护士长，下雪天，病人一定要注意安全，特别是车接的病人。"

"放心吧刘院，谢谢。"对方挂了。

苏杭放好话筒，点击邮箱、附件、发送。正要起身离开，隔壁更衣室的门吱溜一声开了，"喂，我告诉你，这是不可能的，我在家辛苦地带孩子，你现在想把我一脚踢开，没那么容易，你当我好欺负是吧？"是许若的声音，她怎么了？苏杭想起身问个究竟，又觉得偷听别人电话不好，现在离开，又担心弄出声音来，只得坐在椅子上，不知所措。

"什么也别说了，告诉你这是不可能的……"声音又变小了，一会儿又大声嚷起来，"放屁，没门！"

门突然被推开，许若一怔，苏杭也一怔站了起来，她不知道许若能从这个门进来，平日大家是从医生诊疗室进透析治疗室，很少走这个门。

"许若。"苏杭看着许若，四目相对，竟不知说什么。许若显然是气晕头走错了门。

"你没事吧？"苏杭关切地问。

许若呆呆地站在门口，张了张嘴，眼睛里蓄满泪水，低下头说了句："没事。"匆匆离去。

"护士长，王建国不好，你快去看看。"李文推门，和许若撞个满怀，她看到许若脸上挂着泪痕，迷惑地瞪大眼睛看着苏杭。

王建国床边已围集白大褂，苏杭急忙上前，王建国意识模糊，面如土灰，林大夫正在给他测血压，秦绍林已经在回血下机，辛妮子推着抢救车急急过来。

"怎么回事？"苏杭问。

"血压突然测不到。"秦绍林说。

林大夫正在听诊，她把头压得很低，马尾辫发梢耷拉在耳边，听了一会儿她抬起头，"拉一心电图。"李文将心电图机推至床边，苏杭快速拿起心电图机的上肢导联红黄绿黑夹子，分别夹在两侧手腕和两侧脚踝。撩开衣服又将胸导联各头与胸部各部位衔接，打开心电图机，按下开始键，吱吱吱——粉红色心电图纸慢慢地吐出，撕下，递给林大夫。"房颤。西地兰0.2毫克加5%葡萄糖注射液20毫升缓慢静推。"说完她又问苏杭，"护士长，有胺碘酮注射液（*抗心律失常药*）吗？""有。现在要用？""稍等，观察一下。"

体外循环的血已经返回体内，秦绍林问："护士长，要拔针吗？""不，保留静脉。"李文已经准备好药液，连接静脉穿刺针，打开软管的夹子，缓慢推入。

透析室安静极了。苏杭转过头，对围集的护士说，"看好自己的病人。"辛妮子接过李文的注射器继续推注药液，李文和小苗散去看管自己的病人。苏杭抬头环视透析治疗室，看到许若低着头呆呆地站在窗前。

"扑哧扑哧——嗞——"，秦绍林测血压，大手握着皮球，两下到位，慢慢松开，取下听诊器，眼睛留在血压计水银柱上。"90/60 毫米汞柱，血压上来了。"林大夫把听诊头放在王建国胸前，来回换位置认真地听着，又抬手看着腕表。过了一会儿抬起头："心率 80 次每分钟，恢复窦性心律。"她收起血压计，挽了两下塞入口袋。王建国虚弱地睁开眼睛懵懵地看着周围的人。

"王工好些了？"林大夫问。

王建国木讷地点了点头。

"王工我建议您还是住院治疗。"林大夫又一句。

他摇摇头，"我老伴呢？"

"老王，我在这，在你旁边，你吓死我了。"老伴的眼圈一红，眼泪落下来，她用手背擦了一把。

"有啥可怕的，老伴，我们回家去。"王建国说话的声音像是喘息。

"王工，你还是听林大夫的话，住院吧？"苏杭劝说。

"不，护士长，我不住院。"他转过头，声音很弱但很坚决，"老伴我们回家去。"

"好好，你稍等会，我叫儿子，叫他来拉我们回家去。"老伴又擦了一把脸上的泪珠。

"王工，回家——"苏杭还想再劝他，王建国伸出了手，苏杭握着那只像槐树皮样的手，凉冰冰的软弱无力。王建国缓缓地说："不，护士长，不住院了，我累了，想家，谢谢你护士长。"他的眼光分散，不知要看什么。"护士长，我的老家，那个渔岛多好啊！"此刻在王建国的脑海里出现蓝天白云，湛蓝的大海，成群的海鸥在飞翔，沙滩上嬉笑的孩童，女人们在织网，晒鱼干，晒虾米，男人们出海归来。晚霞染红了浪花，笼罩在沙滩上，一个光屁股的男孩手里拿着一个大海螺迎着晚霞跑着笑着。

车来了，王建国的儿子是大学老师，他急匆匆地走进来，在诊室门口林大夫向他介绍病情，他点了点头说："我知道了，我父亲不想住院，随他意吧，谢谢林大夫。"进了透析治疗室，看见苏杭："护士长，给您添麻烦了，谢谢。"又向周围的人点了点头，走到床前，"爸，我来接你。"李文已经把轮椅推到床边，他一笑，"不用，谢谢。"弯腰一起身抱住父亲往外走，王建国像一个乖巧的小孩似的，两只手费力地搭在儿子的脖子上。他们上了车，透过车窗，苏杭看见王建国想说什么，连忙趴在车窗上，车窗摇了下来，王建国蜷曲着身体，头枕着老伴的腿，老伴使劲地抬起他的脑袋。"护士长，这么多年，谢谢你了。"

"王工。"苏杭的眼泪在眼眶里打转，她使劲地忍住，"王工，回家好好休息，下次来透析还是我给你上机。"

"谢谢。"王建国有气无力地摆了摆手。

雪又开始飘落，稀稀疏疏，没有风，雪花飘飘悠悠，在做自由落体运动。

下班了，外面的雪已停，马路上的汽车像乌龟一样爬行，屁股上的红灯，一闪一熄，冒着灰白色的青烟。路两旁还没有来得及清扫的雪，被路人踩得高低不平，已冻得梆梆结实，一脚踩上就像是踩在横七竖八的钢筋上似的。苏杭穿着过膝的羽绒服，帽子外脖颈处缠了几圈围巾走在回家的路上。家在医院的西边，北风吹过来，她不得不侧着右半身子蟹行。脑子里不时地想起王建国，现在不知怎么样了？病得这样子还惦记保护海洋，惦记子孙后代能否吃上鱼，惦记雪灾中南方的透析病人。她想着心咯噔一下，一种不妙的感觉涌上心来。呸呸，胡思乱想，她努力打断先前的思路。一阵风吹来，呛得她屏住呼吸，连忙低下头。许若今天怎么回事？许若为何不和她说呢？她们之间的确已经疏远了。苏杭记起五年前的一次争吵，起因是选派血透护士去日本进修，论资排辈应当轮到许若，当章院长提出蒋小燕去日本进修时，苏杭没有提出异议，许若为此非常生气地找她，"血透护士轮流去日本，为什么我不能去？"

"这是医院决定。"苏杭当时就这样回答的，其实心里想说，你工作懒懒沓沓，不主动积极，我怎么为你争取？

"你对越亲近的人越苛刻。"许若愤愤地丢下一句话。去年去日本学习还是没有许若，选了辛妮子。许若却很平静地接受，她越平静苏杭心里越不好受。她不是没想过，但是许若的工作态度又怎么培养呢？想起来自己也有责任，应当多和她沟通。"你对越亲近的人越苛刻"，许若的话又在耳边想起，苏杭突然感觉自己很蠢很幼稚，蒋小燕去了日本学习不是也调离血透了吗？有谁当回事啊？

许若此刻正坐在医院旁边酒吧的一个角落里。昏暗的灯光下，她面如白板，眼睛茫然地盯着桌子上的一杯加冰的威士忌，一只手不停地转动着杯子。早上她和王瑞争吵后急匆匆地去了医院。她不知道苏杭听到些什么，她很想和苏杭倾诉，但是不知为什么她没说。是虚荣？是担心被瞧不起？是可怜的自尊？也许都有吧。王瑞的话又在耳边响起："这个婚离也要离，不离也要离。"一整天她的脑袋昏昏涨涨。

家！不知道这个家还能撑多久，她苦涩地笑了，一口接一口地喝着，感觉身上热乎乎的。离婚不怕，但是儿子童童要留下。她又喝了一口。

酒吧的小老板认出了她："您是许姐？许姐，王总怎么没来？"她抬头看着一张殷勤的脸，勉强一笑："结账吧。"把杯底的酒一饮而尽。天色已晚，不时地飘落下零星雪花，路灯凄凉地立着，发出苍白的光晕，路上行人比往常少得多，酒精的作用使她神态麻木，步履蹒跚。一辆的士吱——地停在路边，车窗摇下来，传出一声粗犷的声音："走不走？"她连看都没看，低着头继续往前走。的士司机骂骂咧咧猛地一脚油门，车飞速离开。刺骨的北风撩起了她的短发，早上走得急忘戴帽子和围巾，她紧了紧貂皮大衣，任凭这风在头顶上肆虐，还好是背风走。在别人眼里她是王总的太太，时不时跟着丈夫出入高档宾馆、宴席和高级会所，被人们羡慕得五体投地，但是"鞋合不合脚只有自己知道"。半年前，她清楚地记得是儿子童童升高中，王瑞在酒店设宴席庆祝，那天的客人主要是家里的七大姑八大姨和王瑞的同学朋友。王瑞喝彪了，等到酒席散尽，大家七手八脚把他塞到车里，许若开车回家，连推带拉好不容易把他拽到床上，脱下脏衣服，王瑞像狗熊一样呼呼地睡。疲倦的许若拎着他的脏衣服扔到洗衣机里，"咯噔"是什么东西？她掏出裤兜里的手机，庆幸没有把手机丢进洗衣机里，上次把王瑞的发票洗了，挨了一顿臭骂。她随手把手机搁在洗漱台上，突然手机"嗡嗡"地响，屏幕一闪一亮，显示一条短信："瑞，我想你，什么时候回来？"她拿着手机呆呆地看着，还没反应过来，屏幕又亮了："瑞，今天去医院，我有了，你一定会高兴的，快回来。"手机已锁屏，她看不到是谁的短信。

第二天早上，王瑞一觉醒来，朦胧中眼前一张脸对着他，他一个激灵，揉了揉眼睛，定了定神看清是许若，"你这是干嘛？吓死我了！"

许若憔悴的脸上挂着泪痕，头发乱蓬蓬的，只是怔怔地看着他不说话。

王瑞一下子从床上坐起来，"见鬼了，你怎么了？"许若半天没说话，把手机扔到床上。"你说清楚。"

"谁让你看我手机的？这是私人的东西，你的素质也太低了吧？"王瑞的脸色刷地变了，咄咄逼人。

"我根本不想看，是它自己跳出来让我看的，现在你说清楚。"许若咬牙切齿地说。

王瑞一副无所谓的样子打开手机，输入密码，翻看手机短信。"切，这种短信你也相信啊？一定是发错了。"他漫不经心地回了一条短信。一会儿屏幕一亮伴随嗡嗡声响，"你看，你看，这不是发错了吗？这个人有神经病，什么东西。"许若一把夺过手机，王瑞刚发的"你是不是发神经了？发错了吧？我老婆正闹腾呢。"

回复是："对不起，我发错了。"许若还想再看一下，王瑞夺了回去，"你他妈的别发神经了，看你这个样子，像是抱窝的老母鸡，至于吗？为了这个家我在外面辛辛苦苦，低三下四求人，请客，送礼，像龟孙子一样，容易吗？你上班挣几个钱啊，靠你我们能住上这样的房子，买车，买首饰，逛名店，真是的。"王瑞站了起来，摇摇晃晃走进卫生间，边撒尿边说："别神经兮兮的，快点弄饭，我一会儿就走。"

"上哪去？"

"挣钱，和客户谈生意，你能懂吗？"卫生间传来哗啦啦冲水声。

从那以后许若总感觉不对劲，王瑞不常回来，回来也是急匆匆，闷着头不说话，有几次她看见王瑞在小区门口打电话，一打就是半小时。许若不敢多问，她心里只求安稳，只要家在，一切都听之任之吧。

昨天晚上王瑞半夜回来，许若一早看见他坐在沙发上，身上裹着睡衣，头发乱糟糟的，整个人像披了一层灰尘。他看到许若，招呼她坐下很平静地说："许若，我们离婚吧？我不会亏待你，保证你下半辈子吃住不愁。"

"什么？王瑞，你说得这么轻巧？你考虑我们的儿子童童没有？"

"考虑了，童童跟着我吧，我能挣钱，将来送他出国。"

"呸，不可能！想得美！"许若怒不可遏，她拿起茶杯向王瑞甩去。刚倒的茶水，烫得王瑞一个高蹦了起来："不可理喻！自己想想，这个婚离也要离，不离也要离。"说完甩手走了。

风越刮越大，几乎是推着她走，一阵强风，她身不由己往前跑了几步，抬头看去，前面已是万家灯火。她站了一会儿，头也不抬径直地往家走去，三楼东户，那个黑黢黢的没有灯光的家。

二十五、又是过年

"父亲，辛苦了，该吃饭了。"康树不知什么时候站在门口。

"Ha-i-嗨。"後藤院长答应着，眼睛没有离开电脑，鼠标一点，打印机一亮，"唰唰"吐出一张纸。他这才抬起头来，惊觉四周一片空寂，脑子里模模糊糊好似有酒井护士长跟他道别的印象，一瞥墙上的时钟：都八点了。他不由得微微一笑，站起来正想和康树说话，却被一阵剧烈的咳嗽攥住了呼吸，脸涨得通红。康树急忙上前轻拍他的后背，心疼地说：

"父亲，您还是检查一下，如果没事那不更好嘛。即使您不同意检查，也要休息几天。"

後藤院长止住咳嗽，直起腰看着一脸忧虑的康树，笑着说："没事，感冒值得这样大惊小怪的？"

"父亲，检查一下没事更好哦——"前几天院长拍片检查时发现肺上有一块小阴影，大家都建议他做胸腔镜进一步检查，但他执意先吃药观察。

"哈哈，针尖大的小黑点，放心吧，工作就是休息，我就这点爱好，不能剥夺了吧？"他拍了拍康树的肩膀，转身拿起打印出来的纸，"放心康树，走，吃饭去。"

门诊大厅，康树急忙按上电梯按钮，後藤院长却挥了挥手，"走楼梯吧，血透三班病人现在正上下机，用电梯的人多。"

"父亲，您看，电梯来了。"

後藤院长指了指楼梯，"就当是锻炼身体，走吧。"

爷俩在楼梯左侧一前一后相跟地走着，偶尔有人从右侧下来，後藤院长亲切地和他们打招呼"辛苦了。""晚上好。""走楼梯小心。"康树看着父亲的大脚拾阶而上，不由想起孩童时代，那个时候他很喜欢看这双大脚，父亲上楼梯时，"嗒、嗒、嗒"像踩着鼓点，稳健有力。每次跟着父亲上楼，他就会在后面紧跟这双大脚。有时跟不上，焦急得手脚并用，父亲总会在楼梯拐弯处等他，笑眯眯地说："加油！

加油康树！看，马上就到了！"此刻他跟着父亲，心头别有一番滋味。父亲七十一岁，虽然他从未服老，但确实是老了，脑出血、心脏搭桥手术、胃癌切除手术、疝气手术，这几年大大小小的病折磨着他，使魁梧的身躯变得消瘦单薄。应当让父亲少操心——他心里默默地想。

到了二楼，转过楼梯，後藤院长探头朝血透治疗室瞥了一眼，沼崎迎出来弯腰问候："辛苦了院长先生。""辛苦了，第三班病人治疗快结束了？""Ha-i-嗨，快结束了，这里一切都很好。"透过光洁明净的玻璃门，後藤院长看到几个病人在和他打招呼，急忙推门走进去。躺在床上的病人看到後藤院长进来，欠身向他行礼，後藤院长一一回礼。

"浅田夫人，辛苦了，今天还好吗？"後藤院长来到浅田夫人透析床前。

"托您的福，我很好。院长先生您辛苦了。"浅田夫人点了点头，像一朵花在微风中抖了抖。

"院长先生，院长先生。"铃木老人侧着身子，使劲地抬起光秃秃的脑袋，朝他挥手。

"嘿，铃木，您可好？"後藤院长走过去握住他的手。

"当然，当然，我很好。辛苦了院长先生！"铃木老人嘿嘿地笑着，露出一嘴残牙。

"院长先生，您还没吃饭吧？"旁边不知谁问了一句。

"对不起，对不起，院长先生。"铃木笑着的脸变得尴尬起来，声音也有些歉意。

"没关系没关系。"後藤院长赶紧说，"中午吃得太饱，现在肚子没有空地方，哈哈。"

"院长先生快吃饭吧。真不好意思，给您添麻烦了。"浅田夫人也抬起头。

"好好，大家保重。"

"您也保重院长先生。"

父子俩走进三楼办公室，桌子上已经摆上饭菜。康树倒了一杯热茶，放在父亲桌前说："父亲，饭菜凉了，要热一下么？"

"不要麻烦，我喜欢吃凉的，温乎乎的饭菜吃起来不舒服。"後藤院长拿起筷子津津有味地吃着，一小碗米饭，上面撒着黑芝麻，一盘青菜，两条巴掌长的烧鱼，一碗酱汤和几片西瓜、苹果片。一会儿他一抬头，发现康树已经快吃完，而他才吃进去三分之一。康树发觉父亲在看他，连忙笑着说："父亲，您慢慢吃，我一会儿要去病房看一下。"

"哈哈，我以前吃饭也和你一样，把胃糟蹋坏了，你也要注意。"

"好的父亲，放心，我会注意。"康树起身给父亲杯子里添满茶水，又给自己的杯子加水，然后举起杯子慢慢地喝起来。这时後藤院长放下碗，从兜里掏出一张纸，展开递给康树。

"康树，我收到金沙滩医院的邀请信。"

"哦。"康树放下茶杯，接过父亲递过的纸。良久他抬头："父亲，您准备去吗？"

"是啊，刚刚过完新年，我想这段时间还可以抽出几天，想去看看。"後藤院长头也不抬，嘴里嚼着饭。

"这时间太紧张了，我们没有做提前安排，而且您的身体我也不放心。"康树有点焦急。

"是啊，时间有些紧张，不过我已经想好了。"後藤院长抬起头，"2月2号是周六，我周五出发，周六参加他们的活动，周日回来，三天时间，不耽误周一的病人。"後藤院长喝了一口茶水，"只是担心周五的病人。"

"父亲，周五的病人我能解决，找叔叔来帮忙一天，我也可以找我的同学，有的病人非要等你，可以安排到下周一或者提前到周四，这些都不是问题。"康树有些激动，语速加快了一倍。他本来是想说服父亲放弃这次访问计划，但话一出口就变成不要担心医院了。"真蠢！"他暗暗懊悔，缓和了一下情绪又说，"即使您不做检查，我希望您能休息几天，这样的活动很累的，我看最近的电视报道，中国的春节马上就要到了，路上很拥挤，您匆匆忙忙来回几天，我担心您的身体。"

"哈哈，我身体好着呢，放心。你爷爷和你曾爷爷都是六十岁去世的，我六十岁那年突发的脑溢血，差一点也跟着他们去，可是我又回来了，这几年又经历这些手术，看我不是都挺过来了吗？"後藤院长端起水杯吹着热气，胸腔一阵发紧，又想要咳嗽，他急忙喝了一大口茶水把咳嗽压了回去；抬起头盯着墙上的荒了宽和尚的字画，沉默了片刻，意味深长缓缓地说：

"六十岁以后我就想，每一天都是我赢得的时光，是我赚的时光，我要好好珍惜，活在当下，努力工作，挑战每一天。"他说完哈哈笑了起来，端起饭碗。

康树咧了咧嘴巴，没笑出来。他抬头看着父亲，又低头看着茶杯，端起来又放下，随便捡起茶几上的一本杂志，眼睛游离在封面上，心里焦急得像一团火。

後藤院长把碗底的一口饭扒到嘴里，不紧不慢地咀嚼着。他的眼睛盯着桌子一角，不知在想什么，一会儿他放下筷子，端起茶杯起身，拍了拍康树的头，回到办公桌前打开了电脑。

康树整理桌上的餐具，快速洗净碗筷，擦干手回到沙发坐下，脑子里还在揣摩如何说服父亲。他佯装看书眼睛却瞟向办公桌：电脑显示屏的淡光照着父亲的脸，花白的头发，消瘦的脸颊，深陷的眼窝，紧锁的眉头，几条刀刻一样的皱纹深深地嵌在其中，紧闭的嘴唇微微地噘起，这张脸像是火山岩一样冷峻坚毅，又像熔岩那样充满着热情和能量。他张了张嘴，但终究没说什么，起身给父亲添了茶水，离开办公室，往病房走去。

过了小年不用算，还有六天半过大年。後藤院长在中国农历小年的前一天抵达上海浦东机场。"春运"是中国特有的名词，身临其境，其气势宏伟着实让他吃了一惊。机场人流涌动，学生、商人、干部、工人，带着小孩，抱着娃娃，搀着老人，大包小提，行李箱咕噜咕噜转着，行李车来回穿梭。中国春运是一场世界性的人口大迁徙！他想起一本书上是这样描述的。

秦东接机，亲热寒暄后，他抱歉地说："院长先生，现在我们要去虹桥机场，路上堵车，地铁比较方便。您看？"

"没关系，乘地铁吧。"後藤院长轻松地说。

地铁2号线，列车缓缓地驶入车站，门一开，他们突然被后面的人流稀里糊涂地推了进去，一进车厢五个人就被挤散。秦东慌忙瞪大眼睛搜索，左推右搡，身体像卡住了，纹丝不动。车厢里不时传来找人的、抱怨的、孩童哭叫的声音，不知谁的脚被踩了，"喂喂，侬踏到我了！（你踩到我了）""哦，不好意思。"又是谁："别挤了，挤出油来了。""侬看，车嘎轧（车这么挤），我也莫办法，要舒服去乘差斗（出租车）。"靠门的几个女孩旁若无人地咯咯笑，脸上一片红晕，与车厢内拥挤不堪、愤愤的人群格格不入。

列车启动，车厢里逐渐安静下来。秦东踮着脚，伸长脖子，他看到沼崎和青木被挤在车厢的中间位置，伸出胳膊向他们招了招手，又转头环视周围，脑袋就像是孩童玩的手摇鼓，眼睛都不够用。後藤院长和他女儿玛丽呢？不会没上车吧？青木在向他招手，指着车厢前方：後藤院长在离他不远的地方正向他微笑，玛丽在他身边。他擦了一把汗。

到了虹桥机场，更加宏伟壮观的场景迎面袭来。虹桥机场多为国内航班，过年回家的人山人海，机场广播不停地传出航班正点、晚点、起飞、抵达的信息，时而又传来找人的信息。他们把几大箱沉重的行李托运，松了一口气，行礼箱里大部分是医学书籍、日本血液透析最新杂志和资料、一箱麻醉贴及几盒穿刺用的套管针。秦东看了一下腕表，离登机还有一个小时，好不容易在候机大厅找到一个位置，安排後藤院长坐下，自己去买矿泉水，刚走到机场超市，广播又传来"各位旅客，我们抱歉地通知你，上海飞往滨海市的飞机已推迟，请您耐心等待。"一片唏嘘，掺杂着骂娘声。秦东顾不上买水，立即跑到问讯处，机场工作人员告诉他：飞机不知什么时候起飞。"真他妈的窝火。"他脱口而出，急匆匆地往回走，老远看到後藤院长和玛丽坐在座位上。急忙跑了过去；後藤院长脸色苍白，双目紧闭，玛丽正轻轻地拍着他的后背。秦东见状急忙蹲下问："院长先生，您怎么了？院长先生！"後藤院长睁开眼朝他摆了摆手，从身边的包里取出一个药盒，玛丽急忙打开取出两片药，他轻声说："没什么，一会儿就好了。"这时候沼崎和青木两人拎着几瓶矿泉水回来，秦东看到矿泉水才又想起自己的使命，懊恼地拍了一下自己的脑袋，"看我，怎么忘了。"连忙对後藤院长说："对不起，对不起，我忘记了。"沼崎打开一瓶水，後藤院长接过来把药片灌了下去，闭眼休息一会儿，脸色好了许多，笑着对秦东说："没关系。没关系。看我不是很好嘛。"

"院长先生，飞机晚点，到现在还不知什么时候起飞，要不我们在上海住一晚上？您也休息一下？"秦东说。

"不用了，不要耽误明天的日程安排。"後藤院长的眼睛盯着候机大厅熙熙攘攘的人群，他也是归心似箭。

刘洋带领新上任领导班子成员按照航班时间提前到达机场，飞机应当是五点三十分到达，但是机场的信息却是未知数。刘洋反复咨询工作人员，答案都一样："不知道什么时候到达。"

"什么原因导致飞机晚点？要给个理由！"刘洋急得瞪眼。

一个二十多岁的男青年挑了刘洋眼，慢条斯理地说："先生，我们也不知道，我们也是接到上级的指令。"

"我找你们领导，你这是什么服务态度！"刘洋指着对方气愤地说。廉家文拉住了他："刘院，算了算了，再等等。"刘洋无奈，焦急地在机场等候大厅来回踱着步子。九点三十分，整整晚点三个小时，後藤院长一行终于出现在滨海机场。刘洋松了口气，疾步上前握住後藤院长的手。"辛苦了，後藤院长。"

"您也辛苦了，这么晚特意来迎接，非常感谢。"後藤院长弯腰笑着说。

汽车飞快地驶入滨海市区，马路上车如长龙，後藤院长不顾旅途疲劳，饶有兴趣地盯着窗外。一盏盏大红灯笼串起来横跨马路照红了天空，光晕把路上的车辆及行走的人们映照得红彤彤一片。路边的建筑物霓虹灯五彩缤纷，商店、超市、酒店灯火通明，隐隐约约不时有鞭炮声传来。他转过身坐正了身子，从车前方挡风玻璃看去，夜空中串串红灯笼像是飘逝而来的朵朵祥云，迎面扑过来又从头顶飞逝流过，沼崎已经从随身带的背包里取出照相机，咔嚓、咔嚓、不停地咔嚓，把眼前所有的一切收入镜头内。

清晨，一轮红日从渤海湾冉冉升起，霞光越过东夹河桥，又越过槐树林光秃秃的树梢，扑洒在金沙滩医院病房大楼红色琉璃瓦屋顶上。天是灰蓝色，一抹淡淡的白云像轻纱一样被风扯成一缕一块。医院西侧门坊额下两个大红灯笼高高挂起，金黄的穗子在风中快活地飘荡。

今天後藤院长一行访问的日程安排是：上午八点医院办公室，九点半血透中心，十二点午餐；下午两点血透肾友会，五点半晚餐，七点参加金沙滩医院迎春晚会和後藤医学奖颁奖仪式。明天一早後藤院长又要踏上回程。

血透中心已在一片忙碌中做迎接後藤院长到来的最后准备工作。今天大家来得早，八点钟病人已经全部上机透析，廉主任和林大夫正在把每一个透析病人病情汇总，等後藤院长查房时请教。苏杭在做上机后的检查工作，护士们各忙各的，保洁常师傅整理医用垃圾，准备送到后面的垃圾储藏间。

刘洋引领後藤院长一行从小三层办公楼出来。刚才在会议室里，他们开心地畅谈十八年来日中两院友好发展历程，刘洋赞叹後藤院长为此付出的努力，又把金沙滩医院未来的宏伟蓝图向後藤院长描述一番，後藤院长听着频频点头称赞。"後藤院长，金沙滩医院新大楼已经完工，马上要内部装修，原计划今年四月份是我们医院回访，我有一个请求，想趁这次访日的机会参观学习日本医院室内的设置布局等先进的理念。不知——"没等刘洋说完，後藤院长爽快地说："没问题，我回去就联系东京的几家大医院，希望对您有帮助。"刘洋高兴地说："谢谢後藤院长，谢谢！"

此刻他们出了小三层楼的大门走进后院。虽然是朗朗晴天，但寒风阵阵，空气被淡淡的雾霾笼罩，太阳光也变得迟钝。後藤院长站在院子中，眼前的一切熟悉而又陌生，他深吸了一口气，忽感胸腔发紧，他屏住呼吸，在嗓子里闷咳两声。身旁的玛丽急忙从包里拿出什么，他放到嘴里又喝了口水，若无其事地眯起眼睛环视四周。此刻正是一天忙碌的开始，看病的，拿药的，输液的，急诊的，病房的，探视的，熙熙攘攘。一辆小车找不到停车位，直接把车停到病房大楼门口，保安正在耐心地解释，小车司机显得很气愤，竟然和保安推搡起来，又有几个人过来，不知说什么，小车司机骂骂咧咧开车离开。病房楼大门口，两侧圆柱子上拉起了横幅，上面写着：热烈欢迎日本著名医学教授後藤院长一行访问我院。

自从门诊楼推倒重建、南大门关闭，门诊就暂时搬到病房大楼一、二层。门诊和病房共用此院，每天都是这样拥挤不堪。

刘洋和後藤院长一行穿梭在人流和车行中，边说边指点，院子里有人驻步观看，以为是哪位领导来医院检查工作。有的人看到横幅，辨认哪位是日本人。他们走走看看，不大一会儿走进玫瑰园，站在半人高的黑色花岗岩纪念碑前，刘洋说："後藤院长，我们在这里拍照做纪念吧？"後藤院长正专注地看着在建门诊大楼，秦东拉了他一把，他回过头来听着秦东的翻译，连忙应答："ha-i嗨，ha-i嗨。"後藤院长站在纪念碑右侧，刘洋站在另一侧。沼崎和办公室唐主任举起相机，"1，2，3，OK。""再来一张。""好了。"

刘洋兴致勃勃指着在建的门诊大楼，对後藤院长介绍说："这座大楼总面积是两万平方米，共八层，每天可以容纳五千左右病人就诊。一楼是急诊，影像科，药房，医保结算，挂号，二楼是外科门诊，三楼是内科门诊，四楼是……血透中心在八楼，占据整整一层，可以容纳五十台透析床单位。"

早有人通知苏杭刘洋带着後藤院长往血透中心走了，她已经做好迎接准备，但迟迟不见进来，便打开一扇大门往外看去。玫瑰园里一排人背对着比肩而立，刘洋指着前面在建的门诊大楼比比画画说什么，中间的後藤院长背着手，稀疏的银发在冬日清冷的阳光中闪着光，肩膀微微前倾，身着一件黑色半大衣，肩上搭着米黄色方格长围巾，一阵风吹起围巾一角，滑落在后背。後藤院长转过身，突然看见正在往外观望的苏杭，立刻咧嘴笑了，快步往血透中心走来，刘洋见状招呼其他人紧跟着过来。人群中又一个熟悉的身影，苏杭认得是尼普乐公司接替杉本的松下总经理。松下总经理三十多岁，长得一张白净的娃娃脸，眼睛不大，双眼皮，圆头鼻子，翘下巴，貌似典型的"奶油小生"。他是北京外国语大学留学生，妻子是北京人，他说京片子腔调绝对正宗。松下总经理是昨天晚上从北京赶来。

後藤院长笑容满面："苏护士长，早上好，又麻烦你了。"

"早上好，後藤院长，您辛苦了。"苏杭笑着边发放鞋套边和每一个人打招呼。後藤院长一进门就被等候大厅墙上的白色磁力板吸引，那上面密密麻麻摆放着红黄蓝磁力扣，像一个巨大的棋盘——这是透析病人一览表。刘洋也来到他身边，一行人围着，指着，看着。後藤院长发现有几个换上的新名字，王建国的名字呢？他心里一沉，表情肃穆默默地站着。

王建国最后一次被儿子接走后再也没回来透析，弥留之日他回到了故乡，实现了他的夙愿，按照渔民的风俗——海葬，变成了一条真正的鱼。

阳光从血透大门斜照在他们身后，白色的磁力板上留下高低不平的影子。後藤院长对沼崎说："每一个棋子都证明了她们的辛苦。"

刘洋随声附和道："血透中心发展很快，目前已经有68名透析病人，再多了，这个棋盘就容纳不下了。"

後藤院长点了点头。此时廉家文走了过来："您好，後藤院长，欢迎您参观指导。"

"您好，廉大夫，辛苦了。"後藤院长微笑着弯腰点头，一行人相跟着走进透析治疗室。

血透中心的医生、护士向走过来的後藤院长问候，"後藤院长好。""後藤院长早。"後藤院长亲切地和她们握手，并赠送日本的小礼品。几个病人侧头观看，又有几个家属看到这一群人，连忙从他们的身后往外走。

廉家文引导後藤院长查看病人，走到邹大姨床前，後藤院长俯身亲切地说："我记得您，您可好？"去年他来中国时，邹大姨心脏病复发住院治疗，他参观病房大楼时见过邹大姨。

邹大姨一愣，接着嘿嘿地笑着，伸出了手。"後藤院长，谢谢，我很好。您也好吗？"她没想到後藤院长竟然还记得她。

"我很好，谢谢。很高兴看到您，看您的脸色不错。"後藤院长握着邹大姨的手说。

"谢谢，谢谢。"邹大姨一连几个谢谢，又嘿嘿地笑着。廉家文拿起透析记录单，向後藤院长介绍邹大姨的透析状况。

"这个病人，透析末期经常会掉血压，心脏有时也会出问题，常常要提前下机。"廉家文说。

後藤院长拿起听诊器仔细地听诊，又转到床尾，掀起被子一角，用手按压脚踝。抬起头来说：

"如果换成含糖透析液会怎么样？注意电解质的浓度，还有要注意老年人钙磷平衡，继发性甲旁亢等。"後藤院长轻声地对廉家文说。他总是这样，谦虚地对医生们提建议，让他们自己去思考。还有一点，他深知国情不一样，稍不注意就会给中国的医生造成麻烦。廉家文点了点头，後藤院长又说："我给你们带来最新版日本血液透析医学书籍，医学杂志，日文版的看不懂，我带的英文版的，我知道你们的英语都很好。"

廉家文的脸瞬间红到脖颈，他低下头说："谢谢後藤院长。"

"图书馆一排柜子全都是後藤院长送的书，满了没地方放，有的没拆箱还放在地上。我看要开一个日文图书馆了，可惜啊我看不懂，我要学日语。"李文对秦绍林窃窃私语。苏杭瞥了她一眼，示意小声点，她吐吐舌头，转到后面。李文说的没错，後藤院长每年都会把日本最新版医学书籍和有关血液透析杂志、汇编、光盘等等寄过来，有时托尼普乐公司的人带过来，如果自己来，他的行李箱里大部分是书籍。苏杭的桌子上有一本是後藤院长送给她的《透析疗法手册》，是日本信乐园病院的平沢由平院长编写的，书的扉页有平沢由平先生亲自签名，这本书对她帮助很大。

陈为林正戴着耳机全神贯注地盯着眼前的电视机，不知什么节目让他咧开了嘴。一转头看到後藤院长和廉家文等一群人立在他的透析床边，赶紧取下耳机，收住笑容。别看陈为林平日里欢歌笑语，一副不在乎的样子，一到关键场面紧张得脸皮就像是绣花绷子上的布绷得紧紧的。

"陈为林，这是日本後藤院长。"廉家文介绍说。

"後藤院长，您好。"陈为林用右胳膊肘撑在床上想坐起，也许是紧张，或许是胖的缘故，胳膊肘撑在床上的同时两只脚也不由自主地翘了起来，身体像一个V型跷跷板。後藤院长连忙扶着他的腰，李文乘势按住了他翘起的双脚。

"嘿嘿，对不起。"陈为林坐起，整理凌乱的衣服，两条腿半弯曲盘在床上，不好意思地摸了摸头。

"您透析几年了？"後藤院长第一次见到陈为林。

"不到一年，2007年5月2号开始透析，正好九个月。"他歪着脑袋想了会说。

"这个病人透析情况比较好，就是饮食控制不住，体重长得也快，血压有时忽高忽低。"廉家文说。

後藤院长点点头。"是啊，透析后改善了体内的内环境，食欲增加，不过一定要控制，我看你需要减肥了。"苏杭此刻才仔细打量陈为林，长得挺有特点的，前额宽广，圆头鼻子，下巴丰厚呈两层，脖子已经没了。是平时没注意还是这几天刚吹起来的？

"减肥太难，看到好吃的就想吃，想吃到脖子。"陈为林嘿嘿笑着，又转过头一脸认真地问："请问後藤院长，日本透析寿命最长的是多少年？"

"如果没记错的话最长的透析寿命是四十三年多。"

"如果那样，我也不用换肾了，透析挺好，什么也不耽误，一周到血透上三天班，和医生护士聊聊天挺自在。"陈为林说完又嘿嘿地笑出声来，这会他的神经完全放松，又恢复原生态。

"後藤院长，後藤院长。"是李德才，他斜靠在透析床上，向这边挥手。

"你好，後藤院长，我是李德才，老相识了。"李德才真有一副厚脸皮。

後藤院长对陈为林说："多保重。"然后朝李德才走了过去，"您好，我认识您。没记错的话，您又换肾了？"後藤院长伸出了手，李德才有些迟疑，在床单上擦了擦手，也伸了过去。

"对啊，对啊，换的腰子又坏了，这不，又开始透析。"李德才抽回手，撩开胸前的被子，坐起来。"後藤院长，我还是想去日本换肾，你也看了，中国的换肾技术不行，我都换了两个腰子都没好几年，日本的技术好，您看能否介绍我去日本换肾？"李德才讨好地看着後藤院长，後藤院长仔细听着秦东翻译。

过了一会儿，後藤院长说："中国的肾移植技术很成熟，这里的医生也很出色，肾移植术后失活是有很多原因的。比如……"

"後藤院长，这些我都懂，我只是问你能不能介绍我去日本换肾？日本不是没有肾源吗？我可以带一个。"李德才不耐烦地继续追问，眼睛盯着後藤院长，一会儿又转向秦东。没等秦东翻译，刘洋插嘴说：

"李德才，这个问题你应当问一下大使馆，允不允许你带人体器官？而且出国还要办理签证手续，大使馆会给你满意的答复。"刘洋语气快而生硬，言语中已经表达了不满，不过道理也是如此。

"他以为是中国呢，後藤院长会给他走后门，找一个医生，专门给他换肾。"秦绍林和李文在一旁嘀咕。

李德才奪拉着脸不说话。大家转身离去，秦东没有来得及翻译，後藤院长已经猜出大概，便弯腰对李德才说了一句："不好意思，您多保重。"他犹豫地还想说什么，看到一行人已经离去，便跟着走到另一个透析床前。

下午两点的肾友会是在透析治疗室举行的，因为这段时间是两班病人最集中的时间，上午的下机，下午的上机，次日透析的病人能来的办公室已派车接到。此刻透析中心济济一堂，难得有这么一个机会大家彼此相见。虽然苏杭反复叮嘱安静，但大家仍然抑制不住沸腾的心情，指指点点打着哑语，拍拍打打，三五成群，低声咬耳朵，透析治疗室一片嗡嗡嘤嘤的声音。有的病人坐在床上，有的坐在椅子上，有的站着，有的靠着。春节到来，大家穿着新锃锃的衣服，剪了头，烫了发，个个容光焕发，有几个女病人化了妆。一台小巧的投影仪放在护士台上，对面墙挂上白色屏幕。

会议开始，首先是刘洋讲话，不外乎介绍了一下医院的发展，然后切入主题："下面请後藤院长先生给大家讲课，在讲课之前，我想你们都熟悉後藤院长，他是日本著名的医学教授，他为我们医院血透的发展做出了不可磨灭的贡献，你们用的透析设备是他无偿捐送的，你们大家都是受益者，我们用掌声向他表示欢迎！"刘洋的话尾被掌声淹没。後藤院长图文并茂地讲解透析病人血管内瘘的维护、饮食管理和透析病人的运动。肾友会结束后，尼普乐公司松下总经理给所有病人发放礼品：做工精致的黑色手提袋，手提袋外面印着金沙滩医院血透中心字样，里面有饭盒、带刻度的水杯、电子体温计、塑料药盒和握力球，还有一本透析病人手册。

晚上六点，金沙滩医院第一届春节联欢晚会和表彰大会同时举行，因为有後藤院长参加，高新区宋明源主任和几位领导也来到了会场，陆语也来了。陆语去年已经从日本回来，现在是高新区对外办事处处长。苏杭想起昨天晚上，陆语宴请後藤院长一行去了滨海特色餐馆吃咸鱼片鲅鱼饺子，晚饭后余兴未了，又去了卡拉OK嗨歌，十一点才结束。送後藤院长回宾馆后，陆语说她要回办公室加班，很多材料没看。谁知道她几点休息的？这陆语精神头真是够足的！

表彰结束后，演出紧接着开始。血透中心的节目是《相亲相爱一家人》，合着背后大屏幕上血透中心十八年变迁的幻灯片，全体医护人员和十多名透析病人一起登台唱：

> 有缘才能相聚，
>
> 有心才会珍惜。
>
> 何必让满天乌云遮住眼睛？
>
> 因为我们是一家人！
>
> 相亲相爱的一家人！
>
> 有福就该同享！
>
> 有难必然同当！
>
> ……

後藤院长前脚刚走，后脚春节就到了。这是一个举国欢庆、合家团聚的节日，但是对于血透中心，这个节日无疑是最忙最辛苦的节日。

凌晨三点半，苏杭悄悄地起床，她刚到洗漱间，手机嗡嗡地响起，急忙拿起一看，是许若的电话，赶忙捂着嘴压低声音对着手机说："许若，我刚起床，四点钟一定到。"

"苏杭姐。"电话那头传来抽抽搭搭的声音。

"许若，你怎么了？"苏杭愕然。

一阵沉默。

"许若，你快说？"

"我今天不能上班。对不起。"许若的声音低沉带着哭腔。

"有事？"苏杭问。

"是的，苏杭姐，我，我，以后再告诉你。"听得出许若很难过。

"哦，好吧。春节到我家来玩吧。"电话挂断，苏杭捂着手机发呆。许若怎么了？应当去看看，但今天不行，过年找时间吧，这个王瑞看样子是心里长毛了。

春节排班本来就是一个萝卜一个坑，缺一个人而动全身，从早上 4 点开始到下午 6 点 30 分结束，五个护士一个医生，三班 46 个病人，病房还有一个做 CRRT 治疗的，真是忙得连喝水和上厕所的时间都没有。紧张的工作让苏杭忘记了许若，当最后一个病人安全下机离开血透，大家在门口互相祝福过年好时，她关上大门，看到大门上红红的福字，心里没有喜庆，只有说不出的苦涩和疲惫。

回到家，建宁和丫丫已经准备好年夜饭，鱼、肉、饺子，满满一桌。胶东人喜欢在饺子里放上硬币、糖、红枣、栗子等喜庆物，苏杭低头吃饺子，一口吃了个硬币，接二连三又吃了几个硬币，建宁说："丫丫，今年你妈要发财了。""祝老妈发财！"丫丫举杯，碰杯，一杯红酒下肚，苏杭就感到晕乎乎的。"我可不要发财，医院发财能证明什么，我希望顺利，希望明年顺利。"

吃完饭，苏杭简单地洗了洗，就瘫在沙发上。电视里春节晚会正好开始，朱军、董卿、李咏、周涛齐声说着老生常谈的开场白：中国中央电视台，电视机前的观众朋友们，这里是中央电视台综合频道、中文国际频道、英语国际频道，在这万家团聚、辞旧迎新的时刻，我们向全国各族人民，向香港特别行政区的同胞们，向澳门特别行政区的同胞们，向台湾同胞、海外侨胞，向全世界的中华儿女们道一声：春节好！

第一个节目是歌舞，苏杭睡着了。不知过了多久，她迷瞪瞪听到电话铃声，起初以为是谁家放鞭炮，一直等到建宁提醒她："苏杭，你的电话。"

"我的？"苏杭睡眼惺忪，看了看墙上的钟表，十点。真要命，最担心这个时候来电话，每年的春节都过不安生。她拿起电话，还没说话，电话那头传来一个男人很急促的声音：

"小苏，是小苏吗？"

"您是？"她没听出是谁，示意建宁把电视声音调小。

"我是许若的爸，你许叔。"

"哦，许叔，我是小苏，提前给您拜年，我想明早再给您打电话拜年的。"苏杭依旧躺在沙发上，她实在太累，一点也不想动。

"小苏，要出人命了，许若吃药了，现在正往医院赶。"一阵猛烈的咳嗽声传来。

"什么？怎么回事？"苏杭猛地从沙发坐起，倦意全无，声音提高八度。在楼上玩游戏的丫丫跑到楼梯口瞪着眼睛看着她，建宁关掉电视。

"她和王瑞吵架，喝了酒，一定还吃了安眠药，是不是还吃了其他什么我就不知道了，小苏啊，小苏你看怎么办啊……"电话那头传来老人焦急的声音。

"许叔您别急，我马上到医院。"苏杭从沙发上起来，踢踏着拖鞋，奔卧室，换衣服。

"我送你？"建宁问。

"好，好。"苏杭恨不得插翅飞。

"妈妈，许若阿姨怎么了？"

"没事，你在家看家。"建宁发动车，楼下的比尔"汪汪汪"地叫。

急诊室走廊上，许若的父亲瘫坐在门口，苍老的手捂着一头灰白的头发。他抬头看到苏杭，起身一把拉住她："小苏啊，许若，这个糊涂的孩子！"

"许叔，许叔，你别焦急，她今晚吃什么了？"

"我也不知道，晚上她给我打电话，说话怪怪的，因为我知道最近她和王瑞吵得很凶，我不放心，吃完饭就去看她，多亏我有她家的钥匙，进门怎么也叫不醒她，她身体冰凉的，我就叫了救护车。哎，我这个闺女啊，糊涂啊。"老人眼圈泛红。

"许叔，你冷静一下，你不是说她吃了安眠药了吗？"

老人用手背擦了一下眼睛，"是的，是的，因为前几天，许若睡不好觉，要我去药店帮她买安定片，药店老板说可以买一瓶，我想反正很便宜，就给她买了一瓶安定片。今晚我到她家时看到地上的药瓶是空的。"老人痛苦地拍着脑袋，好像是他的错。

"好，许叔，你坐着，我进去看看。"苏杭把老人扶到椅子上坐着，匆匆进了急诊抢救室。

许若侧躺在诊断床上，脸色像白乳胶漆墙面，头发披散。一个护士正在给她洗胃，看到苏杭点了点头，房间里弥漫着酒精的气味。"许若，许若，听见我说话了吗？"苏杭轻轻地摇动她，手搭在她的腕部，脉搏又细又弱。

"护士长，"是廉家文叫她，苏杭看到廉家文心里宽松一些，她想起廉家文今天值二线班。"护士长，你先过来。"

苏杭走到廉家文身旁："廉主任，许若没事吧？"

"不好说，许若的父亲也说不清她吃什么药，但是她一定喝了不少酒，洗完胃，做血液灌流，我正准备联系 ICU。"

"不，廉主任，让她去血透。"苏杭瞪着大眼睛。

"护士长，你要守一晚上的，明天还有病人。"廉家文关切地说。

"廉主任，没问题，我必须看着她。"苏杭说完又把廉家文拉到一边低声说，"廉主任，许若性格要强，你在病历上不要写单位名字，写家庭住址吧，还有诊断就是酒精中毒，其他不详，好吧？尽可能不要让更多的人知道，要不——"

"好的，放心，我让急诊科的医生也不要说，他是我的哥们。"

"哎，这个许若。"苏杭轻声地叹了口气，掏出手机，"妮子，你抓紧时间到血透，有一个酒精中毒的病人，透析加灌流，快点准备。嗯，马上。"辛妮子家住在医院家属楼，叫她最合适。

"许若在哪？我找许若。"走廊上传来一个女人的声音，苏杭听出来，是许若的姐姐。她赶紧出门迎了上去，许若姐火暴脾气，别做出什么事来。"大姐，你别焦急，许若在里面正在洗胃。"苏杭一把拉住了她。

"哦，小苏，许若没有生命危险？"她瞪着眼睛看着苏杭，那眼睛像聚光镜一样灼人，胸脯一起一伏，呼哧呼哧地喘着粗气。

"大姐，你别进去，许若暂时没有生命危险，一会儿要到血透做血液灌流。"苏杭使劲拉住她，把她按到椅子上靠着她父亲坐下。

许若姐姐看到她父亲，捂住老人的手哭了。"爸，多亏你去看看，要不还不知怎么样呢？"一会儿她停住抽泣，断断续续和苏杭说："小苏，你说这个许若，有什么了不起的，不就是离婚吗？那个王瑞，刀劈的东西。"苏杭从许若姐絮絮叨叨不停的话语中，大体明白了什么原因。

经过一个小时血液灌流和血液透析，许若微微睁开了双眼，茫然地看着天花板，她挣扎地想坐起来，被苏杭按住。"许若。"苏杭轻声叫她。许若无神地看着苏杭，又木然地环视四周，侧身看到身上两条红色的血路管，顺着血路管又看到透析器和灌流器，顿时明白了。"许若姐，你好些了？"辛妮子俯下身来和她说话。许若看着她不语，转过头又看着苏杭，嘴一撇，眼泪顺着眼角无声地流下来。

"许若，想哭就哭吧。"苏杭抽出纸巾擦着她的眼角，自己的眼圈也红了。过了一会儿，她问道："许若，你都吃了什么，要说实话。"

许若的眼泪像断了线的珠子一个劲流，她闭着眼睛不说话。一会儿："就让我走呗。"声音很小，有些嘶哑。

"许若，你太自私了，你要走真会选日子，童童和你爸怎么办？以后过年就是你的忌日？"苏杭听到她刚才的话，心里莫名起火。"告诉我你都吃什么了？要不就送你去 ICU。"

一阵痉挛似的哭泣，许若低声说："一瓶 65 度茅台，一瓶安定。"

"许若啊，你说你，真有能耐啊！离婚有什么了不起，离了王瑞你不能过？你和童童过不了？"许若姐看到妹妹已醒，又心痛又生气。

许若摇了摇头，"童童，童童说他爸爸有钱。"

"童童这样说的？"

"嗯，这些日子，我一直没见到童童，他周六周日被他爷爷接走，今天我想接童童和我一起过年，他见我面说，爸爸有钱，可以送他出国上学。姐姐，没有童童我怎么过啊。"许若的眼泪又流了下来。

"该死的王瑞。"姐姐抽出纸巾擦拭着许若的眼泪。

"护士长，还有半小时下机，准备下机吗？"辛妮子轻声问。

苏杭看了心电监护仪，一切正常，她拿起电话拨通廉家文的电话。

"廉主任，许若醒了，刚才问了，一瓶白酒，一瓶安定。嗯，好的，下机在血透观察，嗯，好的。"

"护士长，我暂时过不去，刚有一个重症急性胰腺炎病人送 ICU 做血液净化，这边又有个男孩放爆竹把手炸开了，正准备缝合，一会儿我再过去。"廉家文急急挂上电话。

哎，这就是医院，春节就是鏖战，医院就是没有硝烟的战场，年年如此。她叹了口气转过头对辛妮子说："妮子，准备下机。"

门突然开了一个缝，是一张灰蓬蓬熟悉的脸：是王瑞？没等苏杭反应过来，许若姐一个箭步冲了出去，"啪"递上一记响亮的耳光。

"你，你干什么，大姐？"

"谁是你大姐，你这个王八蛋！"

"别，别，你疯了呀。"走廊立即传来叫喊推搡的声音。许若姐姐像发疯一样揪住王瑞的头发，王瑞拧着许若姐的胳膊，苏杭急忙出去拉住。"大姐，你泄泄火就行了，少和他啰嗦，考虑一下许若下一步生活。"

许若的父亲也过来，"大嫚，别再打出人命来，咱们家丢不起这个人。"

许若姐姐松开了手，她整理一下衣服，怒气未消，指着王瑞说："我是看苏杭和我爸的面子放过你，告诉你，许若不会赖着你这条没良心的狗，但你休想打童童的主意，否则，看我怎么收拾你。"说完又要上前。苏杭一把拦住她："大姐，好了好了，你刚才说得很对，看他今后怎么做吧。"她转过身看到墙角的王瑞，王瑞一只手抱着脸，另一只手托着下巴，几条明显的划痕从额头到嘴角，渗出的点点血珠像省略号似的。他惊恐又愧疚地看着许若姐姐和苏杭，顺着墙慢慢蹲下，抱着头哭了起来。

窗外震耳欲聋的鞭炮声响起，烟花、焰火、二踢脚、电光鞭，映红了窗户。新的一年开始了。

二十六、再访後藤医院

苏杭坐在靠窗的坐位上，低头看着手中的车票：

はやぶさ（*hayabusa*，隼鸟）。

这是 JR 东京至盛岗隼鸟号新干线列车。来来回回，她坐这趟车已经有二十多次。每次来日本都是同样的行程：滨海至上海，上海至东京，东京至盛岗，盛岗至宫古。每次来她都感觉自己像一个接力棒，从东京下飞机，被杉本接到，送至新干线列车，交给沼崎，沼崎一路陪同到盛岗，交给青木，然后由青木开车到宫古，交给後藤院长。现在青木事务长一定在盛岗等着他那一棒；她心里想着，不禁微微一笑。

车厢内很安静，有看书看报纸的，有低声聊天的，有带着耳机陶醉的，有眯着眼睛休息的。她前面的是刘洋和廉家文，秦东和沼崎把座位转了 180 度，此刻正和刘洋、廉家文对面坐。四个人，低声交谈着喝着啤酒，谈笑中夹着胶东味、北京味、日本味。苏杭坐在他们后面靠窗处，只想自己静静。为了这次访问她准备了一个多月，累脱一层皮。这是刘洋上任后第一次访问日本，其重视程度可想而知，礼品、着装、发言稿、金沙滩医院宣传册、与日方联系等等，本来都是办公室的工作，但是刘洋却吩咐苏杭去做："你去日本多次，知道该准备什么。"言外之意是不放心别人。血透的工作本来就忙得一塌糊涂，她知道刘洋的性格，什么事情都要做到极致，她也累得筋疲力尽，直到上了飞机心才轻松下来。

四月的日本正是樱花烂漫的日子，车厢内座无虚席，到处弥漫着樱花的气息：屏幕上无声地播放樱花各地开放的时间和人们赏花的镜头，服务员出售带有樱花封面的杂志，沼崎一上车就给她一盒樱花饼。她低着头端详半天，又放到盒子里，两眼望着窗外。

"真漂亮！"座位旁边是一位老太太，她看着苏杭手中的樱花饼，扬起脸，笑眯眯的。

"是的，很漂亮。"苏杭连忙说。

"今天真是个好天气。"老太太眼睛不大，上眼皮涂着淡紫色眼影，眉毛修整得像一弯新月，嘴唇涂着樱桃红。虽然眼袋、皱纹、老人斑一应俱全，但这张脸颇有几分妩媚。

"是的，是的，天气真好，外出走走心情格外好。"苏杭原本想问老太太去哪，转念觉得初次见面这么问不太礼貌，话到嘴边换了。老太太又笑了，她摘下宽边白色帽子，露出银色的短发，两手抚摸着帽檐，那双手瘦骨嶙峋，指甲涂的和口红一样的颜色。她告诉苏杭，她是追花族，每年都从九州追着盛开的樱花一直到北海道，需要一个半月的时间。老太太说话的声音像风铃，清脆圆润。稍顿，她又说，她今年七十八岁，早些年一直和老伴赏花，但老伴前年走了，现在她仍旧沿着原先赏花的路线行走。她说了很多地名，福冈、长崎、京都、东京、仙台……老太太喃喃自语像是在说别人的故事，又像在念心经。苏杭静静地听着，不大一会儿传来轻微的鼾声，老太太歪着头靠在软座背上睡着了。苏杭脑中突然闪过一个人：满头带卷的银发，高高地耸在头顶，一双弯弯的笑眼——浅田夫人，第一次来日本进修时，就是浅田夫人主动让她穿刺血管的。她看着旁边睡得正香的老太太，心里感叹：难不成日本的老太太都活得这么精致？

窗外，城市早已消失，入眼是飞逝而过的村庄、灰白分明的房舍、一望无际绿色的田野和郁郁葱葱的树林。远处绵延起伏的山峦云雾缭绕，一片乌云从山那边腾起，染灰了瓦蓝的天空。乌云不断变化着形状，薄薄的云层半遮半掩，依稀可见一座高耸入云的山脉，白皑皑的山顶像拿破仑的帽子：那就是有"东北富士"之称的岩手山。盛冈快到了。

列车还没停稳，苏杭透过车窗看到一个熟悉的身影，四四方方的脸十几年总不见变化，黝黑的皮肤，两道浓眉从宽阔的前额上向两边平射出去。这是青木。青木见到大家嘿嘿一笑就是打招呼。他人很沉默，惜字如金，不管发生什么事，脸上的表情都难得变化。

出了车站，刚下过雨的地面湿漉漉的，行李箱碾过溅起碎小水花。天是阴沉的灰色，空气中充满着凉爽的水汽并夹杂着樱花的香味。穿过马路来到对面的停车场，大家忙着将行李装车，苏杭趁此机会站在路肩石上环顾四周。她对这个城市有一个大概的了解，沿着这条路往前不远是岩手县府，那里有一棵四百年的樱花树，当地人取名"石割樱"，那粗壮的树干从巨大的花岗岩石头缝里长出来，稀世罕见，现在一定正在盛开。她又想起盛冈手工村，她曾多次在那里做木马竹筐；还有八幡平安比高原滑雪场，那纯净的粉雪以"阿司匹林"著称，还有雪中温泉，雪地走廊……

"小苏，走了，小苏！"秦东在叫她。

"来了。"她快步跑上车，看到大家都已在车上等她，连忙说，"对不起，对不起。"

"我们准备把你丢在这里。"刘洋笑嘻嘻地说。

"好啊，那我就不走了，看你这个院长回去怎么交代。"苏杭坐在秦东后面，系上安全带。

"是啊是啊，别的无所谓，大不了我院长不干了，对你老公我可真的没法交代，他非杀了我不可。"刘洋又一句玩笑话引起车内的人嘻嘻哈哈。

苏杭哂笑，想起当今的流行语：人生三大喜，升官发财死老婆。要真丢了会怎么样？人性经不住考验，她想起了许若。

青木不知他们说笑的是什么，他转过脸，面无表情地往后看了一眼，慢慢倒车。沼崎也转过脸来："大家辛苦了，我们到宫古大约要有三个小时的行程，中途会休息。"他说完递给秦东一个蓝色文件盒，低声嘀咕了些什么。

车子离开盛岗市区，不大一会儿就驶入通往宫古的 106 国道。天空逐渐明亮起来，阳光不期而至。路两旁是苍茫的红松林，太阳的光线透过挺拔的树干和浓绿的枝叶在公路上留下斑驳光影。从前挡风玻璃看去，两旁的红松林飞速出现又飞速后退，像是一条如梦似幻的时光隧道。车内刚才还是嘻嘻哈哈的欢笑声，此刻已经沉寂下来。刘洋斜靠在车窗睡着了，廉家文在后面也闭上了眼睛，秦东正翻阅沼崎给他的文件盒，沼崎的大脑袋耷拉着，来回晃动。从后视镜中瞥见戴着墨镜的青木，眉头紧锁，两眉中间有一道很深的皱纹，像刀刻的月牙，嘴巴紧闭，活脱脱的一张黑包公脸。苏杭差点笑出声来，连忙捂住嘴。青木似乎也看到她，他朝着后视镜嘴角一咧，露出洁白的牙齿。苏杭放下手抿嘴一笑，赶紧移开视线。

"小苏，这个给你。"秦东从座位上半起，递过一张封了膜的纸，苏杭一看是日程表。

年月日	预定活动	联络人	住宿预订	备注
平成20年（2008年）4月　中国滨海市金沙滩医院访问日程表				
4月20日（周日）	12：30：羽田机场接机（航班MU537） 14：56：東京站乘新干线 17：30：盛冈乘专車 20：30：到达宫古	後藤泌尿器科皮膚科医院後藤康文院长 電話：0193-62-3630	净土之滨酒店 電話：0193-62-2321	羽田机场：杉本 東京站：沼崎 盛冈站：青木
4月21日（周一）	上午8时：後藤医院 9：30：会见大岛建筑师 下午2时：会见宫古医疗保险处人员 4时：後藤院长讲解日本血液透析状况 7时：欢迎宴会	後藤泌尿器科皮膚科医院後藤康文院长 電話：0193-62-3630	净土之滨酒店 電話：0193-62-2321	欢迎宴会： 净土之滨酒店 主办： 日中友好协会
4月22日（周二）	上午8时：宫古市政与市长会面 10时：山田医院参观 下午3时：宫古市立医院 6时：医院欢送宴会。	後藤泌尿器科皮膚科医院後藤康文院长 電話：0193-62-3630	净土之滨酒店 電話：0193-62-2321	负责人： 青木、後藤尚 後藤英雄 後藤康树
4月23日（周三）	上午8时：乘车至盛冈 下午2时：岩手医科大学参观学习 4时：三爱病院 6时：欢迎宴会	後藤泌尿器科皮膚科医院後藤康文院长 電話：0193-62-3630	盛冈酒店 電話：019-625-1211	负责人： 青木、沼崎
4月24日（周四）	上午8时：矢巾医院参观学习 晚餐6时：わんこそば（碗子荞麦面）	後藤泌尿器科皮膚科医院後藤康文院長 電話：0193-62-3630	盛冈酒店 電話：019-625-1211	负责人： 青木、沼崎
4月25日（周五）	上午8时：新干线至东京 下午2时：三井纪念病院 4时：杏林医科大学急救中心	後藤泌尿器科皮膚科医院後藤康文院長 電話：0193-62-363	东京日本橋酒店 電話：03-3668-2323	负责人： 青木、沼崎 杉本 後藤英昭
4月26日（周六）	12：30羽田机场（MU538到上海）			机场送行： 青木、沼崎 杉本

七天时间，两天路程，五天参观学习，辛妮子要买口红，李文要买眼霜，秦绍林要买相机……看样子都要泡汤了。

刘洋睁开眼，他直了直腰，又全身放松堆坐在座位上，眼睛盯着窗外。秦东伸手拍了拍他，递给他一份日程表，刘洋没有说话，低头翻阅。

车飞速前行，穿过隧道，眼前是一片宽阔地带。茂密的灌木丛和郁郁葱葱的森林像无边无际的绿色海洋，在阳光下泛着黄绿、浅绿、深绿、墨绿等各色波浪。远处烟云缭绕的早池峰呈现出一片灰绿色。哗哗啦啦的流水声随着汽车的移动越来越响，越来越急，这是闭伊河，贯穿岩手山，直接流入三陆海岸。宫古到了。

早上，一缕刺眼的阳光把苏杭唤醒。她眯眼看着窗，猛然想起什么，从被窝里窜出来，拉开窗帘，阳光一下子涌了进来——又没看到日出，可惜这房间了。每次来日本，後藤院长总是提前预定净土之滨酒店最方便看日出的房间，而她只看到过一次，那一次要不是陆语叫醒她，也许什么都看不到。她沮丧地倚在窗边往外眺望，突然来了精神头。天空彩霞飞扬，一轮红日已从遥远的海平面腾起，平静的海面像是被泼上一桶熔化的金水，自上而下贯穿一束金色的光柱。不远处凸起的岩石奇峰兀立，像驼峰和鲨鱼鳍，岩脊上覆盖着浓绿的松林。阳光、松林、岩石、沙滩、海水，构成了在日本东部相当有名的"净土之滨"美景。

苏杭收拾好下楼吃饭，在电梯口看到刘洋他们三人，廉家文笑嘻嘻地问："护士长，看到亚洲最早的日出了？太震撼了，感觉心脏从嗓子眼跳出来似的。"真会形容，哪壶不开提哪壶。苏杭咧嘴一笑，算是回答。

青木已经在宾馆等候，四个人吃完饭上了车，秦东坐在副驾驶位置上，他手舞足蹈不知和青木说什么，青木只是嘿嘿地笑，车子启动。净土之滨宾馆离市区有二十分钟的行程。

四月的宫古冬意未消，当九州的樱花满天飞雪时，宫古的樱花还没开放。车窗外的树木已经萌发绿芽，远处山坡朝阳背风处，有几株樱花树性急，枝头上已见点点红晕。宫古是一个以渔业和港口为主的城市，少见高楼大厦，街道干净整洁，马路两旁的商铺还没开始营业，整个城市显得寂静祥和。

"刘院长，我们昨晚就在这里吃饭的。"秦东指着窗外说。

刘洋歪着头透过车窗往外看，路边"一郎寿司店"蓝色布招牌被风刮得呼呼啦啦地响。他喃喃地说："昨晚後藤院长喝了不少酒，这个老人这么晚专门在这里等我们，真有点过意不去啊。"

"是啊。"秦东应了一声。苏杭不觉得奇怪，每次来宫古，无论多晚，後藤院长都会在酒店等候。记得有一次是冬天，因暴风雪的缘故飞机晚点3个多小时，他们十二点到宫古，後藤院长也是在酒店等到午夜，和大家一起用完餐才放心回去。

车子快速从市政府门前的过街天桥驶过，转了个弯，"前面就是後藤医院"，青木说。车上的人不约而同地伸长脖子往外看。後藤医院重建后，大家都是第一次来。只见不远处并排两栋楼房，青色的瓦，米黄色的贴砖外墙，棕色的玻璃门窗，在这个小城市内显得格外瞩目。两栋楼的格调不尽相同，北侧四层，楼顶前脸是青瓦铺设，像是鸭舌帽。南侧五层，四四方方，是规矩的火柴盒。两栋楼的楼顶形成一个错层，平台都是白色栏杆围绕，隐约看到几个银色柜子巍然耸立在平台上。天空蓝得让人心醉，几朵白云像是被阳光融化一样在天上漫过。汽车渐近，楼顶蓝天消失，几个醒目的银白色大字跃入眼帘：後藤泌尿器科皮肤科医院。

後藤院长站在医院大门砖红色台阶上，看到车子过来，连忙从台阶上下来。

"後藤院长，早上好。"车一停，刘洋拉开车门一个箭步跳下车。苏杭诧异，刘洋说的是日语。她听说过刘洋在大学选修的是日语，但是年久荒废，现在竟然脱口而出，而且自然流畅。

"早上好，刘院长。"後藤院长笑着握住刘洋伸过来的手，似乎对刘洋的日语也感到惊奇，他停顿一下又转身对后面的人说："大家早上好，昨晚睡好了？"

"睡得非常好，小苏睡得忘记看日出。"秦东笑嘻嘻地说。

後藤院长嘿嘿地笑，"以后还有机会，好好休息，今天努力工作。"他走到大门处，手扶着自动感应大门，等大家进去后转身从鞋架上取出拖鞋发给大家，"谢谢後藤院长，我们自己来。"刘洋接过後藤院长递过来的拖鞋，连声谢谢，廉家文和苏杭连忙自己取拖鞋换上。

候诊厅里已经坐满候诊的病人，他们见到後藤院长都站了起来，"院长先生早。""院长先生好。"後藤院长弯腰回礼，然后指着刘洋他们说："这是中国的刘院长和他们医院的医生和护士，昨晚到的。"那语气是自豪而且带有一点炫耀。有几个病人转向刘洋弯腰问候，"早上好。""欢迎来日本。"刘洋很自然流利地吐出日语："早上好，谢谢。"秦东正想翻译，张了张嘴又闭上。

故地重游，一切都既熟悉又陌生。苏杭急切地环视着新楼候诊厅，比以前宽敞，软座椅换成淡粉色，对面是病人登记、医保结算的柜台，柜台上方悬挂着一个大的平板电视，正在播放樱花战线盛开的捷报。墙面是温和的米色，大厅正中间悬挂一幅红色剪纸五牛图，紧挨着是牡丹图。对面墙上张贴一幅运动员在打棒球的图片，图片上的人白衣白帽，两手紧握球棒，紧闭双唇，嘴角使劲地歪到一边，大概是一位有名气的棒球手。

"这是医院的平面图。"後藤院长站在一块指示牌跟前，苏杭赶紧走过去，"医院由北楼、东楼和南楼三部分组成。北楼和东楼是连体的老楼重建，基本没有改变，南楼是新建的大楼。"

後藤院长摘下眼镜，指着红色的位置，"我们刚从医院正大门进来，现在的位置是北楼候诊厅，这是我的诊室，对面是康树的诊室。"

　　一条东西走廊把父子诊室分为两部分，右为後藤院长诊室和处置室，左为康树诊室和处置室。後藤院长推开康树诊室的门，康树连忙起身走出来，他看了大家一眼弯下腰，"早上好，对不起，没出来迎接，请谅解。"

　　康树瘦了许多，高高的个子显得有些单薄，脸颊没了以前的红苹果色，有点苍白，不过精神蛮好。

　　"早上好，康树医生，打扰您了，不好意思。"刘洋也弯下腰。

　　康树又弯了下腰："谢谢，对不起，有病人，我先告辞了。"说完他抱歉地看了大家一眼退回诊室。

　　"自从康树来医院，病人急剧增加，所以候诊厅也扩大了。"後藤院长自豪地说。

　　"松田夫人，松田夫人在吗？"一个年轻的护士从对面诊室里探出身来，轻声地呼唤病人的名字，她看到後藤院长，立刻微笑弯腰："辛苦了，院长先生。"

　　"辛苦了。"後藤院长笑着回答，又转过头说，"今天我是请外来的医生坐诊。"小护士看到後藤院长身后的一群人，立刻弯腰闪到一边。她直腰时眼睛一亮看到苏杭，高兴地捂着嘴笑，急忙上前一步，拉着苏杭的手轻声说："小苏，好久没见，您可好？"这个护士叫中村，曾经和沼崎、小成护士长一同来金沙滩医院讲过课。

　　"托您的福，我很好，你也好吗？很忙吗？"

　　"一切都好，院长的病人很多。"中村说着话眼睛不时地往后看，苏杭回头，一个老妇人拄着拐杖，笑盈盈站在她身后，她连忙闪到一旁并弯腰："对不起，对不起。"

　　"对不起，小苏。"中村轻轻地弯腰又走到老人身边，"对不起，松田夫人，您请。"

　　中村扶着松田夫人推开了诊室的门，在门口处她转过头莞尔一笑，"小苏，再见。"苏杭笑着向她摆摆手，一眼瞥见诊室正对门墙上大红的中国结，心里特别高兴，这个中国结是她上次来日本时送给後藤院长的礼物。

　　候诊大厅四通八达，往南通向南楼的是药房、等候室、心电图、B超室和静脉点滴室。

　　往东走廊直通东楼，一字排开是机械室、卫生间、化验室、导管室、CT室、操作间和X光拍片室。北楼与东楼衔接拐角处是南侧门，也是工作人员进出通道，通道外是南停车场。

　　後藤院长从南侧门信步走到室外停车场，天气极好，阳光灿烂，刚从室内出来的人一时不适应，眯起了眼睛。"好大的罐体，做什么用？"廉家文盯着停车场侧面的银白色巨大罐体疑惑地问。

"这是储水罐。"苏杭脱口而出。

"储水罐，什么意思？他们经常停水吗？"刘洋问。

"不，不是，是预防地震后断水，这个储水罐是抗压的。我第一次来日本进修时就有。"

"哦，想得真周到。"刘洋点了点头。

後藤院长转过头看着他们，听着他们对话，一脸茫然，秦东又急忙翻译，後藤院长看了苏杭一眼，笑着点了点头，朝她做了个"OK"手势。接着走过去打开了东面墙上的大铁门，里面静卧着一个巨大的椭圆形不锈钢罐体。

"重油六千四百升。"廉家文看着柜体上的字读出声来。

"重油就是燃料油。"秦东解释说。

"这也是为了防止地震或其他灾难发生造成停电时备用的。"苏杭又像主人一样介绍说。

"回答正确，加一百分。"秦东模仿电视抢答比赛主持人的语气。後藤院长咳嗽了一声转过头来，秦东嘿嘿笑着赶紧解释。後藤院长也笑了，他围着罐体边走边说："灾害发生时如果停水停电，医院没有办法实施抢救和治疗，特别是血液透析，没有水和电是不可能的。"

刘洋赞叹地点了点头。

"我在四楼和五楼平台也安装了同样的设备，如果地面破坏了，楼顶平台上的也可以用，上面还有发电设备。"走出油罐房，大家随着他的视线抬起头往上看去，只可见白色的围栏和银色柜体的边缘，後藤院长笑着说："一会儿上去大家会看到。"

二楼血透中心，沼崎笑眯眯地站在门口等候，"早上好。"

"早上好。"一串问候声迭起。一行人跟着後藤院长进了透析治疗室，躺在床上的病人们看到後藤院长，忙着和院长打招呼，後藤院长转身指着刘洋说："这是中国滨海市的刘院长，如果你们想去中国游玩可以到刘院长那里透析。"他又指着廉家文和苏杭，"那是透析室的医生和护士，他们都非常优秀。"苏杭连忙弯腰说："早上好，给你们添麻烦了，请多关照。"

"欢迎来宫古。我认识你。"一个病人看着苏杭。沼崎忙着走到病人身边。"是的，小苏早先来我们医院很多次了。"苏杭弯腰，"给您添麻烦了。"房间里另一个病人不知和後藤院长说什么，引起大家嘻嘻哈哈地笑了起来。秦东转过脸，"这里的人常说方言，听不太明白。就像你们胶东人说当地话，真不好懂。"他说完摇着头像一个拨浪鼓似的。

透析治疗室和以前差不多,护士台挪到进门的位置,透析机靠墙两排,乳白色墙面挂着几幅图画,地面是浅蓝色塑胶地板,光滑整洁。一个高挑的护士朝苏杭弯腰点头微笑,苏杭记得她叫内藤,上次来日本时一直是她陪同。内藤护士又弯腰和身边的病人说什么,那个病人抬起头来,朝苏杭微笑点头。浅田夫人!苏杭急忙走了过去。

"浅田夫人您好,好久不见了,您可好?"

浅田夫人握住苏杭的手,"托您的福,我很好。谢谢。"她笑嘻嘻地看着苏杭,眼睛像一弯月牙,眼角皱纹像干枯的菊花瓣。她明显老了,虽经过精细化妆,但仍旧掩饰不了粉黛下的老态。苏杭心里突然一阵忧伤袭来。

廉家文翻着病历和透析记录单,後藤院长在他身边指点着说什么,秦东脑袋夹在他们中间嘴巴一刻不停,中文日文,日文中文。刘洋走到透析床头,看着黄色的急救包,沼崎连忙走过来,"这是病人急救所用。"他打开给刘洋展示,"如果灾害发生,比如说地震、海啸、火灾、水灾,等等,病人可以自己脱离透析机,逃到安全的地方。"

"他们想得真周到,了不起!"刘洋看着急救包发出感叹。

"是啊,是啊,他们经常给病人培训防灾知识和如何急救,灾害发生时如何逃离。"秦东附和着,接着把刘洋的话翻译给後藤院长。

二楼的两个血透中心和以前一样,分布在北楼和东楼,南楼新增加一个透析室,十台血透机。沼崎解释说:"北楼大透析室里是能够自理的透析病人,东楼里是基本能自理的病人,南楼新建的透析室里是不能自理的透析病人,不能自理的患者所在的透析治疗室备有抢救设备,而且护士的人数相对多。"

"这种分区的确不错,轻、中、重,集中管理。"廉家文对苏杭说,眼睛却盯着前面,"那是什么,护士长?"

"什么?"苏杭反问。

"那个黄色的吊牌。"廉家文用手一指。

苏杭看到了,低声说:"那是传染病病人透析时悬挂的标识。"

"哦,就是说传染病病人透析时要带标牌透析?"廉家文好奇地问。

"是啊,乙肝、丙肝、梅毒,等等,这一类病人要带标识透析,引起大家注意。"苏杭说完皱了皱眉头,"唉,廉主任,上次你来日本进修时没来血透室?怎么这么多问题?"

"嗯,上次主要是进修泌尿外科,在岩手医科大学附属医院的时间多。後藤院长说医科大学能够学到东西，就把我安排到那里去了。"

三楼主要是病房、手术室和多功能洽谈室，手术室比以前大了一倍，洗手间、准备室、休息室和库房连成一排。後藤院长指着手术室对面的一排房间说："这是术后病房，这里的抢救设施比较完善，手术后的病人先是在这边观察，稳定后再转到北楼的病房。"

刘洋点了点头，他转身对秦东私语："这个私人小医院设备设施都能这么完备，而且想到了手术后苏醒期。"

"是啊，这个老头什么事情都考虑得特别周全。"秦东有时候喜欢背后称後藤院长"老头"，听起来蛮亲切。"我听说日本有很多诊所关门停业了，因为人口负增长，特别是宫古这个地方，老人多，年轻人喜欢大都市。但後藤医院却有这么多病人，这与老头有很大关系。他认真，细心，善良，在当地名气不亚于市长，你看几任市长都是医生出身，都是受他的影响。"秦东低着头边走边说。

"人品很重要。"刘洋不假思考地说。

"对，人品。"

後藤院长推开四楼走廊尽头的门，一阵风吹过来撩起他的白大褂前襟，他背过身咳嗽了几声。

"先生感冒了？没问题吧？"秦东关切地问。

"哦，没问题，没问题。"後藤院长笑着拍了拍秦东的肩膀。

空气中掺着寒气，右侧晾衣杆上有晾晒的衣服，迎着风哗啦啦地舞动。"这是洗衣房。"後藤院长转身走进去。刘洋正盯着平台左侧不锈钢栅栏内银色的铁皮房发呆，廉家文拽拽他。

洗衣房就是来的时候在车上看到的像顶鸭舌帽的房间，屋顶是斜面，房间里洗衣机、烘干机、消毒机、熨烫操作台应有尽有。走马观花一圈，又回到平台，正对着银色的铁皮房，铁皮房顶上一颗金星在太阳下闪闪发亮，六个一排的银色柜子紧挨着藏在铁皮房内，每一个都对着一扇门，在一片空旷中显得庄严肃穆。大家随着後藤院长走近，院长指着这几个装置说："这是发电设备，240kW 的发电设备。而且有两个发电系统，一旦一个坏了，另一个会马上启用。"他说完抬起头指着南楼的五楼平台，"那上边也有一个储水罐。"南楼五层平台，几根厚实的不锈钢支架凌空架起大小形状和地面上一样的银色储水罐，像是火箭发射台，阳光给储水罐体镀上了一层金边。"日本是一个地震多发国家，宫古又是三陆沿海城市。印尼海啸，日本阪神、关东大地震，给了我们很多的教训，这些设备不仅是为了预防地震引发的断电和断水，而且也为了预防海啸引发的灾害，如果真的发生了海啸，在地面上准备的设备是不够的，所以我也在楼顶准备了相同的设施。同时还备有透析耗材、医用品及药物。"後藤院长停顿一下，接着说，"防灾措施主要是这几个方面。"他伸出一个指头，"水、耐震型大型储水罐，水保证。"又伸出一个手指头，"电、空冷式发电设备，油料保证。"接着第三个手指，"物，药品、医用设备和材料保证。"第四个，"建筑物，抗震型。"第五，"灾难对策手册，应急预案演练。"他说完手指收拢紧握拳头，转过脸盯着那一排发电设备。

"嗯——"刘洋点点头。

後藤院长拿出电话，"喂喂"，不知给谁打电话。"喂喂——"他转过身去。

刘洋转过头低声和身旁的秦东说："日本人真行，要不然都说日本人是拼命三郎呢，他们做事认真的态度值得我们好好学习。"

"是啊，你看这个老头，七十多岁了，一身病，又有那么多钱，要叫我早休息不干了，刘院长你知道他的门诊量是多少吗？早先是每天150人左右，现在只多不少，中国的医生吃得消？佩服。"秦东摇着头。

沼崎拿着钥匙小跑步来到平台，"大家奥（好），辛古（苦）了。"在场的人半天才反应过来，沼崎说的是中文，刘洋反应快，"你好，谢谢你。"沼崎眯着笑眼，打开发电设备栏杆的门，"请。"这个字发音很准确。

後藤院长津津乐道地讲着，什么空冷式发电，什么电磁感应，什么能量转换等等。苏杭大脑听着，小脑就开了小差，她悄悄地转过身凭栏俯视，视野中是高低起伏、错落有致的民居，红瓦，灰瓦，白色平台。不远处，一家房顶挂起了鲤鱼旗，红的、黄的、蓝的，三条鲤鱼迎风飞展，是这一家有三个男孩？还是代表一家三口？鲤鱼旗本来应是庆祝五月男孩节挂起，想必这家人为了祝福孩子早日成才。

青木事务长出现在平台上，他站着没有说话，直到後藤院长看到他时，才悄然地退到门口，双手抱在胸前站在那里。

"时间到了。"後藤院长说。

四楼多功能室兼会议室，里面坐着两个人，见到後藤院长连忙站了起来。"早上好，山田君；早上好，长泽君。今天要麻烦你们了，请多关照，谢谢。"後藤院长见到他们弯腰笑说。

"早上好，院长先生。请多关照。"山田五十岁左右，高个清瘦，戴眼镜。

"早上好。院长先生，很高兴认识您，我是长泽，请多关照。"长泽略胖，圆脸。

後藤院长直起身子对刘洋说："这是大岛建筑的山田设计师和他的同伴长泽君，他们从东京到盛岗办事，我把他们请过来，希望对金沙滩医院新大楼内部设计有所帮助。"

他又笑着转身，"这是我和你们提到的中国金沙滩医院刘院长，刘院长年轻有为，非常有才干。"

"早上好，我是刘洋，初次见面，请多关照。"刘洋上前一步，递过名片。两个日本人一怔，接过名片，其中高个子说道："刘院长，了不起，会说日语。"

"不不，我只会这一点点。"刘洋脸红了，一直红到鼻尖，他用拇指和食指比划了一下，意思是我只会一点点。

"这是廉大夫和护士长小苏，他们来过多次，特别是小苏，早先就是她第一个来这里学习进修的。"

廉家文交换了名片，苏杭连忙低头弯腰："我是小苏，第一次见面，请多关照。"

谈论的内容是刘洋事先提出来的，所以很快进入主题。刘洋把金沙滩医院设计图平铺在桌子上，像一个战场指挥官似的指着图纸，"这是金沙滩医院的门诊大楼设计图纸，建筑面积两万平方米，一楼设急诊抢救室、药房、结算处、化验室和影像中心，二楼是……"几个人头凑在图纸上，秦东的嘴巴一刻不停地吧啦着。

苏杭坐在桌子一角，她只能看到背影和几个人头，露出的缝隙偶见手指，指指点点，耳朵不时地传来钢筋、混凝土、水泥等无聊词汇。她听着听着，倦意袭来，眼皮直打架，使劲地晃了一下脑袋，端起桌上的茶杯，喝了口茶，抬头环视这间房子：长方形，足有一百平米，四周墙边堆放各种盆栽植物花卉，进门右侧正中间似乎是个雕塑。她的眼睛直了，心里一阵狂跳。这个雕塑是她和总务科林主任一起找人设计制作的，林主任和她岁数差不多，刚上任，她们俩很合得来。上个月货运寄过来，没想到後藤院长已经收到。雕塑是古铜色，四方形的底座，上面是两只粗壮的大手，紧紧地握在一起。底座上写着：友好医院十八周年纪念——中国金沙滩医院赠。

视线再往里移动，一个巨大的木板，有一人多高，木纹清晰可见，表面涂的清漆光洁如镜。木板正中央刻着一个模糊的头像，是後藤院长，椭圆脸，平头，眼镜后面一双炯炯有神的眼睛，嘴角微微上挑。她看着不禁咧嘴笑了。然后是一排窗户，左侧墙上挂着"精力善用"几个刚劲有力的大字，字画右侧竖写着一行小字，看不清楚，但能猜到一定是人名。然后一组照片，一排溜占据三分之二墙间距，照片下都有文字注释。虽然看不清楚文字的内容，但照片都是似曾相识的面孔，从左到右是後藤院长每次来中国的照片。她眯起眼睛看了一会儿，又把视线移到别处。靠墙的桌子上凌乱地堆着书籍、相框和医用人体脏器模型等，墙角有几个纸箱，显然这些东西还没来得及整理。

"血透中心在八楼，廉主任、苏护士长，你们有什么需要请教的？"苏杭突然听到刘洋提到她的名字，赶紧转过头来。她看着廉家文，两个人面面相觑，看样子廉家文刚才也走神了。廉家文向她使眼色，那表情是，护士长你说吧。

"血透中心，嗯——血透中心上个月已经把图纸发给尼普乐公司，他们已经在做设计方案了。"情急之下苏杭脱口而出，说完她懊恼地想吞回去，感到脸火辣辣的热，这是什么意思？瞧不起人家吗？

後藤院长连忙对山田设计师说："尼普乐公司是专门做血液透析设备及医用品的公司，在中国有一个分公司，对血液透析室内设计很精通。"

山田扶了扶眼镜，点点头，"那是最好的，血液透析室内设计我们还没做过，由专业的公司来设计是最好的。"

谢天谢地。

下午两点，宫古市医疗保险处的小林部长和他的助手岗村君准时来到後藤医院。小林部长五十岁左右，花白的头发从一侧分开，整齐地倒向两边。岗村君估计二十五六的样子，头发很短，国字脸。

见面自然要互相介绍，寒暄几句，然后小林部长对刘洋提出的问题一一回答，一问一答的模式颇像电视节目"名人访谈"：

问：日本是什么时候开始实行全民医疗保险的？

答：日本从一九六一年起实行全民医保。

问：医疗保险是怎样缴纳费用？

答：对有正式工作的人，保险费用是自己和公司各付一半，和本人收入相关。没有工作的人加入的是国民健康保险，保险费更加便宜些，甚至可以申请减免。

问：日本医疗保险属于什么部门管辖？

答：日本的健康保险中的医疗行为完全由政府掌管的，没有一点市场行为。

问：住院治疗要先交钱吗？

答：医院不收押金，先看病。

问：住院报销比例是多少？

答：一般情况下本人负担百分之三十，其余百分之七十由全民健康保险负担。

"哦，这和中国职工医疗保险差不多啊。"刘洋朝廉家文和苏杭看了一眼。"人家是全民医保。"廉家文低声说。刘洋略有所思地点了点头。

问：大病和慢性病怎么办？如果自己支付百分之三十也是不小数目。

答：全民保险制度有一条"高额医疗费用制度"解决了这个问题，这个需要细

讲，是这样的……（山田一一讲解）。

"哦，日本的大病和慢性病几乎不用自己支付费用。"刘洋点点头。廉家文低声说："我们也有大病保险，职工医保的透析病人自己负担很少，对吧护士长？"苏杭默默地点点头。

问：没有缴纳医保费用的人怎么办？

答：没有医疗保险的人，也就是无法收缴的医疗费，最后都是由各地方政府买单。

问：一张医疗保险卡全国通用吗？民营医院也可以报销？

答：全国通用，无论你在大阪还是东京，你在札幌还是在盛冈都是通用的，国立医院和民营医院也是如此。

……

"对不起，刘院长，我想问，那么中国是怎么样的情形？"轮换当主持人，小林部长问刘洋。

"中国也实行了医疗保险，嗯——"他想了一下接着说，"中国的医疗保险分了很多类型，职工医疗保险、城镇居民医疗保险和农村新农合医疗保险，报销比例各不相同……"侃侃而谈的刘洋停住了，他不知该怎么解释中国医疗保险对病人进行的繁复分级。"中国现在也有大病保险，类似血透这样的大病自己支付的费用很少。"刘洋急中生智结束了话题。後藤院长笑着说："中国的医疗保险制度发展得很快，会越来越完善，日本的医疗保险制度也是逐步完善的，嗯。"他充满信心地看着刘洋。

小林部长点了点头。

送走小林部长和岗村君，沼崎进来在桌子上放上一个投影仪。後藤院长说："大家辛苦了，但是时间很紧张，我们还要努力。"

屏幕一闪，蓝色的背景上写的是《日本血液透析现况》。

日本血液透析治疗是从 1954 年开始，当时的透析器是平板式。後藤医院开展血液透析是 1977 年，已经用真空纤维型透析器。

都是中文，大家盯着屏幕。

"2007 年末厚生省统计日本有透析病人是 275242 人，死亡数是 25235 人。在日本 100 万人中有透析病人 2154.2 人，全国共有透析设备是 108583 台。2007 年新导入的透析病人是 36934 人，其中原发病糖尿病肾病占 43.4%，慢性肾小球肾炎占 23.8%，肾动脉硬化占 10%……"後藤院长轻咳了几声，屏幕又切换了一张，他抬头说：

"从这张'透析和诱导透析患者主要原发病和平均年龄的推移'的表格看，诱导透析患者逐年高龄化——诱导透析中 75 岁到 80 岁的患者最多……"

大家都静静地听着，时间流逝得很快。後藤院长讲完课，摘下老花镜看着大家，等待提问。

"不好意思後藤院长，您刚才讲到日本透析龄最长的是四十多年，请问，日本透析龄在四十年以上的有多少位病人？"刘洋问道。

"嗯——据统计目前日本透析四十年以上的透析病人大约有 450 人。"

"後藤院长，我还有个问题，请问，日本血液透析病人生存率这么高，除了充分透析，合理饮食，预防并发症，还需要注意什么？"廉家文问道。

"血液透析院内感染的控制非常重要，特别是对透析液和透析用水的管理。日本厚生省对透析液和透析用水的标准高于欧美。透析液分为标准透析液、超纯透析液和在线补充液，其中标准透析液的细菌数不超过……"

"我们国家是多少？"刘洋低声问。

"我们国家没有分类，透析液和透析用水细菌和内毒素要求标准是……"苏杭低声说着，声音吞进一半，仿佛是说给自己听的。

"差距这么大？"刘洋像是自言自语。

"早先我们没有标准，有标准也是模糊的概念，进透析器的透析液和出透析器的透析液细菌数是两个标准，弄不懂。"廉家文耸了耸肩表示无奈。

後藤院长看着他们七嘴八舌低声交谈，咧着嘴等待他们再提问，秦东刚想翻译，後藤院长猛然捂着嘴咳嗽起来，他压住咳嗽，端起水杯喝了口水，说了一句："对不起。"起身走进洗手间。

"後藤院长没事吧？"刘洋目送後藤院长背影问秦东。秦东把目光移向沼崎。

沼崎先一愣，接着忙不迭地说："大丈夫（与日语发音 daijyoubu 近似，意为没问题，放心）！大丈夫！"

刘洋端起茶杯喝了口水，他侧过脸，"中国现在也有医疗保险了，但是究竟有多少透析病人？"

"看到一本书上说中国的透析病人是三十万，具体是多少不太清楚。日本这么大个国家到 2007 年就有二十七万多透析病人，中国那个数据准确吗？中国发病率也不太清楚，每年的死亡数和生存率都是模糊的。原发病是慢性肾小球肾炎最高，不过这个数据也不知是否准确。"廉家文低着头两只手搓着笔。

"如果按照日本的发病率对应，中国应当有多少病人啊？那样的话新大楼五十台透析机都不够。"苏杭低声说着。刘洋朝她眨了眨眼，那意思：可以了。

刘洋直起身子，抬头环视四周，突然眼睛不动了：他看到了那座古铜色雕塑像。後藤院长正好走了过来，他笑着说："上周收到的，我非常喜欢，谢谢刘院长，来，我们大家合个影吧！"

照完相，後藤院长兴致勃勃指着墙边的盆栽植物说："这些都是康树给我买的，我每天给它们浇水，看着他们长出新芽，开花，心里特别高兴。"墙边是三色堇、石竹、矮牵牛、四季秋海棠、君子兰、瓜叶菊、长寿花，还有一些叫不上名字的花卉。大家随意地跟着後藤院长在房间里走着，走到一块大木板跟前；大木板是一个树桩纵切面，木板的正面是後藤院长头像，反面是一老渔翁背着鱼篓。後藤院长指着老渔翁说："这个老渔翁累得腰都弯了，但很快乐。"

刘洋点点头，低声说："老渔翁就是後藤院长。"说着转头看到对面墙上的照片，像是发现新大陆似的，疾步走过去。

"这不仅是两院友好历程发展史，而且还是金沙滩医院发展史。後藤院长都保存了？"刘洋盯着照片惊讶地说。

墙上的照片按照时间顺序排列：1990 年金沙滩医院血透开业，金沙滩医院和後藤医院友好医院成立，同年金沙滩医院授予後藤院长名誉院长，1992 年血透中心医护人员合影，1993 年宫古市和滨海市成立友好城市，1994 年金沙滩医院五层门诊楼，金沙滩医院血透中心查房，1996 年高新区海边风帆雕塑、东巡宫和蓬莱阁……

後藤院长笑着指着第一张照片说："血透中心开业时我和宫古市市长、议长去参加开业仪式，那个时候金沙滩医院只有这三层小楼，前面是一望无际的沙滩和槐树林。"他沉浸在回忆中，"你们看，发展得很快啊——"

"啪！"大家回头，地上散落一本书和一些资料，廉家文红着脸，"对不起，我碰掉了。"

"没关系，没关系，我放得太乱，别人想帮我整理，我不让，因为自己的东西放在哪里很明白。"後藤院长赶紧说。

刘洋对这段历史不是很清楚，他饶有兴趣地看着照片追问後藤院长："这个人我好像认识，是滨海市的市长吧？"

"是啊，杨市长，那天市政府和区政府很多要人都参加了，学生的军乐队……"

苏杭蹲下帮廉家文收拾散落在地上的资料和一摞压膜的照片，这些照片是墙上照片的微型版。她捡起一张绿色的卡纸，上面写着：後藤康文会长经历。

"後藤康文：昭和 12 年 4 月 20 日生（1937 年）。"

"4 月 20 日，昨天是後藤院长的生日？"廉家文凑过脑袋低声说，苏杭点点头，她俩同时想起昨天晚上後藤院长在寿司店迎接他们的情景。抬头一瞧，刘洋、後藤院长和秦东背对着他们指指点点议论着墙上的照片，于是低头继续往下看。

後藤康文会长の経歴（简历）

後藤康文：昭和 12 年（*1937 年*）4 月 20 日生

宫古市後藤泌尿器科皮肤科院长

中国滨海市高新区金沙滩医院友好医院名誉院长

宫古市国际交流协会会长、宫古市日中友好协会会长

岩手县（*省*）空手道联盟会长、岩手县柔道联盟副会长、宫古市柔道协会会长

岩手县警察署嘱託医（*法医*）、健康管理嘱託医（*保健*）、宫古海上保安检案医

岩手县泌尿器科医学会会长

主な表彰歴（*主要授奖经历*）

平成 5 年（*1993 年*）：绀授褒奖

平成 9 年（*1997 年*）：日中国交正常化二十五周年特别贡献奖

平成 11 年（*1999 年*）：宫古市市势功劳者（*劳动奖章，保健医疗奖*）

平成 13 年（*2001 年*）：中国滨海市荣誉市民

平成 17 年（*2005 年*）：中国中医科学院五十周年纪念感谢状

平成 19 年（*2007 年*）：日本透析协会岩手支部长，岩手县泌尿器科医学会会长

平成 20 年（*2008 年*）：岩手县警察嘱托医东北管区警察局长表彰

主要功绩……

後藤院长还在社会上有这么多兼职！苏杭暗暗吃惊。

青木事务长走了进来，他看到苏杭微微一笑，然后就站在桌子旁边盯着後藤院长。後藤院长也看到了他，转身弯下腰，"今天大家辛苦了，晚上的宴会在你们住的宾馆，我们晚上见。"

净土之滨宾馆，落日的余晖从宽大的落地窗斜射进来，大厅的一切都罩在一片模糊的玫瑰色之中。此刻不少人已经聚集在大厅里，大家三五一群，满脸微笑在低声聊天，男人们西装革履，女人们五颜六色的正装。苏杭看了看自己的毛衣，心里有点怵：只有五分钟时间，根本没法换正装。青木走过来把他们引进大厅一旁的会议室，里面有几个人已在等候，後藤院长正和一个人说话，见到他们赶紧走过来，"刘院长辛苦了！大家辛苦了！"

"谢谢您後藤院长，您更辛苦。"刘洋说。

　　後藤院长转过身，接过青木递上的一张纸，"不好意思，这次的日程没有安排好，大家没有时间休息。这样，日程表稍作改动，明天是周三，到盛岗后下午改为观光，你们可以到岩手山看看，周三下午的日程改到周四。还有把周六返程的机票改为周日，你们周六有一天可以在东京自由活动，给家里人买点礼物。"

　　"谢谢後藤院长，谢谢您想得这么周到。"刘洋连声感谢。他心里一块石头落了地，这几天一直纠结出国一趟，老领导、老长辈、老朋友都需要打点，他这个院长空着手回去怎么也说不过去。

　　"院长先生，开始吧？"一个穿灰色职业装的女人走过来，轻声问道。

　　"Ha-i-嗨，Ha-i嗨。"後藤院长转过身，"大家今天辛苦了，不好意思，趁这个时间，我想请这位营养学家小野寺医生给你们讲一下透析病人的饮食管理。小野寺医生正好参加今晚的宴会。"後藤院长低声咳了一声，转过身弯腰对小野寺医生说："辛苦了小野寺医生，拜托您了，那么，开始吧。"

　　刘洋有些发愣，接着很快反应过来，低头轻声对秦东说："我以为晚宴开始了，没想到是餐前点心。"秦东朝他笑了笑，大家赶紧找位置坐好。

　　小野寺医生四十岁左右，短发，干净利落。"大家好，我是小野寺，今天应後藤院长先生邀请和大家一同分享——"她手持荧光笔，屏幕上出现第一行字：欢迎中国金沙滩医院访问团，第二行《透析病人饮食管理》。完全是中文，想必後藤院长早就准备好这堂课，苏杭想。

　　小野寺医生图文并茂地讲解了食物的种类、营养成分、透析病人的饮食管理方法，比如一个鸡蛋含有多少克蛋白质，一把青菜含有多少钾，一啤酒瓶盖盐含有多少钠，一块鱼用尺子量，宽、高、长，含有多少蛋白，每天喝水多少，春夏秋冬，季节轮换，不同的饮食，一应俱全。

　　青木又出现在门口，像一座古铜色座钟静静地站着，现在大家都明白：时间到了。

　　宴会厅在一楼大厅的最里端，一行人跟随着後藤院长匆匆地走进去。苏杭扫了一眼，约莫二三百人，圆桌一圈又一圈，看着都有些眩晕，她低下头像一个木偶似的跟在后面，穿过一桌又一桌，来到自己的座位。他们的座位紧靠主席台中间位置，抬头看去，主席台背面是折叠状屏风，像扇子展开一样，柔和的灯光射在金色折面上，四周呈现朦朦胧胧的金黄色。主席台上空高高地挂着一道横幅——"欢迎中国滨海市高新区金沙滩医院访问团"，横幅的第二行写的是"宫古市日中友好协会"。

　　"护士长，你看。"廉家文推了她一下，把一张压膜的照片递给她："金沙滩医院和後藤医院友好历程"，第一张就是苏杭和陆语第一次来日本学习的照片。那个青葱的年龄！苏杭盯着照片心里感叹，突然想起来陆语给後藤院长带的礼物还在箱子里，不能忘了。每次来日本陆语总是大包小包给後藤院长和医院的人带礼品，行李箱里有三分之一的东西是她的。

"每个桌子都有，可能每个人都有。"廉家文说。

苏杭扫了一眼旁边的座位，不少人也在看照片，并排右边的那一桌是熊坂市长、三上敏议长、山根秘书长、健康保障中心坂本科长和几位看着眼熟却叫不上名字的人；左边的桌子是後藤院长夫人、两个弟弟後藤尚和後藤英雄，後藤玛丽穿着和服，头发在头顶挽成一个漂亮的髻。康树在另外一桌，估计那桌都是他的医生朋友。还有一桌是後藤医院的人，沼崎、酒井护士长和已经退休的小成护士长，那边还有……

宴会厅里的声音瞬间小了，後藤院长走到主席台上。他站在立式话筒前，两手交叉自然下垂，环视四周后说："大家好，今天是个特殊的日子，我的心情很激动。"

他背过身咳嗽几声又转身继续说："今天我们迎来了我们尊贵的客人——中国滨海市高新区金沙滩医院访问团。宫古市和滨海市在地球的同一纬度，我们两市很早就有港口贸易关系，滨海市总人口为651.69万人，其中市区人口179.39万人，是一个著名港城。宫古市和滨海市建立友好关系十七年了，後藤医院与金沙滩医院建立友好医院十八年，两市的友好往来与金沙滩医院有密不可分的关系。下面请金沙滩医院的刘院长上来讲话。"

後藤院长不是一个善于演讲的人，他的讲话不足五分钟。

刘洋整理一下西装走了上去，秦东跟在后面。"大家好，我是中国金沙滩医院的院长刘洋，很高兴来到美丽的海滨城市宫古市。正如刚才後藤院长所说，滨海市与宫古市是一衣带水相邻的两个城市，我们在地球同一纬度上，我们的气候、风土人情有着惊人的相似之处。滨海市和宫古市友好城市成立十七年，金沙滩医院和後藤医院成立友好医院十八年，我们在医疗领域相互交流，相互学习。"刘洋开始还拿着稿子读，这一会儿他完全放松，从话筒架上拿下话筒，"金沙滩医院最近几年发展迅速，去年全年门诊量40.5万人次，同比增长了6.2万人次，增长18%，完成各类手术9016台，同比增长16%，出院病人19689人次，平均住院日为8.09天，全年收入是27756万元，增长率是40.6%，能够开展的手术是……血液透析在後藤院长的帮助支持下，现有透析设备16台，CRRT机两台，病人总数是72人，全年总收入是……"刘洋完全脱稿，洋洋洒洒，既像是做总结，又像是做宣传。

等市长、议长都讲话完毕，一个穿灰色西服的人跳上主席台，他笑着拿起话筒，"我们今天还忘记一件事，就是後藤院长的生日，准确地说是昨天，4月20号，但是昨天院长忙，所以我们今天一并祝他生日快乐。"音乐声响起，在一片欢呼声中，後藤院长被请上主席台，他拿起话筒，等声音稍微平息，笑着说："我不想过生日，我想忘记我的年龄，但是每年总有人能想起来，首先我非常感谢大家记得我的生日，谢谢。"

掌声响起，不知谁喊了一声，这掌声变成欢快的节奏，叭－叭叭－叭－叭叭，有人上去拿着话筒唱了一首歌，歌声完了又是一片掌声。又有人送上了一大捧鲜花，後藤院长的脑袋埋没在鲜花中。

紧张的时间过得飞快，又到了和後藤医院说再见的时候。早晨下着雨，不大不小的雨水织成了一张网，从云层一直垂到地面上。汽车在雨中行驶，车内寂静无声，只听到雨刷有节奏地拨开水帘的声音，"刷——刷，刷——刷"。刘洋闭着眼睛，头靠着椅背，脑里回顾着这几天的事情。早上後藤院长来到宾馆，他给每个人送了礼品，又送了一箱子书籍、一箱麻醉贴和一盒套管针。後藤院长只说了几句话，看上去很疲倦，这么多天够辛苦这位老人了。他又想起那天宴会上，後藤院长指着屏幕上的图片说的话：金沙滩医院十八年来发生的巨大变化，通过这些图片就知道，不久的将来中国将是世界强国。这个老人真的不可思议。他不经意地摇晃两下头，转头看到车内东倒西歪、累得七荤八素的人，嘴角微微一咧笑了，突然想起什么，直起身子从包里拿出日程表。

"这是谁？"刘洋捅了捅在他身旁的秦东。

"谁？"秦东双眼迷离，他晃了一下脑袋扶正眼镜。

刘洋指着日程表4月25号一栏，"这个後藤英昭——"

"是後藤院长的小儿子，东京杏林医科大学急救中心的医生，很厉害。我们去东京就会见到他。"秦东直了直身子说。

"嚯，院长家里的人都见到了，你看，他的两个弟弟後藤尚和後藤英雄；两个儿子，後藤康树和後藤英昭；後藤夫人和女儿後藤玛丽。好家伙，後藤院长发动全家啊！"

"是啊，是啊，不光他家人，还有他的朋友，你看那个大岛设计师、医疗保险处的小林部长，还有那个营养师，这老头人缘特好。唉——老头就这样，每次来就是担心照顾不全，刘院长你这次体会到了吧？你说这个老头——"秦东赞叹地摇着头说。

"是啊是啊，真让人感动，没法说。"刘洋的"没法说"是胶东人的口头禅，意思是没法用语言来表达。

"这个家族真的了不起，都是医生，在日本是医生就了不得，家族都是医生更是了不得！"秦东又伸出大拇指。

苏杭坐在靠窗的位置上，听到前面座位的对话，微微睁开眼盯着窗外。昨天上午去市政府参观，市长的办公室和十八年前第一次见到的一模一样，里面的陈设都没动过。白色的沙发罩，布纹都磨得粗糙不平，仍在使用。又去了山田医院，山田医院的後藤尚院长留起胡子，一副沧桑豪迈的模样。下午去宫古市立医院，那医院一如既往的漂亮，一楼候诊大厅像是机场的航站楼，後藤英雄还是一副老学究的样子，喜欢用笑代替说话。後藤家族兄弟有三，老大後藤院长憨厚有责任心，老三後藤英雄是个循规蹈矩的人，老二後藤尚很有个性。她想起後藤尚的山羊胡子修剪得像毛笔一样，心里偷笑。

窗外的雨没有停止的迹象。青灰色的公路，白色的路中线被雨水一冲，清晰得彷佛漂在路面上。两旁挺拔的红松林被雨水一浸，树皮更黑，树叶更绿，矗立在绵延起伏的群山上，一直伸到雾霭中。

25日星期五，雨终于停了。早上，一辆白色的凌志商务车驶入宾馆门口。青木和沼崎从车上下来，沼崎看到廉家文张着大嘴边打哈欠边走出宾馆感应门，微微一笑打开了车门，"早上好廉大夫！"

"早上好青木事务长。早上好沼崎。"

廉家文笑着用生硬的日语打招呼，现学现用，这几天他也学会了几句日语问候语。他转过身看到刘洋也出了大门，便一脚登上车。"啊，後藤院长！"他惊讶地叫出声来，头碰到车门的上端，"哦呦——"，闭上眼睛捂着头，一副被电击的样子，马上又松开手，"後藤院长，早上好。"

"哦，早上好，廉大夫，没事吧？"後藤院长问他。

廉家文红着脸，笑着摇摇头说明自己没事，赶紧找位置坐好。刘洋拿着宾馆大厅里的免费宣传小册子边走边看，看到青木赶紧把小册子握在手里。"早上好，青木事务长，沼崎早上好。"他上车看到後藤院长，一时愣住了，"啊，後藤院长，没想到——"

"早上好，刘院长。"後藤院长半起身子笑着和他打招呼。刘洋赶紧找到旁边的位置坐下，"早上好，後藤院长，这个，这个——"他急于想说，"後藤院长，您这么辛苦，怎么也来了。"舌头在嘴里打结，急得直搓手。

苏杭懒洋洋地走出宾馆感应门，老远看到青木像柱子一样站在车旁，赶紧回头喊："秦东，车来了。"秦东跑了出来，低头看着手表，"这么早，时间没到啊。"一抬头看到白色的车，弓着腰跑了过来。"早上好！"他朝青木和沼崎弯腰，又一个健步上了车，"啊，後藤院长。"他张大了嘴，半天说："後藤院长，早上好，不好意思，您这么辛苦怎么也来了，让您久等了。"秦东把刘洋想说的都说了出来。

"唉唉，没关系，来得及，我们来早了。"後藤院长笑着，转过头看大家都上了车。秦东坐在刘洋旁边，苏杭和廉家文坐在他们后面，隔着走道就是後藤院长，沼崎坐在最后面。

"磨叽什么？找你这张嘴找不到。"刘洋低声笑说。

"撒尿去了，你看现在还差五分钟，不到时间啦。"秦东歪着脖子。

"懒驴懒马屎尿多。"廉家文从后面加了一句，苏杭和刘洋都笑了。後藤院长不知笑什么，他好奇地看着大家。秦东刚要张嘴翻译，廉家文抬起手从车座空隙用手捅了他一下，"秦老师，别翻译，太难听了。"大家又笑了，後藤院长更加好奇地看着他们，沼崎也凑过脑袋。

这时驾驶座的青木转过头，"行きましょうか（开始走吧）？"

"Ha-i- 嗨，-よろしくお願いします（好好，拜托了）。"秦东看着后视镜说，接着又转过头，"大家系好安全带，现在开始走了。"

车子启动，秦东忍耐不住，他侧身对後藤院长说："刚才他们说我忙得像头驴，上厕所的时间都没有。"话音刚落，青木嗤嗤地先笑了起来，大家都跟着笑了起来。苏杭知道秦东演绎了廉家文的意思。

後藤院长摸了摸秦东的头，笑着说："辛苦了。"

"是他们取笑我。"秦东像一个受委屈的小孩似的。

车里的人看着秦东的样子，不管明白的还是不明白的都笑了。

车子拐了弯，驶入盛岗大街。太阳升起来，路上的汽车和行人披上绚丽的彩霞，灿烂的阳光从车后玻璃洒了进来，车厢内一片朦胧的橘色。

"昨天玩得怎么样？"後藤院长转过头笑盈盈地问。

"小苏是个'雨婆婆'。昨天是在雨中看岩手山。"秦东一本正经地说。"雨婆婆"是日本民间故事，说的是一个婆婆走哪哪下雨，是昨天青木开玩笑给苏杭起的外号。

"Ha-i，嗨——以后还有机会。"後藤院长咧开嘴嘿嘿地笑。大家你一言我一语，车内的气氛顿时热闹起来。

不一会儿到了岩手医科大学。後藤院长毕业于这所学校，而且在岩手医科大学附属医院工作很长一段时间，对这里非常熟悉，他边走边介绍："岩手医科大学有120年的历史，现在有医学部、齿学部、药学部和护理学部4个学部，在日本四个医学部在同一所大学里不多，岩手医科大学是首创。"一行人跟着後藤院长转过一个弯，走进一条长廊，来到一栋楼前，上了电梯。

三楼一间宽大的办公室里，八十四岁高龄的大崛勉理事长已经在此等候。大崛勉先生穿着深蓝色西服、白色衬衣，一条蛋黄色的领带格外显眼。他看见後藤院长一行进来，笑容满面地从宽大的沙发里起身和大家一一握手，後藤院长弯下腰："老师好，不好意思，让您专门在这等待，给您添麻烦了，谢谢您。"大崛勉先生微笑地说："你也辛苦了，快坐。"大崛勉先生头转向大家，微笑地说："大家辛苦了，请坐！"老人轻轻一弯腰表示问候，又抬起头笑眯眯地看着大家坐下，他随即也坐下，抱歉地说："很想去看看你们医院，很遗憾，上次在北京病了，如果有机会我还是想去看看。"後藤院长急忙把金沙滩医院十八年变化的图片拿出来，放到桌子上，师生两人开始谈论起来。大崛勉先生指指点点，後藤院长耐心地讲解，刘洋走到他们身后，秦东跟了过去，廉家文和苏杭也走了过去，大崛勉先生听到解释频频点头，稍后他抬起头，慈祥地看着大家，缓缓地说："中国发展很快，我常听後藤院长先生说起金沙滩医院的变化，我们一起努力。"

……

汽车行驶在铺满晚霞的路上，车内的人都疲倦地陷入沉寂中。

转了个 U 形弯，落日的余晖从车窗的另一侧照进车内。

"苏护士长，"廉家文偷偷地指了指坐在他们侧前的後藤院长，"老院长太辛苦了，我们都累得这样子，你看他——"

苏杭转过头看到後藤院长，五彩的霞光淹没了他整个身躯，他闭着眼睛瘫坐在座位上，高大的身子蜷曲着，好像是要陷进座位里似的，花白的头发跟着车的颠簸而晃动。她默默地点点头，心里叹息，没有说话，托着下巴把头转向窗外。

良久又听到廉家文说："你说大崛勉先生有没有点像唐僧啊？"廉家文又提了个新的话题。

苏杭转过脸，看到他煞有其事的样子，"嗯，有点，大脸，特别是两个大耳朵，慈眉善目的。"

"三爱病院的山内文俊院长那么魁梧，头发中分到耳边，感觉像是贝多芬那样的艺术家。矢巾医院的藤岛幹彦院长有一米九了吧，我都要仰着脸看他。都说日本人长得小，可是我看到的日本男人都挺高的。"廉家文翻阅着手里的名片。

"廉主任，你要给他们看相算命吗？"

"不不不，只是说说。"廉家文急了。

苏杭咧嘴一笑，"哎——每次来我都感悟很深，看到人家医院的应急预案，你说他们能做得这么详细，再看人家的院内感染控制措施，血液透析操作规范，人家都有标准，我们国家有吗？没有啊。我们临床工作又不能按照日本的标准执行，只能借鉴。"苏杭说着说着，沮丧起来。

"是啊，是啊，国内血液透析没有规范标准，临床工作的确很困惑。咦，护士长你出手制定不就有了吗？"廉家文先是一本正经，后又嬉皮笑脸。

"开什么国际玩笑，我说真的。"苏杭嗔瞪了他一眼。

"我也说真的。"廉家文认真起来。

车突然停了，车内的人同时往前看去，前面停了一排溜车，红屁股尾灯亮着。"到市区了。"刘洋在前座说了一句。

"嗯。矢巾医院在郊外，到市区要两个多小时。唉，刘院长你说这日本人想得太周到，矢巾医院就是为了防灾设立的医院，医院不远处有盛岗最大的物流中心，一旦灾难发生，那个地方就成了大后方。"

敢情他们刚才都听到苏杭和廉家文的对话。

"是啊，我们什么时候也能有这样居安思危的思想。"刘洋摇头。

汽车又启动了。後藤院长从座位上直了直身子，眼睛看着窗外，一会儿转过头问："沼崎，わんこそば（碗子荞麦面）预订好了吗？"

"Ha-i嗨，Ha-i嗨，订好了。"大家都回头，这一路竟然忘记后面的沼崎。

车子在街道转了几个弯停到路边，"到了。"沼崎从车后座位走到前面，用手扶着车门顶部，"辛苦了，小心车门台阶！辛苦了，小心车门台阶！"

路边有一家不起眼的小店，门口挂着木头牌子，写着：わんこそば店（碗子荞麦面店）。大家进门被领进房间，疲倦地围坐在一张红色的长桌子边。刘洋用热毛巾边擦手边抬头环视周围，宽大的房间被纸拉门分隔成几个小房间，房间内的所有陈设都是木制的，估计整个楼也是木制结构。一进门的木墙上贴着很多纸条，也许是顾客留言，木桩的门框挂着藏青色的半截门帘，米黄色的榻榻米，红色的木桌。

"欢迎光临！"一个穿着深红色长衣长裤，围着藏蓝色围裙的女人走过来，她跪下动作麻利地在每个人前面放上红木漆碗、茶杯和黑色的围裙，桌子中间放上红色方盘，里面有几样小菜。

後藤院长盘坐在长桌一角。刘洋见状连忙起身，"後藤院长请您坐到这个位置。"刘洋指着中间的位置。後藤院长笑着拒绝："我吃不多，就不参加比赛了。"

"比赛？"刘洋纳闷。红衣女人看着围坐的人像是外地的游客，笑着介绍吃饭的流程：桌上红色带盖的木漆碗，只要空了她们就往碗里倒面条，每吃一碗用牙签做标记，直到你盖上空碗盖子，就是停止。然后数一数牙签就是你吃的数量，可以胜出冠军。

"大家听明白了吗？"秦东翻译完抹了一下嘴问。

"明白了。"这会儿明白了，这是比赛吃面条。

後藤院长笑着说："明天你们要去东京，我就不去送你们，青木和沼崎陪同你们。这几天学习很辛苦，如果照顾不周请多原谅。"他说完身体自然前倾低头。

"後藤院长，这次收获很大，受益匪浅，学到很多知识，给您添了不少麻烦。您一路陪同辛苦了，真不知道如何感谢是好，谢谢您。"刘洋似乎有点语无伦次。

"Ha-i，嗨——这是我应当做的，照顾不周请多原谅。"後藤院长捂着嘴轻咳了一声，接着他端起茶杯喝了口水，起身晃了两下，站稳后蹒跚离去，青木随即也跟着离开。

大家疲倦地坐着，好久没人说话，刘洋把撑在榻榻米上的两手放在桌子上，侧头看着廉家文，"廉主任你今天一定要吃过沼崎，青木又干又瘦，不像能多吃，沼崎才是你的对手，我觉得没问题。"

"我吗？"廉家文张大嘴巴反问，随即又嘿嘿地笑了起来。

"是啊，你看我们谁有战斗力？靠你的了。"刘洋围上黑围裙，大家见状扑哧地笑，"刘院真像我们医院门口卖凉皮的大叔。"苏杭一语道破。

一阵细碎的脚步声，三个红衣姑娘来到他们身后，她们每个人端着一个红色的大木盘，每一个木盘上面足有二十个红木漆碗，这就是有二十碗面条。苏杭回头看了一眼，乖乖，有一种泰山压顶的感觉。三个姑娘笑而不语，就这么站了两分钟，等青木和後藤院长回来后，一个比较胖的姑娘说："准备好了？开始吧？"

"好的，开始。"青木拿起了碗嘿嘿一笑。

"开始！"胖姑娘话音刚落，大家纷纷端起碗，刚把碗里一口荞麦面扒到嘴里，还没反应过来，空中划了一道红线，一团面条掉在碗里，谁都顾不上说话，听到的是出溜出溜吃面条的声音和后面"虎视眈眈"的红衣女人们嘴里喊得很押韵但又不知什么意思的句子。

"Hi dong dong，嘿咚咚！"面条从空中掉下来。"Hi qiang qiang，嘿锵锵！"面条又飞过来。"Hi yao xiao，嘿呦哮！""Hi dou zhuo，嘿请！"这节奏就像是古代战场上擂鼓呐喊，再看廉家文嘴巴像漏斗似的，一碗一碗胡乱吞进嘴里，如同几百辈子没吃饭了。

苏杭吃速明显下降，荞麦面的味道特别地道，肚饱眼没饱，后面的红衣女人"咚咚，锵锵"的声音更加欢快，但是肚子有数。她想盖上碗，但每次吃完拿起盖子时，面条就飞过来，伴随着"咚咚锵锵"的声调告诉她不能停下来，眼睁睁地盯着碗里的面条，她叹了口气，抬头看身后的红衣女人。那女人面带微笑手里拿着一个红木器碗，盯着她的碗，苏杭笑着拿起盖子，扣在有面条的碗上（按照规定要空碗扣盖子，才是真正停止），有点耍赖似的仰着脸一咧嘴，红衣女人笑着离开她，转身"咚咚锵锵"盯着刘洋。比赛还在继续，每个人面前堆起一摞红木器碗，廉家文面前的碗像一堵红墙遮住半个头，只看到鼻子上的头在晃动。沼崎弯着腰，低着头像是一头埋头吃草的牛。苏杭瞥了一眼後藤院长，後藤院长身子微微弯着，两手抱着膝盖，嘴巴微翘起成烧麦皮状，乐呵呵地看着大家的吃相。

比赛结束，廉家文110碗获得冠军，沼崎108碗获得亚军。青木把桌子上的牙签统统地放在刘洋那堆里，共是185碗，苏杭自己数了数一共只有36根牙签，她笑着把牙签藏了起来。碗子荞麦面店老板给冠军发了奖状，并盖了红印章。大家掌声祝贺，旁边刚来的一桌七八个年轻人也鼓起掌来。

又是早上，又下起了小雨，像雾一样飘落。盛岗车站，正当大家准备上车时，"稍等一下。"青木手里握着电话叫停大家，顺着他的目光往后看去，车站入口处，後藤院长和女儿玛丽还有一个男人急急地往这里走来。

"大家早上好，还好赶上了。"後藤院长气喘吁吁，他拿着手帕擦拭脸，不知是汗还是雨。

"早上好，後藤院长。"刘洋代替大家问候。

"这是盛岗的特产'海鸥蛋'点心，玛丽买来送给大家，回去让你们家人也品尝一下。"他又从后面的男人手里接过一个精致的盒子，那个人高大魁伟，苏杭曾见过，但说不上名字。"这也是盛岗特产，手工制作的铁壶，真不知送什么给你们，希望你们能喜欢。"他说完弯下腰。

"谢谢後藤院长。给您添麻烦。谢谢您，非常感谢。"刘洋的话音有点嘶哑，他紧紧地握住了後藤院长的手，"欢迎您常去金沙滩医院。"

"Ha-i 嗨，Ha-i 嗨，一定会去的，代问你们家人好，出来这么长时间，家人一定会惦记。"後藤院长站直了身子，他的肩膀微微前倾，头也是前倾的，两手交叉放在腹部，西服宽大松懈，风吹起两条裤腿像裙摆一样飘，整个人像微微弯曲的弓。沉默片刻，他转过身看着苏杭说：

"小苏，辛苦了，我看到血透中心的变化，很高兴，加油！需要什么及时告诉我。"後藤院长又转向廉家文，"廉大夫，加油！"

"谢谢，谢谢後藤院长，谢谢。"廉家文反复说着"谢谢"。後藤院长转过头对苏杭说："小苏，我最近挺忙，有事和沼崎联系，他会转达给我的。"

"嗯，先生保重！"苏杭弯下腰，眼泪在眼眶里打转。

"後藤院长辛苦了，欢迎您常去中国金沙滩医院。"刘洋上前又握住後藤院长的手。

"Ha-i嗨，你们都辛苦了，回去努力工作，我们一起加油。"

"嘟嘟－咻咻"站台上的哨子声一声紧似一声，列车要启动了。

"大家路上小心，祝一路平安！"後藤院长弯下腰，玛丽弯下腰，身后的那个男人也弯下腰。

"後藤院长，保重！再见！"

"再见！"

东京，完全是春天的感觉，街上的女孩们穿着薄裙子，短的，及膝盖的，到脚踝的；男人有一身西装领带，有短袖领带，有T恤休闲，熙来攘往的人群，像潮水一样脚步匆匆，行色匆匆。青木带着大家在人流中穿梭，他们刚刚参观了三井纪念病院，刘洋已顾不上绅士，脱下西服搭在胳膊上，低着头跟着青木后面快速地移动着脚步，大脑不知在想什么。

"刘院，"廉家文紧跟几步，跑到他身边，"三井纪念病院哪像是医院，像个五星级宾馆。"廉家文有些气喘。

刘洋回头，看到苏杭跑了几步跟在他后面，转头对廉家文说："五星级宾馆？我觉得比五星级宾馆还要严谨，每一栋病房必须按指纹进去，房间的设施应有尽有，还有私密性很好的阳台花园。"

"是啊，是啊，每个人都有营养师配餐，那厨房太干净了，送餐车是一个恒温柜。"苏杭快步跟上插了一句。

"我最看重物流。"刘洋说着停住了脚步，前面红灯，大家都停下脚步。

"物流？"廉家文好奇地问。

"嗯，医生在电脑上开处方，电脑信息直接到药房，然后药品自动地通过传送带传到病房，省时省力。

"不光是药，我看到手术包、器械、医用材料等等都是这样传送到病房的，起先我不明白护士台后面的两个玻璃门是做什么的，当需要的物品运送过来时，护士打开玻璃门一件一件物品往外拿，真感觉像是读了《阿里巴巴与四十大盗》里芝麻开门的咒语。"苏杭停在他们身后。

"奇怪的是这么大的医院看不到就诊的人，如果在中国这个时间早已人满为患了。"廉家文看着刘洋。

"他们的病人是预约的，而且有分级制度，这样大的医院主要是疑难病、重病、大手术、科研教学等，头痛感冒不可能到这里来。"刘洋说。

"你看我们国家的三甲医院，就说滨海市立医院吧，每天简直就是赶集，感冒也要挂专家号，医生们疲于奔命。"廉家文摇头。

"中国的医生啊！"刘洋的声音仿佛叹息。

秦东和青木低声说什么，沼崎不时地插上几句，杉本在旁边嘻嘻嘻地笑着。杉本是上午在东京站接到大家，安排好住宿，午饭后又跟着同行。大家上了出租车，又下了出租车，东京像一个巨大的迷宫，每天有成千上万的人在这个迷宫里转来转去，出租车司机就是这样左转右拐来到一片寂静的楼前停住，前面青灰色半高的墙壁上写着：杏林大学病院高度救命救急センター（杏林大学附属医院急救中心）。

刚刚下过雨，地面是潮湿的，墙上留下深一道浅一道被雨水洗刷的痕迹。四周安静得就像是舞台刚刚拉开帷幕那一瞬间。走过一扇落地玻璃窗，又走过一道清灰色大理石墙，再走过玻璃窗，又走过大理石墙，一扇一道不知走过多少，就像踩着钢琴的黑白琴键。青木在前面停下，他正和一个高个子穿白色分体式工作服的人说话。大家顾不上看风景，赶忙走近。"这是後藤英昭，是後藤院长的小儿子。他是医科大学急救中心的医生兼带教老师。"青木介绍说。

这就是後藤院长的小儿子？苏杭愕然。从他的脸上怎么也搜索不到与後藤院长相似的地方，眼前的後藤英昭有一米八五，麦色的脸庞棱角分明，细长眼，小内双，浓密的眉毛上扬，英挺的鼻梁架着一副金属边椭圆形眼镜，脸颊和下巴呈黛青色，显然是刮胡子留下的颜色，上嘴唇上是黑黝黝的两撇八字胡，像是小楔子一样活灵活现地向两旁翘着，整个脸型有点像电影《飘》中的艾希里，但那胡子又像是瑞德巴特勒。

"我叫後藤英昭，请多关照。"远看他双肩耷拉有点驼背，走近却感到是一根直直的柱子，他轻微地点了点头，交换名片，满脸严肃倒是很像後藤院长。大家互相介绍后，後藤英昭迈开长腿，带着他们穿过一道道门往里走去，也许是职业的习惯吧，後藤英昭想慢都慢不了。几次看到他在拐弯处等候，苏杭更是小跑步跟着，尽量不露出气喘的样子。穿过长长的走廊，前面有一辆救护车和消防车，後藤英昭指着救护车，"车可以直接开进去，停在抢救室门口。"然后左转进自动感应门，来到一间像是教室的房间，房间周围堆放着人体模型等教学器材。後藤英昭身体倚靠在前面的桌子上，两条长腿支撑着地面，脚下是一双白色旅游鞋。後藤院长的两个儿子都在国外完成学业，後藤英昭的一举一动好像更美式，随意豪爽。

"欢迎大家来到杏林医科大学急救中心，我先介绍一下急救中心，然后带大家参观，有什么问题可以随时提出来，我很乐意解答。"说话声音有些像後藤院长，再看那个眼神，少见直视，但余光具有穿透力。他穿着短袖工作服，胳膊裸露，清晰可见隆起的肱二头肌，这人大概和他父亲一样喜欢运动。

急救大厅，这里才是真正的战场，与外面绝然不同的两个世界。四周都是单间抢救室，透过每一间玻璃门，看到里面的白大褂忙碌碌穿梭的身影，地上的脚步不停地移动，间或传来低声交谈和嘀嘀答答监护设备发出的声音。周围的肃穆使人产生一种敬畏，大家屏住呼吸，跟着後藤英昭，转了一圈，又回到急救大厅。後藤英昭停住脚步，他两手交叉于胸前，一只手托着下巴，良久放下胳膊抱歉地说："急救室正在工作，不能带你们进去。"说完低下头大步来到一间急救室，"这间暂时是空的，你们可以随意看看。"一排七八个微量输液泵、多功能监护仪、呼吸机、心电图机……整个急救室除了感应门，其余空间全都布满了急救设备。

他又带着大家参观急救通道、分诊台、抢救室、诊查室、手术室、急诊病房、EICU、急诊化验、急诊药房、急诊B超、急诊放射等多个区域，这些区域布局紧凑，流向合理，均有醒目的标志及引导指示标牌。离开急救大厅，又来到血透室，奇怪这么大的医院血透室竟然只有十台机器，而且是空的。秦东解释说："血液透析不是什么疑难病，这样的医院不会设置大的血透中心，浪费财力、人力和物力。"

"嗯。"苏杭点点头。

金沙滩医院访问团按照日程，周日登上了回国的飞机。谁也没想到的是，盛岗车站一别，後藤院长就住进了岩手医科大学附属医院，其实他在二月份已确诊为肺癌，这次手术，切除了一叶肺。

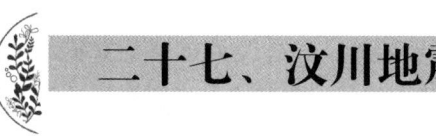

二十七、汶川地震

"护士长，地震了。"许若进门没头没脑一句。

"什么地震了？莫名其妙。"苏杭有些气恼，瞪着许若，"我问你，今天是5·12护士节，晚上廉主任请大家聚餐，找好饭店没有？"

"找好了啊……哦，忘记通知了。"许若有点不好意思。

"刚才廉主任打电话问，你赶快告诉他，时间地点都说清楚，人家廉主任每年都想着我们。"苏杭穿上崭新的工作服站在更衣室镜子前。衣服有几道明显压褶，像是出土文物，她使劲地拽了拽衣服下摆。廉家文确实心细，自从他兼任血透主任，每年三八妇女节他都记得给中心每一个女同胞买一朵康乃馨，每年5·12护士节都是他掏钱聚餐。"这样的好男人世界上真是难找了"，这是王岩的原话。

许若不吱声，只是看着苏杭。

"哎，怎么了？赶紧打电话通知廉主任。"

"好的。"

"等等，文艺演出大家都准备好了？叫辛妮子过来。"苏杭带上两道蓝杠帽子，帽子角向外飞展，像风干的馄饨皮。平时习惯穿分体服，突然这身装束，怎么看都别扭。哎，过节就过节，弄个授帽仪式还要上台亮相，她心里有一百个不情愿。

"护士长，地震了。"辛妮子进门又是一句。

"你们俩神经啊，地皮都没动，怎么地震了？大白天做梦吧？"

"不是我们，是四川省的汶川，7.6级地震。"

"啊？"苏杭一惊，急忙走进透析治疗室。她走到靠门最近的透析床之间，盯着电视屏幕。

屏幕上是四川地图，震级线以汶川为中心像无线电波似的不断往外映射，波及成都、重庆等地，屏幕下方滚动着："突发事件——四川汶川发生7.6级地震。"

一会儿主持人出现："北京时间今天下午14点28分，在四川省汶川县发生7.6级地震，震中位于北纬31.0度，东经103.4度，目前国家地震局应急救援预案已经紧急启动，人员和物资装备正在积极地准备中……"伤亡不详，画面又切到成都，大楼在摇晃，人们在街上奔跑。

"不知道有多少人要遭殃，天灾人祸啊。"苏杭低头看见自己靠在邹大姨床边，邹大姨正在和她说话。

"是啊，是天灾人祸，大姨甭操心了啊。"苏杭想安慰邹大姨几句，但是眼睛还停留在电视屏幕上："……经过地震局反复核实，四川汶川地震为 7.8 级……"

唐山大地震也是 7.8 级，地震局报的都是压缩的数据，也许不止 7.8 级。透析治疗室很安静，几乎每个人都屏住呼吸盯着电视屏幕。主持人一脸焦虑，不停地翻阅手下的纸，估计是新传来的消息。屏幕一闪主持人隐身，一会儿又出现其他新闻，看来她们也被突如其来的灾难弄得手足无措。

苏杭看了一眼手表，对辛妮子说："下午轮到我们的节目，我会提前电话通知你们，等我回来你们再走，估计你们的合唱十分钟就结束，快唱快回。""大家不要光看电视，注意病人安全。"走到门口她又加了一句。

小三层会议室距离血透中心只有 200 米，苏杭百米冲刺般地赶到，会议室里已经有不少人，主席台上方挂着巨大而醒目的横幅——"热烈庆祝 5·12 国际护士节"。台上的护士长们白晃晃站了一溜。

"苏杭，真够磨叽，我们都彩排一遍了。"王岩朝苏杭喊道，白色燕尾帽三条蓝杠很扎眼。

"不好意思王岩，四……"苏杭正想告诉她地震的事，却被王岩顶了回去，"抓紧时间，领导马上到。"

领导？这些年头什么事情都要张扬一下，做给别人看的。苏杭心里不悦，看到王岩瞪了她一眼，没作声，心跳得厉害，刚才的速度可以参加田径比赛。

"来，来，人都到齐了，这次是正规彩排，大家认真一点，就一遍。"王岩说着扫了大家一眼，"开始。"背景音乐响起，是班得瑞的钢琴曲"雪之梦"，护士长们袅袅地走上主席台。平日总是板着面孔的护士长今天都化了淡妆，面带微笑，一改一本正经的样子。苏杭走在最后，看着前面迈着舞台步伐的护士长忍俊不禁，她强压住要溜出嘴边的笑声，跟在后面。上台后护士长们分两排站在主席台两侧成八字形，中间长桌是领导座位，苏杭跟着王岩站在桌前，新入职的护士捧着点燃的蜡烛上台。授帽仪式开始，背景音乐突然蹦出男女解说，让人一个激灵。

男：1912 年，国际护士理事会为了纪念现代护理学科的创始人——弗劳伦斯·南丁格尔，于 5 月 12 日设立了国际护士节，倡导、继承和弘扬南丁格尔不畏艰险、甘于奉献、救死扶伤、勇于献身的人道主义精神。

女：是的，有这么一些人，他们的笑容像春风，动作优雅得体，举手投足之间散发着迷人的魅力。他们就是护士，是可爱的白衣天使……

苏杭的任务是把护士帽递给王岩，王岩再给每一个护士戴上，没有台词，只需要面带微笑。她用余光瞥了一眼王岩，她化了妆，眼线有点重，像熊猫。苏杭身后半蹲着一个捧着一摞帽子的小护士，她每次转身都看到主席台人名桌签，从左到右是王岩、林副院长、章副院长，中间位置是卫生局杨局长和——哎呀，王岩把高新区负责文教卫生的杜国鑫主任请到了。杜主任长得很像电影演员朱时茂，後藤院长来的时候他设宴招待，苏杭见过几次，印象很深。然后是刘洋，最右边的名字没看到，她猜想是廉家文。

眼前十几个新入职的护士就像刚出水的芙蓉，新鲜可爱。王岩郑重其事地把帽子戴到她们的头上，护士们抬起头就像向日葵迎着朝阳。台下有人进来，是电视台的记者，他们肩上扛着摄像机，脖子上吊着照相机，全副武装盯着台上。

"我宣誓！"一阵朗朗的声音在空中回荡。

"我宣誓：以救死扶伤、防病治病，实行社会主义的人道主义，全心全意为人民服务为宗旨，履行护士的天职；我宣誓：以自己的真心、爱心、责任心对待我所护理的每一位病人；我宣誓：我将牢记今天的决心和誓言，接过前辈手中的蜡烛，把毕生精力奉献给护理事业。"

庆祝活动开始不久苏杭就匆匆离开。已经是下午三点多，病房大楼前院依旧有不少像她这样行色匆匆的人。小三层会议室传出欢快的歌声，引得行人驻足侧听。庆祝5·12国际护士节就是为了提升护士的地位，苏杭不止一次这样想。社会上对护士越来越有偏见，医院重创收，当然要重医疗，只有收病人才有收入啊。病人也是，痊愈了对医生是千恩万谢，治不好对护士横眉以对。

走到血透中心前面的水泥路时，突然听到有人说话："四川汶川，地震了。"她顺声音看到玫瑰园的排椅上坐着两个老头，一个是宋大爷，戴着灰色的棒球帽，另一个不认识，估计有七十多岁，花白头发，微微驼背。

"汶川地震，汶川离咱们老远。"驼背老头说。

"7.8级，估摸着不止这个数，唐山大地震那会儿我正在部队，我们一个军连夜赶到唐山救援，不能用工具的地方，我们用手挖，手指甲都掉了。"宋大爷说。

"哎，你这个老哥，好汉不提当年勇。别想了，现在我们顾好自己，别给儿孙添麻烦就行。"

"哈哈，我想也没用，不过政府很快就会号召捐款赈灾，我们现在别的力出不上，这点力还能出上。"宋大爷说完咳嗽了两声。

"是啊，是啊，到时候捐点款，表表心意吧。要说起来，咱们胶东真是个风水宝地，从来没有大的灾害。"

"是啊，老辈也没听说过什么灾害……"

几天没下雨，空气中夹杂着尘土的味道。太阳还在打盹，金沙滩医院笼罩在灰蒙蒙的晨曦中。刘洋和廉家文边说边从小三层楼房走进医院后院，司机小马从丰田商务车驾驶座跳下来，"刘院长，廉副院长。"医院很多人还是习惯称廉家文为廉副院长。刘洋揉着发红的眼睛对司机说："小马，你抓紧时间去小商店买一箱饼干、一些喜旺肠和瓶装水放在车上，七点半准时出发。"

昨天晚上医院紧急召开党委扩大会议，刘洋传达了省卫生厅、市政府、市卫生局和高新区管理委员会有关汶川地震救灾工作的文件，号召党员要起模范带头作用，成立医疗救援队，随时待命出发。开完会已经是深夜两点，他和廉家文没有回家，早上五点接到市卫生局和市政府抗震救援办公室电话，汶川医疗救援队上午八点在机场集合。

手机响，刘洋打开手机盖："哦，张主任，是我，刘洋，对，刚才是我的电话，您昨晚手术还没回家？辛苦了，这次汶川地震医疗救援队您是队长，您老参加过唐山和斐济地震救援，有救援经验，好好，对，马上出发。"

刘洋关上手机，盯着地面。"张主任做了一晚上的手术。"他摇头又抬头，"小马，抓紧时间到食堂准备几个人的饭菜，8个人吧，张主任如果没时间吃饭，就带上车，路上吃。"

"廉主任，你去药品库和设备库看看，设备药品尽快装上车，让救护车司机到食堂吃饭，准时出发，我去病房看谭主任的老母亲。"说完他急急忙忙走进病房大楼。早上才知道骨科谭主任的母亲因心脏病发作住在心内科病房，谭主任接到去汶川救援的通知，二话没说，坚持要去。

两辆救护车停在血透中心后面的药品和设备库房边，几个人正在忙着搬东西，"轻点轻点。"李超和司机小姜两人抬着一箱药品，李超满脸通红，只穿了件短袖T恤，"一起放下，听口令，一、二、三、好！"他放下沉重的物品，转身看到廉家文。

"廉主任，设备、药品和医用耗材差不多都已装上车。"

廉家文看到救护车的车座已经撤下，里面满满的药品，另一辆车内是设备和医用耗材。李超把出库单递给廉家文，"这是药品，按照医疗队给的品种和数目准备的，这是医用耗材，这是医用设备，只是抢救设备库存不够，差一两件。"

"血透中心有备用的，我给护士长打电话。"廉家文说完掏出手机，电话打通却没人接。

"苏护士长在那儿。"李超指着前面。廉家文抬头，看到苏杭从车内出来，正低着头从包里取手机。他关上手机叫道："护士长，苏护士长！"

苏杭闻声走来。

"廉主任，这是干什么？"她一眼看到救护车前挡风玻璃上的红色标牌——"汶川救援"，"去汶川？现在就走？"

"是啊，马上出发，我记得血透有备用的抢救设备，都有什么的？"

"嗯，为血透搬迁新大楼准备的。有心电监护仪、除颤器、简易呼吸器、负压吸引器。去汶川都谁去？"

"我和张林飞两个开车去，其他人坐飞机。"小姜把肩上的物品放到救护车上，转过身拍了拍手。

"那个，有没有心电图机、血糖仪？"廉家文又问。

"有啊，还有微量注射泵、定量输液泵，需要的话都可以带着。其他人是谁啊？"苏杭关心小姜的后一句。

李超往小三层努努嘴。苏杭转过身来，小三层楼前一群人围着商务车，有人在往车里搬东西。

廉家文把出库单递给李超："一会儿到血透，拉上那几台抢救设备。"说完低头拉着苏杭往血透走，边走边说："护士长，救援队有急诊科张主任、骨科谭主任、胸外科黄主任、普外科梁主任和急诊科护士陆宁。"

"这么急？汶川的情况知道吗？"

"很严重，地震是八级，昨天晚上召开党委紧急会议，临时成立救援队，随时待命，今天早上接到通知，救援队上午八点在机场集合。哎，张主任昨晚手术，还没回家呢，谭主任的老母亲心脏病发作，住在心内科。刘院长刚知道，本来不想让他去，但谭主任坚持要去，其他人员都是在上班路上接到命令的，救援专机已经在机场等候，估计我省救援队是奔赴地震灾区最早的医疗救援队。"

"血透人员什么时候去？"

"血透？地震后主要是外伤，需要骨科、胸外科和急诊科人员，血透人员以后会分批去。"

"护士长——"身后传来声音，他们同时停住脚步转过身，病房大楼东侧门迎着阳光走过来一个人，用手遮着眼，边走边往这边看，是刘洋。

"护士长，我听说我们离开盛岗当天后藤院长就做手术了？肺癌？"刘洋面色憔悴，眼皮有点水肿。

"是啊，因为回来后联系不上後藤院长，电话和邮件都不回复，所以我打电话到後藤医院，是中村护士接的，她说後藤院长做了手术，我问她做什么手术，她支支吾吾不想说，最后还是告诉了我，是肺癌，二月份检查出来的，四月份我们走后做的手术。"

"二月份？也就是他春节前从我们这里回去就查出来了？"

"嗯。"苏杭低头应答。

"这个老人，一直等到我们四月份访问日本结束后才做手术，怨不得我们去的时候他老是咳嗽，唉——现在怎么样了？"

"前几天我给沼崎打电话询问後藤院长的病情，沼崎说，後藤院长术后两周就开始上班了。"

"啧啧，了不起！这种工作精神不得不佩服，护士长你写一封信，代表医院向他表示关心和问候。"他又转身对廉家文说："廉主任，食堂已经准备好饭菜，通知没吃饭的救援队员抓紧吃饭。八点我要去卫生局开会，估计还是汶川地震救援的事情。"

三个人一会儿就走到血透中心门口，廉家文对苏杭说："护士长，我不进去了，有什么事情电话联系。对了，今天办公室会有通知，有关地震捐款捐物和救援的人员报名等事项，你先和大家打个招呼，有个准备。"

"嗯，好的廉主任。刘院长再见。"苏杭摆了摆手转头往血透中心走去。

连续几天，血透中心十台电视几乎都在同一个频道，大家谈论的都是与汶川地震有关的事情。电视屏幕上到处都是残垣断壁，救人的场面让人动容。又有很多激动人心的场面，总理当天赶到汶川，站在地震倒塌的废墟上指挥抢险："房子裂了、塌了，我们还可以再修。只要人在，我们就一定能够渡过难关，战胜这场重大自然灾害。"主持人声音悲壮，几次哽咽着说不下去。

伤亡数字不断攀升。各方的救援队伍进驻汶川，有日本救援队、韩国救援队、英国、德国……

"真惨啊，这些上学的孩子，就这样没了。"李伟良躺在透析床上，红着眼睛盯着电视说。

"学校的楼房是豆腐渣工程。你看倒塌的图像就知道很少见钢筋，真该毙了那些包工头。"旁边透析床上的陈为林愤愤不平地说。

"什么包工头，根儿还是那些不作为的贪官。"李伟良一转身面朝着陈为林，透析机"哎哎哎"地叫了起来。

"哎哎，看着血路管，别压着！"李文喊。李伟良躺平抬起扎着针的胳膊，李文拿起止血钳固定体外血路管。

"都一样，老鸦子，一样黑。"陈为林咬牙切齿。

"国家领导就在灾区，让领导毙了那些王八蛋。"不知谁又说了一句。

李文测完血压，把听诊器往兜里一塞，拿起桌子上的透析记录单，"今天都老实点，别整事，我也没心情。"

"能不能关上电视？自个都顾不过来，还要顾别人，关了，我要睡觉。"李德才不耐烦地大声吼。李文瞪了他一眼，李伟良拿起遥控器把电视声音调小。

辛妮子和秦绍林把血透中心捐赠的棉服装上平车，"护士长，车子先放在库房？"辛妮子走过来问。苏杭把捐的钱装在红色纸袋里，她看了一眼堆放整齐的物品，大多是八成新的棉服，有几条毛毯和棉被是血透中心集体出资去商场买的。

"好啊，先放到库房。一会儿推到会议室。"

今天医院举行捐款捐物仪式，有电视台记者到场。最近电视台频繁来医院，刘洋很会利用这种公益活动作宣传，既不用花广告费，又宣传到位，不显山不露水，一举几得的好事。苏杭走进护士长办公室，站在窗前拨廉家文电话，刚拨通就看到廉家文从小三层楼出来急匆匆地往血透中心走来，于是她扣上了手机。

"咚咚"两下，门开了，"护士长，邹大姨和李伟良问他们是否也可以捐款？"许若露出一个脑袋。

"他们也要捐款？"

"是的，陈为林说他随他老婆已经在单位捐款，邹大姨和李伟良不能回原单位，问能否随血透工作人员一同捐款？"

苏杭心里一阵热流涌动。"这个我要问问，因为我们是以单位捐款。"她看见廉家文低着头从窗外急急走过，没换鞋就径直走进医生办公室，"你先回去，我问下廉主任。"

苏杭走进更衣室，正想推开医生办公室的门，听到廉家文和林大夫说什么，犹豫了一下又折身回来。透过玻璃窗她看到廉家文表情严肃、脸色憔悴，好似一连值了几个通宵班。一会儿林大夫被一个患者家属叫了出去，苏杭刚想推门，廉家文手机又响了，电话足有三分钟，听不清说的什么，但能看到他脸上的表情就像一团浓墨逐渐融化，越来越淡，紧皱的眉头也舒展开。廉家文关上手机往白大褂口袋里一塞，就像是把心脏塞回胸腔，嘴角微微一笑，走进透析治疗室。苏杭刚回护士办公室，廉家文就从透析治疗室推门进来。

"护士长，找我有事？"

"廉主任，"苏杭神秘地看着他，"怎么一个电话就让你满面春风了？"

"嗯？"廉家文莫名其妙。

"我火眼金睛，什么能逃脱我的慧眼？你刚进来时脸拉得老长，像是谁欠你似的，一个电话就变了，你的表情变化太快了吧？老戏骨也不会这么快。"

"哈哈，是啊，真像是演戏，你知道吗护士长？"廉家文压低声音，"张主任他们昨天失联了，能不焦急吗？昨晚刘院长急得都要疯掉，一夜都没睡觉，我在医院陪他。"

"失联？"

"对啊，刚刚是刘院长给我电话，终于联系上了。"廉家文孩子气地咧开了嘴，又轻轻地舒了口气。

"张主任他们还好吧？"苏杭问。

"还好，他们已经到达四川的坪坝县，坪坝县是重灾区，通讯已经中断，联系不上。"

"哦，他们走了三天，感觉三年。"

"是啊，他们当天到了绵阳，因为下大雨，道路泥泞，只能停在绵阳郊区，参与武警官兵救援工作，吃住在车上，停电停水，吃的是方便面、饼干，喝的瓶装水，谭主任胃病犯了，走得急，大家都没带衣服，四川的晚上湿冷，在车上根本没法睡觉。"

廉家文停顿一下，长长地叹了口气。

"昨天等到天晴，他们奔赴重灾区，路上就失联了，以至于卫生部差点发出'寻找通告'。刘院长急得嘴上都鼓疱。"

"是啊是啊，谁能不急，他们家人知道了更急。的确太不容易，这几个主任加起来有二百多岁，小陆年轻，但是独生子，哪受得了这等苦啊。"

廉家文没说话，他抬起头看着窗外，像是在沉思。

"对了，护士长，你找我有什么事情吗？"廉家文转过头来。

"差点忘记了，十点有一个捐款捐物仪式，要上电视的，你是领导，你上去吧？东西我已经都准备好了。"

"这点事还是你去，护士长。"

"整个捐款仪式你都要参加，你是院领导又是血透中心主任，顺便上去走一趟。你看，我也没时间，秦绍林和辛妮子推着东西，你拿着红包。"苏杭说着打开抽屉拿出红包，"你数数，一共是……"

"护士长，你这个人真倔。好吧。"苏杭摸透了廉家文的脾性，能做的事情从来不难为人。

廉家文把红包装进口袋，正要往外走，苏杭又想起一件事，"廉主任，血透中心有病人想捐款，怎么办？"

"这个，他们最好到民政局和红十字会捐款，对了，国家不是公布了一个捐款账号吗？"

"老百姓根本不知道怎么捐，况且他们还有病……"

廉家文思考片刻，"这样护士长，如果捐的人多，你们可以搞一个活动，'透析病人献爱心'。你想啊，这些人常年有病，生活也很困难，但仍旧想着为灾区捐款，不管他们捐多少，这是他们的爱心，有钱人并不一定能做到。"

"好吧。"苏杭说着又想起什么事，"廉主任，今天我看电视，上面说日本给汶川灾区捐赠尼普乐公司生产的透析设备。还有，解放军总医院的陈院士也上汶川了。我想灾区急需血透护士，如需要我们随时可行。"

"护士长，谢谢！我看到血透医生护士报名参加救援队的名单，但我们现在要听市政府统一部署。"他说完低头看看腕表，"我去病房，床上还有病人，有事电话联系。"他回头一摆手，急匆匆地走了出去。

雨不大不小下了一夜，早上变得淅淅沥沥，马路上流淌着污浊的水。苏杭把车停稳，老远就听到办公室电话急剧的铃响。她边掏钥匙边急奔过去打开门："喂，血透，找哪位？"

"苏杭姐，我去汶川参加医疗救援，正往机场赶，就不去中心了。"是许若。

"什么？谁通知你的？怎么我不知道？"苏杭把包扔在地上紧紧地拽着电话。

"办公室早上通知的，我给你打电话打不通。"该死的手机，最近犯毛病，总是自动关机。

"许若，童童怎么办？还有你和谁去啊？东西准备了吗？现在走到哪里了？"一连串的问号，一连串的担心，电话那头传来嘈杂的声音，苏杭听到廉家文在说话。

"我给我爸打电话了，也给童童留了短信，没事，我和廉主任在一起，还有麻醉科薛大夫、化验室丁主任、急诊科张护士，廉主任带队。"汽车喇叭嘟嘟的声音，"苏杭姐你稍等一下，廉主任和你说话。"

"护士长，早上打不通你的电话，我们这次是和滨海市政府救援队一起，对口救援，放心吧，血透的工作就交给你了。我刚才和林大夫通了电话，我们要去半个月或者更长的时间。"

"廉主任，应当我去而不是许若，你知道她家的情况。"又是汽车喇叭声，"哎哎，先去推行李车。"隐约听到电话那头的话外音。

"护士长，我们到机场了，许若是她自己坚持要去的。对了，还有病房的工作，你多操心，有事和林大夫商量，辛苦了护士长，再见，我们要进去了。"

"你把电话给许若。"苏杭仍旧抓紧电话，心里怦怦直跳，好像电话一断她的气息也断了似的。

"苏杭姐，是我自己要去的，你放心吧。"

"好吧，许若，你多保重，家里的事情有我呢，多联系哦。"

"没问题，再见苏杭姐。"

"再见。"苏杭禁不住鼻子一酸眼泪流了下来，她放下电话，抹掉眼角的泪珠，转身看着窗外灰蒙蒙的天空。雨不紧不慢地下着，空气潮湿阴冷。她心里明白许若还没有从离婚的阴影走出，她需要出去换换空气。这样也好，人大彻大悟需要一个转折点。

许若一上飞机，心里就忐忑起来，她被动地跟着大家往前走。"许若，靠窗位置。"廉家文转过身接过许若的手提包放到舱顶行李箱里，"靠窗亮堂，视野好。"

他没发现许若的脸已变了颜色，抬起头大声询问后面："还有谁的行李？"许若后退几步，把位置让给身后的张一宁护士。"让我靠窗坐？谢谢许若姐。"张一宁欢快地挤了进去。张一宁个头有一米七，乌黑的马尾辫甩在肩上，整齐的刘海下一双精神的眸子。有人说她是护士长候选人，这话不假，张一宁就是按照护士长的标准要求自己的。许若坐在张一宁旁边，廉家文靠走廊。机舱内几乎都是汶川救援人员，有新闻记者、志愿者、司机、医疗救援队、应急救援队，还有几位是政府官员。滨海市医疗界大家多少都认识，就是不认识一打听熟人也就很快拉近关系。

"您是廉副院长？"过道那边探出一个圆脑袋。

"廉家文，您是？"

"我是福莱医院的，骨科杜鸿达，呵呵，我听说过你。"

这位姓杜的医生和廉家文差不多年纪，一脸兴奋，看样子不是去救援，像是去观看足球甲级联赛。廉家文是一个不愿意冷场的人，看到杜医生眉飞色舞说着，他也吱吱哈哈地应答着。飞机马上就要起飞，机舱内女播音员一遍又一遍播送如何逃生，如何穿救生衣。许若闭上了眼睛，她突然感觉身体腾空，眼睛耳朵都要鼓出来似的，急忙鼓腮吞咽—吞咽鼓腮，动作不停，不知是谁告诉她这样预防眩晕，一直到张一宁推搡她，许若才停止嘴巴活动。"许若姐，你看我们在云彩上面。"她不想睁眼，但张一宁一个劲地推，许若勉强睁开眼往窗外一瞥，顿时感觉天旋地转，肚子一阵绞痛。此刻飞机正穿过云层颠簸了几下，她的胃也跟着翻江倒海，她想站起来到洗漱间，扶着前面的靠背刚站起来又颓然倒下，急忙打开椅背后的纸袋，哇哇地吐了起来。"许若姐，怎么了？""快拿纸巾来，有水吗？"廉家文突然想起许若有恐高症，血透中心还在五楼时，他曾和许若开玩笑，把她推到窗前，许若当时面色苍白倒在地上，后来好多了。

"小姐，服务员，拿水来。"廉家文喊道，机舱内有几个人转头往这边看。一个空姐端着水壶赶来。

"不好意思廉主任。"许若擦了嘴巴。她喝了口水，拉开小桌趴在桌上。"我没事，只要下飞机就好了。"

"许若姐，你这是晕飞机啊？真不好意思，你趴着好好休息。"张一宁不停地拍着她的后背，许若感觉每拍一下胸腔都是空洞感，连忙低声说："没事，没事。"她制止张一宁的动作，一动不动地趴着。

"马上到了，坚持一下。"廉家文说。

飞机在成都上空转了半个小时才落下。成都下着小雨，雨蒙蒙的双流机场机满为患，停机坪停满了各个国家不同标识的飞机。机场跑道上，正待起飞的飞机一架接一架排起长龙，就像是公共汽车站一辆接一辆待出站的汽车。不远处一片绿色映入眼帘，红色的"八一"字样在雨中非常醒目。"刚才是为了军用飞机降落才在空中等了半个小时。"廉家文说。

"许若姐，坐军用飞机试试？没准恐高症就好了。嘻嘻。"麻醉薛大夫开玩笑。薛大夫三十出头，看起来很憨厚但是鬼机灵，平日喜欢开玩笑。

许若面色苍白，不过已经恢复常态，脚一踏上地面，她就感到踏实，只是仍然头晕。张一宁挽着许若的胳膊往机舱外走，抬起头瞪了薛大夫一眼，没搭理他。

出了机场，更壮观的场面映入眼帘。熙熙攘攘的人流中，到处都晃着接机的牌子，有的拉起了横幅，有的穿梭在人群中左顾右盼。廉家文背着许若的包站在人流中，他一只手拖着行李箱，另一只手打电话，那边有一个人朝他们挥手，是司机小姜，小姜高兴地挤过人群往这里走过来，"廉副院长，辛苦了。哇，许若姐也来了，张护士——"

"哦，小姜，没想到你来接我们，怎么样，挺好的？张林飞怎么样？"廉家文盯着变得又黑又瘦的小姜。

"挺好，挺好的，我接到分配的工作，今天来机场接你们真高兴。小张挺好的，我们属于同一个运输队，他今天去其他地方送物资，让我代问你们好。这几天我们天天都在路上送人送物资运伤员。"平日不爱言语的小姜突然打开了话匣子，不住嘴地说着。

"廉副院长，再见。"那个杜医生笑着朝他招手。

"再见，回头见。"廉家文也向他挥挥手，看着杜医生一行人往另一辆车走去。

"廉副院长，天气不好，我们也要抓紧时间往灾区走，要不天黑到不了，路上还不知有什么情况。"

"飞机托运的物品都装上车了？"

"都已装上车，在前面的那辆卡车上。"小姜指着前面的卡车，那边的一个小伙子从车窗里伸出头，"那个小伙子是当地人，姓房，大家都叫他房子，人特别好，不喜欢说话，我和他搭档好几天，他说的话不超过十句。不过灾区的地形他很熟悉，我们跟着他走。"

"好，大家带好东西上车。"廉家文看了一眼许若，"许若坐在驾驶座后面，那个位置比较平稳。"

汽车飞快驶出成都，上了高速又转向省道，过了绵阳，越往前越强烈地感觉到窒息和紧张。廉家文坐在副驾驶位置，他摇下窗，毛毛小雨飘进来，带着阵阵凉气。路两旁到处都可见倒塌的树木和房屋，远处连绵起伏的山脉被雾气笼罩，滚落下的泥石流淹没了植被，公路旁的河水（通口河）泛着混浊的浪花。"嘀嘀嘀"，一阵汽车喇叭声响，他把眼睛收回来盯着前面的路，他们的车窗上有红色的标识"汶川救援"。路上不少车辆和路人纷纷让行，有人摇下车窗向他们摆手，一个老人站在路边向他们鞠躬。廉家文心里热腾腾的，连忙伸出手朝他们致意，一种使命感从他心里油然而生。

路变得坑坑洼洼，崎岖不平，一边是悬崖，一边是随时有山石滚落的山坡，车不时地颠来晃去，真有把五脏六腑都颠出来的感觉。小姜两眼紧盯着前方，眨都不眨，嘴巴紧闭，两只晒得黝黑的手，紧紧握着方向盘，不时地转动绕过石块。许若闭着眼睛已经睡着了，头随着车子的晃动而晃动，有几次撞到窗的玻璃上，但都只是将头挺直，接着又睡得提溜耷拉。

前面的卡车突然减速，转过一个急弯，停了下来，司机跳下驾驶室，大家这才看清这个叫"房子"的司机是一个矮小精瘦的小伙子，皮肤黝黑，眼睛不大，相比嘴巴挺大，动作像猴子一样敏捷。他绕到车前，一块巨大的山石滚落在路旁，从山坡的泥土来看是刚刚滚下来的。"这能过去吗？"廉家文小声说，车座后面的几个人也凑过头来。房子朝他们看一眼上了车，卡车启动，慢慢地绕着巨石行驶，那车轮离路边目测只有十几厘米，碾起的碎石翻滚坠下悬崖。好家伙，他开了过去。房子在前面停下车，从驾驶室里跳下来，挥动着手指挥小姜往前开。廉家文的心又提起来，救护车身虽小，但是过这样的路也是胆战心惊，往右，往左，房子就站在他们的车跟前，他那不大的眼睛紧紧地盯着路边。过来了！廉家文长长地舒了一口气，他转过头看了一眼许若，这么折腾她还是睡，上车前许若吃了两片晕车药，有镇静催眠作用，这会儿药性正在发作。

汽车慢腾腾地爬到山顶，廉家文回头看去，公路蜿蜒曲折像一条蛇一样盘桓在山坡上，刚走过的路段已经被新滚落的泥石占据一大半，几辆车停在泥石路的不远处。"好险啊，刚才多亏我们过来了。"廉家文心有余悸地说。

小姜瞅了一眼后视镜，"随时会遇见这样的情况，这么大的地震，山石都松动了，加上下雨，余震不断。前几天我们车队的一个司机被滚落的山石砸伤，现在还住在医院。"他说完喘了口粗气。

"还是胶东好，那路四通八达，又宽又平坦。"后面的丁主任说。

"谁说不是啊！"小姜两手紧抓方向盘，"转过这个弯就到了。"他盯着前方。

汽车走了"Z"字形，转过弯，前面是一片宽阔的地带，入眼是断壁残垣，瓦砾满地，一幅世界末日的景象。

"这是县城？"廉家文问。

"嗯，坪圯县，羌族自治县，当年红军走过的地方，这是我们队长告诉我的。县城的中学和医院全部倒塌了，很惨。"小姜一只手扶着方向盘，另一只手指着公路左前方，"那一排绿色帐篷就是我们医院的医疗救援安置点，当地人叫'帐篷医院'。再往前还有武警和部队的救援帐篷，难民安置点也在前面不远处。"车颠了一下，小姜的手不由自主紧握方向盘，他看了一眼后视镜，对后面的人说："这里有一个三十多岁的女护士，她老公是县医院的院长，埋在废墟下，到现在没有找到，孩子找到了但也没了，大家说话注意点。"车速降了下来，路两边当地的民众围过来，用恐慌和求助的目光看着他们的车辆。

"天哪，这是什么地方？"许若睁开眼。昨天在电视看到的情景，今天身临其境，她惊愕地张大嘴巴。前面的卡车已经停在绿色帐篷前。一面红色旗帜随风飘动着，上面印着金色的字——"金沙滩医院医疗救援队"。

"到了。"小姜紧跟着拉上手闸，打开车门。

一个穿着白大褂的老头从帐篷里走了出来，"哈哈，终于见到家里人了。"老头胡子拉碴，消瘦疲倦，面色黝黑泛红。"是张主任，张主任！"张一宁在车上惊奇地喊着，不愧是一个科室的，扒了皮也认得骨头，许若根本没认出来。廉家文打开车门，"张主任？真的没认出来。"

"哈哈，我成了透析脸了？"

　　突然车剧烈地摇动起来，把正在下车的廉家文甩了出去。已经站起准备下车的化验室丁主任头撞在车顶，"哎呀"一声摔在过道上，嘴里喊着："地震，快趴下！"许若和张一宁被这突如其来的震动弄蒙了，她们抱着头，顶着座位后背。持续一瞬间，随即车子抖动两下，像是人打了个寒颤，终于停止晃动，不一会儿有人打开车门。"哈哈，你们来了，惊天动地啊，老天爷也欢迎你们到来。"张主任似乎对这一切都习以为常。

　　"车内的设备仪器还有药品搬下来吧？小姜他们要赶回车队。"廉家文说。

　　"这么快就要回去？"张主任转过头问小姜。

　　"车队人员紧张，我们必须赶回去，明天还要运送救援物资。"小姜说。

　　张主任转过头，朝帐篷喊："小吴，找人搬东西！"一个三十多岁的女护士朝这里望了一眼又退回帐篷，一会儿来了几个男人，上车开始搬东西。"小吴，你告诉他们，东西分类放置。"张主任吩咐道。

　　"我去帮忙，我知道都是什么。"许若转过头和张主任说。

　　"许若也来了啊！你们血透一下子来两个人，哈哈，好啊，如果有血透机就好了。"

　　"有血透机没有水和电也不行啊。"许若一边往卡车走，一边听着身后廉家文和张主任的对话。张一宁也跟了过去。

　　"是啊，现在是自发电，电压也不稳，有电也不能用。当地的医疗资源几乎都没了，很多人好不容易挖出来却救不活，眼看着却束手无策——"

　　前面这个小吴也许就是小姜提到的护士，许若看了小姜一眼，小姜会意地朝她点了点头。吴护士一言不发，搬起箱子就往帐篷走，许若和张一宁见状，两人赶紧抬着一箱东西跟上去。

　　帐篷医院坐落在山坡下平坦的一块空地，分前后两排，前面三个是医疗救治点，后面两个是男女住宿帐篷，库房在女帐篷里。帐篷前面500米左右是绵延起伏的山脉，一团团雾气围绕着山峰游荡，山顶若隐若现，左前方清晰可见从山上滚落的石头泥土，覆盖了眼前可见的半个山坡，一直到山底，掩埋了一大片农田。后面是公路，公路对面就是县城所在地，满目疮痍，然后又是绵延起伏的山脉。这座县城是被山脉包围着的，像一个大碗的碗底。

　　小吴扛着纸箱脚不沾地似的快速走着，许若和张一宁紧跟其后，一会儿就到了帐篷。里面潮湿闷热，右侧有五六个人的铺位，左侧一半隔成仓库。"我叫许若，她是张一宁。"许若气喘吁吁地放下箱子伸出手。小吴抬起头，瞥了她们一眼，什么都没说，低头侧身快速离开。许若讪讪地收回手来，张一宁朝她吐了吐舌头，她们俩又跟了出去。大家七手八脚地搬运着车上的物品，许若不时地打量着小吴：个头一米五六，皮肤黝黑，前额宽，微突，眼睛不大，小巧的鼻子两边散着几个雀斑。她虽然长得小，却很有劲，扛着蛇皮袋大包一挺腰，大包淹没了头，移动的步子却不见半点吃力的样子。

人多力量大，车载物品很快搬完。"许若，小张，你们找好自己的床铺休息下，也可四处走走，熟悉下环境，但不要走远了。"张主任笑着朝女生宿舍挥了挥手。

"好的，张主任。"张一宁抢着应答，她们俩转身进屋，看到小吴已经帮她们铺好两张床。"辛苦了，谢谢您帮忙。"许若满怀感激地看着她说。

"谢谢，谢谢，辛苦了。"张一宁也赶紧说。

小吴看着她们，嘴角蠕动一下，低下头，默默地走了出去。

"她会不会失语啊？"张一宁一只手搭在许若肩膀上，另一只手撩起帐篷帘子，看着远去的吴护士。

"谁遇到这样的事情都会承受不了的。我刚才听张主任说，这里有很多残缺不全的家庭。我们说话注意点。"

又一阵摇动，张一宁正转身，抬起的脚没落地，摔在地上，"妈呀，这地球像果冻似的。"许若抿嘴一笑拉她起来，"快收拾一下吧，一会儿出去看看能不能帮什么忙。"

"哈哈，都来了。""谭主任，谭老头，来来，快放下。""小陆，变成黑人了。嘻嘻。"外面传来嘈杂的声音，许若和张一宁撩开帐篷帘子，只见一个老头站在帐篷旁的树下，廉家文正帮他从背上取下一个塑料桶，在他身后立着一个小伙子，是小陆。谭主任如果没人称呼他，走在路上都认不出来；他的脸变成了古铜色，原本鼓鼓的肚子瘪了。

"谭主任下乡消毒去了？"廉家文问。

"谭主任是大力士，逞能，每天背百十斤消毒液，你们看他的背上，消毒液留下的地图像小孩撒的尿。"张主任揶揄道。

"老张，你不一样吗？老了还不服老，非和那几个武警士兵比搬石头，摔了一个狗吃屎，多亏那个武警搂住你，要不你的脸早开花了。"

张主任比谭主任年龄大七八岁，但是谭主任长得老成，看上去他们像同龄人，平时在医院两个人就是有名的杠子头，这会又杠上了。

老乡见老乡，两眼泪汪汪，大家在一起有说不完的话。不知不觉夜幕降临，夜晚的坪圻县，空气就像是毛巾从冰水里捞起拧干一样，又湿又冷。四周笼罩在暮霭中，不远处的帐篷亮起了灯，没有亮灯的帐篷像一堆堆毫无生机的石头，空气中时而传来哭声，湿漉漉，沉甸甸。

"哎——留下值班的，吃饭吧。"张主任低声说。

"张主任，我去值班。"许若抢着说，"我不饿，在车上吃了也睡了，你们先吃。"

"这怎么能行啊，你们刚来。"

"张主任，就这样吧，我和许若值班，你们先吃，走吧许若。"许若的确不饿，她的胃还没休息过来，廉家文是自己硬撑着。

"死要面子活受罪。"许若看了廉家文一眼，低声嘟囔，快步往前面的帐篷走去。

晚饭已经摆在男帐篷的桌子上，里面十几个床铺凌乱不堪，谁也顾不上挑剔。

"来来，快吃饭，把帐篷的门帘撩起来，一旦有事这里能看见。"张主任说完转过头用脚把洗手盆推到床下，笑着说："这里环境就这个样子，停水停电，比不上在家，不要嫌弃。"

谭主任进来看着桌子上摆的吃食，脸上露出惊讶的神态，"昨天我们还是饼干方便面，今天晚上有盒饭吃，哈哈，蛮丰盛的欢迎仪式。"他说完看到张主任脱下白大褂，裤裆处耷拉着白晃晃的带子。

"张主任，肠子掉了。"谭主任不失时机调侃他。

"哦，不好意思不好意思。"张主任赶紧把裤子紧了紧，掖上白腰带。

"你没有腰带？我这里有，等会儿给你一根。"化验室丁主任看着他，边说边拿起一次性筷子，分给大家。

"来了就减肥，你们也一样，很快就用不上皮腰带，要用白绷带喽。"张主任笑着说，他转过头看着谭主任，"那个，谭主任的萝卜呢？不拿出来吗？真是吝啬。"

"我怎么吝啬了，你说你这个老张头，是你自己不往外拿。"谭主任有点吃不住劲，语气急促。

"哈哈哈——"张主任一脸坏笑。

小陆从里面拖出一个筐子，捡起几根萝卜，用湿毛巾擦了一下，放在桌子上。"这萝卜是当地的一个老农送给谭主任的，绝对无公害，这几天我们身体维生素摄取全部来自这些萝卜。没有水，就这样，不干不净吃了没病。"

"来来，今天有啤酒，大家喝一点，算是我们的欢迎仪式，记住只喝一点，我们是医疗救援队，随时都有不可预见的情况发生。"张主任端起杯子和大家碰了一下，"今天我们金沙滩医院的人聚集在这里，老中青都有，平日在医院都不常看到，哈哈，很不容易啊，在这里可不是享福，大家做好准备哦。来，喝一口。"他的嘴刚触到杯子边沿，就听到外面有人在喊。

"张主任，张主任，快，快，快看看房子。"公路那头摇摇晃晃跑过来一个人，身上像是背着一个面袋似的。张主任放下杯子冲了过去，大家也跟着跑了出去。

"小姜？怎么回事？担架车！"张主任声音像炸雷。

"山石砸的，山石滚落下来砸的。砸在腿上。"小姜带着哭腔。

许若推来担架车，廉家文跟在后面，"放下，轻点，放下。"

"推到处置室去，快。家文打开处置室。谭主任，谭老头！"张主任叫道。

灯光下的男人闭着眼睛，面色苍白，疼得鼻子嘴都拧到一起，呻吟着，不知是汗珠还是泪水顺着脸颊往下流。"是今天的开车司机？"张主任从门口的治疗车上抓起一次性手术衣，三下两下套上。许若赶紧把手术衣后面的带子系上，谭主任紧跟进来。

"是，是的。"小姜站在门口，双手都是血，他蹲在地上哭了起来。

"小姜，别焦急，有张主任呢，你快洗洗手去。"许若说着把他拉起推出处置室，小姜的背后都是血迹。

"小吴和小陆在这里，家文你和许若、张一宁看着帐篷的病人，其他人出去。"张主任吩咐道。

"房子，房子，能听到吗？"躺在床上的房子睁开眼，点了点头。张主任扒开他的眼睛看了看，迅速地从头往下检查，他解开房子的腰带，看到大腿根处用皮带扎上了，取过剪刀剪开受伤侧的裤腿，灯光下这条腿的小腿部分血肉模糊，还好没有骨折。"对侧怎么样？"谭主任急忙将靠他这边的裤管剪开，"小腿肿胀，大片皮肤淤青，足背动脉有搏动。"

"好，暂时不管它，先止血，薛麻，快点麻醉。"薛麻是薛麻醉师的简称，医院的称呼尽可能地节省时间。

"快速补液！吸氧！抽血化验！"张主任接二连三下命令。

"血压 80/40 毫米汞柱，心率 120 次每分钟。"小吴麻利地收起血压计，又推过氧气筒。小陆拿过注射器和试管，撸起房子的胳膊。

"老张，我要解开大腿皮带？"谭主任说。

"解开。"张主任用手摸着足背动脉，皮带解开，小腿创面突然涌出鲜红的血，顺着担架车一角开始往下滴，他急忙用手局部压住创面，控制出血。"换止血带重新捆扎大腿根部。"然后他转过脑袋。

"皮带扎了多长时间？"他问道，又喊了一声，"小姜。"声音像是要掀开帐篷。

小姜在门口听到喊声连忙站起，"快一个小时了。"

张主任和谭主任开始清创，两个老主任配合默契，他们仔细地探查，还好重要血管和神经没有损伤，俩人不约而同舒了口气。清创缝合，伤口缝合处放上引流条，只用了半个小时。

对侧小腿暴露出来。淤青扩散到脚踝，皮肤严重挫伤，肿胀的小腿像是充足气的轮胎，足背动脉微弱搏动。

两位主任对视片刻。谭主任开口说："切开减压，防止挤压综合征。"

"好。"张主任答道。

小吴递过来手术刀。

外面唰唰声渐渐响起来，雨点越来越密。许若看到蹲在地上的小姜，赶忙说："快进来，别着凉了。"

"都是我，都是我。"小姜跟着许若走进帐篷医院，坐在靠门口的板凳上。他两只手捧着脑袋，"我们车走到来时路的拐弯处，我的车前轮被石头卡住，房子在车后面看着我倒车，完全没料到山坡上的石头滚落下来，把他砸出好远，都是我的错，如果我开车快一点就好了……"

"别难过，房子会没事的，小姜你看，他们都看着你，要不你回男帐篷去？"

小姜抹了一把脸，抬头看着帐篷里躺着的几个病人正侧着脑袋看着他，低着头哽咽地说："我不去，在这里等着房子。"他说完抱着头，呆坐在那里。

许若从一边开始查看躺在床上的病人，大部分是外伤。一个小姑娘嘤嘤地哭着，头上包着绷带，许若走了过去，蹲在她身边问道："你不舒服吗？"小姑娘有六岁左右的样子，旁边一位大妈说："她是想妈妈了。"许若心痛地看着小姑娘，这个五十岁左右的大妈凑到许若耳朵边："她妈妈因地震走了，早些年她爸爸妈妈离了婚，现在要等他爸爸来接她，还没联系得上。"许若看着小姑娘，心里涌起一阵酸楚。"来，阿姨给你讲故事好吗？灰太狼的故事。"许若坐在小女孩身边把当年给她儿子讲的故事重新复制了一遍，那女孩竟然乖乖地听着，过了一会儿就睡着了。许若披了披她的被子。帐篷的那一端，小姜像泥塑一样一动不动，两只眼紧紧地盯着处置室。

处置室在帐篷的尽头，用帘子隔出一个空间。这时张主任和谭主任拖着疲惫的身子走了出来。"谢天谢地，希望他能熬过来。明天一定转到市医院。"张主任脱下手术衣，扔进旁边的黄色垃圾桶里，在洗手盆里洗手。

"张主任，房子没事了？"小姜从凳子上窜了起来，来到他们身后。

"小姜，房子叫什么名字？"谭主任拿着手术记录单问道。

"房有根。谭主任，房子没事了？"小姜看着谭主任又转过来盯着洗手的张主任，"两位主任，他没事了？"小姜搓着手焦急地看着两位主任。

"房有根，好名字，希望这里的房子都有根。小姜，房子暂时没事，但不好说，天一亮就赶紧联系车转院。"张主任直起身子，抽出纸巾擦手。

"哦，暂时没事，暂时没事。"小姜踱着步，重复着张主任的话。

"别担心，房子会好的。进去看看吧。"谭主任拍了拍小姜的肩膀。然后把手术记录单夹在病历夹中，交给廉家文，"抗感染，抗休克，严密观察尿量和生命体征。"然后转头对着处置室，"小陆，别忘记注射破伤风针。"

夜色更浓，雨不知什么时候停了，一轮弯弯的月牙穿过云层，像一把镰刀明晃晃地挂在天空，远处的山峦在依稀的月光中黑魆魆一片，蜿蜒起伏。近处的草丛中不时传来虫鸣和蛙叫声。公路对面黑沉沉的，倒塌的废墟兀然立着，在稀薄的月色中泛着凄凉。

张主任没有休息，他不放心刚做完手术的病人。他坐在帐篷外压帐篷的石头上，点燃一支烟，使劲地抽了一口，又狠命地吐了出来，青色的烟雾瞬间淹没了整张脸。来的前一天刚刮的光头，此刻已经长出稀稀拉拉的黑茬，脸部明显消瘦，颧骨像礁石一样露了出来。

烟烧到尾巴，他又吸了一口，扔在湿漉漉的地上，用脚碾了一下，抬起头看到廉家文撩开帐篷帘子，"病人有事？"张主任警觉地问。

"还好，创口渗血不多，生命体征平稳。"廉家文说着走出帐篷。

"家文，来坐会。"张主任指了指压帐篷的石头，示意廉家文坐下。

"这个病人创伤太重了，我担心并发挤压综合征，如果那样就会引起急性肾功能衰竭，有血透机就好了。"张主任把手放在腿上，搓了两下，又抬起手拍了一下膝盖，那样子似乎是有劲使不出。

"老张，你真是一天介二胡八道，括叫你伤了（一天到晚说话不经大脑，真无语了），没水没电就是有机器顶个球用！"谭主任不知什么时候站在他们背后，一焦急胶东话溜了出来。他说完蹲在张主任身旁，两只胳膊搭在膝盖上，眼睛盯着脚下的泥土，叹了口气。

一阵沉默。

"是啊，是啊，唉——明天一定转院。"张主任重重地叹了口气。

"这里条件太差了，你们刚来时更差吧？"廉家文歪着脑袋问。

"不是差，是恶劣，我觉得和红军两万五千里长征差不多，我们是来治病救人的，但是医疗资源缺乏，感觉自己的两只手没有用。"

"是啊，我也感受到了，在电视上看到和亲身经历完全不一样，张主任，谭主任，辛苦你们了，已经尽力，就这个条件。"

"张主任，房有根血压 80/40 毫米汞柱，心率 120 次每分钟，到现在尿量只有 50 毫升，呈黑红色。"许若急火火地掀开帐篷帘子。

张主任一个高蹦了起来，谭主任和廉家文也跟着三步并两步走进帐篷。"快速补液。"他把听诊器搭在房有根心前区，随后又把听诊器递给谭主任。

"心律不齐。"谭主任说着抬起头看着张主任，把听诊器又递给廉家文。"做心电图。"

张主任看着尿袋里的血尿，摇了摇头，这是最糟糕的情况，提示肾功能出了问题。

"房有根怎么样？能听到我说话吗？"

房有根吃力地睁开眼睛，点了点头，又惶惶地闭上眼睛。

"明早一定转院，小姜呢？小姜哪里去了？"张主任焦急地问。

"他出去了，说是去看看他的车。"许若说。

"车？"张主任透过帐篷窗户往外看去，又下起了雨。

天蒙蒙亮，公路那边开过来一辆车，小姜跳下车，朝公路边的人挥挥手，"谢谢！"

"怎么回事？你把车开回来了？"张主任劈头盖脸地问进门的小姜。

"嗯，我担心晚上再发生什么意外，这辆车就报销了，还有，转院要用车子。当地的村民真好，他们看着我往外走，问我做什么，二话没说陪我走了十多里夜路，多亏他们才把石头移开，车才能开回来。"小姜用手擦了一把脸，说得急，有些气喘。

"你啊，不要命了，前面路况如何？"

"路不通，张主任，前面完全堵的。"小姜的声音有些颤抖，"张主任，房子怎么样？"

张主任不说话，他围着帐篷前的一块空地来回转着，一会儿停了下来，抬头看着天空，东边已经放亮，不远处的山脉被一团团、一层层雾气笼罩着，帐篷后的公路上推土机和挖掘机又开始轰隆隆地响起。他转过身，"老谭，谭老头，这里交给你，家文帮忙盯着，小姜，走。"

"上哪？"小姜迷茫地看着他。

"上车！"张主任声音又似炸雷，听着心里一颤。

车子启动，张主任用手一指，顺着手指方向，小姜上了公路往前开去。约莫一个小时，车又回来了。

"老谭，家文，廉家文，快，抬着房有根赶快上车。"张主任跳下车喊道。

"路通了？"廉家文跑出帐篷。

"没有，没有，部队有直升飞机运送伤员，我已经联系好了，快，许若和小吴一起去。飞机上没有急救设备，也没有救护人员。"

"直升飞机？许若你——"廉家文刚一张嘴就被许若打断。

"我没问题，我去。"许若很坚决。

"许若懂得血液透析操作，没准能帮上忙，小吴是当地人，当地话很难懂的，带上急救药品，氧气袋，快！"

军用直升机停在一片宽阔的地方，许若和小吴分别坐在直升飞机的两侧，房有根的担架放在她们中间。两个军人上了飞机，分别坐在驾驶和副驾驶位置上。"你们好。"副驾驶位置的军人转过头和她们打招呼，"系好安全带，戴上耳套，别怕，一眨眼就到了，就当是坐游乐园的飞机。"他的声音低沉浑厚带着磁性，这个男人看样子也就是三十多岁。

"怎么样？准备好了？"军人又转过头。

"嗯，准备好了。"许若低声答道，心里一阵发紧。

军人侧过身体检查一下她们的安全带。"准备完毕，出发。"他转过身，戴上耳机。

发动机轰鸣声加大，螺旋桨飞快加速，机身稍微抖了几下就离开地面。许若紧紧地闭上眼睛，她感觉身体失控，每个细胞飘起来又落下去。飞机转了个弯，她的心陡然扭曲，十指紧扣在胸前，身体僵硬，血液在凝固，血浆和血细胞分离倒置，她紧张地咬着牙齿，腮帮子不经意地颤抖。突然一只小手伸了过来，抚摸着她紧扣的双手，这只手绵软温暖。良久许若微微睁开眼，小吴正在看着她，脸上露出微笑，雀斑也变得生动起来。许若吊起的心逐渐松弛下来，也朝她笑了笑。两个人对视一会儿，没有说话，这次是许若不想说话，她感觉张开嘴，五脏六腑就要从喉咙倾倒出去。

"咳咳。"房有根猛咳起来，脸涨得发紫，许若急忙伸出紧扣的手，抚摸着他的胸部。房有根平息了一会儿睁开眼，"谢谢。"说完又闭上眼睛。"房子，坚持一下，马上就到了。"许若发觉不知什么时候自己拿着氧气枕转到小吴手里，小吴一只手搭在房有根手腕上，另一只手压着氧气枕，朝许若点点头。

一轮朝阳已经从东边山脉的顶峰升起，许若眯着眼，感觉自己离太阳越来越近，浑身被阳光照射得暖洋洋的。她弱弱地朝窗外看去，天蓝得透亮，白云像棉花一样朵朵盛开。她似乎从太阳的光芒中得到了能量，大胆地把头压低朝外看去，陆地板块尽收眼底，绵延起伏的山脉，盘旋的公路，绿葱葱的森林带……好一幅风景秀丽的画卷。但这幅画面渐渐地出现黄褐色泥沙喷流的痕迹，横七竖八倒塌的树木，坍塌的房舍，越来越清晰，越来越近：几栋建筑东倒西歪，面目狰狞，钢筋混凝土像破絮一样露在外面；地上人群涌动，汽车鸣着喇叭缓慢穿行。

飞机降落了，螺旋桨还在转，不远处两个人推着担架车往这里奔来，小吴赶紧把病历交给他们。"这个病人已经手术，去病房。"来人匆匆说又匆匆推着担架车，许若回头朝开直升飞机的军人挥了挥手，顾不上说声谢谢，跟着跑了进去。

病房连空气都很紧张，正在走廊检查病人的一位医生接过病历。这位医生个头不高，瘦小，戴着眼镜，他看了看病历，又取出听诊器检查房有根，抬头说："先化验，做B超检查。"说完又朝房间里头喊，"护士长，灾区来了新病人，放在哪里？"

"走廊满了，院子的帐篷也满了，要我咋个办？"护士长是一个胖胖的女人，声音有气无力，她有五十岁左右，推着治疗车边抱怨边往这里走来，接过病历看着，"坪坝县的？"一口浓郁的四川话，许若没有听明白，小吴点了点头。胖护士长撩起房有根胳膊，绑上血压计。"血压这么低啊？"然后拿起止血带捆绑上肢胳膊，使劲地按压肘窝，拍打着胳膊，揉了揉眼睛，翻转胳膊，"这上哪里找血管啊？"她无奈地说。

"护士长，我来试试？"许若说。

"你是护士？"

"是的，我们都是护士。"许若指着小吴。胖护士长这才发现他们两人都穿着白大褂。

"好吧，三四天没回屋头切了（没回家了），快熬不住喽。"护士长把注射器交给许若。

许若凭借经验很快抽出血，她将采血试管交给护士长。"护士长，这个病人很危险，你看能不能——"许若欲言又止。

"我这里的确没地方，走廊都满了，但明天会有一批转到外省市治疗的病人，会腾出地方。"胖护士长摇了摇头。

"这个病人现在急需做血液透析治疗。"许若焦急地说。

"你推去13层楼做B超，等回来了，化验结果也差不多出来了，再找医生，做血透需要医生联系。"护士长带着她们转到拐角，顺手按了电梯，"从这儿坐电梯上去。"

"谢谢护士长。"

B超显示左心衰，化验结果更糟糕，各项指标都提示肾功能衰竭。许若把化验单交给那个小个医生，"这个病人还能活着？需要赶紧血液透析。"他拿起电话，电话那边不知说什么，小个医生又放下电话，"血透没有机器。"

"ICU呢？"许若紧紧地盯着小个医生。

小个医生倒是不愠不火，"ICU？"他反问，转过头，"爆满，像他这样也上不了ICU。"说完就要离开。

"血透在哪里？"许若上前一步问道。

"东面八楼，这个电梯上八楼，往右拐就到了。"

"谢谢。"许若和小吴急忙推着担架车上了电梯。

八楼血透中心，从电梯口一溜排到血透门口，都是等待透析的病人，排队排得像菜市场一样。小吴用四川话喊着"重病人！搞快让开！让开！"也许是她们的白大褂起作用，或许是小吴嘶哑的声音震慑了大家，前面的人纷纷让开。担架车很快到了血透门口，许若在门口找到鞋套，火烧火燎地套在脚上。医生办公室空无一人，她顺着走廊往里走，透析一室，一进门就有一种窒息感，十几台透析机在运转，房间里充满了说不出的味道。"干什么？"后面一声炸雷，她赶紧退出来，看到一个医生边打电话边看着她。"我这里没有空机器，对，全满，而且已经排到后天，都是急的病人，好的，我尽力。"他收起电话抬头问许若，"什么事？"

"我是从重灾区来的，急送一个病人，这个病人被石头砸伤腿部，已做手术，这是他的病历、化验检查单，需要马上透析。"许若一口气简明扼要地说明情况。

"都说是急症重症，我这里既没有机器又没人，把病历放在这里，先回病房等着。"

"唐主任，您看，这个病人不能再耽搁。"许若看到他的胸牌上写着"血透主治医师唐维意"，特意把他的身份抬高一截。

"叫我唐院长也没用，你看这些病人刚上机，我把谁拖下来。"唐维意火气上来。

"唐大夫，快来，那个CCRT机上的病人出现抽搐。"里面一个护士冲了过来。

唐维意跑了过去，许若失望地回到担架前，她用手摸了一下房有根的脉搏，低下头轻声说："房子，坚持一下。"

"谢谢你许护士。"房有根怯怯弱弱的声音。

"不谢，你怎么样？"许若低声问道。

"我不晓得，感觉就要见我爸和我幺妹了，他们都走了，留下我和妈妈。"

"他们是地震走的？"

"是啊，幺妹上学，爸爸在家里，我妈去地里摘菜，我在城里打工。"

"放心，你一定会好的，你还要和妈妈一起生活。"许若鼻子一酸，眼圈发红。

"许若？许护士？"

许若抬头，透过泪眼，看到眼前站着一个瘦高个，小伙子瞪着一双细长眼正疑惑地看着她。

"杨工！"许若惊喜地叫道，"杨工，你好，你怎么在这里？"上次後藤院长捐赠的透析机是杨工安装的，他叫杨义军。

"尼普乐公司给灾区捐赠的透析机，我来安装。你来这里干什么？"

许若简短地说明情况，又指着担架上的病人，"这个病人急需透析，但是医生说没有机器又没人。"

"是啊，是啊，这里真像战场，不光机器不够，血透人员也不够，医生护士一天能睡上个把小时就不错了。对了，我刚安装了一台 CRRT 机，在旁边的透析房间里。别说是我说的。"他诡秘地朝许若看一眼。

"透析二室？"许若问，她刚才看到血透有两个房间，透析一室没见到，一定在透析二室。

"嗯。在透析二室，里面那间。"

唐维意匆匆地又回到医生办公室，他在打电话，看样子很焦急，过了一会儿，他放下电话，抬头看到站在门口的许若。

"你怎么又来了？告诉你，等着。"他摘下挂在下巴的口罩，声音无精打采却很干脆，低下头在病历上写着什么。

"唐大夫，你们刚安装一台 CRRT 机器，我是血透护士，我能操作。"唐维意抬头看了她一眼，又低头在病历上写，一边叫着，"杨工，过来。安装好了？"正要离开的杨义军听到叫他，耸了耸肩转身走过来。

"是啊，唐大夫，CRRT 机安装好了，现在可以使用，我正要和您汇报。"杨工讪讪地笑着说。

唐维意没再说话，只是在记录单记着什么。

"哎哎，让开下，让开下。"一辆平板推车出现在门口，层层叠叠的纸箱后闪出一个黑红脸膛、个头不高的小伙子。他停下脚步，拽下脖子上的毛巾擦了一把脸，呼呼地喘着，眼睛里布满红血丝。

许若和小吴急忙推担架车靠墙。当平车从她身边擦过时，许若的眼睛亮了，惊讶地叫道："洁瑞——威高集团医用高分子……威高药液。"

唐维意瞟了一眼许若，又把头低下。"你是胶东人？"

"我，是的，滨海市。"许若看着他，有点丈二和尚摸不着头脑。

"护士长，护士长，这些放在哪儿？"走廊内传来红脸膛男人的声音。

"怎么又送来了？库房满咯。"一个女人高八度的声音。

"没得办法，后院还停着好几卡车，你们用得快。"

"那堆在走廊上嘛，分类靠墙放。"

……

"胶东人，本性难移，好吧，推过去吧。我们没有人帮你，你看到了，累得眼睛都直了。"唐维意指着透析治疗室靠在墙边的一名护士。那个护士的脸色和透析病人差不多，毫无血色。

他放下记录单，走进透析一室。"小邢，别睡着了，那个病人血压怎么样？"靠在墙边的女护士头也不抬答道："血压 100/60 毫米汞柱，心率 84 次每分钟，比我好着呢。"

许若转过身朝杨工挥了挥手，和小吴推着担架车，快步跟着唐维意。

唐维意进了走廊旁边的治疗室，"护士长，来了个帮手。"许若从门口往里看去，一个四十多岁的护士正在配液体，帽边有蓝杠，头也不抬，甚至连眼皮都不抬："唐大夫，你真是个大救星，谢谢你哟。"

唐维意打开柜子门取出一次性使用中心静脉穿刺包，拿在手里看了一眼，抬头说："我说是真的，你别不信。"

房有根已经出现心衰，他半卧着，张着嘴拼命呼吸。"换上中心氧气，氧气管在治疗车里。"唐维意边说边拿出听诊器。小吴急忙翻出氧气导管，拧开墙上的氧气装置，去掉氧气枕，湿化瓶瞬间咕噜咕噜冒着气泡。唐维意收起听诊器对房有根说："能躺下吗？坚持一下，置管才能治疗。"房有根点了点头，许若把床慢慢摇平，房有根一阵呛咳。"好了，好了。"唐维意边说边转到房有根头部，消毒，铺治疗巾，打麻药，穿刺，一眨眼就像是打静脉针一样，脖子上留下两个像弹弓一样的叉。"低分子肝素 2500 单位。血流量 200 毫升每分钟，置换液量 2000 毫升每小时，时间 12 个小时。"他一口气说完，拿起针缝合导管翼部，"注意观察滤器，不要凝了，还要注意观察引流液。"

这是一个很矛盾的治疗。如果不用抗凝剂有可能发生体外循环凝血，导致治疗失败，但用了抗凝剂，又担心刚做完的手术部位出血。

"明白了。"许若边应答边接血，开血泵调血流量，调置换液流量，检查一遍中心静脉导管和体外循环各个管路接口，按下 CRRT 开始键。唐医生搬来一台心电监护仪，许若撩开房有根胸前衣服，连接各端口，心电监护仪眨眼间蹦出数据，心率

120 次每分钟，血压 50/30 毫米汞柱。

"交叉配血做了？血和化验单呢？"唐维意边听诊边问。

"化验室说要你们去拿。"

"真见鬼，哪有人啊。"

"我去。"站在一旁的吴护士说完转身走了。

"她也是血透护士？"

"不是，她是灾区的护士。"许若说着又检查房有根做手术的腿，白色的绷带上渗出一块手掌大的血迹，已变成硬邦邦的黑红色。

"唐大夫，2号机器。"有人在喊。唐维意迅速看了一眼房有根的腿，"注意观察。""唐大夫。"那边的声音急了。他把手套一摘，扔到黄色垃圾桶里，按了手消液在手上，边搓手边说："一会儿我再过来，需要什么东西找护士长，也可以自己找。"说完跑了出去。

两个多小时过去，房有根由烦躁逐渐转为安静，歪着脑袋睡着了。许若抬头看着高高挂着的输血袋，鲜红的血液一滴又一滴地顺着输血管进入房有根的体内，房有根嘴角流出混浊的口水，许若用纸巾轻轻地擦掉。他微微睁开眼，想翻身，身体只是晃动一下没有翻成，许若使劲帮他把身子微微侧了过去，后背用枕头垫着，房有根又昏睡过去。

小吴实在熬不住，坐在床尾打盹，房有根一翻身她一个激灵睁开眼，站了起来。"没事吧？"这是她今天第三句话。许若记得很清楚，第一句，"急症，搞快让开。"第二句，"我去拿。"第三句就是她刚说的。许若心里不知为何有些激动。

房间的灯亮了，她们俩这个时候才知道黑夜已经来临。许若打量着透析中心，透析室 1 室和 2 室中间有玻璃窗户隔断，走廊对面是水处理室、复用间、库房和办公室。她们在透析 2 室，房间不是很大，满台的透析病人，十台透析机又加塞新安装的透析机，显得拥挤不堪。她认得新安装的机器是尼普乐公司最新的 NCU–5 型透析机，後藤院长赠送的就是这种型号的透析机，闭着眼睛都知道哪一个键哪一个部位的作用。一个四十岁左右戴着眼镜的护士正在忙碌着，头上的帽子歪到一边，脸上的疲倦堆了一层又一层。血透中心本来就有常规透析治疗的病人，加上外来急救的病人，十台机器一个护士，真够呛，许若心里想着。突然透析机的蜂鸣声响起，血透护士跑了过去。蜂鸣声像是传染似的，从一个开始继而接连不断地响起。许若对小吴说："麻烦你——""你"字刚出口，就被她打断。"好的，放心。"这是第四句话。许若笑在脸上，连忙跑了过去，挨个蜂鸣的机器按回血键，戴上手套，走到一个透析机前，准备返血。

"谢谢，你是志愿者？"血透护士问她。

"嗯，算是，我是滨海市金沙滩医院救援队的，在灾区救援，这次来送病人。"许若开始给病人返血。

躺在床上的病人听说许若是志愿者，"谢谢你们啊，真是一方有难八方支援。"

"是啊，四川多亏全国人民支援，谢谢你们。"又有人说，一时间血透室热闹起来，许若听着赞美的话，反而感觉不自在，只是笑而不语，所有的劳累、疲倦都消失了。她专心工作，下机，又上机，接着又下机。

夜深了，血透中心灯光依旧亮着，又来了一批病人，许若忙着帮她们上机。

唐维意给房有根做完手术的腿换了药，拖着疲劳的步子穿梭于各个透析间。这会儿他坐在走廊的长椅上，两脚踩在椅子上腿横撑，两条长腿弯曲于胸前，一只手抱着小腿，头靠在膝盖上，另一只手里拿着苹果，两眼发直，机械地啃着。

走廊里不停地有人走动：护士、病人家属、护工。许若去卫生间，看到唐维意像个猿猴一样蜷曲着身子啃苹果，本想和他打个招呼，但看他不想说话，就匆匆离开。等她回来时，却看到唐维意侧着身子躺在长条椅上睡着了，两只脚悬在半空中，嘴里不时地冒出哨鸣声，说不上是打鼾还是说梦话。许若再仔细一看，半个苹果卡在他上下唇齿间，哨鸣声就是从嘴唇和苹果夹缝里传出来的。她正犹豫是否把半个苹果取出来，一个护士从她身后快速走过，"甭理他。"撂下一句，头也不回风风火火走了过去。许若看那护士走远，转过头来打量唐维意：四方大脸，因侧躺变形，脸颊挤得鼻子嘴巴都歪了，嘴里塞了半个苹果，使上下嘴唇半合不合。他眉头紧皱，皮肤说不上来什么颜色，灯光下苍白透着暗黄。走廊上不停地有白大褂、抢救车及担架车移动，好像谁都没发现这个人似的，来去匆匆。

房子的病床正好对着门口，许若走到房子床前，看到小吴也正看唐维意，相视一笑。"你去睡会吧？"许若说。

小吴摇了摇头。

心电监护仪"嘀、嘀、嘀"的声音提示生命体征平稳，许若检查尿袋，尿液不多但已转清，心里松了口气。这时房有根睁开混沌沌的双眼，先是直视天花板，又迷茫地转头看着四周，恐慌的眼睛扫过小吴又定在许若脸上。

"房子，怎么样？"许若轻声地问。

"我在哪里？"声音微弱，有些嘶哑。

"血透中心，在做治疗。"

"噢。"

"怎么样房子？"

"好多了，谢谢你。"房有根确实好多了，灯光下那张脸变得生动起来，脸颊有些红晕。

"不客气，好好治疗，等你好了，到我们滨海市看看。"

房有根点点头。

"我听那个医生叫你胶东人。"小吴抬起头盯着许若问。

"是啊，我是胶东人，我家住在滨海市，是胶东半岛的一个城市，你们知道我的家乡有多美吗？那才是风水宝地，从来没大的自然灾害，依山傍海，四季分明，听说过海市蜃楼吗？"

许若停住，故弄玄虚又有点炫耀。

"在书上看过。"小吴说。

"我们那里就能看到，简直是人间奇观。八仙过海、徐福东渡、秦始皇东巡等等传说都是起源于我的家乡。吃的东西就更多了，苹果啦、梨啦、樱桃啦，这个季节正是大樱桃熟透的季节，咬一口甜到牙根，嘻嘻。"许若说着说着自己先笑起来。"还有各种各样的海鲜，梭子蟹、爬虾、红虾、鲅鱼、带鱼、加吉鱼，我喜欢吃黑老婆鱼，那个鱼伪装得很丑，厚厚的黑皮……"

"嘀嘀，嘀嘀"机器蜂鸣响起，许若赶紧站起按消音键，她瞅了一眼门口的唐维意，唐维意侧着身子晃动了一下，口中的半拉子苹果突然掉了出来，嘴巴流出口水，他似乎感到有些异常，伸出手擦了一把，转过身又呼噜噜睡去。

按照医嘱返血下机，血压 120/80 毫米汞柱，心率 80 次每分钟，置管手术口无渗血，尿量是……许若填写完透析记录单，抬头看了看墙上的时钟：夜里两点半。现在去哪里？她记得病房护士长讲，今天有一批病人转到其他省市治疗，白天才有床位。她走到一个护士面前，问道："我们可以暂时在这里吗？白天病房才有床位。"

护士瞥了一眼，看是刚才帮忙的许若，疲倦地露出一丝微笑，"推到走廊上吧，这个机器马上会有病人。"

"谢谢。"

许若把房子推到唐维意排椅旁边，她看到走廊一侧整齐地堆满一箱箱医疗用品，像是刚垒的一层土黄色城墙。小吴从办公室那边走过来，手里拿着两个塑料袋，走到跟前，她朝许若笑了笑，递来一袋，里面是面包、一瓶水、一盒奶和一个苹果。许若接过来，昨天一天都吃这些东西，医院门口免费发放，看着就胃反酸。

"谢谢。"许若说。

小吴没说话，指了指墙角，看到房有根又沉沉地睡去，两人便蹲在纸箱墙边，打开塑料袋。"这个威高是我们胶东的企业。"许若看着纸箱，语气里流露出自豪的口吻。

"哦，是吗？我们也用。"

许若笑了笑，咬了口面包，"你叫什么名字？"

"吴小妹。"

"小妹？好名字，名副其实是我的小妹。"许若说。

"你有孩子？"吴小妹突然问这个问题，许若心里一惊，不知该怎么回答，她又咬了一口面包，拿起盒装奶，吧嗒吧嗒吸了两口。

"有，上中学了，住校。"许若索性把自己的家事告诉了她，"半年前我和他爸离婚，当时我一时想不开做了一件傻事，就想结束自己的生命，现在想起来多愚蠢。"她喃喃地说着，眼睛泛红，紧盯着吸管。

吴小妹的手伸了过来，握着许若的手，眼里涌起晶莹的泪花，那泪花在眼圈里打转，终于没有憋住，夺眶而出。许若的眼泪也流了出来，她从白大褂口袋里掏出纸巾，轻轻地擦着吴小妹无声流淌的泪水，"过去了，一切都过去了。"许若抚摸着她的头轻声地说。吴小妹的头靠在许若的肩膀上，眼泪像断了线的珠子滚落下来。

唐维意睁开眼，一翻身掉了下去，头碰到排椅边缘，疼得他"哎哟哎哟"叫着，他站起身在地上找到眼镜，理了理乱糟糟的头发，"下机了？"他问道，边整理白大褂边走到房有根床边，拿出听诊器，一会儿收起听诊器，快速地挽了两下塞进口袋里。两只眼睛盯着心电监护仪，"哦，不错啊，恢复得不错。有多少尿？"

"500 毫升。"

"不错，今天不做了，明天改为常规透析，怎么样小老乡？"唐维意没听见回音，他回头看到小吴一张向日葵似的笑脸，抬头透过玻璃隔断看到许若在透析治疗室里正忙着给新来的病人上机透析。

"唐大夫，来了个急诊病人，灾区转来的。"门口闪进一个担架车，唐维意跑了过去，"什么情况？"

一周后，房有根病情好转，许若和吴小妹回到重灾区坪坭县。两周后，房有根转到胶东某医院进行康复治疗。

二十八、丙肝风波

上午上完机，苏杭在办公室列搬家计划。她低着头在笔记本中写着：

第一步：医疗设备。

水处理机

透析机

CRRT 机

血液透析滤机（HDF）

配液机

复用机

心电监护仪

除颤器

简易呼吸器

负压吸引器

心电图机

输液泵

透析床

床边桌

第二步：医疗耗材和药品。

透析器

血路管

穿刺针

注射器

输液器

药品

第三步是办公用品：电视、电脑、桌椅板凳、更衣柜、书柜、资料柜、病历柜、医疗文书等等。第四步是……血透搬家不同其他科室，其他科室是搬人，基本是人到，科室就到。血透是搬物，搬的是一堆自个儿没有生命但赋予人生命的载体。

"护士长，忙什么？"门开了，廉家文走了进来。廉家文瘦了一圈，脸色苍白，颧骨突显。汶川救援，他带的医疗救护团队荣获集体三等功，他本人获二等功。

"准备搬家呢，大家都搬上去了，血透已经拖了后腿啦——"苏杭"啦"字拖得长，显然有些怨气。上周全院中层大会上刘洋表扬了搬进新大楼的科室，"有的科室迟迟未动，什么意思？不要因为你们一个科室拖了全院的后退。"她想起刘洋在会上严厉的表情，迟迟未动的科室其中就有血透。

"哦。"廉家文拖过椅子坐在她办公桌对面，随即把手里的文件夹往桌子上一放。"先不说搬家，我先说两件事，第一件事，李德才把咱们告到卫生局了。"

"什么？"苏杭愕然。"这李德才翻脸比翻书还快啊，他前天就放狠话，真的还就做了。"这是三天前的事，血透中心常规检查发现李德才患有丙型肝炎。林大夫追问病史知道李德才几个月前看广告，说血磁疗对透析病人有效，透析期间跑到什么医院做血磁疗十余次。林大夫把化验结果告诉他，并和他解释：血透中心没有一例丙肝感染患者，你的丙肝有可能是外出治疗后感染的。李德才先是破口大骂那个缺德的医院，然后又一口咬定是在金沙滩医院血透中心传染的，要医院给个说法，林大夫反复和他解释，他竟然拿起病历夹摔在地上。苏杭警告他："如果不满意可以走，也可以找地方评理，但不能在这里撒野，耽误血透正常的透析治疗工作。"李德才看这里人多势众，愤愤地说了一句：让我不好过，我也不能让你们好过。苏杭本来想他等下机后好好和他解释，但是快下班时又接到刘洋电话催问搬家，她也就忘记这码事。

"这是市卫生局的文件。"廉家文把文件递给苏杭。

苏杭接过来，几个红头大字跳入眼帘：关于金沙滩医院血透中心病人李德才反映丙肝事件的处理意见。她低头看着市卫生局转发的李德才投诉信件和处理意见，这是她们中心第一次被投诉。投诉信是复印件，歪歪扭扭的字像一堆草。

尊敬的领导：

　　我是一个血透病人，刚查出患有丙型肝炎，以前从来没有这个病，这完全是金沙滩医院血透中心造成的，他们草管（菅）人命，不顾病人死活，只知道赚钱。把我放在和乙肝病人同一个机器上透析，而且我们所有的病人都在一个池子理（里）刷管子。为此对我造成很大身体上和心里（理）上创伤，老婆孩子都不和我一起吃饭，好像我是瘟神，朋友见了我躲着，希望领导主持公道，还我们一个建（健）康的身体。

病人李德才

2009 年 5 月 7 日

苏杭眼睛溜到市卫生局处理意见一栏：

"1. 责令金沙滩医院做好病人沟通安抚工作。2. 自查自检。3. 接受市卫生监督部门检查。"

"这李德才也真能瞎掰，廉主任不知你还记得不？我们曾经有一个病人叫王水，大家有时私下叫他化学名称'王酸'，个头不高，小眼睛，说话有些哑嗓子。"

廉家文想了想又摇了摇头。

"哦，那个时候你进修去了，艺潼还没出国，王酸的名字就是她叫开的。王水刚来透析时没有乙肝，后来检查出乙肝，是小三阳，当时也是因为病人多透析机少，顾虑别传染其他病人，就把他转到其他医院透析。在查出之前他和很多病人共用一台透析机。"

"当时李德才有化验吗？"廉家文问。

"当时所有病人取血化验，没有一例感染乙肝病毒。这次李德才的乙肝病毒 DNA 检测阴性，是丙肝抗体阳性，他搞错了吧？话又说回来了，血透病人一周三次在医院透析治疗，如果他们在家或者外出得了病都要赖着医院不成？唉——这工作真的没法干。"苏杭气呼呼地说着，停了片刻，缓了口气，"这几天王水一直打电话要回来治疗，我没有答应，主要是机器不够用，国家没有哪项规定不让乙肝病人透析治疗啊？把他们撑哪里去？再说复用，我们用的是美国制造的全自动复用机，血路管和穿刺针早已经不再复用，怎么会在一个池子里刷管子？他以为是他家的洗菜盆啊？"

"正好这件事和现在新闻媒体宣传报道接上了，你知道 XX 省两家医院的血透中心丙肝事件吧？"廉家文打开夹子，"这是第二件事。"他拿出几张纸，"昨天我和感染办蔡主任去市局参加这个会议。"

"这个前几天新闻已经播了，新浪网和晚报都有。"

"嗯，但这是一份正式文件。还有省厅和市卫生局的文件。"苏杭接过一看，又是醒目的红头文件：《关于 XX 省 XX 职工医院、XX 中心医院血液透析感染事件的通报》。

第二行字体小一号，"中华人民共和国国家卫生和计划生育委员会"，小一号的字颇有权威和重量。她急急挑着重点往下浏览，心里止不住地怦怦直跳。另两份文件是省卫生厅和滨海市卫生局《关于加强血液透析院内感染管理工作的通知》。

"这是刚发的文件，就到我们手里了？"苏杭诧异。

"是啊，市卫生局很重视，你看李德才告得多是时候。"廉家文两手抱拳放在桌子边，眼睛聚焦某处，一动不动。

苏杭盯着文件抱怨说："我们也不想复用，早些年福尔马林消毒液熏得头晕眼花，饭都不想吃，一吃饭就想起医学院的解剖房。后来改为过氧乙酸消毒溶液，呛得直流眼泪，现在全自动复用机，是比以前好了，但仍旧闻得到血腥味。谁不喜欢用一次性的啊，安全省时省力。"

"护士长，我们现在透析器复用几次？"廉家文似乎没听到苏杭的怨言，他抬起头，一脸沉重。

"一般是五次，如果肉眼发现堵丝或者容量检测不过的，不到五次也扔掉。"苏杭自顾自地接着又说，"不复用那是再好不过了，但要做通病人的工作挺难的，主要是费用，虽然现在国家医保政策好，但对于长期透析的病人，他们还是斤两分毛地算计。唉——如果血透成本降下来，病人能接受，我们坚决执行。"

"这些都不是主要的，不复用就切断传染源了？不见得，丙肝还有潜伏期，谁知道什么时候得的？关键问题要有防控措施。"廉家文抛出一句。

"廉主任说得很对，关键是要有预防院内感染的措施，要有血透这个行业的规范标准。就说血液透析护士操作吧，临床护士静脉注射，肌肉注射等基础护理操作，在国家级教科书上都有标准的操作规范，但血透——"苏杭说完两手一摊。

"是啊，是啊——"廉家文面无表情地答道，像是在思考什么，一会儿抬起头，"护士长，我们要做好迎接这次检查的准备工作。我们中心相关制度和文件都齐全吧？这几年我顾不上这里，你费心了。"

"我也不知道是否齐全，院内感染是按照卫生部《医院感染管理办法》的规范要求做的，透析器复用也是按照卫生部的《血液透析复用操作规范》的标准执行的，其他的制度是参照北京大医院血透中心的规章制度，也借鉴了日本後藤医院血透中心规范和要求。"她站了起来，"感控的各项指标都达标。"转身打开文件柜的玻璃门，抽出一个标有院内感染的文件盒，拿出里面的册子，一本本摊在桌子上：血液透析中心院内感染规章制度、血液透析中心院内感染预防和控制措施、血液透析中心操作规范、复用室规章制度、复用操作规范和一本黄色的书《血液透析院内感染管理手册》，是日本厚生省出版的。她瞅着空盒子："咦，院感化验单呢？"又抬头瞅了一眼文件柜，转身急忙推门走进透析治疗室。

"许若，许若！"

许若从水处理机房快步走过来。

"院感化验粘贴本呢？"

"哦，在这，昨天拿过来粘贴化验单，忘记放回去。"许若是血透中心专门负责院内感染的护士。"这个月透析用水内毒素又达标了，我今天再做一遍。"许若走过来把本子递给苏杭。

"哦，好的，院内感染一定要重视，洗手、手消、戴手套，一定要监督她们做到位。"

"好的，每个治疗车都有消毒液和一次性手套，不过有时候焦急或者情况突然，也会忘记。"

"习惯就好了，动作快不会浪费时间的。"她转身正要走，突然想起李德才，又转过头问："李德才的透析器不要复用，你通知大家了？他今天没来？"

"我已经告诉大家，李德才没来，他明天透析嘛，对了，他前天下机时说要给我们好看。"许若提醒苏杭。

"已经给我们好看了。"苏杭冷冷地说，边看化验单边转身进了护士长办公室，用脚掩上门，眼睛没有离开化验单。

"廉主任，每个月的检查都在这里，空气、物体表面、医护人员的手、透析用水、透析液。你看下这个月透析用水内毒素的检查结果。"苏杭抬头把本子递给廉家文，却发现廉家文并没有听她说话，正低着头在看日本的《血液透析院内感染管理手册》。

"廉主任。"

"哦，护士长。"廉家文抬起头，把书翻了个身扣在桌子上，"这是後藤院长送的书？我怎么记得以前也有一本。"他接过苏杭递过来的化验粘贴本子。

"这是日本厚生省最新版，以前那本是旧版。"

"护士长，其实我们中心已经做得不错了，我刚才看了咱们中心规章制度很齐全，复用室的规章制度都很详细。这张化验单——？"他的手停留在这一页。

"嘀嘀嘀——嘀嘀嘀——"透析治疗室传来一阵蜂鸣声，接着连成一片，"护士长，报透析液不足。"秦绍林推门进来。

"停止透析，单超。"苏杭说完转过头看了廉家文一眼拿起电话，"喂，李超？唉，那台老爷水处理机又不干活了，嗯，透析液不足报警，嗯，已经单超，抓紧时间来血透。"苏杭放下电话，转身进了透析治疗室，护士们飞快地穿梭于透析床单位之间，不大一会儿透析治疗室恢复安静。睡着的病人们睁开眼，又闭上眼继续做周公梦。有的病人看书看电视聊天，似乎周围发生的事与他们不相干。当然有关心的，陈为林摘下耳机："什么情况？"

"透析液不足，马上就好。"李文说。

"你领导光知道挣钱，换台机器嘛？"胡勇建睁开眼睛，烦躁地翻了个身，又迷迷瞪瞪闭上眼。胡勇建最近找到了工作，晚间在工地看场，来了就想睡觉。

"就是，挣那么多钱干嘛？"陈为林又一句。

"你是唯恐天下不乱。"李文瞪他一眼。

"我怎么了？"陈为林还想狡辩，突然看到苏杭，嘿嘿地傻笑，又戴上耳机。

苏杭站在透析治疗室，心里翻腾。"呵！是我不想换吗？水处理机申请多少遍了，到现在——"她转念又想，廉家文是血透主任，如果血透出了问题他有责任的。对！找他去！她转身走进办公室。

"廉主任，你们院领导是不是认为我三番五次申请要水处理机，血透迟迟不搬家，就是和你们过不去啊。"苏杭话一出就是牢骚。

"不不不，护士长，看你说的，都是为了工作。"

"廉主任，因为你是血透主任，所以我必须要和你说清楚，现在血透是十六台透析机，两台血滤机，两台 CRRT 机，你刚才都听到报警了，水处理机产水不足导致的。新大楼我们预计透析设备是五十台透析机，当然这是未来，就说上楼后要增加四台透析机，一共是二十台透析机，两台血滤机和两台 CRRT 机，你想一下会有什么结果？到时候这台老爷水处理机搬上去后还要搬下来，还不如现在直接上新的。"苏杭停顿下来，看了一眼廉家文，见他不说话像是在思考的样子，便打开化验粘贴本，"你再看看这个月的透析用水内毒素化验结果，已经达到干预限度，这样的问题不止出现一次。"苏杭翻着化验粘贴单，指着上面的数据，"去年 7 月、10 月，今年 3 月，为了防范，李超把消毒液浸泡时间延长，冲洗时间延长——"她说着说着就觉得脖子和脸颊发燥，拿起桌子上的杯子喝了两口水，然后两手抱着水杯靠在椅背上，叹了口气说："这台水处理设备是血透搬到这里后重新购置的，从开始就让人闹心，刚安装那几天经常水漫血透，半夜从家里过来抗洪，透析机差点报废，然后呢？经常故障，维修维修，你问一下李超，维修多少次了？购进新电路板，更换零部件，最主要的是延误治疗！"苏杭把水杯往桌子上一放，好像满心的愤怒都在水里。

"廉主任，'血透中心院内感染就是一枚定时炸弹，处理不好就会引爆'。这不是我说的，是後藤院长说的，你刚才也看到日本血液透析用水和透析液的标准。我们还差得很远。"苏杭把那本棕黄皮的书又推到廉家文面前。"虽然丙肝与水处理没有什么关系，但是透析用水也是感控重要环节，我们在一线工作的如履薄冰啊。"

"当初这台水处理机不是你认可的吗？这才几年啊。"廉家文突然打断喋喋不休的苏杭，提到当初购置水处理机的问题。苏杭脑子一阵嗡嗡响，她怔怔地看着廉家文，心里明白廉家文不会突然提到这件事，一定是院务会或者上面有人提及。突然想起早上王岩说的"挖坑"，难不成我真的掉坑里了？今早上班路上她接到王岩电话，王岩问她为何不抓紧搬家，苏杭直接告诉她主要是水处理机。"呵，苏杭你这是要挟啊？不购置水处理机就不搬家了？刘院长更焦急，你以为他不想购买设备啊？现在的领导有不喜欢购买设备的？前几天刘院长在卫生局和领导翻脸了，因为卫生局把原本拨给医院的财政款项给了另一家医院。医院大楼大部分是贷款，等我们这代人弯腰犁地，撅屁股拼命还账吧！"末了她又说："'识时务者为俊杰！'先搬上去，让事实说话，到时你不急院长自然也会急。再者我提醒你一句，购置设备小心别再被'挖坑'！你自己稀里糊涂往里跳。"

当时她遇到医院上班的人，也就匆匆挂了电话，没有弄明白"挖坑"是什么意思，现在廉家文一说她明白了。

"廉主任，当初我是参加水处理设备招标，这台水处理机中标，不过我并不想要，但章院长说是以最低价中标，符合招标程序，为此我和章院长闹得很僵。后来陈强说——"她停顿下来，两拇指上下搓着极力回想陈强当时说的话，"陈强当时对我说，苏护士长，你别傻了，你只说想不想要？如果不想要这台水处理机，其他的你也甭想要，也不会给你。"

廉家文意识到自己刚才的话不合适，笑得很不自在。"哦哦，我只是随便提提，你不要往心里去。"他看苏杭不说话，又急忙说："护士长，你的为人大家都了解，都是为了工作嘛。水处理机的事情刘院长也很焦急，你也要理解领导的难处，不是不想购置，是因为——唉，我再去争取吧！刘院长这几天很焦心，你不知道又出事了。"廉家文叹了口气，低声说。

"怎么了？"苏杭瞪着疑惑的眼睛。

"又有两个主任进去了，梁军和方新民主任。"廉家文盯着窗户，接着又转过头，"你知道就行，不要吱声，不过这种事是包不住的。"廉家文摇了摇头。

苏杭愕然，"这怎么可能？"她像是问廉家文，又像是问自己。梁军她很熟悉，当初他们一同招聘进医院，一同在急诊科滚打摸爬几年，又是前后宿舍。他有一副好嗓子，特别喜欢京剧，有事没事经常地亮出几段，字正腔圆，是一个性格开朗、乐于助人的医生。方新民刚进医院没多久，苏杭对他不太熟悉，只记得院中层会议时，刘洋很自豪地介绍方新民是著名的专家教授、博士生导师，头衔一大堆，这两个人怎么也进去了？

"医生也成了高危职业，不仅要承担医疗风险，还要承担经济腐败风险，这都什么事啊！"廉家文又一声叹息。

苏杭默默地低着头，她想起了赵远航。医生的尊严哪里去了？金钱难道真的会毁掉一个人的尊严吗？在这个物欲横流的社会，大家都知道金钱买不到尊严，但是尊严却要为金钱委曲求全，赵主任——

门被敲了两下接着被推开一半，李超弓着身子，露出半个脑袋。

"护士长，这台水处理机还能搬上楼吗？"他突然看到廉家文，急忙推开门，站直身子立在门口，"廉主任在这啊，嘻嘻。"李超一脸憨笑。

廉家文抬起头，"哦，李科长，怎么样？处理好了？"

"暂时可以，但是搬到新大楼，增加透析机就不敢保证。"突然李超身后传来一阵喧笑声，接着他整个人被推了进来，许若嘻嘻笑着进了房间，"看看谁来了？"

"江照林，是你们？"苏杭站起来，看到林元英抱着孩子，惊喜地张大嘴巴半天没合上。

"护士长，哦，廉主任也在啊？我们给孩子打预防针，正好走到这里，就进来看看。"小林面色红润，胖了一圈，浑身圆鼓鼓的。

江照林刚做完移植手术那阵子苏杭见过，整个身体被激素吹得像发面馒头，现在恢复了常态，古铜色的皮肤，不大的眼睛闪着光泽，"护士长，廉大夫。"他说完红着脸嘿嘿地笑，还是一副木讷的老样子。

"你的孩子？"廉家文凑了过来。

"是啊，我家姑娘，已经三个月了。"小林笑嘻嘻地说。

"我去年听说小林怀孕了，没想到这么快，三个月了。"苏杭脱下外面的工作服，"来了，让阿姨抱抱！"

苏杭将孩子抱在怀里，那孩子看着她咧嘴笑，粉粉的脸蛋，奶香味十足，实在可爱。

"来，叫叔叔。"苏杭摇晃着孩子凑到廉家文面前，"没有叔叔，可能就没有你喽。"

"是啊，是啊，要谢谢这位大大（伯伯）和大姨。"小林急忙跟了一句。

廉家文笑得眯起眼睛，他用手指头拎着孩子展开的小手。想当年江照林肾移植手术，是赵主任、高主任带着他一起做的，时间过得真快。

"我们也来看看江照林的孩子。"门口又挤进几个病人家属。许若见状赶紧说："我们到门口等候室吧，这地方太小。"

"哦哦，护士长，我来。"小林抱过孩子对廉家文说："廉主任打扰了。"又转身笑着看着苏杭，"护士长，再见。"

"有时间就过来玩哦。"苏杭握着门把手，目送他们离去，关门的时候听到透析治疗室有人喊："江照林！"是李伟良的声音。"陈为林，这就是我和你说的江照林，你看人家换了肾，还生了一个大胖儿子。""不不，是千金。"一阵嬉笑声。她关上门，感慨地说："如果病人都能像江照林那样多好啊！"

"是啊，是啊，也不知赵主任怎么样了？前几年听说他老师介绍他去了东北，东北哪家医院不知道，没一点信息。"廉家文提起了赵远航。

苏杭心里一沉，摇了摇头，没有说话。

手机响，廉家文看了一眼，接着拿起电话转身走到窗边。"谭副院长，我在血透，十点半？好的，我准时到。"顺便说句，章副院长已退居二线，他的位置由骨科主任谭永平担任。廉家文把手机放到兜里，抬手看了看腕表，又转身走过来。"护士长，李德才反映的问题医院很重视，我估计开会也是这个问题，一定做好病人的思想工作，是否和他老婆联系一下？李德才有点偏执，他老婆是否好沟通？"他好像突然想起什么："对了，他的家庭问题解决了？"

"廉主任，家庭的事情哪有这么好解决的，清官还难断家务事。"苏杭嘴角一翘，表示无奈，看廉家文不语，继续说："据说他老婆要和他离婚，他死活不离。唉，李德才原先多风光啊，现在？你想啊，公司是老婆的，他在家就是个废人，一点地位都没有，说是还有一个孩子不是他的，唉唉，反正乱七八糟的事，他心里一定很不痛快，李德才最主要的是家庭问题，如果家庭问题解决了，也不至于这样。"苏杭低着头叹了口气，"唉——血透这个工作真不好干，原来为病人治疗费发愁，现在为病人的心理问题发愁，社会应当重视这个弱势群体，让他们有信心回归社会。"

"护士长，你说得对，你上次和我谈后藤院长这次来医院把肾友会换成座谈会、茶话会之类的模式，我看不错，医患共同参与面对面地交流。对了，后藤院长怎么样？他去年这个时候做的肺癌手术，一整年了，他能来吗？"廉家文做好离开的样子，身子已经往外移动。

"後藤院长说没问题，他会参加。"

"汶川地震马上一年了。"廉家文自言自语，然后转过头笑着说："绝对大丈夫！"

苏杭一怔，继而又笑了，摇头说："日语真是奇怪，为什么'大丈夫'就是'没问题'？'绝对大丈夫'就是'绝对没问题'。搞不明白。"

"护士长，你学日语，慢慢搞明白吧，哈哈——我走了，开会去。"

"哎哎，廉主任，什么时候搬家？"苏杭站起来问。

"这个，嗯，等待市卫生局检查完再搬家，这李德才，新大楼5月16号开业庆典，邀请函都已经发下去，我们必须在这之前搬上去。"他想了想，"先做准备吧，说搬就搬。"

"哎哎——"

"还有事吗？老大姐。"

手机嗡嗡地响，"水处理机，水处理机！"她低头边瞄手机边说。

廉家文摇摇头，无可奈何地笑了笑，转身离去。

苏杭顾不上说再见，拿起手机，一屁股坐在椅子上，嘴角挂着微笑，"陆语，你忙什么？好久没听到你的声音，怎么今天想起我了？。"

"前几天去日本，昨晚刚回来，招商引资乱七八糟一堆事情，也没顾上和你联系，你怎么样？挺好的？"

"你见到後藤院长了？"苏杭没有回答陆语的问话。

"没有，忙得像个陀螺，哪有时间啊，不过给後藤院长打了个电话，听声音还不错。"

"那就好。"

"你忙什么呢？"

"搬家啊，要搬到新大楼去，这几天正郁闷呢，因为水处理机的事，没按时搬家，挨批了，这不刚刚知道一个病人把我们告到市卫生局了，是因为……"苏杭一股脑把心里的郁闷都倒给了陆语。

"小苏，水处理机的事情你找刘院长再谈谈，为工作嘛，刘院长是通情达理的人，他会理解，我觉得还是资金的问题。那个病人告状的事，你只要自己觉得有理还怕他告吗？如果有错那就改，谁也不是圣人，再者找病人好好沟通，大事化小，小事化了。"

电话那头传来急促的铃声，"稍等，小苏。"接着听到陆语的声音："王主任，好好，我马上去……"苏杭静静地握着话机，一会儿传来，"小苏，那个什么，我这里还有事，我想问下後藤院长什么时候来？日程表发我一份，我看能不能抽时间和老院长聚聚，这么多年的感情，来了我一定要表达一下。"

"猜你没事不会找我。好的，我发你邮箱。"

"嘻嘻，那就谢谢了。"

"不谢，每次来你都这么热心出面招待，我们院长要感谢你才是。"

"应当的，是因为後藤老院长做得好，好了，你自己也要注意，工作的事要悠着点，不能太倔强了，领导毕竟是领导，你这样干得再好领导也不一定会喜欢，况且领导也有难处，医院不是你们血透一个科室对吧？那个什么，我这还有事，找时间咱们再聊，记住一定不要为难自己，就这样哦，再见。"

电话挂了，苏杭握着电话站了好半天，"领导毕竟是领导"，"大事化小，小事化了"。她琢磨着陆语的话。

第二天，李德才最后一个来到透析中心，他急匆匆地换好衣服，低着头就往透析治疗室走。

"李德才。"苏杭在后面叫他，她想在上机前和李德才解释一下。

"李德才。"她又叫了一声，李德才像是没听见。

"李德才，护士长叫你。"一个病人对他说。李德才头也不回径直走了进去。林大夫朝苏杭笑了笑，她们俩看着李德才佝偻着腰，低着头的背影，摇了摇头。

陈为林坐在床上看晨报。一只扎针的胳膊挺直平放在移动餐桌上，另一只手拿着报纸，李文正在给他引血上机。"看看，百分之百的治愈率，吹牛都不上税。"他把报纸伸了伸，拖腔拉调抬高了声音："得了丙肝不用怕，到蓝福医院百分之百保治愈。"周围人不知谁嗤嗤地笑了起来，"笑什么？这就是广告词。"李德才正好从他床前走过，狠狠地瞥了陈为林一眼。

"喔靠！我怎么得罪他了？这一眼，简直要把我的心挖去。"陈为林瞪着茫然不解的眼睛。

"心里有鬼才这样。"李文按下透析键，转过头问陈为林，"透析了，有什么感觉？"说完麻利地摘下手套，取消毒液擦手，又拿起记录单填写数据。

"什么意思？"陈为林追问，"快说，什么鬼？"

李文没理他，继续核对检查。

"快说啊，憋死我了。"陈为林仰着一副真诚的脸看着李文。

李文扑哧笑了，就把李德才上告的事简单地告诉他。

"嘿，奇怪了，倒打一耙啊！咱血透中心就只有他检验出丙肝，他的病毒是从哪里来的？我们传染给他的？怎么这么不讲理？我还担心被他传染呢！让护士长把他撵出去。护士长呢？护士长哪里去了？"陈为林的眼睛瞪得溜圆。

"到一边歇着吧，没看见护士长这几天正烦，消停点吧。"李文说着拿起血压计。"你以为我们不担心啊，我们整天要给他扎针治疗，最容易感染的是我们医护人员。李德才自己跑到什么包治百病的黑诊所治疗，回来后查出丙肝，这怎么能赖到我们了？如果你们在外面染了病都要赖着医院啊，我们还有法活？"

"他没找那家医院吗？"

"据说那家地下医院已经关门了。"

"哈哈，你们成了冤大头了，不找你们找谁啊？一哭二闹三上吊，公立的医院不经闹，闹腾一下金银来，政府买单图平安。这年头，嘿！"陈为林顺口做起了打油诗，嘻嘻地笑起来。

"得得得，如果是你，早把你撵了出去，躺下，测血压。"陈为林是个活宝，他和血透的年轻人混得里外透熟。

苏杭正在做上机后的检查，总除水、每小时除水、血流量、抗凝剂肝素剂量以及病人的上机前后体温、脉搏、血压、血管内瘘情况。"邹大姨您还好吗？"

"挺好的，能吃能喝，和正常人一样，看我昨天包的海螺饺子。"邹大姨指了指床头的塑料饭盒。"你尝尝？"

"不不，邹大姨，我吃了，你就没吃的了。"苏杭边说边查看透析机板面。

"哎——你们真不容易。"

"还好大姨，世界大了什么人都有，都要面对，谁也不容易。"苏杭对邹云慧笑了笑，抬头朝李德才看了一眼。辛妮子正在给他上机，李德才木呆呆地盯着电视，不知这几天是怎么熬的，像是从地狱里刚回来，一头灰蓬蓬的头发像草，两只眼睛空洞无神，嘴角胡茬参差不齐，整个人坐在床上像个朽木桩子。

苏杭看到辛妮子已经给李德才上完机，赶紧走过去，刚走到透析床边，李德才突然像中魔似的瘫在床上，握遥控器的手耷拉在一边，眼睛一闭，头一歪。辛妮子正在给他测脉搏，手还搭在他的手腕，吃惊地看着他瞬间的变化。

"李德才。"苏杭轻声叫他。

"呼——噜噜，呼——噜噜。"李德才竟然发出均匀的鼾声。

"血压、脉搏、呼吸都正常。"辛妮子撇了撇嘴低声和苏杭说。

中午吃饭，下午下机，李德才躲着苏杭，根本不给她任何解释交流的机会。

两天后，接到办公室通知，市卫生局专项检查组明天到血透中心。

新门诊大楼建成后，原来的正门牌坊也随即拆除，现在是开放式无门槛医院，一块灰里带黑条纹状大石头立在中央，石头上刻着"金沙滩医院"几个烫金的大字。后面是水帘石墙，潺潺流水经过几层黑色花岗岩台阶，象征着事业蒸蒸日上，又包含宁静致远的寓意。黄河路的早上车流、人流如潮，保安人员正在指挥进院的车辆行驶停放，嘴里的哨声吹得震天响。

一辆白色红十字车缓缓地驶入汽车挡杆处，廉家文、感染办蔡主任、医务科魏科长和王岩赶紧走过去，他们一早就在这里专门等候检查组的到来。

保安见到红十字车立刻像交通警一样做了一个放行动作，汽车在门诊楼旁边的一小块空地停下。廉家文看到车已经停稳，急忙上前打开车门，"各位领导，辛苦了。"他惊喜地看到高奕下了车，激动地上前一步握着高奕的手："高主任，好久没见，您和以前一样没有变化，前几天还念叨您，没想到今天就看到您了。"廉家文是实话实说，高奕简直是逆生长，十几年的沧桑岁月没在她身上留下痕迹，咖色风衣，烫得带卷的短发，一副精致的眼镜搭在小巧的鼻梁上，眉宇间总见一股书卷清气。高奕在医疗界有"不老女神""铁娘子"等一系列外号和头衔。

"谢谢廉副院长。"高奕笑说。

廉家文听到这个称呼，脸色微红。"不不，我现在是血透主任。高主任，您还记得那个做肾移植手术的病人江照林吗？他现在有孩子了，前几天来血透，夸赞你们两位专家手术做得好，那个，赵主任挺好的？"

高奕抬头看着新的门诊大楼，轻轻地说："好气派！"

廉家文突然意识到自己提到了不该提的事情。"哦，还可以，还可以，刚搬进来。"他打着哈哈，又急忙转身，"各位领导辛苦了，这是我们新大楼，大家随便看看，血透中心在这个大楼后面，从这里穿过去。"

新门诊大楼远看像四四方方的砖头，大楼正面微凸成圆弧形，后面是平面，墙角边缘圆润。外墙像是田字格本，灰白色的马赛克边沿，中间是粗细不等的青色钢筋横竖交错构成的方格，格子中间是深蓝色镜面玻璃。此刻清晨的一缕阳光潇潇洒洒地喷在镜面玻璃的外墙上，太阳璀璨的倒影在墙面上跳跃闪烁，四周折射出五彩斑斓的光线。

一进门诊大厅，人流奔腾，五颜六色、五味杂陈的气息让人眼花缭乱。大厅的两侧是醒目的专家栏，专家教授放大的照片悬挂于栏，每一张照片下有介绍，几个病人及家属正围着指指点点选他们意中的医生。这情景就像是在淘宝网上购物，医生专家们分门别类、包装整齐地放在商品架上，附带商品介绍，由病人反复比较，再选中，提交，预付款，看病，付款，最后收货评价。

"右边是医保结算和门诊收费，再往里是急诊科和影像科，左边是化验室和药房。"廉家文边走边兴致勃勃地介绍。

门诊大厅有篮球场那么大，中间是圆形导医台，几个漂亮的姑娘披着红色带金边的绶带立在那里，看见廉家文一行人进来，立刻上前笑颜问候。廉家文向她们点了点头，接着他转过头，"新的血透中心在八楼，计划是五十台透析设备，这几天正准备搬家，随时欢迎检查组指导工作，你们的检查就是对我们工作的推动，要不我们自己很难发现自己的毛病。"

苏杭看到高奕像是见到救星，但看到她一脸严肃的样子，便只好礼节性地打招呼，"高主任好。"高奕朝她点了点头。苏杭带着检查组进了办公室，"不好意思，办公室就这么小，这个——"她环视房间，接着转身推门，"辛妮子，搬几个凳子。"

"不用麻烦了，护士长。"高奕站在办公室中间，大家围成一圈站着。"我们是临时组织的检查组，这次来的目的说白了就是来找毛病的，不过你们也不用担心，检查就是为了更好地工作，廉副院长是血透主任，所以廉副院长和苏护士长配合工作就可以，需要什么你们就提供什么，大家按照分工检查。"

"高主任说得对，我们非常欢迎专家们来我中心检查工作，你尽管挑毛病，这样对我们中心的发展起到推动作用。我们全力配合。"廉家文代表医院和血透中心表态。

检查组分为医疗、护理、感控、防疫、质控五个小组。

"苏护士长，麻烦提交近五年的血透医疗文书。"高奕对苏杭说。

"好的。"苏杭心里暗叹自己运气好，这几天搬家，本想丢掉一部分，没想到现在用上了。她急忙走进透析治疗室，吩咐秦绍林去库房取。

刚回到办公室，廉家文脸上汗津津地追问："护士长，咱中心的设备和医疗耗材三证在哪里？"

"哦，在这。"苏杭从柜子里取出一蓝色文件盒，廉家文接过来急忙打开递给高奕。

"你们也用威高的产品？"高奕翻着证件：营业执照、税务登记证、组织机构代码证……

"是啊，高、低通透析器和血路管，透析效果不错，国产的，价格也便宜。"廉家文擦了一把汗忙说。

高奕点了点头，没说话。

医疗组在医生办公室，林大夫和医务科长陪同，抽查了相关的医疗文书，重点检查王水在透时期的病历和透析记录单。林大夫回答了有关血液透析的专业知识。感控组由许若陪同，抽查了感控化验单、感控措施及规章制度，特别是复用规章制度及操作等。防疫组由感染办公室蔡主任陪同，按照标准取样：自来水、透析用水、透析液、物体表面、空气、医护人员的手和透析病人血样，装在一个恒温箱里，带回重检。护理组，苏杭和王岩陪同，查看了血透相关制度，并抽查护士专业知识和护士上下机操作。质控组是市卫生局医政科人员，由廉家文陪同，负责检查医院的相关资质。

检查工作进行了整整两天，廉家文嘴角冒出一圈黑胡茬，苏杭感觉像过了两年。

两天后的下午，在医院小三层会议室，高奕汇总检查结果："经过两天的突击检查，从各小组反馈的信息来看，金沙滩医院血透中心总体不错，不愧是日本助建的血透中心，不过中心的规章制度还要更完善，缺的要补充。还有几项硬性指标要等检验结果出来再最后定论。"苏杭听了前面的几句悬着的心松了下来，可听了后面的一句刚松下的心又吊了起来，硬性指标是自来水、透析用水、透析液、医护人员手、空气、物表和所有病人的化验指标。她看了一眼廉家文，廉家文抬起头说：

"谢谢高主任和各位专家，谢谢你们提出的意见，我们会抓紧改正，这几天你们辛苦了。"

"廉副院长客气了，你和苏护士长压力不小吧？"高奕看着一脸紧张的廉家文，拿起桌子上的瓶装水，放到嘴里抿了一口。

"是啊是啊，的确有压力，你看正是风头浪尖上，弄不好给医院抹黑，自己的饭碗也砸了。"廉家文苦笑着叹了口气。

"高主任，各位专家，我想请教一个问题。"苏杭突然冒出高八度的声音，显然她憋了很久。她抬起头，看着高奕和检查组其他几位，"我想问下，我们国家血液净化有没有专业的规范标准？我们可以有章可循，有标准可执行，如果以后再发生类似情况——"

高奕的手转动着瓶装水，听到苏杭的问话，她停止了转动，"这个问题问得很好，这几年血液净化专业发展太快，的确相关规范标准没有及时跟上。前几天我去北京开会，肾脏病及血净领头人陈院士已经组织各个专家撰写我们国家的血液净化行业标准，不久就会问世。"

"哦，太好了。"苏杭乐了。

廉家文点点头，"嗯，太好了，有标准，工作就更顺畅。"

"是啊，是啊，这几年血透发展太快，早先没有几家血透中心，现在滨海市各县市区都有。"

"怎么会有这么多尿毒症病人？以前没有透析机也没听说这么多病人。"

"以前只是不知道，得了这样的病只能等死呗。"

"是啊，是啊，现在医保政策好，病人能负担起了。"

"不过国家这部分负担也够重的。"

大家七嘴八舌议论着。

……等待结果的过程备受煎熬。三天后的下午，苏杭正在给病人下机，看到窗外廉家文匆匆走过，急忙把手中的止血钳交给许若，她知道决定血透中心命运的判决书下来了，走进办公室，廉家文也正好进来，"护士长两件事。"

又是两件事！苏杭的眼睛紧盯着他的脸，廉家文倒是不紧不慢从一摞文件里抽出一份递给苏杭，"这是市卫生局检查结果和处理意见。"苏杭急忙展开。

> **有关金沙滩医院血透中心病人李德才投诉信处理意见**
>
> **滨海市卫生局第 68 号文件**
>
> 2009 年 5 月 11 日～5 月 12 日由市卫生局组织医疗卫生专项检查组对金沙滩医院血液透析中心专项检查，从专家组反馈的信息做以下结论：1. 金沙滩医院血透中心规章制度齐全。2. 感控要求检查项目达标。3. 护理操作基本按照无菌操作技术。4. 李德才有外出治疗史，发病原因不详。5. 李德才投诉金沙滩医院血透中心被感染丙肝证据不足。6. 没有发现丙肝感染的隐患。
>
> 2009 年 5 月 12 日

苏杭两手把文件放在胸前，长长舒了口气，悬着的心终于沉落下来。她抬头看着廉家文，廉家文眯着眼正在笑。

"护士长，卫生局要求我们做好与病人的沟通，一定要安抚好病人。我们负责传达卫生局的检查结果。"

"啊？这可是个棘手的事，李德才最近汤水不进，如果再告诉他官司打败了——"苏杭收住笑容。

"是啊，这个任务还要交给你，护士长，你在血透这么多年，有威信，病人都听你的。"

"廉主任，不要给我扣高帽好不好？最近李德才总是想办法躲着我，我都没机会和他说话。"

"哈哈，老大姐，这证明他还是心虚，他怕你，我明天一早去市局开会，那个什么，"他停顿一秒钟，咽了口唾沫，"不行就先和他老婆电话联系，他老婆好歹也是企业老总，在家里又说了算，也许好沟通。"廉家文语速很快，没给苏杭再推辞的时间，他接着说："还有一件事，你要感谢我。"

"什么事？"

"刘院长已经同意购置水处理机，昨天上午招标，刘超代表我们血透参加招标会，中标的是国内质量过硬的品牌，今天晚上工程师就到，是不是要感谢我？"廉家文狡黠地眯起笑眼。

"廉主任，你别拿这个来堵我的嘴，水处理机不是我家的，你是血透主任，你这是为你自己购置的。"苏杭心里美得乐开花，嘴上却犟硬。

"护士长，你这个老大姐可不能这么不地道，前几天不是你要死要活非要新的水处理机吗？"廉家文正说着，手机响了，他转过身去，低着头对着电话哼哼哈哈答应几句，然后对苏杭说："刘院长的电话。对了，水处理机是投放式，分期还款，当然是羊毛出在羊身上，全都记在血透的账上，我们要挣钱还账的。还有这几天必须马上搬家，开业典礼如期进行，不能耽搁。到时候後藤院长参加开业典礼，血透没搬上去，这就打我们自己的脸了。"

"今晚安装水处理机，明天晚班下机后搬家，后天是周日，大家加个班，整理消毒，不会耽误大后天开业典礼。"苏杭思量地说。

"行，护士长，我通知总务后勤和设备科，全力以赴帮助血透中心搬家，我们是最后一个搬上楼的，好戏都在后头。"他嘿嘿地笑，手里的电话又响了，他拿起手机看了一眼。"辛苦护士长了，我走了。"转身"喂喂，我是廉家文"的声音消失在门外。

夜幕笼罩着金沙滩医院，门诊大楼外墙炫目的电子霓虹灯不停地变换颜色，犹如巨型万花筒。下班后，苏杭召集大家开了个简短的会议，传达市卫生局检查结果，然后又布置明天晚上搬家工作。此刻她独自坐在办公室里，环视四周，眼里竟然涌出泪花。她想起赵主任，荆志院长，想起血透刚成立那会……抹了一把泪水，她转头看着窗外：黑黢黢的天空中，新门诊大楼一层又一层房间的灯亮了起来，这灯光像星星一样璀璨，除了八楼，现在还是黑漆漆一片——明天晚上我们也会上去。想到这，她心里一阵激动，感觉离自己的梦想越来越近。所有病人能够无忧无虑地免费透析，那该多好啊！

她又想起李德才这个棘手的问题。最好今晚就通知他，免得明天他又闹腾，搅和其他病人无法正常透析。想到这，她转身拿起透析病人通讯录，用笔敲打着本子，琢磨是要和李德才通电话还是和他老婆说。廉家文建议和他老婆沟通，也有道理；李德才老婆张金华，苏杭见过一次，长得腰圆体胖，是个泼辣的女人。她想起去年的一天，半夜时分接到一个陌生女人的电话："我是李德才家属，你是苏护士长吗？"

"是啊。"

"李德才肚子疼，他让我打电话找你，李德才，快，你和护士长说。"

电话那头传来李德才的声音："哎呦，护士长，要血命了，肚子疼裂了。哎呦，我的娘呀——"

接着又是那女人的声音："要命了就去死，真是膈应死了（受够了）。"

一会儿又传来女人的声音："护士长，真让他够死了，你说怎么办？"

"这样，我马上去急诊科等你们。"

李德才是阑尾炎穿孔，苏杭一直在医院陪同手术结束才回去，事后那女人说了一些感激的话。她不是一个不通道理的女人，苏杭心里想着，拿起座机拨通李德才老婆的电话。"您好，张总，我是血透中心苏杭。"

"哦，是护士长啊，有什么事？"声音挺温和的。

"这样，我打电话是……"苏杭先是把李德才丙肝事情和她做了解释，又把市卫生局检查结果告诉了她，没想到电话那头传来声嘶力竭的叫骂声。"你说你这个李德才，缺德吧，这么多年净拖累我们了，离婚离不成，又得了这么个丧门病，这不要害死我们吗？李德才你滚出来，你丢人都丢到市里去了。"刺耳的声音震得苏杭耳朵嗡嗡地响，她把电话放到免提位置，"喂喂"，她想再和张金华解释，可是没人接听，一会儿就听到"嘟嘟嘟"挂断电话的声音。等她再打电话时，已经关机。

苏杭睁开眼，发现天已亮。她摸了摸昏昏沉沉的脑袋，想起昨晚的事情。昨晚是不是自己哪句话说错了，让张金华如此发飙？今天无论如何要和李德才解释，有机会再找张金华好好聊聊。她抬头看了看墙上的时钟，"糟了。"从床上跳下来，穿上衣服，直奔洗漱间。昨晚离开血透后又去新大楼，李超和工程师正在连夜安装新的水处理机，她答应今天买早点给他们送去。洗了一把脸，开车奔了出去。

"苏杭，起床了？"苏杭提着几盒饭急匆匆地刚进医院就接到陆语电话。

"起床了？已经上班了。今天晚上血透搬家，技师昨晚加班安装新的水处理机，我给他们送早饭来了。"

"哦，是新的水处理机，这回你高兴了？"电话那头传来陆语朗朗的笑声。

"嗯，挺满意的。"苏杭走到电梯口，一只手提着饭，把手机夹在脖子上，腾出另一只手按了上行键。

"哦，那太好了，那个病人怎么样？"

电梯门开了，"哪个病人？你是说那个病人告状的事？"苏杭肩上挂的包滑落在胳膊上，她顾不上整理，又有几个人进了电梯。

"麻烦按下八楼。"她对前面的人说。"谢谢。"

"对啊，你最揪心的那件事。"

"陆语，真的谢谢你，还记得这件事，前几天市卫生局来检查，我们没事。"

咣！电梯门关上。

"陆语，我进电梯了，後藤院长明天晚上到，到时我们再联系。"苏杭急急地说。

"好，再见。"

八楼整个一层都是血透中心，门是敞开的，房间的灯还亮着，苏杭一进门随手关掉墙壁双控按钮，四周顿时暗淡成一片灰白色。"李超，李超。"声音在空旷的房间里回旋，一个高个子女孩从里面出来。"您是苏护士长吧？李科长在里面。"苏杭稍稍仰头打量着她，一米七五左右，个子修长，椭圆脸庞，眉清目秀，这人应当做模特。正当她准备问何方人士时，李超从里面的水处理间出来，顶着一头毛糙的头发，"护士长，来了。"他看苏杭盯着高个子女人。"哦，忘记告诉你，这是我们科新来的董宁，血透搬过来就给你们固定一个技师。"

"哦，那敢情好，你怎么不早说啊？少一份饭。"

"没事，没事，我去食堂吃就行。"董宁露出两个小虎牙。

"苏护士长，你看是不是安装一个加压泵？"李超问。

"哦，对的，对的，应当安装加压泵，这是八楼，防止水压不足。"苏杭心里赞叹李超想得周到，回头看着董宁，"好好跟着你们科长学着，他可是医院后勤的宝。"

董宁笑着说："那是那是，来，护士长，我给你拿着饭盒。"

"护士长，真能开玩笑。"李超红着脸嘻嘻地笑说。

走进水处理间，两个工程师正趴在地上安装什么，听到声音同时抬起头。"师傅，一晚上没休息，辛苦了！"苏杭歉意地低下头看着他们。

"没事，李科长命令我们只能提前不能拖后。"其中一个边说边低下头拧着螺丝，另一个嘻嘻地笑出声来。

"那是必须的，要对得起护士长买的饭，嘿嘿，护士长，我今天就去买加压泵，你看安装在哪里好？"李超问。

"李超，这个要问我？你是工程师啊。"

李超又嗤嗤地笑了，"我是工程师但不如你这个专家啊。"说完领着苏杭进了集中供液间。"护士长，你们这会可是鸟枪换炮了，不过我听说血透刚成立时，日本人也是给你们安装了集中供液设备，那个时候你们挺牛的。"

"那当然，那个时候我们是省内第一家集中供液血液透析中心，很多人都到咱们医院参观学习，我们给滨海市和其他市级医院培养了好多血透医生和护士，你看现在的海洋医院、宾海山医院、华兴医院……"苏杭如数家珍，洋洋自得。

"护士长你的电话。"工程师在喊，苏杭想起自己的包放在水处理间，急忙奔过去，她拿起手机。

"护士长，你在哪里，快来，李德才疯了。"是许若，声音颤抖着。

"怎么回事？慢点说。"苏杭心里一惊，电话那端听到许多人的喊叫声。"放开林大夫，放开。"苏杭感觉出事了，急忙拿起包往外走。"许若，许若到底怎么回事？"

"护士长，李德才抓住了林大夫，你快来啊。"苏杭急忙往电梯奔去，边跑边回头喊："李超打电话叫保卫科到血透。"

透析治疗室，李德才站在护士台上，他半弓着腰，左手攥着林大夫的马尾辫，右手拿着病历夹，两只眼睛像一个得了红眼病的怪兽。"谁敢过来，谁敢过来我就劈死她。"他咆哮地喊着。

"李德才，你干什么？放开林大夫！"苏杭冲了进去，不知哪来的勇气，顺手从输液架上拿起一瓶液体，"你敢打林大夫我就敢砸你。"顿时房间里所有的眼睛都聚焦过来，大家惊讶地看着苏杭。苏杭突然意识到什么，她的手微微发软，但马上又挺直，她了解李德才，看似五大三粗，实际胆小得很。李德才看到苏杭这架势心里一惊，嚣张的气势减了一半，哭丧着脸说："我告诉你，我反正不想活了，都是你们害的，都是你们让我人不人鬼不鬼。不让我好好活，我也不会让你们清闲了！"他声嘶力竭地叫着身子晃了一下，林大夫"哦呦，哦呦"疼得两只手抓着发根叫了起来，李德才松了一下手，瞪圆了眼睛看着房间里的人。苏杭转身悄悄地告诉许若："让所有病人和家属都到更衣室和等候室去，关上门别让他们进来。"然后她放下手中的盐水瓶，缓了口气说："李德才，人没有不生病的，你看这么多生病人，有多少不如你的，现在国家有医保，治病都不愁，为何要这样呢？是不是我昨晚的电话说得不中听？还是我做错了什么？你有意见可以找我啊，你放了林大夫。"苏杭说着慢慢往前靠拢。

"我老婆不要我了，你，你，不要过来，你不要过来。"李德才的眼睛带着血丝，头发凌乱，眼窝深陷，像个骷髅，他拿着病历夹指着苏杭。

这时廉家文带着保卫科的人进来，刺耳的警车声音也由远至近。李德才伸长脖子往窗外看，外面围着一些人，一会儿一辆警车停在门口。他的身体摇晃了一下，闭上眼睛，正在这时廉家文一个健步跑了上去，推开李德才的手，拉起林大夫往外跑。李德才猛然睁开眼睛，手里的铝合金病历夹往外一甩，像飞碟一样飞了出去。"啊！"廉家文应声倒在地上，鲜红的血瞬间从头上流下来，"廉主任！廉副院长！"大家围拢倒在地上的廉家文，突然后面传来"咚"的一声。李德才呢？刚才站在护士台的李德才哪里去了？苏杭急忙跑过去，李德才瘫在地上，一把圆凳倒在他身边，"李德才，李德才。"没有声音，许若拿来血压计，苏杭的手搭在他的腕部，同时高声喊："担架车，快。"保安和警察进来把躺在地上的李德才抬上担架车。

"秦绍林，陪着廉主任到外科门诊，许若照看林大夫送她去休息。"苏杭掏出手机，"脑外科吗？我们有个病人——李主任门诊，哦，好的，马上推过去，谢谢。"她放下电话，"李文和杨保安赶快推着李德才到脑外科门诊，李主任今天门诊，快。"她气喘地说完，又想起什么，"辛妮子收拾房间，重新准备用物，打开空气消毒机，准备病人透析。"

苏杭站在透析机前冲洗管路，边冲洗管路边想着心思。廉家文刚才来电话，说是没大事；林大夫已被家人接回去；李德才脑震荡需要住院，已经给他老婆打电话，这回她也学聪明了，只是告诉张金华：李德才住院需要押金，叫她立即来，其他什么都没说。当面交流总比电话交流好得多，到了医院有这么多人，张金华再撒泼也多少要顾忌面子。高高挂的盐水瓶发出咕噜咕噜的气过水声，她盯着盐水瓶，今天这个事是怎么发生的？林大夫怎么和李德才起了冲突？是不是与昨晚的电话有关？她心里非常懊恼。

办公室电话铃响，辛妮子走过来接过苏杭手中的工作，苏杭脱下手套，胡乱涂了两下消毒液往办公室跑去。"刘院，是啊，廉主任去CT室了，缝了几针，嗯，我现在出不去，等会儿好吗？对，血透今天满台透析，晚上搬家，嗯，好。谢谢刘院，放心吧。"

苏杭放下电话，刘洋的电话是警察要了解事情发生的经过，整个过程她不太清楚，许若最清楚。她转身进透析治疗室，找到许若。许若边准备用物边和她把事情经过讲了一遍："李德才今天来得挺早，抱着病历夹进来，林大夫在后面追进来，听见林大夫说：李德才，我还没填写记录单，把病历夹给我。稍后又听林大夫说：李德才，因为你是丙肝，以后要和其他病人隔离透析，你自己也注意点，用的东西不要和其他病人共用，在家里也一样。后来又听林大夫说：透析器不能复用了，要一次性使用，这个费用是要自己负担的……不知他们又说什么，只听李德才吼：不让我活了，我也不会让你们活。抬头看到李德才一下子揪住林大夫的头发，开始骂了起来，大家上前劝阻，他踩着凳子上了护士台，往后也就是你看到的。"

"好吧，你去办公室，警察要了解情况。"苏杭吩咐许若。

病人陆续进入透析治疗室，几个病人进门拦住苏杭，胡勇建铁青着脸问道："护士长，我们在这里透析要的是安全，这样的人在这里就是祸害。如果你不撵他走，我们走。"胡勇建双手抱在胸前，看着苏杭。

"对啊，得了病还赖别人，我们被他传染怎么办？"

"对，如果我们被他传染怎么办？护士长，你要给大家说清楚。"

……

四五个人七嘴八舌，围在苏杭身边，吵吵嚷嚷，看那架势似乎今天不给说法，他们要"罢透"。秦绍林走过来，他担心苏杭吃亏。苏杭朝他摆了摆手，看着眼前的病人，又抬头环视整个透析治疗室，大部分病人都在自己的透析床上，瞪着眼睛看着她，空气显得异常的凝重。

苏杭走到护士台前清了清嗓子。"大家静一静，我说几句，有一点我要和大家说清楚，李德才如果自己不走，我不会赶走他。换位思考一下，如果哪一天你们当中谁得了这样的病我就赶走谁，你们心里会好过吗？到哪里去透析啊？"她停顿一下又继续说："丙型肝炎不可怕，增加自身抵抗力，做好自身防护就行。你们想一想，你们在这里一周只有三次透析，如果回家坐公交车，出去吃饭，出去购物等等到公共场合，你们知道谁有传染病？你们知道哪个地方有传染源？你们不是没有被传染吗？"她看了大家一眼，"我们医院的血透中心经得住考验，这次市卫生局组织的检查就说明了这一切。血透是一个大家庭，大家生病在这里治疗都不容易，要互相体谅，互相帮助才是。"房间静得出奇，偶尔听到哗啦啦透析机轻微的流水声。苏杭说到这里抬起头："我不想丢掉任何一个病人，但如果你们谁有意见，不想留在这里，我也不强留。"

又是一阵沉默。

"护士长，怎么能做好自身防护？我们害怕啊！"有人说。

"刚才我说过，增加自身抵抗力和免疫力，充分透析，保持个人卫生，少到外面吃饭。还有，可以注射丙肝疫苗，过几天我联系防疫站，看能否让他们上门注射。"

"哦。"很多人松了口气。

李伟良说："护士长说得对，血透室一个大家庭，不能随便赶走谁。"

"是啊，是啊。大家都不容易的，都得了一样的穷病，谁都不要嫌弃谁！"又有人附和地说。围着苏杭的人三三两两离开护士台，各自找自己的透析床位。胡勇建犹豫了一下，转身红着脸对苏杭说："护士长，我不是成心捣乱，只是担心。你说俺是新农合，本来就报不了几个钱，如果再得这样的病，那不要血命了。"

"胡勇建，看你说的，有话就要直说，你的担心也对的。来，我给你上机，晚上我们还要搬家，下一次你们就要到新大楼透析了。"

"哎哎。"胡勇建往他的透析床走去。

苏杭心里一阵轻松，连忙走到洗手池旁，按照"七步洗手法"，取皂液搓起手来。

"老胡，这次报销多少钱？"

"多少钱？别提了，你是职工医保，俺没法比。俺是孙子辈的，居民医保也比俺强。"

苏杭推过治疗车，来到胡勇建床前，"来，胡勇建，扎针吧？"她想岔开这个话题。职工、居民、新农合，三六九等，每次报销医疗费血透中心总是几家欢喜几家愁。

"老胡，你真行，护士长亲自给你上机啊。"陈为林在房间的另一头嘻嘻地说笑着。

"是啊是啊，护士长好久没给我上机了。"

"护士长，不能有偏有向。"房间里嘻嘻哈哈的声音在回荡。

苏杭忙完后走进办公室，电话铃又响了，脑外科姓常的医生告诉她李德才已醒，正在输液降压，问今天能否透析？苏杭毫不犹豫地回复：晚上加班。加班就意味所有的机器不能停，所以搬家就更要延后。今天要忙到后半夜了。她想着，身子靠在椅子后背，这会才体会到什么叫心身疲惫。

廉家文匆匆推门走进来，苏杭立即起身，"廉主任，你怎么样？你去休息吧？"

"没事，没事。"苏杭搬过一把椅子，放到他身后，廉家文拉过来坐下。他捂着脑袋说："我刚去办公室，警察问了一些情况，我看见许若也去了。血透病人怎么样？"

"许若也是被叫去了解情况，血透病人有些情绪波动，现在已稳定都上机透析。哎，今天是什么日子啊？搬家的日子却见血，真是上火。好在人没什么大问题，"

苏杭懊丧地说。

"血透搬家吗？就是与血有关，红红火火才吉祥呢。"廉家文头上的帽檐正好能盖住纱布，但是稍一活动就露出白色边沿，白晃晃的刺眼。他整理了一下手术帽，不知是牵拉还是碰到创口，疼得龇牙咧嘴。

"咦，你不是今天去开会吗？"苏杭突然想起。

"是啊，一早来医院取文件，碰上了。"廉家文捂着头，"李德才没问题吧？"

"李德才被诊断为脑震荡。已经醒了，正输液降压，晚上给他加班透析。"

"哦。辛苦了护士长。"

"心（辛）不苦，是肝苦。"苏杭咧嘴一笑，接着又说："解决李德才的问题关键还在于他老婆，如果能见到张金华好好聊聊，丙肝没什么可怕的，也许能解决？"最后一句她像是在问自己。

"嗯，家庭问题的确是个大问题，尽力而为吧！"廉家文摇了摇头，下意识地又捂住了脑袋，朝苏杭咧嘴一笑。

"走吧，看看病人。"

两个人刚站了起来，听见大门口有个女人大喊大叫，"我找主任，找林大夫。"

"哎哎，你要换鞋的。"保洁常师傅的声音。廉家文和苏杭赶紧走了出去，一个七十多岁满头银发的老太太正要往里走。

"大妈，您找我？我是廉家文。"廉家文迎了上去。

老太太抬起一双混浊的眼睛打量着廉家文，突然跪下了，眼泪从满是沟壑的眼角滚落下来，"廉主任，我是李德才的妈，你大人不计小人过，不要告李德才，我那个傻儿子啊，呜呜——"

"哎哎，快起来，大妈，你这是怎么说的。"廉家文搀起老太太。

几个病人家属闻声走了出来，秦绍林探出头。

"没事，没事，大家各忙各的。"苏杭边说边和廉家文扶着老太太进办公室坐下，问明原因才知道事情的大概：上午苏杭给张金华打电话，张金华听说李德才住院了，就开车拉着李德才的妈妈来医院照顾李德才。在病房张金华听到李德才是从台上摔下来脑震荡住院，就撒泼似的叫骂，并口口声声要告医院，要医院给赔偿。脑外科没办法，叫了保卫科，带他们到了医院办公室，刘院长把事情经过告诉她们，张金华仍一口咬定是医院把李德才害的，两位警察把血透录像播给她看，并告诉她：李德才触犯法律，要受法律制裁。张金华这才傻了眼，老太太又开始哭喊，请求警察放过她的儿子，最后警察告诉她们如果廉主任和林大夫不告李德才，他们才能放了他，于是有了刚才的那一幕。

"大妈，您老放心，我和林大夫绝对不会告李德才的，您放心。"

老太太收住泪，突然站起来腿一弯。"哎哎，大妈你这是干什么？来来，您坐好，坐好……"廉家文把老人扶稳。

苏杭赶忙取一次性口杯倒了一杯水端在她的面前，"大妈，您喝杯水，廉主任说没事就没事，您就放心吧。"苏杭抬头看到张金华在窗外徘徊，踱着步子，犹豫想开门又缩回手，她急忙走过去，打开了门……

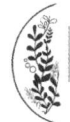 二十九、血液净化SOP

　　2010 年，中国血液净化一个新的历程开始了。早春，由卫生部医管司领导，我国著名肾脏病学家陈香美院士领衔，中华医学会肾脏病学分会专家组编写的《血液净化标准操作规程SOP》正式问世。SOP 的问世就像一声春雷，在血液净化领域的上空砸开，甘雨接二连三地落在血液净化领域的每一个角落，所有的血净人（从事*血液净化专业的医生护士技师*）苏醒了，他们看到了标准，看到了目标，看到了希望。这一年的血液净化领域像是注入了兴奋剂，雀跃欢腾，各种与 SOP 有关的学术研讨会如雨后春笋在全国各地召开。这一年的血液净化领域，全国各地的血净领头人，按照 SOP 的规范要求，组织检查并指导自己管辖范围的各个血液净化中心，系统化、规范化、标准化操作和管理。这一年的血液净化领域，全国各地专业培训班风起云涌，从事血净专业的医生、护士和技术员不断提高专业技术能力，学以致用，用以促学，更好地为病人服务。这一年的血液净化领域，打开国门，走向世界，开始自己国家肾脏病和血液净化数据库的统计，为今后的肾脏病科学研究奠定了基础。

三十、黑暗中的灯光

东边天际刚刚泛白，後藤院长就来到多功能房间做柔道运动。如果没有特殊情况，比如有病人需要治疗、外出参加学术会议、访问中国或生病，每天早上起床后他都会来到这里。这几年疾病耽误了他很多的运动时间，两年前的肺癌手术伤了身体，但好在精气神不败，他常对朋友说：是我的运动神经发达，才给了我继续活在世上的运气，好好珍惜活着的时光，将今天延续下去就是今后的挑战！

多功能房间兼做会议室，平日除了开会还接待客人。此刻他穿着一身白色的柔道服，站立、移步、捉襟、护身，一招一式体现他夯实的柔道功底。年轻时的後藤院长曾经参加过全国柔道大赛并获奖。他酷爱运动，柔道是他最喜欢的运动之一，刚柔并济，既能锻炼身体，又能锻炼大脑神经。

他做完一套运动，有些气喘地坐在地板上，揩着额头上的汗。岁月不饶人，但他坚定地认为，只要能工作，就永远不会老。他手扶地板站了起来，抬头看到正面墙壁上"精力善用"几个刚劲有力的大字，伫立一阵，转身走进淋浴房。

当早晨的第一缕阳光从窗外射进来时，後藤院长又走进多功能房间，他还有一项必做的功课：浇花。房间里很亮堂，他把毛巾往脖子上一搭，手提喷壶，看着水雾喷洒而下，心里想着今天预诊的病人：木村老人的人工血管移植手术是上午八点，野泽老先生的前列腺癌手术是下午两点，术中注意并发症的发生；还有那几个老龄透析病人，铃木、浅田夫人……植物经水浸润，愈发显得生机勃勃。他取下毛巾擦了擦手往窗外看去，四楼平台已是阳光灿烂，于是把胳膊左右一伸，套上外套，健步走上平台。

室外冷飕飕的空气带着太阳的味道扑面而来。蔚蓝的天空下，西边早池峰绵延的山脉像一条巨龙往前延伸，看不到尽头。北边是黑森山，山体跌宕起伏，松林、黄土和不知名树的树冠被阳光笼罩，留下疏密不均的影子。"天气真好！"他自言自语。转过身遮住眼睛看向大海：东边，火红的太阳已经升起，万丈光芒映照在波光粼粼的海面上，几艘大型白色轮船迎着朝阳缓缓航行，船尾扬起串串白浪。真美！以后要经常到平台来，这么美的景致不要随便遗落掉。他迎着太阳伸了一个懒腰，视线移向南边：东偏南是月山，月山像一把两边带有利齿的手锯，从南至东北斜插入太平洋，和海岸共同围成了宫古湾。宫古三面环山，东临大海，真是一块宝地。

宫古码头到医院的直线距离大约四百米，青灰色的防浪堤坝像古长城一样蜿蜒向前，堤坝内几艘船静卧在波光粼粼的港湾中，那是晚上捕捞返航的船只。一条灰白色的公路沿着堤坝伸向远处，公路上来来往往的车辆像蚂蚁运送粮食一样来回忙碌穿梭。离码头不远的岸上堆着一排排整齐的集装箱、小汽车和堆集成山的原木。不远处，後藤院长看到一个人跳上汽车，往码头方向驶去。这是中华料理的老板，八成是去码头市场购买新鲜的海物。"中午一定有好吃的。"他似乎感觉有点饿。

"父亲，吃饭了。"房间内传来康树的声音。

"Ha-i- 嗨——"他应答着，身体却没有动。眼前的民舍错落有致，红、灰、黑色的瓦，灰白、青蓝、米色的墙，像一幅水彩画。自从他三十四岁继承父业来到这里，已经四十年了，四十年来和这里的草木山水、一家一户朝夕相处，有了很深的感情。

"父亲吃饭吧。"康树推开平台的门，探出一个脑袋。

"Ha-i- 嗨——"後藤院长答应着转过身来，左侧一排六台发电设备藏在银白色的铁皮房内，房顶在阳光下灼灼闪着光芒。他抬头看到北楼五楼平台上的储水罐，不自觉地点点头：这些设备是他的定心丸。

"父亲。"康树还在等他。

"Ha-i- 嗨——"後藤院长走过去，微笑地看着康树，拍了拍儿子的肩膀，接着大步流星走进医院。

上午 7 点，後藤院长坐在诊桌前，翻看桌上的日历：2011 年 3 月 11 日。时间过得真快，转眼到了三月中旬。他抬头凝视挂在墙上的红色十字结，下个月 4 月 16 日金沙滩医院访问宫古。他心里盘算着：还有一个月的时间，需要抓紧准备。

酒井护士长进来。"早上好，院长先生。"她笑着又转过身，"请，本田先生。"话音刚落，一个老人走了进来。摘下帽子，弯着腰说："早上好院长先生，给您添麻烦。"

後藤院长连忙站起。"您好，早上好，来，请坐。"待老人坐定，後藤院长亲切地问："您哪里不舒服？"

二楼三个透析室一派忙碌中。护士们小跑步地在房间里穿梭，每当看到病人进来，他们一边忙手头的工作，一边低头弯腰问候："早上好。"

"早上好。"

"早上好,浅田夫人。"九十一岁的浅田夫人踱着小步,颤颤巍巍地走进来,岁月使她的脊背微微弯曲,银白的头发整齐地挽成一个髻,面颊虽然皱纹密布,但妆容却毫不马虎:弯弯的眉毛,淡淡的眼线,红红的嘴唇。她笑眯眯地和每一个人打招呼,身上飘着淡淡的玫瑰香味。

沼崎走上前搀扶着她坐在透析床上。浅田夫人手里握着樱花瓣样的手包,笑着对沼崎说:"arigato(谢谢)——"她拖着声调,听起来像是在唱歌,"——今天真是个好天气。"

"Ha-i嗨!今天是个好天气!"沼崎边附和边拿起血压计,"浅田夫人您挺好的吗?"

浅田夫人的手布满了鱼鳞状的皱纹,她抚摸着手包,神秘地趴在沼崎的耳朵说:"我家小花(猫的名字)有宝宝了。"

"恭喜,恭喜。"沼崎笑呵呵地看着她,"来,躺下测个血压。"沼崎边说边展开血压计袖带,"您回去挺好的吗?"

浅田夫人看到沼崎拿起血压计袖带,回过神来。"哦,对不起,对不起!"她一边道歉,一边躺下,一只手抚摸着胸前的手包,伸出了另一只胳膊,自言自语地说:"小花要生宝宝了。一定是漂亮的宝宝。"

"Ha-i嗨,嗨。您上次透析回家怎么样?挺好的吗?"沼崎又趴在她耳朵问。

"很好,很好。"她这会儿终于听明白沼崎的问话,也许是看懂了沼崎的嘴形。

中午12点是两班病人下机上机的时刻。"铃木先生来了吗?"病人们陆续上机透析,不见铃木,沼崎环顾透析治疗室,轻声喊道:"铃木。"依旧没有应答。他推开透析治疗室的门,老远就看到走廊的软椅上,铃木正和浅田夫人亲热地聊天。

"是啊,是啊,小花生宝宝一定给你一个。"

"那谢谢你。"

"不客气,有猫咪作伴就不寂寞了。"

"是啊,是啊。"铃木晃着脑袋答道。

"嗯——对不起!"沼崎走了过去,打断他们的对话。铃木和浅田夫人扬起脸看着沼崎,浅田夫人笑着问:"有事吗?"

"对不起,打扰了,铃木先生,您要透析了。"铃木虽然九十岁了,除了牙齿脱落,耳不聋眼不花。

"哦,对不起,我忘了,让你们久等,真对不起。"铃木慌乱地站了起来。

"对不起,是我耽误你了。"浅田夫人也站了起来。

"没关系，没关系。"沼崎笑着说。

铃木转过身对着浅田夫人，两脚并拢弯下腰，"对不起，我告辞了。"

浅田夫人笑着弯腰，"你多保重！我走了。"

铃木又弯腰，"路上小心，您走好！"

浅田夫人又弯腰，"再见！"

"Ha-i 嗨，嗨，再见。"铃木直起腰跟着沼崎进了透析治疗室。

下午1点钟，第二班病人已经全部上机透析。沼崎安排好工作，正洗手准备去餐厅吃饭，大门玻璃上出现一个人影，是杉本。"杉本部长您好。"沼崎推开门。

"中午好沼崎，辛苦了。"杉本的脸色有些苍白，他侧身进来，站在门口对沼崎说："我刚拜见院长先生，顺便过来看看透析设备运转怎么样。有没有什么问题？"

"很好，没有问题。杉本部长您不舒服？"沼崎关切地问。

"谢谢！没问题，嗯，可能最近有点累，休息一下就好了。"杉本笑着低头看了看手表，"好的，有问题直接找我，不打扰了，我要赶回三爱病院。"

"辛苦了，那您慢走。"

"回头见！"

"回头见！"杉本弯腰退了出去，沿楼梯而下。

此刻後藤院长来到一楼诊室。午饭期间，他与杉本和青木事务长一同商讨下个月金沙滩医院访问日本的有关事项，杉本向他汇报了四月份中国金沙滩医院访问日本的日程安排。刘洋院长想去日本社会福利院参观学习，杉本把宫古市的社会福利院情况向後藤院长汇报，最后他们商定离市区比较近的"慈园"最合适。後藤院长让青木抓紧时间和"慈园"联系，又吩咐杉本日程安排要及时征求金沙滩医院的意见，多沟通。

从上午到现在除了中午吃饭时间，後藤院长像钉子一样钉在诊室里，这田字格形的地盘就是他一天的工作范围，与医疗无关的事情必须提前预约，而且要放在吃饭或者其他空闲时间来应付。时间对他来说是无上宝贵的，他要把有限的生命活到最大的限度。

"你走好，拿到药后按照我写的服用，回去注意休息。"後藤院长弯腰送走病人。他坐下抬头看了看墙上的钟，已经是下午两点半。酒井护士长下午去手术室工作，内藤护士接下午班。内藤进门弯腰轻声说："先生您是否要休息一下？"

"不用，继续吧。"

内藤转过身掀开门帘，"加藤夫人，加藤夫人——"

"Ha-i—嗨—"有人应答。一个胖胖的老太太笑着走进门来。"院长先生好，给您添麻烦了。"

"您好，加藤夫人，您哪里不舒服？"

"最近总是头晕，心慌，睡眠不好。"

後藤院长拿起听诊器，"那我先听一听。"内藤连忙帮助加藤夫人解开外衣的扣子，立在她身后轻轻地撩开她的衣服；後藤院长认真地听，上下左右，眼睛耳朵随着听诊器移动，一会儿便收起听诊器挂在脖子上，直起身子笑说："别担心，先做检查。"他说完转动着椅子，转身取出一张纸，迅速地在上面写着，边写边说："送加藤夫人做心电图和心脏彩超。"接着转身把检查单递给内藤。

"谢谢院长先生，给您添麻烦了。"加藤夫人笑说。

"不，不用谢。"

後藤院长刚要站起送加藤夫人，突然脚下剧烈摇动，他毫无准备，半起的身子失去了重心，头差点撞到墙上；他扶着墙壁，转过身一把扶住加藤夫人坐的椅子。"没关系，没关系，别担心。"站在後藤院长身后的内藤护士没站住，晃倒在地上，手里的检查单也飞了出去，"地震了院长先生。"内藤对院长说。

"蹲下，内藤，没事的。一会儿就过去了。"後藤院长说。又是一阵剧烈的晃动，後藤院长扶着加藤夫人。"没关系，一会儿就过去了。"

"一会儿就过去了"是他们对地震的概念。但是一会儿整栋楼像惊厥一样抽风颤抖，墙上的书和资料噼里啪啦地往下掉，红色的中国结在空中来回摇晃，突然房间的灯灭了，四周变得暗淡如灰。後藤院长把加藤夫人交给内藤，一个箭步冲出诊室，他心里明白真正的大地震来了。康树也正好从对面诊室出来，"父亲，地震了！"话音刚落又是一阵天崩地裂式的摇动，父子俩站立不稳，急忙蹲在地上。後藤院长对康树说："康树，会有海啸，上楼去，手术是不是还没有开始？"

"2点30分手术，已经开始了。"康树一手撑地，抬起另一只手，瞥了一眼腕表说。

"那你赶紧去手术室，尽快结束手术，楼上五十一台透析机正满负荷运转，病房还有病人，一定要保证病人安全，这里有我。"

"好。"康树用手撑着地面站了起来，跟跟跄跄往楼梯奔去。

等候室的病人惊慌地往门外走，後藤院长拦住了他们。"大家不要出去，海啸很快就要来了。请相信我。嗯！"他点了一下头，从容不迫地说。这么多年研究日本的地质学，凭直觉他确信海啸就要来了。"相信我，不要出去——"

他的话刚出，又被脚下的震颤打断。余震像是骤雨一样袭来，等候室的病人惶恐地蹲在地上或趴在椅子上，"噼里啪啦"，墙上的挂画掉了下来，"哐——"结算处的一个护士试图抱住柜台上的电脑，结果连电脑带人摔倒在地，"危险，快趴下！"後藤院长蹲在地上一边喊着一边环视四周，他抱住身边的一个老人，安慰他说："没关系，没关系。"然后抬起头大声地对候诊室的人说："大家蹲下，不要出去，海啸就要来了，如果我这里不安全，其他的地方更不安全，我可以向你们保证！"坚定的声音如雷鸣般在空间回荡。一会儿他站了起来，眼睛里充满了恳求，"再大的海啸我这里也不会有问题，海啸来了医院的楼上绝对没有问题，安心地待在这里，请相信我！"

青木事务长从楼上跑下来，"院长先生，你上去吧？我在这里。"後藤院长突然想起浅田夫人，"青木，你去浅田夫人家里，她听力不好，走路也慢。"

"好的。"青木推开门往外走，刺耳的警报声在空气中回荡，街上有些人往小学方向跑，政府经常训练民众如何在灾难发生时逃生，他们都知道该怎么做。

宫古小学离这里还有一段距离，後藤院长跑到街中央，"海啸马上就要来了，我这里安全！"他边挥手边喊，劝说抱着孩子、背着老人、行走不便的人们到医院避难。

警报不停地在空中响起，因为地震造成通讯中断，无法了解外界的情况，疯狂的警报声只能加速人们的恐慌。後藤院长一遍又一遍大声地喊："到我这里来！你们要跑到小学可能就来不及了！！"

"快！到院长医院避难。""谢谢院长先生。""谢谢。"陆续有老人或抱孩子的女人往这里走来。

"上楼去，走楼梯小心。在我这里就放心吧。"後藤院长边说边搀扶一个老人进了医院。

"院长先生，应急发电设备已经开始工作，透析治疗又开始了。"这时地震已经过了十分钟，沼崎从楼上跑下来向他汇报。

"哦，那好，但是随时做好海啸到来的准备。"後藤院长回头看了一眼空旷的街道。

"没问题，"沼崎一转身就要上楼。

"沼崎！"後藤院长话音刚出，脚下的大地又是一阵急促的颤抖，俩人站立不稳，同时蹲下。不知什么东西掉在地上，发出咔嚓咔嚓剧烈碰撞的声音。"沼崎，我觉得海啸马上要来，一定要做好停止透析的准备工作，动员病人们不要往外跑。"

"明白。"沼崎起身跑上楼。

手术室里，一台前列腺癌手术正在进行，康树和另外两名医生正在紧张地忙碌着。应急发电启动，他们集中精力，全神贯注地投入在手术中，仿佛地球上发生的一切与这里毫不相干。

後藤院长扶着诊室的墙壁站了起来，墙上的电视随着应急发电设备的启动传来了声音和画面，他吃惊地看到宫古码头外，从天边涌来一堵混浊的水墙。海啸真的像他预料的一样来临了。

"二楼停止透析！"後藤院长扶着楼梯扶手疾步往上跑，边跑边喊："停止透析，大家上三楼，二楼会有危险。"

"明白了。"沼崎回答。

二楼的电视屏幕也传来相同的画面和播音员紧急播报："海啸马上来了，大家赶快逃离！海啸马上来了，大家赶快逃离危险区域！"

海啸来了。上一秒风平浪静，下一秒面目全非，巨浪在宫古湾形成十米多高的水墙，以摧枯拉朽之势，冲破防浪堤坝。宫古人不是没有预防海啸，只是低估了这次海啸的威力。防浪堤坝此刻在十米海啸的面前显得渺小微弱。疯狂咆哮的海水冲过堤坝，就像是脱缰的野马，一往无前，所向披靡，瞬间淹没了公路。在公路上飞驰的汽车，眨眼间翻卷于浑水中，消失殆尽。几艘大船像是折叠的纸船一样飘摇着冲过堤坝，其中的一艘船翻了个跟头，挣扎着又无奈地被卷入浪中。

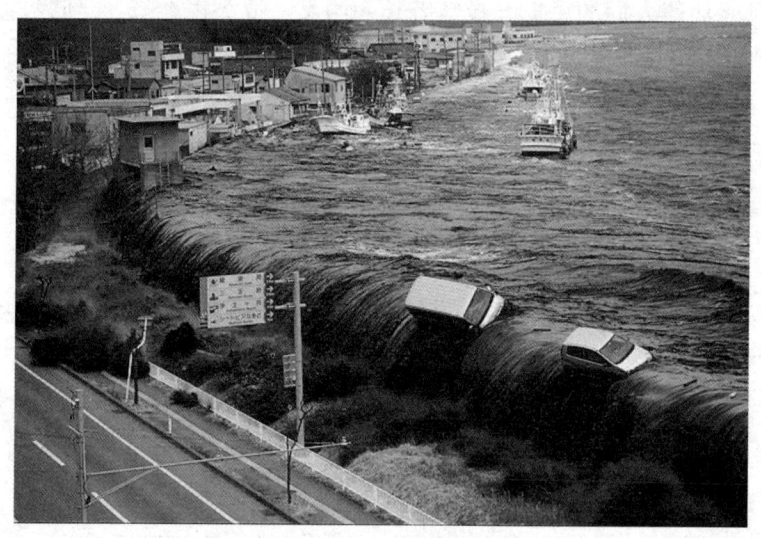

图5　3·11东日本大地震

港口的集装箱、小汽车和原木像一片片树叶，随着浊浪急剧涌进。海水撕裂了地面的设施、房屋和高高的电线杆，夹杂着钢筋、混凝土和木头的残渣席卷而来，势不可挡。

街道上，刺耳的警报声越来越响。"海啸来了！海啸来了！"逃跑的人边喊边跑，到後藤医院避难的人越来越多。远处，黑乎乎像是原油一样的浊水涌了过来，越来越近，"院长，海啸来了！"惊恐的声音在他身边响起。

"在我这里，放心吧！没问题，往楼上走，放心吧！"後藤院长泰然自若，反复地安慰避难的人。

不远处，青木背着浅田夫人往这里跑，身后的海水在逼近，浅田夫人怀里抱着她家的黑猫，手里拎着樱花手包，"快！快！"後藤院长喊着。眼看他们要踏上医院大门的台阶，大地又是一阵摇晃，青木脚下一滑，身子往后仰去，後藤院长一把拉住了他的胳膊，可这时浅田夫人的樱花手包甩了出去，她哭喊着"我的包！"猛然间，她怀里的黑猫窜了出去。

"小花，小花！"

一个浊浪夹着破碎的木头和垃圾袭来。"咣——哗啦啦"一声巨响，医院对面一栋木楼房倒塌了。

二楼三个透析治疗室正紧张地下机，海啸只给了十分钟的时间。十分钟，八名血透护士、五十一台正在运转的透析机、五十一个透析病人，房间里没有任何慌乱，按照地震海啸应急预案，一切紧张有序。医院其他科室的人也来了：手术室的、药房的、检验科的、门诊的，有的病人也帮着做一些力所能及的工作。电梯已经不能使用，老年病人居多，护士们背的背，扶的扶，帮助老人一步一步往楼上走，一遍又一遍地安慰：

"没关系，会好的，别担心。"

"不要害怕，有我们。"

"arigato（谢谢）——！ arigato（谢谢）——！ arigato（谢谢）——！"感谢的声音在房间各个角落回荡。

"上三楼，三楼安全，快！"後藤院长看着大家上了三楼，转过头来。"青木，把所有二楼透析床上的被服搬到三楼，让病人躺在上面休息。"他知道受了惊吓的老病人更需要照顾。他在二楼每一个房间巡视：三个透析治疗室，自理的、部分自理的、不能自理的病人都已经安全转移。他舒了口气。当他的脚刚踏上三楼台阶时，污黑的水已经涌到了他的脚下。

北三楼，南三楼，东三楼，北四楼……後藤院长穿过长廊，查看三栋楼里的避难者和病人。"大家不要担心，这里很安全，好好休息。"他边走边说。康树向他跑了过来："父亲，手术很顺利！"後藤院长拍了拍他的肩膀。"好样的！"他抬头看到四楼楼梯上还有几个避难的人，对康树说："康树，把南四楼的房间都打开。"然后又转身对挤在楼道上的人说："上四楼吧，那里会舒服些。"南四楼是後藤院长的寝室。

"沼崎，检查四楼平台发电机是否正常？"

"酒井护士长，把所有仓库里的被服拿出来。"

"青木，看一下有多少食物？"

"康树，检查一下病人情况和避难的人数。"

随即而来的消息告诉他，医院里四十五名职工都安全，病房的病人和五十一个在透的病人一个不少，外来避难的二百人都已经安顿好，发电设备正常运行。

大家静静地待在各个房间里，虽然停电停水，交通、通讯、网络中断，但是後藤医院自家发电起了作用，可以接收电视的信息。屏幕上不断地传来外面的消息：地震是 9 级，为特大地震，受灾的地方不仅是岩手，还有宫城、福岛、秋田、山形……整个日本岛都有震感，沿海无数的城镇和村庄都上演着如同人间地狱般的灾难，让他们唏嘘不已，又为自己感到幸运。房间里静如止水，大家看着电视，心里在默默地祈祷：一切都会过去的，一切都会好的。当看到福岛因海啸引发一座核电站出现危机时，众人惊讶地张开嘴，久久不能合拢，几个人同时发出"啊——"的声音，然后就是长长的沉寂。

"9 级特大地震！"後藤院长在一旁盯着电视，心里暗暗一惊。"阪神大地震 7级，关东大地震 8 级。9 级——"

青木走过来："院长先生，大部分食物在一楼厨房里，没来得及抢出来。三楼只准备了一点饼干和点心。"

"如果饿了可以先垫一下，特别是那几个老年人，铃木和浅田夫人可好？"

"还好，在那边。"

後藤院长顺着青木的手势，看到铃木坐在沙发上，低着头若有所思，偶尔抬起头看墙上的电视屏幕。浅田夫人跪在刚铺好的被子上，目光呆滞，像木偶一样一动不动。这时中村护士走过去，送给她一条毯子，她抬起头朝中村说："谢谢，谢谢。"中村把毯子围在她的肩上，蹲下轻声问："您不舒服？"

浅田夫人摇了摇头，"没有，谢谢！"

"放心吧，院长这里很安全。"中村笑着说。

"谢谢！"浅田夫人露出一丝笑容。

中村接着就忙活给其他老人送毯子去了。

"院长先生，您休息会吧？接下来还不知能发生什么事情。"青木事务长说。

青木说得对，谁知道还会有什么灾难来临。後藤院长看到大家平安无事，走到走廊尽头的窗前，凝重地抬起头看着窗外。太阳竟然露出了脸，诡异地窥视着大地，污浊的海水翻腾着，泛着粼粼光泽。不远处的几栋房舍漂了起来，一座座屋顶像油毡伞一样随波逐流，来回晃了几下，接着像倒塌的积木哗哗地散架混入水中。木头、钢筋、建筑材料、家具以及生活用品在污浊的水里相互推搡往前拥挤。被海水浸泡的汽车，像是一个个发霉的馒头漂浮在泔水中，发出"嘀嘀嘀嘀"的蜂鸣声。难不成我们就这样被地球毁灭了吗？不，绝对不能！他怔怔地看着，心里默默地思索。

一辆漂浮的轿车冲过来撞上医院的墙体，不知是余震还是汽车撞击的威力，大楼摇晃了几下，他本能地抓住窗户下的扶杆继续往外看，突然两眼死死地盯着不远处一个红色的屋顶，他认得这是医院前面街上的西饼屋。屋顶几乎被水淹没，露出水外的一角不时地擦出火花，发出"嗞嗞"的声音，随即被水吞没。是电线短路？还是液化气漏了？他的心骤然痉挛，急忙转头往右下看去：庞大的储水罐巍然不动，三分之二罐体浸没在污水中；一辆汽车翻转漂浮在罐体旁，来回擦击巨大的罐体发出"哐哐—哐——"的低沉声音。右侧房子内是6400升油罐，这是他最担心的地方。他把眼镜推到脑门，瞪大眼睛搜索汽油罐周围是否有漏油的迹象。阳光穿透污浊的水，罐体和楼房在水中形成不断变形的倒影——没有。他闭上了眼睛，重重地舒了一口气，不敢想如果油罐漏油遇到火花会是什么样的情景……

"父亲，父亲！"康树惊慌地用手指了指楼房的另一侧窗户。後藤院长急忙走过去，惊讶地看到一艘大船像是天外来物，悠悠忽忽被海水推过来。"是我们这个方向。"康树说。

"大家快上四楼，快！"後藤院长果决地命令道，但是没有人动。三楼的所有人看着後藤院长，似乎在他身上有一根定海神针，灾难让他们学会了承受，早已忘记生死。

後藤院长一动不动地站在窗前，冷静地思考，9级地震都毁不了的楼房，这艘船会怎么样？船可能会撞击二楼。他正想吩咐用木头或者床垫放到窗外，一转头看到康树、青木和沼崎带领几个年轻人拿着木头和床垫已经站到三楼窗前。有的人伸出铁棒拉开了架势，好似手里拿着武器随时准备与敌人作战似的。

这艘船像丢了魂似的往这里推进，越来越近，近到能看清楚甲板上的绳子、铁链和船身侧面的字："第十一盛运丸"。突然传来"咔嚓——轰隆隆——"的声音，不远处一家料理店两层的楼房在水中轰然倒下，卷起巨大的浪花，站在窗前的人下意识地往后退了一步。

"看那艘船！"沼崎喊着。大船被卷起的浊浪推到了另一边，飘飘悠悠与医院大楼擦身而过，在前方突然停住，稳稳地不动了。

"好险啊。"康树走到父亲跟前。

"嗯，我们是幸运的。"後藤院长舒了口气，他猜想这艘船一定搁浅在某一个建筑物顶上，目测是超市二楼的平台。

夜幕像一块黑布慢慢地笼罩整个城市，海啸失去了威力，海水渐渐退尽，裸露的城市像幽灵一般闪现，灰暗的天空中飘下白色的雪花。後藤院长走到四楼平台，默默地注视着眼前这个模糊的城市，几个小时前美丽的家园，现在已满目疮痍，不堪入目，未被摧毁的房舍在暮色中孤零零矗立着，街道上到处堆积着残木、破损的家具、钢筋、混凝土，还有横七竖八翻倒的汽车。不远处像孤魂一样的大船躺在商场屋顶平台上，商场的窗户已经没有玻璃，露出黑乎乎的洞，挂着乱七八糟的布条杂物。寂静的空气中不时地传来汽车嘀嘀嘀的蜂鸣声，一声又一声，此起彼伏，如同动物哀鸣……看着看着，一行热泪从他的眼眶中溢出。宫古赢得了地震，却输给了海啸。他默默地转过身，掏出手帕擦了一把脸，往南看去，惊愕地瞪大眼睛：山田町那边起火了？火海染红了半边天。他的心一紧，後藤尚弟弟一家怎么样了？山田町医院的病人怎么样了？盛岗的夫人和女儿怎么样了？

"父亲。"不知什么时候康树站在他后面，给他披了一件棉衣。"父亲，山田町起火了？"康树也看到，惊诧地叫道。

後藤院长没有说话，像一尊石雕立在那里，一动不动。

"父亲，叔叔他们一定会没事的，回去吧，这里太冷。"

雪花稀稀落落，飘落在他的头上、身上，无声无息。

"父亲。"康树又叫了一声。

过了很久，後藤院长身子动了一下。

"嗯。"他应了一声，转过身来，一眼看到在暮色中矗立的银色房子，耳边听到发电机传来的嗡嗡的声音，心里顿时有了力量。他突然想起《老人与海》中圣地亚哥说过：人不是为失败而生，一个人可以被毁灭，但不能被打败。

"康树，把发电设备旁边那个最高最亮的灯亮起来，三楼、四楼和北五楼的灯彻夜不息。"後藤院长坚定的声音在冰冷的空气中响起。

"好的，放心吧父亲。"

"走。"後藤院长拍了拍康树的肩膀，健步往室内走去。刚准备关门，突然听到"喵喵"的声音，一个黑影从平台一角窜了过来：是一只黑猫。这只猫湿漉漉的毛发，绿色的眼睛，嘴里叼着一个东西窜到他眼前。"这是浅田夫人的猫。"後藤院长认出来，这就是小花，它嘴里叼的是浅田夫人的手包。

多功能房间的地板上已经铺上一个又一个洁白的铺位。浅田夫人躺在一个角落，花白的头发乱糟糟地埋在被子里，露出一半在外面，像一堆乱草，她已经顾不上自己的妆容，正为黑猫和心爱的手包难过地流着眼泪。正在伤心之时，突然听到"喵喵"的声音，她以为是幻听，更加伤心。

"喵喵——"一个东西在挠她的被子，她露出了头。"喵喵——"

"小花，小花。"浅田夫人用手背擦了一把脸，连忙坐起来。小花喵喵叫着扑到她怀里，她摸着黑猫，又拿起她心爱的樱花包，又哭又笑。房间里沉默的空气突然被"喵喵"的叫声和浅田夫人又哭又笑的声音打破，避难的人看到突然到来的黑猫，又看到浅田夫人欢天喜地的样子，高兴得七嘴八舌。

"会带来好运，谢谢小花。"

"我们会平安的，托小花的福。"

"小花坚强！"欢笑声在房间里久久地回荡。

黑暗更加浓稠，宫古市政厅新上任的市长山本正德此刻正立在窗前，看着遍体鳞伤的城市，心急如焚。

山本市长四十多岁，个头不高，体格健壮，用虎背熊腰来形容非常恰当。他不仅是这座城市的市长，而且是一位著名的泌尿外科医生。窗外黑漆漆的一片，网络、通讯及道路中断，又加上停电停水，这座城市完全成了孤岛。有多少人遇难？有多少人失踪？有多少人无家可归？他这个市长只能眼睁睁地这样站着，束手无策。

"市长，您看，那边的灯光。"不知站了多久，秘书在旁边指着窗外说。

"是後藤医院？"山本市长瞪大眼睛凝视着，远处在一片黑魆魆的空间中，有一层、两层、三层灯光，最上面的灯最亮，如同天上的明星，良久他惊喜地叫道："是後藤医院！"他紧握拳头，用力地在空中一蹴："後藤院长真了不起！这些灯光给我们宫古人带来了光明和希望！"

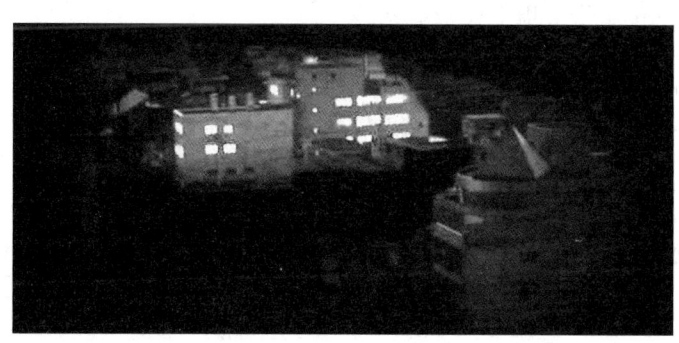

图 6　希望之光——大地震之夜的後藤医院

"宫古加油！ganbarimasu（加油）！"办公室里大家兴奋地喊着。山本市长的眼睛湿润了，後藤院长是他最尊敬的老师，他能做市长，与後藤院长的帮助和支持有着很大的关系。在他年轻的时候就有参政治国的梦想，长大后鬼使神差选择了医科大学，毕业后虽然一直在医院从事泌尿外科工作，但心中的梦想从未消失。後藤院长是岩手泌尿协会会长，因为工作他认识了後藤院长，院长先生的一句话让他重新鼓足勇气追回梦想："医者匠心，大爱无疆，能治病一定也能治国。"

宫古小学坐落在半山坡上，上千人在体育馆里避难。偌大的体育馆几盏应急灯摇曳着发出莹莹光亮，地板上一个个地铺紧挨着，一长溜的桌子上整齐地堆放着食物和水。灾难瞬间到来，人们只顾得逃生，来不及想其他任何事情，而现在从慌乱中逐渐平静下来。跪着、躺着、坐着、站着的逃难人各自在想着各自的心思，有的在回想灾难发生的过程，有的在祈祷失散家人的平安，有的在心痛被灾难毁掉的家园，有的在忧虑今后的生活，还有的想得更远，接下来又会有什么灾难？地球难不成要毁灭了吗？整个体育馆悄无声息，像一滩没有生命的死水湾。外面死一样的寂静和黑暗，室内是一种难以形容的沉寂，没有任何消息传来，学校也成了一个彻底的孤岛。

一个天真的小姑娘耐不住寂寞，怀里抱着毛茸茸的兔子玩具，蹦蹦哒哒，见没人搭理，又跑到窗前，她呆呆地立着好一会儿，突然指着夜空叫道："看，那边星星，闪闪亮亮的。"夜空中飘着零星雪花，怎么会有星星？"看，那一排星星多亮啊！"小姑娘又叫道，接着竟然唱起："一闪一闪亮晶晶，满天都是小星星……"稚嫩的歌声并没引起大家关注，有几个人抬头看了她一眼又继续低下头想心思。跪在铺上发呆的妈妈抬起了头，她抱歉地对周围的人说："对不起！对不起！"连忙起身走到女儿身边。"惠子，不要乱说。"这个叫惠子的小姑娘，头也不转用手一指，"妈妈，你看，星星，一闪一闪多亮啊！"年轻的妈妈顺着手指看去，眼睛突然亮了，惊喜地叫道："是星星，是星星，三排星星。"几个人过来凑到窗前，"是啊，是星星，三排星星，顶上那个更亮。"

更多人围了过来。大家高兴地叫了起来。是星星，是星星。

"挂在天上放光明，一闪一闪亮晶晶……"又有几个孩童跟着小姑娘唱了起来。

"不，是灯光，是後藤医院的灯光。"一个男人喊道。

"真的是後藤医院的灯光。真的。"一个中年女人竟然高兴得手舞足蹈。

"谢谢您院长先生。院长先生了不起！"

"banzai（万岁）！""宫古加油！ganbarimasu（加油）！"欢呼声音在房间里震荡。
……

後藤院长正在为避难人的晚餐而焦虑，这些老弱病残的人，本身抵抗力就弱，又受到惊吓，必须及时补给能量。他坐在走廊长椅上，心急如焚。

道路电话网络都不通，没办法和外界联系。"我必须出去，不能待在这里。"他抬手看了看腕表，七点钟，便走到正在检查病人的康树旁边。

康树抬头看是父亲，低声对病人说："没事，安心在这里休息。"他起身把听诊器挂在脖子上跟着父亲走到走廊一角，"康树你查看医院受损情况，照顾病人，我出去看看，要解决晚饭的问题。"

康树急忙拉住他，"父亲，我去。"

"我去，院长先生。"沼崎在一旁听到院长父子的对话，急忙说。

"我去，你们是医生，可以照看病人。"青木走过来。

"大家都不要争了！"後藤院长斩钉截铁地说。空气异常沉闷，後藤院长深深地舒了一口气，"你们照看好病人和难民，查看一下医院受损的情况，准备明天开始工作，我出去看看。"说完往楼下走去。院长的性格大家都知道，只能默默地跟着他下楼。

二楼，三个透析治疗室的灯亮着，後藤院长停下脚步，他歪着头往透析治疗室瞅，房间里空旷沉寂，一排排透析机和空荡荡的床架孤零零地立着，当他看到透析机板面绿灯在闪烁，心里涌出一丝慰藉。

一楼，一片狼藉，不堪入目，像是大型垃圾处理场，到处可见破损的桌椅板凳、医疗设备和器械，墙面被污水浸泡，留下脏兮兮的痕迹。他站在楼梯口，一言不发，身后楼梯上站着一溜人。

"快点清理出一条路。"康树的声音打破沉闷的空气。

"Ha-i嗨，快点。""小心，别划破手。""那根软椅要倒了，不要碰头。"楼梯上的人跑了下来……

很快一条通往南门的路被清理出来。

後藤院长踩着地上的淤泥往南门走去，CT室外，一条固定在墙边的长条软椅被撅起，斜挂在两侧墙体，堵住了走廊通道，两个年轻人正在移动长椅。院长走到CT室门口，往里扫了一眼，灯光下大型螺旋CT挂满污迹，检查口塞满了医疗用物、破损床的钢管、椅子腿和桌子角。这些残物裸露在外面，像一头被困的怪物露出狰狞的牙齿。他沉默片刻转过头，看到长椅已经平放在墙边，低头继续往前走，南门是职工通道，当他走到门口时，康树却向他摆了摆手，"父亲，这里出不去。"门外几辆翻倒的汽车死死地堵住了大门。

"院长，走北门吧？"沼崎说。

"嗯。"他又转过身去。

紧靠北门的候诊大厅像是刚刚经历了一场鏖战，检查床和桌子被翻起，候诊椅横七竖八堆积在一起，壁柜倒在地上，书籍和资料躺在淤泥中……

感应大门被水浸泡，失去了感应的功能，门边塞满了木屑和泥土。沼崎和几个年轻人用铁锹用力撬开了一个门缝，可以容纳一个人进出。後藤院长用应急手灯往远处照了照，零星的雪花，忽忽悠悠在飘荡，光线所及之处，是望不到尽头的碎木头、瓦块、钢筋、混凝块。康树给父亲拿来厚棉衣，又给他披上围巾。"注意安全，父亲。"

"放心。"後藤院长拍了拍康树的肩膀，低下头麻利地在脚上套上几个塑料鞋套，试探着踩着空地处，"扑哧——"是淤泥。他站稳转过身说："我走了！"声音像低沉的雷鸣，说完转身往前走。

"父亲，还是我去吧。"康树看着父亲的背影叫道，後藤院长好像没听到似的，头也不抬继续往前走去。他弓着腰，步履蹒跚随着灯光一步一步往前移动。"父亲。"康树又叫道，後藤院长停住脚步，他直起腰来站在那里一动不动，大家顺着他手里的灯光看到，前面的路上，大约有五六辆汽车东倒西歪像叠罗汉似的堵住了去路。後藤院长把手灯高高地举起环顾四周，"父亲，"康树叫了一声套上鞋套准备跑过去。後藤院长背着他们，双手在空中做一个交叉型，头也不回转身往右边的路走去，大家看着後藤院长一步一滑地往前移动，心都揪起来，"父亲注意安全！"

"院长先生走路小心！"

"後藤院长保重！"声音在周围死一样的空气中回旋。不大一会儿，後藤院长拐了个弯，消失在漫漫黑夜中。

夜，无尽地延伸着，看不到半点亮光，偶尔听到"哗啦——哗啦"的漏水声。汽车的蜂鸣声已经变得有气无力，断断续续。哪里有路？哪里又是尽头？哪里是落脚之处？後藤院长只能凭感觉，应急灯照在地上，小心翼翼地插空站稳。在他心中，自己74岁，生活对他已经够厚爱，年轻人才是国家的未来，有风险的事情他就应当一马当先，再者凭他在这里的威信也容易解决问题。好容易走到附近一户房子尚完好的人家，房主听到敲门声吓了一跳，颤抖地打开门，看到後藤院长，赶紧请他里面坐，但听说来意，为难地摇了摇头。接着是第二家第三家，仍旧是同样的处境。他心里明白，这么大的灾难，谁都不知道下一步面临的是什么，谁都会担心自己的饮食不够用。

风很冷，废墟上的宫古大地，比荒野更加辽远凄凉。一天的劳累、紧张和饥饿使他的体力透支，雪花飘在脸上，凉飕飕的，提醒他要坚持。走了一会儿，四周黑漆漆的房子，看不到有人居住的迹象。他站在一个平坦空旷之处，把外衣的衣领立了起来，紧紧地缠上围巾，借着应急灯的光亮环视四周：这是一丁目街道，他认出来了，旁边的几株樱花树提醒他，好朋友中村在这个街道的尽头山坡处。他高高举起手灯，前面仍旧是瓦砾碎木遍地，黑魆魆的一片看不到尽头。

"不知中村怎么样？去看看。"想到这，他缩着脖子继续往前走，突然脚下一滑，没站稳，重重地摔倒在地。"哎呀……"一根木头正好垫在他的后背，头撞在瓦片上，他疼得脸变了形，咬住牙慢慢爬起来，感觉手火辣辣的，捡起地上的手灯，看到左手掌的血珠正汩汩地往外渗，"糟糕！"他嘴里嘟噜着，松开脖子上的围巾，用围巾的一头在手掌处缠了两下，用另一头擦了一把脸，提起手灯继续往前走。一步、两步、三步……右前方是倒塌的吉田家拉面店，几根柱子堆在门口，翻倒的汽车矗立着。四步、五步、六步……一块蓝色的"一郎寿司店"招牌，在身边的房梁上飘扬，寿司店的玻璃窗没了，留下一个个黑洞。他站在一块木板上，歇了一会儿，前面上了坡是他的好朋友中村的家。"加油，继续！"他心里默念，七步、八步、九步、十步……当他敲开中村的家门时，穿着一身工作服的中村借着他手中的灯光，瞪大了眼睛，"你是？"眼前的这个人满脸污迹，从额头往下一条已经凝固的黑红色血流，像一条蚂蟥一样趴在他的脸上。

"中村社长，您还好吗？"後藤院长露出了雪白的牙齿。

"哎呀，我以为见鬼了，我的朋友您怎么了？快进来。"中村听出了声音，赶忙把他搀扶到室内。

後藤院长站在门口，脚下立刻一滩泥水在地板上扩散。他不好意思地低下头摘掉塑料鞋套，"对不起，对不起。"

"没关系，没关系。快请坐，夫人，快过来，看谁来了？"

一阵脚步声，"院长先生？您怎么来了？"胖胖的夫人惊愕地打量他说："这么远的路，这么糟糕的时候，您怎么来的？"

"废话，当然是走来的。"中村高兴得手舞足蹈。"快上茶！"

"Ha-i嗨——"夫人应声，抹着眼角喜极而泣的泪珠，"Ha-i嗨——"接连回应几声。她借着後藤院长的灯光，端来半杯茶水，"没有电，对不起，这是上午壶里的水。"

"没关系，谢谢。"

"院长先生，刚才中村和我说，宫古市只有後藤医院亮着灯，我们都为您而骄傲，中村自己说，这是他盖的房子，绝对没问题。"这个胖乎乎的女人高兴地自顾自地说，眼睛里还闪着泪花。

中村抢过来说："如果没有院长医院的灯，宫古就是一座死城，多亏这些亮光，要不太恐怖了。"

夫人盯着後藤院长的脸，"这是怎么了？来来，这有毛巾，快擦擦。我去拿药棉和止血贴。"

"没事！没事！给你们添麻烦了，中村我有事求你。"後藤院长喝了一杯热茶水，感觉身上有点热量。他把他来的目的告诉了中村。末了说："两百个灾民需要吃饭，您能帮我解决一部分吗？真是太麻烦了。"

"没问题，夫人，看看即食面够吗？"他转过头看着後藤院长，"嘿嘿，先前我听您说宫古会有大地震而且会有海啸，所以嘱咐家人准备了即食面。"

"还好，有四箱，够二百人份的。"夫人在里面大声回应。

"不用都给我，你们自己也要留些。"

"不用，不用，我想您可能需要的更多，老朋友，我了解您。"中村大嗓门在房间里回荡。"大灾大难都过去了，我不相信老天还会把我们饿死，没问题！"中村拍着胸脯。少顷他又说："院长先生，您自己也没有办法回去，我送您，我用铲车开路。"

中村说罢，走出门外，从房子后面开出一辆大铲车，他把四箱拉面塞在座位底下，又一把拉住後藤院长上了车。"走了！"

铲车一路威武，一边清除障碍物，一边像穿山甲一样往前行走，隆隆的声音划破了沉寂的夜空。晚上十一点後藤医院所有避难的人都吃上了热腾腾的汤面，而医院的工作人员只能吃饼干等充饥。这条被铲车铲出来的路后来被称为"送汤路"。

天明了，东方天际吐出一缕晨曦，天空灰蒙蒙的像是被一块脏抹布抹了一把，乌云低垂，咆哮的太平洋已然平静，宫古湾的海面上，漂浮着一堆、一簇、一块、一层的木头、衣物、玻璃、建筑材料、生活用具、汽车、轮船等支离破碎的残物。"哗啦啦——哗啦啦"，浪花拍打在沙滩上，哭诉着昨日触目恸心的故事。

後藤院长走出医院大楼，空气中弥漫着破晓的寒气，废墟上的宫古，比寒风更孤幽。他久久地站着，表情就像脚下的混凝土块一样冰冷坚毅。医院其他人也相继走到街上，默默地站在後藤院长身后。沉默良久，後藤院长转过身来平静地对大家说："先清理门前，物品分类放置，木头放在左边，钢筋放在右边，玻璃放在……"

"大家快点清理！""加油！"他的声音像是从地壳深处迸发出来的。

大家开始分头行动起来，救援的消防团、自卫队、警察和避难的人也来了。

几名被泥浆包裹的尸体裸露出来，消防团用水冲洗尸体并验尸。这是几个老人，看上去有七八十岁的样子，平静的面孔像是在熟睡中。大家低下头，消防队员也停止了工作，摘下帽子，静静地默哀。

地震没造成任何伤亡，但海啸……

太阳悄悄地从云层中钻出来，东边的天际一团火球在涌动。渐渐地，火球越来越大，把块块乌云化成了熔岩在天际奔腾，万丈霞光喷射在苍穹之中，霎时间海面铺上了一层五彩斑斓的碎金。阳光照在废墟上的宫古，送汤路像是从天边铺下的金光大道。逃难的人陆陆续续沿着这条大道往家走，寻找自己的家园，家在哪里？不少人默默地拿起工具，没有工具的徒手加入清理街道的队伍中，大人、孩子、男人、女人，只要能干的都自觉地参与进来。路边不知什么时候摆起一个长桌，桌子铺着白色的布，不知是谁把点心、面包、方便面和瓶装水摆在桌子上，白布上写着醒目的红字："宫古加油""免费"。

太阳不会因为人类遭受灾难而怜惜伤悲，地球不会因为人类遍体鳞伤而停止了自转，人类之所以能够生生不息延续下去，是因为他们不屈不挠的精神在支撑着。

青木事务长从医院里走出来，他来到後藤院长面前，递给他一张纸，沉重地说："院长先生，这是灾后医院情况，海啸到达医院的高度是2.3米，一楼完全被海水污染，诊室、X线、CT室、接待室、食物准备室、药房、输液室、内窥镜室的设备已经不能使用。所幸的是水只上了二楼地面，透析设备还能正常使用。"

後藤院长摘下手套，他低头盯着这张纸，想了一会儿说："必须马上开诊，灾后会有病人，特别是血液透析的病人，不能耽搁。"然后转过头来，"沼崎。"沼崎正在用铁锹清理门口的淤泥，听到声音，跑了过来。"沼崎，检查一下水罐、油罐和发电设备，看看有没有漏水漏电的情况。"

"明白了。"

"青木，避难人的早饭要解决，把他们妥善安置好，如果不愿意离开的，可以留在这里。"

"嗯。"青木点头离去。

"康树，"康树正朝他走来，"父亲，我刚才在楼顶看到山田町方向的火还在燃烧，浓烟滚滚……"

後藤院长没说话，沉默片刻，抬起头对康树说："康树，灾后会有病人，要马上开诊。抓紧时间清理一楼，二楼透析治疗要正常开始，水电已经让沼崎去检查，你抓紧时间做准备。"

康树看着父亲，父亲的脸像一座山。"好！"他回答道。

2011年3月12日，中午12时，地震海啸后的第二天，後藤医院开始正常工作，门诊接诊，病房接病人，二楼透析室开始透析治疗。不久消息传来，山田町遭受地震、海啸、火灾三重灾难，上演了如同白垩纪生物大灭绝一样的大片。昨天晚上弟弟後藤尚一家在山田小学度过了不眠之夜，後藤尚院长在小学临时成立了医疗救援队，救治烧伤、创伤等在灾难中受伤的难民。现在山田町医院已经全部瘫痪，不能透析治疗，弟弟後藤尚请求帮助。更多的消息传来，宫古市以及邻近的其他城市大部分医院不能正常透析，他们也请求後藤医院帮助。

"父亲，这么多病人要求到我们这里透析治疗，怎么办？"康树焦虑地问。

"全部接受，尽最大能力。"後藤院长毫不犹豫地回答。

"可是我们储存的水不能维持长久。"

後藤院长沉默了一会儿。"尽力做，天无绝人之路！"他停顿一会儿，接着抬头对康树说："我去市政府，看有什么办法解决水的问题。"

"父亲，市政府离这里很远，你怎么去？"

"走着去，放心吧！我身体没问题。"後藤院长看出康树的担心，他笑着向康树点了点头，把手中的手套递给康树，头也不回地往市政府走去。

山本市长听到後藤院长的请求，无奈地摇了摇头，宫古市已经完全瘫痪，没有水能供应，他突然想到正在宫古参与抢救的岩手县消防队，也许他们有办法解决。

後藤院长向岩手县宫古消防支队的负责人说明情况，请求他们帮助，消防队负责人说：如果道路一旦通了，可以用消防车往这里运输水。

傍晚时分宫古市主要街道基本清理干净，可以通车了。消息传来，後藤医院的人欢呼雀跃："宫古万岁！ banzai（万岁）！万岁！""ganbarimasu（加油）！加油！"

血透病人源源不断，血泵不停地旋转，後藤医院的灯光在夜空中格外醒目。

第二天清晨几辆消防车满载着水罐及时赶到医院，康树和沼崎跳到储水罐顶上，打开顶部的入口，看着清澈的水源源不断地流入储水罐中，他们心里松了口气。地面上的和屋顶的储水罐交替使用，油罐备有 6400 升重油，发电装置是 240 千瓦，供电一周没问题，药品和医用品准备的用量，十天之内也没问题。但是新的问题出现了，这么多病人都远在外地，路途遥远险峻，他们怎么能够到後藤医院接受透析治疗？正当後藤院长一筹莫展时，民间团体伸出了援助的手，观光旅游车、市内交通车和私家没有损坏的车，纷纷提供给後藤医院免费使用。

山田町的病人来了，大野川的病人来了，盛传町的病人也来了……四面八方的透析病人来了。为了确保每个病人能够透析治疗，原先每人每次 4 小时透析时间改为 1 ～ 2 小时，一周三次改为一周一次，医生护士全天候连续 24 小时工作，51 台透析机不停地运转。

……

3月13日，消防部门每天4～5次用车送水，透析顺利。

3月14日，消防部门每天4～5次用车送水，透析顺利。

3月15日，消防部门每天4～5次用车送水，透析顺利。

3月16日，消防部门每天4～5次用车送水，透析顺利。

3月17日宫古市自来水恢复，但是水压很低，用水量依旧不足，只能消防车供水和自来水供水合并使用。透析顺利！

3月19号供电恢复。透析顺利！

3月25日水、电完全恢复。透析顺利！

这场在日本观测史上最大的地震，宫古市共有181人死于海啸溺水，但没有一个透析病人因为中断治疗而逝去。

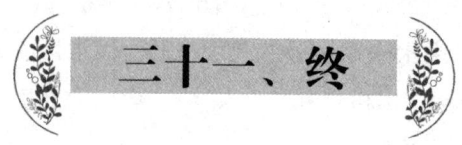

三十一、终

二〇一三年秋天。

十月，清晨的滨海市宁静祥和，太阳驱散了渤海湾的凉雾，天空铺上绚丽的朝霞。

早上7点，城市已经从睡梦中苏醒，大街小巷车人涌动。

黄河路是贯穿高新区东西的主要干道，早上7～9点实行交通管制，货车禁止通行。但今天早上，车流比以往慢了许多，特别是靠近时代大酒店的路段，走走停停，简直是肠梗阻。性急的人按得喇叭震天响，有的伸出脖子往前看，一溜红屁股尾灯前，几个交警正在指挥车辆转弯进酒店。

"又是什么大人物来了。"人们猜测。

时代大酒店是高新区唯一的四星级酒店，经常接待政府要员或者企业贵客，大家也习以为常。车子路过这里，人们好奇地张望：酒店大门两侧高高悬挂着巨型横幅"热烈庆祝第六届全国血液净化及肾脏病论坛隆重举行"。

此次会议的主持是高奕。作为东道主，苏杭和廉家文是会务组成员，这时他们正在时代大酒店签到处忙碌着。

签到处在酒店进门左侧，几张桌子排成一溜，依次为报名登记、交费、住宿安排和资料发放。桌子对面是血液透析相关医疗产品的展台，国内外血液透析厂家早已拉开阵势：中国的、日本的、德国的、美国的……展台上除了血液净化产品和相关资料还有丰富多彩的小礼品赠送，此刻已围了不少人。签到桌子和展台中间是宽敞的通道，廉家文站在通道尽头的旋转门处，每当车辆到时，他都主动地迎出去。

苏杭正在埋头整理会议学习资料，辛妮子和许若分管报名登记、安排住宿和发放资料，收费由会务组的会计负责。

"W-E-G-O- 呵！威高越做越大了。"

"是啊，早些年我们医院用的一次性输液器、输血器、注射器都是他家生产的。"

"对啊，我们医院也是用的他家的一次性医疗耗材，怎么他家又生产透析设备？"

苏杭抬头，人群缝隙中看到一群人围着对面大红金丝绒展台指指点点。展台背景墙上 WEGO（威高）字眼格外醒目："生命之托，重于泰山。"

"他家 2010 年和日本日机装合作生产透析设备，透析耗材更早，好像是 2004 年成立的血液净化制品有限公司，目前是中国最大的自主纺丝透析器生产厂家，聚砜膜材质，生物相容性好。我们家就是用威高生产的透析设备和一次性血液净化医用耗材。"

"哎——终于有咱们国内的自主品牌了，早些年一直被国外产品垄断。"

"是啊，是啊。"

"哎哎，宋主任，你们中心是用的哪家的设备？现在国内、国外有这么多品牌，哪家的性价比高？"

"差不多。但相比较而言，威高的透析机除水准，操作人性化，中文界面，价位也——"

"欢迎光临威高产品，这是我们威高的产品资料。"一个穿着黑蓝色西服，淡蓝色衬衣的小伙子站在展台前，一张娃娃脸，笑呵呵地抱着一摞资料，忙不迭地发放。

"哇，大威高厉害了。"一个磁性的大嗓门，听声音就知道是全国有名的血净专家张主任。果然是他，高个子，一头花白头发。

"张主任早上好。"娃娃脸小伙子转过身，红色的领带十分抢眼。

"小尹啊，你们威高好大的场面，占了整个会议展厅的四分之一。"

"张主任过奖了，感谢您对威高的支持。"

"张主任。"张主任的肩膀被重重地拍了一下。

"哎呦——谁的老虎钳子这么厉害。"他转过头，一脸惊喜，"我说呢，不拿手术刀的人不会有这么准头。嘿嘿。"

"这位是？"娃娃脸小伙子看着眼前个头不高的敦实男人，向张主任问道。

"哦，这位你不认识啊，这是省人民医院大名鼎鼎的王主任。"

"张主任见笑。"王主任说话声音很温和。

"王主任您好，不好意思，我是威高新人，不过早就耳闻您的大名了，这是我们威高的产品资料。"小伙子涨红的脸汗津津的，他急忙把手里的资料递给王主任，迫不及待地侧过身展开资料扉页。"这是威高透析产品，我们的理念是：纯净、安全、便捷、关怀……"

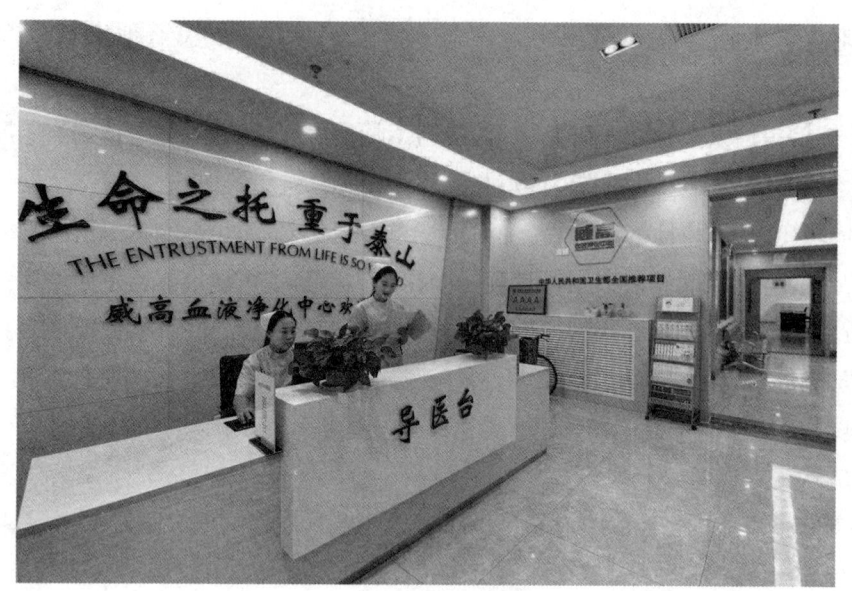

图 7　生命之托，重于泰山

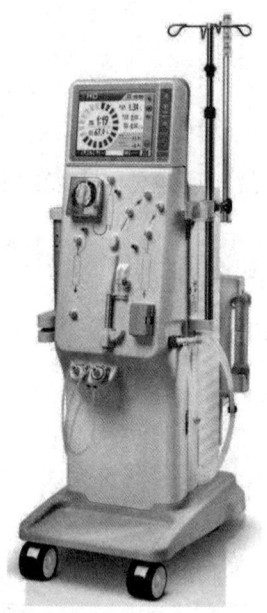 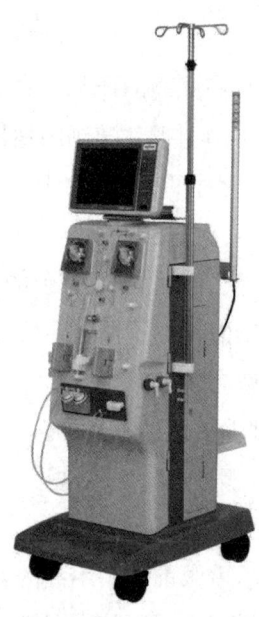 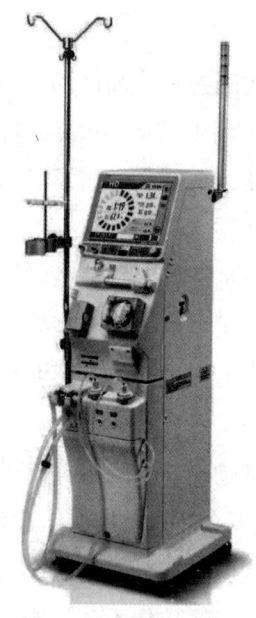

图 8　日机装 DBB-06S 血　　　图 9　日机装 DBB-07 血　　　图 10　威高日机装 DBB-
　　　液透析设备　　　　　　　　　液透析滤过设备　　　　　　　27C 血液透析设备

　　"哎哎，我来说吧，我们家新增的二十多台透析机都是威高的，我最有发言权。"张主任大嗓门，又有几个脑袋凑过来。

　　"超纯净，消毒彻底，整个设备无死腔。还有呢，除水准确，业界独创的复式平衡机构，刚性腔室，耐磨耐腐蚀，安全平稳……"

"我们医院去年更换的透析设备也是用的威高的，他们售后服务质量好，定期上门维护保养。"一个人插嘴说。

"嗯嗯，完全是中文界面，操作简单，还有人体感应功能。"一个女人的声音。

"人体感应？"王主任疑惑地问。

"人靠近时机器会自动点亮屏幕啊。走吧，走吧，到会场我再给你好好讲讲。"张主任回头看着涌过来的人群笑着说。

"我们的透析中心今年要扩大，这是一个不错的选择。"王主任低头看着手中的资料，被张主任推搡着往前走。

一行人相跟着朝电梯口走去。

"苏护士长。"苏杭正整理资料，转头一看，市人民医院的方勤护士长笑盈盈地站在桌前，"苏护士长，来得这么早，辛苦了。"方勤长得有点像南方人，瘦小，眼睛不大。她和苏杭年纪差不多，平时工作常常交流，私下也成了好朋友。

"哎，方护士长你好，哪有你早啊，我们两步路就到了，你坐车要一个小时吧？快坐。"苏杭指着桌子对面的椅子招呼她。

"这么多人参加会议。"方勤坐下，快速地扫了一眼周围。

"是啊，有的昨天就来了。你还没登记？"

门口一阵喧闹，酒店旋转门前停了一辆巴士，从车上下来一群人。

"哎哎，廉副院长，听说你们血透扩大了？什么时候带我去参观学习一下。"一个音域宽厚的男中音说。

"哪里，哪里，参观学习谈不上，欢迎陆主任指导工作，对了，上次那个病人怎么样了？"廉家文回道。

"蒋主任，谢谢您，我们那个上机掉血压的病人，按照您的建议采用了个体化透析，效果不错。"

"何护士长，无肝素透析你们是怎么做的？"

"黄医生，病人甲状旁腺素高，有什么好的治疗方法？"

"……"

苏杭和方勤相视而笑。这世界就是有这么一个群体，见面打招呼的方式和常人不同，无外乎是病人、疾病、治疗。

"我看排这么长的队，就想等过会儿再登记，正好看到你了。"方勤说。

"那好，我给你登记。"苏杭站起来从辛妮子那里拿了几张表格。"这不叫走后门吧？"她笑着坐下，在登记的表格上写上：2013年10月5日，星期六。

"苏护士长,我看那两个人很眼熟,这个叫许若,我认得,很早就干血透了,那个叫什么来着?"方勤侧头看着被人群掩埋只露出半个脑袋的辛妮子。

"辛妮子现在是门诊血透中心的副护士长,许若是病房血透室的护士长。"

"哇,这是你的两员大将啊,你好气势啊,左膀右臂都带来了。"

"哪里哪里,都是来服务的,你知道血透的工作性质,她们上完机过来帮忙,一会儿就要回去。这里到医院走路十分钟,近。来,方护士长,做一下登记。"苏杭把表格倒了个儿,递过签字笔。"哎,老了,就要培养年轻的。"

"你老?正当年呢!"方勤低头填完表格,又把登记表格倒过来推给苏杭。"苏护士长,你们现在多少台机器?多少病人?"

"去年医保全市统筹后,外地的病人来了不少,加上今年医保新政出台,对新农合和城镇居民实行二次报销,减少了这部分病人的负担。现在门诊透析中心是 50 台透析机,病房透析室是 10 台,病人是……"苏杭没说完,门口一阵喧嚣,又一辆车到了。会务组联系的几辆巴士是按点在滨海市机场、火车站和长途汽车站等候,每接一趟,这里就会像涨潮似的涌进一堆人。

"哇,这么多人啊!"

"欢迎欢迎,大家辛苦。"廉家文迎了出去。

"廉家文,老同学,哦,廉副院长,你给我那本血液净化英文书,真是考验我英语能力,没有中文版的吗?"

"什么副院长,别弄那些虚头巴脑的,我现在分管血透。嘿嘿,老同学,日本怎么会有中文版的,英文版就不错了。"

"哎,王主任,见到你真高兴,我们那个透析中心脏总是出问题的病人,采用您的方法,效果真不错。那个什么,加个 QQ 吧?以后有关透析治疗的问题可以随时请教。"

"老土,现在都用微信了,我们大家建一个群,有问题一起讨论,别再用老掉牙的手机,换一个智能的,哈哈。"

"王主任,加我一个。""加我……"

"大家先去登记,会议九点正式开始。"廉家文指着签到处,一行人随即涌来。

"苏护士长,需要我帮忙吗?"方勤看到这阵势连忙站起来。

"不用啦,谢谢。"苏杭抱歉地朝她笑了笑。"不好意思,等会儿我们再聊。"

"好,快忙吧。"方勤转身离去。

苏杭朝着大厅喊:"我这里也可以登记!"

眨眼间她的桌前排起了长队。

九点钟，会议正式开始，高奕走上主席台。高奕不仅是省内肾脏病和血液净化领头人，还是全国血液净化组委会委员。她拿起话筒，热闹的会场顿时息声。高奕留着利落的短发，穿着一套质地很好的青灰色套裙，白色圆领衬衣，黑色半高跟鞋。不管什么时候始终精神饱满，也不知她的精神头是从哪里来的。她先左转九十度，朝大会主席台的专家教授轻鞠一躬，又转身朝全体参会人轻鞠一躬，清清话筒，身体稍微往前一倾。"尊敬的各位领导，各位专家，各位同仁，大家上午好。"

掌声雷动。

"在这金秋送爽的日子里，我们迎来了全国第六届血液净化及肾脏病论坛会议，在此，作为本省血液净化组委会主任委员，我代表组委会向出席本次活动的各位专家表示热烈的欢迎和衷心的感谢，向参加本次会议的各位同仁表示热烈的欢迎和衷心的感谢，欢迎大家来到美丽的海滨城市——滨海市……"

又一阵噼里啪啦的掌声。高奕微笑，待掌声平息又接着说：

"近年来，在卫计委、各级卫生主管部门、医学会的专家教授们关心指导下，特别是在《血液净化标准操作规程》SOP 出台以来，中国的血液净化领域向着规范化、标准化发展，取得了可喜的成绩。我们将以此次会议为契机，进一步规范和深化血液净化学科的发展，切实推动血液净化专业质量控制各项工作取得实效。本次会议我们有幸请到多位国内外知名专家教授，他们是——"高奕转身看向主席台。"我国著名肾脏病学专家教授陈 XX 院士，著名的专家教授王 XX 教授……我们更荣幸请到日本著名的血液净化专家、教授，二十多年来一直默默无闻地支持中国血液净化发展的後藤康文院长。"

後藤院长在掌声中从主席台座位上站起来，面对台下弯腰行礼，然后坐下。"大家都知道日本 3·11 大地震，後藤院长是从日本重灾区为我们带来最宝贵的知识——'血液透析灾害发生时的应急预案和日本血液透析现状'。我们还……"

经久不息的掌声淹没了高奕的声音，她用手示意大家安静，然后对着话筒，"我们还要感谢对本次会议伸出援助之手的东道主医院——滨海市金沙滩医院，感谢刘洋院长大力支持。"刘洋站了起来，朝大家鞠躬。"下面我们请刘洋院长给大家讲几句话，大家欢迎。"

刘洋健步走到主席台前，拿起了话筒。

苏杭正在宾馆大厅里打电话，"哦，全满了？对，没有预定，没关系。谢谢。"没想到参会人数超过报名人数，时代大酒店容纳不下。她已经联系四家宾馆，眼下正值黄金周，附近宾馆爆满，到现在还有二十人的食宿没有安排。她焦急地来回踱步，突然想起透析病人陈为林的朋友是新开业麒麟宾馆的王经理，前几天他去血透中心看望陈为林时见过一面。那个王经理给苏杭一张名片，希望她介绍朋友去他酒店吃饭捧场。但麒麟宾馆离这里比较远。"死脑筋，用车送嘛，宾馆有车。"想到这儿，她拨通了王经理电话。

"喂，哦是苏护士长啊。好久没见，听你的声音感觉真好。哦，是这样，我们也是爆满啊！不好办啊！这样您稍等，我让值班经理尽量帮您解决，看，您是谁啊？我尽力，我在外边不方便接电话，一会儿让客房部刘经理给您电话，不客气。"王经理的电话，先是热情像太阳，接着忧愁满是乌云，然后又晴天了，弄不明白变得怎么这么快。苏杭刚转身，手里的电话响了："喂，苏护士长吗？我是麒麟大酒店客房部的小刘，刚才王总给我电话，其实我们房间也是满的，但是王总告诉我必须办好您的事情，这样我们把预定的房间都退了，先安排你们。"小刘的声音听起来像手机彩铃的林志玲，嗲得让人起鸡皮疙瘩。苏杭在鸡皮疙瘩中很感动，但又觉得不妥，把人家预定的都退了？"谢谢刘经理，不过你们把预定的都退了，这么做不好吧？"

"啊啊——"女孩的电话里传过来一个男人的声音，是王经理的公鸭嗓子，"这王经理不是说在外面有事吗？"苏杭正纳闷，林志玲声又传了过来。"啊，没事的，王总说您的事是头等重要的事，这样您抓紧时间来办理吧。"苏杭突然有种说不出的感觉，想起赵本山的小品："卖拐（乖）"。

会议中间茶歇刚结束，宾馆大厅里的桌子上剩着饼干、糖、小面包和几个空荡荡的水果盘。苏杭从麒麟宾馆回来，一上午费尽口舌，她感到舌头都拉不动了。她急匆匆地走到桌子前，用一次性口杯接了杯水，几口喝完，正准备再续一杯，"苏护士长。"回头一看是尼普乐公司的杨义军。

"杨工您好！"苏杭用纸巾擦了一把嘴。

杨义军递来一瓶矿泉水，笑着说："护士长，辛苦了。"

苏杭接过来拧开盖。"谢谢，怎么样？"杨义军从汶川回来后主要负责尼普乐公司在胶东地区的业务，常常来金沙滩医院血透中心，大家都很熟悉。

"嗯……还可以吧，大家对尼普乐公司的产品很感兴趣，智能透析机和三醋酸膜透析器，血滤器，穿刺针，特别是钝针和套管穿刺针，希望护士长多帮助宣传。"

"哦，好东西，大家自然会认可。"苏杭感觉嗓子还在冒火，对着瓶子灌了一大口。

"会议又要开始了？"苏杭问。

"对，下面是後藤院长讲课，我们老总和秦东老师刚陪他进去。"

"哦，再见。"苏杭朝他摆了摆手，她看到威高展台后，那个娃娃脸小伙子正疲惫地坐在椅子上，脸上红晕还没消退，心里微微一笑，拎着瓶装水匆匆上楼。

会议厅在二楼，能够容纳五百人，她蹬着楼梯边走边想：多亏定了这个大厅，要不来这么多人怎么办？苏杭推开会议厅侧门，往里一看，整个会场座无虚席，过道上都加了椅子和凳子。她挤进去站在墙边，长长地舒了口气。

"苏护士长。"有人在叫她，声音很小，分不出从哪里来的。

"苏护士长。"前面的人转头往后看，她通过缝隙看到是方勤，方勤正向她招手，示意过去。苏杭看了看周围的人，踌躇不前。"苏护士长，"方勤又在招手，她红着脸悄悄对周围的人说："对不起。"然后低着头往前挤，"对不起，对不起。"

方勤和座位上的人看到苏杭过来，连忙把座位的扶手扳到后面，大家往里挤了挤，留出大半个屁股座位。有几个人抬头朝她笑，其中一个人轻声招呼："苏护士长。"

"啊，您好。"苏杭记不清她是谁，只觉得眼前的人都有些面熟，这一两年血透界经常开会学习，而且她也经常去县市区医院检查血透工作，落了个脸熟。方勤拉了她一下，苏杭挤在她身边坐下，座位热乎乎的。

"怎么样？"苏杭从包里拿出笔和本子。

"嗯，这次会议真不错，内容很好，临床上很实用，下一个是後藤院长。"方勤低头翻着会议日程，一会儿歪着脑袋低声笑说："还记得我们去昆明参加的那次血透会议吗？"

苏杭把包放在桌子下面，"记得，怎么能不记得？"她抬头往讲台看去。刚才是茶歇，主席台现在还没有人，会议大厅从四面八方传来低声交谈声，在耳朵里"嗡嗡嗡"地响。

她的思绪回到十年前昆明那次会议，她和方勤同行，两人都为了凑齐进职称的硬性标准（参加学术会议、写论文论著等），坐火车到北京，再从北京坐火车到昆明；会议3天，来回路程就要6天。兴致勃勃地到了昆明，第一天参会的人基本满员，第二天会场人数减少二分之一，课件的内容也是空洞无味，一打听都出去旅游了。第三天不知道有多少人听课，反正苏杭和方勤也逃之夭夭，她们去大理和西双版纳玩得尽兴，结果误了昆明到滨海市的回程火车，两个人忍痛加价买了昆明到滨海市的机票，但是当天从大理返回昆明的大巴车已经没了，万般无奈她们俩又打了黑车连夜赶往昆明。

"想起真是有惊无险啊，我们俩从大理打黑车，司机迷路了，停下车睁开眼一看前面是悬崖，吓得我一身冷汗。"方勤打断苏杭的思绪。

"是啊,我一路都不敢睁开眼,到了昆明,司机要加100元钱,我们俩兜里加起来就剩50元,在昆明机场,又饿又渴,你把从大理背回来的菠萝打开,我们在洗漱间里——"两个人低头嗤嗤地笑,苏杭把食指放在嘴唇上,示意不要出声。

方勤伸长脖子往四周看了看,没人在意她们,四周仍然嗡嗡声一片。"那个时候开会大部分在风景秀丽的地方,学不到什么知识,也就是混个评职称的学分,然后就想玩,哪像现在。"

"嗯嗯,现在的会议都是安排在交通方便的城市,时间是周六和周日,大家学习的积极性可高了。"

会场嗡嗡声突然小了。高奕走上主席台,一个工作人员引导後藤院长走到讲坛前,秦东紧跟其后。後藤院长一身笔挺的深灰色西服,白衬衣深红色领带,半圆形的讲坛上一大捧鲜花衬托他的脸显得特别精神。高奕微笑着向後藤院长弯腰点头,然后走到主席台前拿起话筒,会议大厅顿时安静下来。"各位领导,各位同仁,接下来我们有请日本著名的血液净化专家、教授後藤康文院长为我们大家讲课。後藤院长是日本血液净化协会岩手支部长,岩手县泌尿器科医学会会长,日本宫古市日中友好协会会长,金沙滩医院名誉院长,滨海市荣誉市民,二十多年来他一直默默无闻地帮助和支持中国血液透析专业的发展。我们对他的到来表示欢迎。"高奕会说日语,但是她把空间留给了秦东。

"後藤院长给我们带来两个内容'血液透析灾害应急预案'和'日本透析现状'。"

雷鸣般的掌声响起。後藤院长走出半圆形的讲坛,上前一步站到高奕身边。他向大家鞠躬,然后说:

"大家好,我是後藤康文,很高兴见到大家,请多关照。"秦东在一旁同声翻译。後藤院长又回到半圆形的讲坛,高奕退了下去。屏幕一闪:"血液透析灾害应急预案。"全是中文字,副标题是:东日本3·11大地震血液透析应急预案经验分享。会场鸦雀无声,有人在拍照。

後藤院长是昨天上午乘飞机到达滨海市的。当天下午2点钟在医院的大会议室里,他给医院的医生护士分享了这个课件,主要内容是血液透析应急预案,地震、海啸、火灾等灾难来临时如何防范等等。其中有大量照片介绍了3·11东日本大地震和海啸时後藤医院是如何采取应急措施,灾后是如何开展工作的。

"这个老院长今年多大岁数?"方勤把脑袋靠紧苏杭脑袋,她眼睛看着台上,捂着嘴朝苏杭说。

"嗨……他是属牛的,今年75岁。"苏杭想了想说。

"他一共送给你们医院多少台透析设备？"

"一共？加上早先淘汰的设备，53 台。"

"这么多？那你们医院一共有多少人去日本学习了？"方勤很惊讶。

"前几天刚统计，一共是 58 人受邀赴日本访问学习，有 136 人次，费用都是後藤院长负担的。"苏杭脱口而出。

"了不起，真的了不起！听说得了胃癌、肺癌——他还这么拼命工作，你说他二十多年这么无怨无悔地帮助中国的血液透析事业，为什么？"

方勤的话让苏杭陷入了沉思，这几年一直有人问这个问题，後藤院长为什么这样拼命工作？为什么这么多年即使中日关系恶化，他也义无反顾一直坚持帮助中国血液透析事业发展？他有什么目的？苏杭想起去年九月份，原计划 2011 年 4 月访问日本，因为 3·11 大地震而取消，改为第二年 2012 年 9 月份。正当他们准备出访日本时，国内爆发"爱国者"砸日本车事件。当刘洋带队按期到达日本宫古时，後藤院长激动地握着刘洋的手，"这个时候能来，我非常感动。"欢迎晚宴上，後藤院长语重心长地说："我们是民间交流，中日两国人民世代是友好的。我们又是医学交流，医学是没有国界的。"苏杭呆呆地看着台上的後藤院长，耳旁回响起他最喜欢的一句话："活着就是与他人共享生命，活着就是要互相悉心关照！"这就是他做人做事最好的诠释吧！

方勤没再追问，她正聚精会神听课。後藤院长站在讲坛前，低头看着电脑讲课，稀疏的银发在讲台上一大捧玫瑰和百合花中不停地晃动，他不时地抬头扫一眼会场和大屏幕，秦东站在主席台中间，用荧光笔指着大屏幕并用中文翻译。

苏杭又想起昨天晚上的宴会，也是在这个酒店，金沙滩医院三任院长都到齐了：林院长，这个长得瘦小的上海女人，满头白发，不过白得很有气质；荆院长红光满面，岁月好像没在他身上留下痕迹，他已经退居二线；刘洋、现任医院的三位副院长以及高新区的领导宋明源主任、分管文教卫生的杜国鑫主任和陆语。陆语见到後藤院长，第一句话就把後藤院长逗笑，"院长先生你怎么返老还童了？越来越精神，越来越年轻，我怀疑是不是我老得太快的缘故。"陆语是用日语说，接着她又用中文翻译给在场的大家，"哪里哪里。"後藤院长笑着说，大家都被陆语的幽默感染，宴会气氛相当好，宋明源和杜国鑫主任讲了话，当然是欢迎的词句，然后是一堆感谢。秦东还是老样子；尼普乐公司松下总经理儒雅的风度未减；然后是金沙滩医院血透中心全体人员。日方是後藤院长、女儿玛丽、青木、沼崎和酒井护士长。宴会是在时代大酒店 18 层，大厅墙面屏幕上轮番播放二十三年中日两院友好发展历程：自 1990 年始，到 1992 年、1994 年、1997 年、1999 年、2000 年……在这些照片上，曾经的陆语刚刚大学毕业，青春飞扬；後藤院长五十多岁，英俊潇洒；沼崎，胖胖的，一头卷发，不过沼崎现在也是这样；苏杭刚接触这个资本主义国家，一脸诚惶诚恐；青木永远是一副固定的表情；荆院长一身精神头，充满活力。大家边吃边喝，看着画面议论纷纷，共同回顾二十三年走过的旅程，感慨万千。画面上出现大崛勉先生，震后他听到学生後藤院长在地震和海啸中所作的事情，非常高兴。他于3·11震后第二年因病去世，享年88岁，大家默默地祝福大崛勉先生在天堂安好。屏幕上又出现了杉本，欢笑声戛然而止。杉本在3·11大地震那天回到盛岗，第二天又赶到东京，因劳累过度突发疾病去世。杉本胖胖的脑袋在屏幕晃动，苏杭看到陆语的眼睛里闪着泪花，脑海里浮现出第一次见到杉本的情景：走路带风，说话常带"嘻嘻"笑声，银白的头发，胖胖的圆脸。每一次访问日本，杉本总会出现在东京机场接送，他为中日两院友好事业的发展做了很多事情。屏幕上又出现滨海市几任市长、副市长，高新区几任领导、宫古市三任市长、金沙滩医院历次赴日本学习的医护人员，赵远航也在屏幕上。

"……肾透析的病人逐年递增，日本从1968年215例透析患者，到2012年310007例透析患者，增长了约1442倍，而且老年患者居多。但是，我们可以清楚地看到日本近几年透析患者增长速度减缓了，这是'治未病，预防保健'全民意识增强了的缘故。"他停顿一下，末了又激动地说，"我们从事血液透析专业的医生、护士和临床工学士任重而道远，医学是无国界的，我们大家共享医学资源，共享生命快乐……"

会场报以热烈掌声。

紧张的会议到第二天中午时分才结束。下午1点钟，苏杭送走最后一批参会者，听到肚子咕噜咕噜地响，才想起还没吃午饭。她急匆匆往自助餐厅走，老远就听到餐厅里传来一浪接一浪的嬉笑声。走进去一看，餐厅人不多，靠窗的圆桌围着一群人，嬉笑声是从这里传来的。她取了几样冷饭冷菜，远离那群人坐在餐厅的角落里，肚饿心急，吃相也就顾不上，脑子里还在想剩余的工作：张教授和梁老师是下午5点飞机，须提前两个小时送到机场；王教授是火车，提前半个小时就可以。还有合影照片，本来今天可以发给每一个参会者，但是影楼老板说停电不能洗照片，所以要给每个参会者寄送合影照片，会议通讯录有地址，这个也好办。她突然又想起什么，急忙推开碗筷，从包里掏出後藤院长访问的日程安排表，今天是10月6号星期天，後藤院长上午参观高新区工业园，由办公室负责；下午两点游览张裕葡萄酒酒庄和海滨路公园，苏杭负责。她瞥了一眼手表，刚好一点钟，一点半回去来得及。她把日程表塞到包里，胡乱地往嘴里扒饭，心里想一会儿得找廉家文，这里的工作交给他。哎，廉家文早上看见他，再也没见踪影，干什么去了？正想着电话响了，她放下筷子，翻开手机盖：电话是刘院长打来的。

"刘院您好。"

"护士长，你在哪？"

"在酒店。还有点工作没结束，一会儿我交给廉家文，下午陪同後藤院长观光游览不会耽误。"

"哦，那个，後藤院长下午另有安排，你就不用管了。"

"另有安排——哦，哦，那好吧。再见刘院。"

苏杭放下电话，拿起筷子继续吃饭，嘴里嚼着脑子里在想，後藤院长下午另有安排？日程定了从来没有改过，什么事这么焦急？对了，她突然想起今天晚上陆语设宴招待後藤院长，日程改了，不知後藤院长参加与否，一会儿和陆语联系。

"苏护士长。"苏杭抬起头，高奕和一个戴着棒球帽的男人端着杯子往这里走来。那边圆桌上的人都站了起来互相握手，其中一个人大声说："高主任，下次北京见。"

高奕轻快地回过头，"好的，北京见，一路平安。"

苏杭站起来，急忙端起杯子喝了一口水，冲下嘴里的饭团，"高主任。"

高奕和棒球帽男人走到桌子前，"苏护士长，这两天辛苦你了，会议安排得不错，谢谢你！"

"没什么，高主任辛苦了。"苏杭说着说着，愣住了。棒球帽男人看着她笑，这个男人面熟，国字脸，只是一层黑胡茬略显沧桑。这个时候男人把棒球帽摘了下来，用另一只大手摸着光秃秃稀落的头顶。"哎呀，护士长，我老到认不出来了？"

是赵主任，是赵远航主任？苏杭连忙推开身后的椅子，惊喜地叫到："赵主任，是您？"

"啊，看样子我的变化最大，护士长都不认识我了。"赵远航顺手移动旁边的椅子坐下，把棒球帽放在另一把椅子上。"护士长，辛苦了。快坐！好久不见，我听说你干得不错。"

一个服务员走了过来，"您是高主任？那边有人找您。"高奕顺着手势看去，连忙站了起来，"糟糕，我忘记给张教授课件 U 盘了，你们在这聊会，我马上就下来。"她刚转身又转过来，"护士长，张教授下午飞机对吧？"

"下午五点的飞机，已经安排好送机场，三点从宾馆走。"

"好的。"高奕主任急忙走了过去。"不好意思，张主任，看我这记性……"

苏杭和赵远航把视线从高奕的背影转过来。

"赵主任，您可好？真的好久没见了，这么多年，怎么也不回医院看看？"苏杭的眼睛湿润起来。

"挺好，挺好。谢谢护士长还惦记着我。"赵远航的脸上已经明显刻上了岁月的痕迹，眉头有两道深深的皱纹，皮肤已松懈，但是语气语调和神态都没什么变化。

苏杭眼里闪着泪花，"赵主任，我只知道您又继续工作了，但不知道您在哪里工作。"

"护士长，赵主任在我这里工作。"苏杭扭头，一个身材魁梧、气宇轩昂的男人站在她的身后，她站了起来怔怔地看着他："您是？"

"哈哈，真是贵人多忘事啊！"来人笑了笑，眼睛眯成一条缝。"来来，坐坐。"他招呼苏杭，又拉过刚才高奕坐的椅子坐下，把胳肢窝的牛皮包放在桌子上，抬手招呼服务员，一个领班模样的人走过来弯下腰，"麻烦你给桌子上每人上一杯茶水，再上一盘水果。"男人说完转过脸看着一脸迷惑的苏杭，"好吧，我就自我介绍一下，您还记得那个穷得没法透析的梁景才吗？"

"梁景才，当然记得，他哥哥梁吉才是沙旺西的老书记，不过我听说梁吉才大爷前年已经过世了，您——"服务员送来了茶水和水果盘，领班跟在身后哈腰轻声说："梁总，您还有什么吩咐？"

"您是梁斌？"苏杭吃惊地叫道。

"哈哈，苏护士长，我们都没忘记你，你却记不住我们，不够意思啊。来来，吃水果，这个季节葡萄很甜。"他说着用不锈钢水果叉，叉起一个红得发紫的葡萄递给苏杭，"玫瑰香，吃起来满嘴留香。"

"谢谢。"苏杭轻声道谢。梁斌眉宇间保留梁吉才支书的气场，声如洪钟。

"啊，我自己来。"赵主任用手挡住了梁斌的手。

"苏护士长，干得不错啊，上午我去参观你们血透中心，真气派，不愧是日本人帮助建立的血透中心。"梁斌端起茶杯。

"您去过我们血透中心？"苏杭咽下一嘴葡萄汁，抽纸巾擦了一下嘴角，迷惑地问。

"是啊，问道取经啊。"梁斌说完哈哈笑起来。苏杭被笑得莫名其妙。

"护士长，我现在在梁总的公司工作。"赵主任笑着解释说，"梁总现在是威高集团的大老板，他们公司主要生产经营医疗器械和药品，有自己的血液透析设备以及医用耗材生产线，而且已经建立了独立血液透析中心……"

"威高？就是那个生产透析设备和医用耗材的威高？"苏杭有些吃惊，她呆呆地看着赵远航，转过头又看着梁斌。

"是啊，苏护士长对威高有所了解？"梁斌端杯笑问。

"当然了，威高，业内很有名啊，我们医院也用威高的医疗用品……"她敬佩地看着梁斌，继而转向赵远航，片刻又摇头："赵主任，您是说建立独立血透中心，脱离医院？"

"对，护士长，没听说过？我已经带领我们的医疗团队去日本、新加坡和台湾考察，汲取他们的先进经验，才下决心建独立血透中心的，我们和当地医院还建立了绿色通道。"梁斌的声音像是打足了气的篮球。

苏杭还是有些疑惑，因为 SOP 明文规定，取得血液透析资质必须是二级以上医院，有肾脏病学科，这是硬性规定，她这几年跟随高奕主任到滨海市各县市区医院血透中心检查，重点强调了这一点。独立血透中心？

"苏护士长，我知道你担心什么，卫生部已经批准梁总公司建立独立血透中心试点工作。"赵主任说。

梁斌喝了一口水，把茶叶吐在茶盘上，顺手取餐巾纸抹了一把嘴。

"苏护士长，我记得当年我父亲在你们医院透析时您说过的一句话：'什么时候透析病人能够免费透析，他们不再为治疗费而痛苦。'您这句话触发了我建立独立血透中心的念头。"他直了直身子，两手放在桌子上，低着头盯着桌子一边。少顷，他抬起头，看着苏杭又转向赵远航，"早先我看到你们给病人治疗时，先考虑透析成本和病人负担，再考虑透析治疗方案，哎——现在不用了，你们想用什么样的透析耗材和药品，想用什么样的透析方案完全按照病情需要选择。因为所有的医疗用品都是我们自主生产的。我们威高集团公司和日本合作能够自己生产透析设备，引进德国生产线生产透析器，你像——"他伸出了手指头，一字一句像是从枪膛里蹦出来似的，"威高日机装透析机，血滤机，威高高、低通透析器，血路管，透析液，腹透液，穿刺针，等等。"说完他握着拳头锤在桌子上，像是一锤定音。接着抬头，眼睛里闪着光，"这样不仅减少医疗成本，为透析病人减轻负担，而且提高了透析质量，使透析病人有信心回归社会。"梁斌说完哈哈地笑，接着侧身压低声音，神秘而又带点自豪地说："护士长不是一直希望透析病人免费治疗吗？我们的血透中心已经实现了。"

"梁总，您的电话。"一个穿着西服领带的小伙子把电话递给他，梁斌起身离开餐桌。

看着还在发呆的苏杭，赵主任急忙说："不相信吧？我都没料到，当年那个梁斌竟有这样的魄力，你知道吗？他是从一个镇办小作坊开始做起，经过这么多年打拼，现在成了国内最大的医疗器械制造基地，不仅是血液净化医疗产品，还有心脏支架及心内耗材、留置针、骨科材料、大输液，等等。"

"哦——"苏杭若有所思地点点头，"那个赵主任，刚才梁总说的免费透析是怎么回事？"

"梁总与中华慈善总会协商发起了'爱心工程'，对贫困病人免费治疗，他特别关心偏远地区的农民，现在公司正在四川、贵州等偏远山区筹建肾病医院和独立血透中心……"

苏杭手抵着下巴没说话，她想起了梁斌的父亲梁景才。

"……哎呀，这就是我们知识分子，脑袋永远被边边框框束缚，我刚开始也是不相信，但是从威高已经成立的独立血透中心来看，发展前景很好。而且你知道吗，为了方便病人透析治疗，威高的独立血透中心进入了社区，患者在家门口就能得到治疗。"赵远航以为苏杭还是对独立血透中心踌躇，不停地解释着。

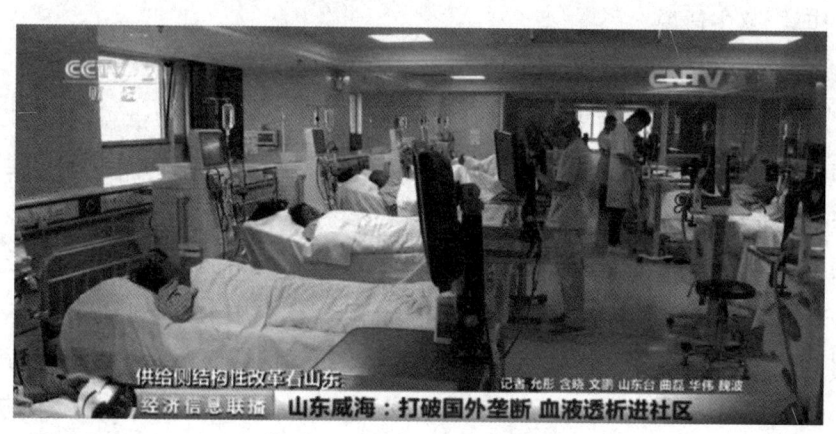

图 11　中央电视台新闻截图

"早先听後藤老院长讲：透析病人不应当叫病人，应当是残疾人，肾脏坏了，有人工肾。"他摇了摇头，"当时我怎么也不理解，现在理解了，只要我们血透医护人员掌握最先进的医疗护理技术，严格按照 SOP 规范标准管理血透中心，管理病人，充分透析治疗，他们是可以回归社会的。"

苏杭手杵着头，脑子快速闪过一张又一张面孔：刘云峰、豆豆、梁景才、会唱歌的女大学生、周师傅、王建国，还有……还有……

"而且梁总的做法得到当地政府的支持，减轻了政府医保负担，还——"赵远航打住了，他看着发呆的苏杭，想从她的脸上看到一丁点表情变化。过了好一会儿，苏杭松开手，直起身子，朝他笑着默默地点点头。

"廉副院长，希望您今后一定多多指教。"

"梁总，您客气了，我们大家共同学习，共同进步。"身后突然传来梁斌和廉家文的声音，廉家文脸上泛着光，他们边走边说两步到了跟前。

苏杭和赵远航站了起来，廉家文看见赵远航，上前一步紧紧地握住赵远航的手，"赵主任，看到你真高兴，赵主任——"

"廉副院长——"梁斌打断他们的对话，廉家文和赵远航转过身。

"我们是民营企业，初次涉及医疗行业，还要您多多指点。你们就是我们的大后方，给我们开辟了绿色通道，是我们坚强的后盾啊。刚才我听後藤院长说的话，很受启发，'医学是无国界的，我们大家共享医学资源，共享生命快乐！'你看，我们之间根本就没有国界，都是一个祖宗，炎黄子孙啊！哈哈哈——"梁斌洪亮的笑声在宽敞的大厅里回荡。

那边的几个服务员停止了手里的工作，目光投向这里，也笑了。

梁斌止住笑，"我们要联手把血透这个事业做得更好，我很有信心。後藤院长也是民营医院，为啥人家能做得那么好？廉副院长刚才说得很对，人品、才智和持之以恒的精神。"他环顾大家，"民营医院和公立医院都是一个目标，让更多的病人能够安心治疗，减少他们的痛苦，回归社会。我们的宗旨是：携同白衣使者，开创健康未来！"梁斌眼睛里冒着灼灼的光芒。

"梁总说得对，我们互相学习，互通有无，大家共同努力！"赵远航说。

"廉副院长，您是这方面的专家，年轻有为，以后还需多支持。"梁斌把目光又转向廉家文。

"应该，应该的。共同学习。"廉家文站在赵远航后面，脸涨红了。

"哈哈——"梁斌笑着看着赵远航，"赵主任，下午两点我请後藤院长和各位专家参观我们公司，时间到了。"他又侧头，"护士长一起去吧？"

苏杭的眼睛正落在餐厅门口处，後藤院长、松下总经理、高奕和秦东正站在那里亲切地交谈着，听到梁斌叫她，连忙转过头，"谢谢梁总，不过我下午还有工作要做，反正离你们公司不远，以后会有机会。"

"好好，赵主任是否和您讲了我们公司情况？卫生部已经批准我们试点，我们准备在全国的范围内开展连锁独立血液透析中心，还请护士长多指导！"梁斌伸出了手。

苏杭站在宾馆旋转门前，目送他们上了车。白色的商务车缓缓驶入酒店大门口，左转弯灯噗啦噗啦地闪烁，一会儿便消失在滚滚车流中。她收起手，久久地看着，天蓝得透明，几朵白云在飘，"呱呱呱——"一群大雁在花瓣似的白云下出现，整齐地排成人字形，领头的大雁扇动着矫健的翅膀，引长脖子伸向前方，雁群紧随其后，嘹亮的鸣声变得遥远，雁群从视线中慢慢消失。她呆呆地看着，突然想起泰戈尔的一句话："天空没留下翅膀的痕迹，我们已经飞跃。"

<table>
<tr><td>后
记</td></tr>
</table>

2016 年 12 月国家卫计委颁发了《关于印发血液透析中心基本标准和管理规范（试行）的通知》明确指出，设置血液透析中心等医疗机构对于实现区域医疗资源共享，提升基层医疗机构服务能力，推进分级诊疗具有重要作用。鼓励血液透析中心向连锁化，集团化发展，减少申报环节。

2017 年 4 月李克强总理视察威高集团公司，得知企业建立的透析中心采用自主生产的整套血透设备，降低了治疗费用，高兴地竖起大拇指：你们不仅为医改和医保做出贡献，更为人民的健康做出贡献。要扩大规模，进一步降低费用，惠及更多患者。

紧接着各地相应出台各项优惠政策。

滨海市——

2015 年 5 月，在新农合与城镇居民医保并轨为"居民医保"，尿毒症病人报销比例增高的基础上：

2017 年 6 月"扶贫特惠政策"，帮扶对象中有患有尿毒症透析的贫困户。

2018 年 3 月"民政优扶和大病救治制度"，重点优抚患有大病的病人，其中包括透析病人。

……

血液透析一个新的历程开始了。

2018 年 6 月于威高血液净化中心